医学影像疑难病例解析

贾文霄　王云玲　邢　艳　主编

科学出版社

北京

内 容 简 介

本书选取了编者在临床工作中遇到的发病部位影像表现不典型病例以及一些疑难少见病例，内容涉及颅脑、头颈五官、脊柱脊髓、心胸、乳腺、腹腔与腹膜后、消化系统、泌尿生殖系统、骨肌系统。每个疑难病例都从临床、影像及病理角度进行综合分析，从而做出准确诊断。通过疑难病例解析及讨论，有利于各系统或部位相关知识的融会贯通，拓展影像及临床医师的知识面。

本书可供医学影像学专业的临床、科研与教学工作者参考和学习。

图书在版编目（CIP）数据

医学影像疑难病例解析 / 贾文霄、王云玲、邢艳主编 . —北京：科学出版社，2022.1
ISBN 978-7-03-071358-2

Ⅰ . ①医… Ⅱ . ①贾… ②王… ③邢… Ⅲ . ①疑难病－影像诊断－病案－分析 Ⅳ . ① R445

中国版本图书馆 CIP 数据核字（2022）第 013131 号

责任编辑：丁慧颖 / 责任校对：张小霞
责任印制：肖 兴 / 封面设计：龙 岩

科 学 出 版 社 出版
北京东黄城根北街16号
邮政编码：100717
http://www.sciencep.com

北京汇瑞嘉合文化发展有限公司 印刷
科学出版社发行 各地新华书店经销
*
2022年1月第 一 版 开本：787×1092 1/16
2022年1月第一次印刷 印张：23
字数：530 000
定价：198.00元
（如有印装质量问题，我社负责调换）

序

　　近年来，医学影像学随着影像设备的发展而突飞猛进，X线、CT及磁共振检查在临床诊疗工作中日益普及，影像学检查也可为循证医学提供重要、客观的诊断依据。影像学设备的不断更新，使医学影像学从解剖诊断向分子/功能影像诊断不断发展，对影像医师提出了更多、更新、更高的要求，继续教育和终身学习已成为影像医师的责任。医学是一门经验学科，除了需要认真努力地学习理论知识外，经验的积累也非常重要，医学影像专业更是如此。一位知识全面的影像医生，不仅要掌握本专业内各种影像技术的成像原理，还应该能够熟练地对不同成像结果进行综合分析，相互印证，有效地提高诊断的准确率。

　　该书编者为长期在临床一线工作的影像医师，自身具有丰富的临床经验，他们以多年来在临床工作中遇到的发病部位影像表现不典型及疑难病例为主线进行编写，该书内容既包括全面的临床资料、影像学表现、病理诊断及免疫组化结果，还附有清晰的图像，并结合国内外最新文献对每个病例做了详细的点评，同时附有鉴别诊断。

　　该书具有临床实景感强、图文并茂、源于影像但不止于影像等特点。相信该书的出版将对正确诊断医学影像疑难病例提供帮助，并有助于推动医学影像专业的临床与教学工作，该书也终将成为影像和相关专业医师的"良师益友"。基于此，我非常乐意推荐和分享该书。

2021 年新春于南京

前　言

由于现代医学影像学的迅速发展，临床各科在疾病的诊断、治疗和随访中日渐倚重影像科的各项检查，临床科室不仅需要对常见病和多发病及时做出诊断，也希望对一些发病部位影像表现不典型病例以及一些疑难少见病例能尽快做出判断，这就对影像医师提出了更高的要求。

对于部位或征象不典型的病例，影像学上称为非典型病例。目前众多医学影像学专著着重于系统阐述常见病和多发病的典型表现，但很少详细介绍常见病的非典型影像学表现或疑难少见病例的影像学表现。为此，我们在工作中有目的地收集了大量资料完整的非典型病例以及一些疑难少见病例，精选其中的部分病例并进行整理撰写、编辑成册，试图为临床、影像及其他相关专业人员诊断这些病例提供一些借鉴和参考。

本书严格按照临床循证医学、临床诊断思路编写，每个病例均符合临床影像学的诊断步骤：首先介绍病例的一般临床资料，再按所列图片描述影像学表现，从临床及影像表现中作出可能诊断，然后给出手术及病理所见去验证诊断，最后详细列出诊断思路、诊断要点及需要鉴别的疾病和鉴别要点。此撰写模式和思路与日常临床病例讨论程序十分契合，临床、影像相互印证，为医学相关专业人员，尤其是影像专科医师所熟知，易于理解和接受。同时本书在编排上按照系统或部位分类，病例按照临床资料、影像表现、手术及病理所见、影像诊断思路、诊断要点与鉴别诊断的形式展示给读者，逻辑性强，便于读者更好地理解与学习。

本书所有病例均来自编者所在医院的临床工作，读者在日常工作中遇到一些类似病例，可借助书中病例的诊断思路、分析方法，结合自己的病例特点，悟出诊断方向和得出结论。本书图文并茂，内容充实，不仅可供影像学专业医师使用，相信也可供内、外科医师及相关科室医师参考，尤其对中青年医师会有很好的启迪。由于作者水平有限，书中可能存在不妥之处，敬请同行批评指正！

新疆医科大学第一附属医院

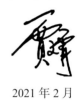

2021 年 2 月

目　录

第一章　颅脑 ·· 1

病例 1-1 ·· 1

病例 1-2 ·· 5

病例 1-3 ·· 12

病例 1-4 ·· 19

病例 1-5 ·· 25

病例 1-6 ·· 31

病例 1-7 ·· 37

病例 1-8 ·· 42

病例 1-9 ·· 48

病例 1-10 ··· 53

第二章　头颈五官 ··· 60

病例 2-1 ·· 60

病例 2-2 ·· 66

病例 2-3 ·· 71

病例 2-4 ·· 76

病例 2-5 ·· 81

病例 2-6 ·· 86

病例 2-7 ·· 90

病例 2-8 ·· 96

病例 2-9 ·· 101

第三章　脊柱脊髓 ··· 107

病例 3-1 ·· 107

病例 3-2 ·· 110

病例 3-3 ·· 115

病例 3-4 ·· 120

病例 3-5 ·· 124

病例 3-6 ·· 128

病例 3-7 ·· 131

病例 3-8 ·· 138

病例 3-9 ·· 144

病例 3-10 ··· 149

第四章　心胸 ·· 153

病例 4-1 ··· 153

病例 4-2 ··· 158

病例 4-3 ··· 161

病例 4-4 ··· 165

病例 4-5 ··· 168

病例 4-6 ··· 172

第五章　乳腺 ·· 177

病例 5-1 ··· 177

病例 5-2 ··· 180

病例 5-3 ··· 182

病例 5-4 ··· 185

病例 5-5 ··· 189

第六章　腹腔与腹膜后 ··· 192

病例 6-1 ··· 192

病例 6-2 ··· 197

病例 6-3 ··· 201

病例 6-4 ··· 206

病例 6-5 ··· 210

病例 6-6 ··· 214

病例 6-7 ··· 220

病例 6-8 ··· 224

病例 6-9 ··· 227

病例 6-10 ·· 231

病例 6-11 ·· 236

第七章　消化系统 ··· 241

病例 7-1 ··· 241

病例 7-2 ··· 244

病例 7-3 ··· 247

病例 7-4 ··· 250

病例 7-5 ··· 253

病例 7-6 ··· 256

病例 7-7 ··· 259

第八章　泌尿生殖系统 ··· 262

病例 8-1 ··· 262

病例 8-2 ··· 267

病例 8-3 ··· 272

病例 8-4 ··· 276

病例 8-5 ··· 282

病例 8-6 ··· 288

第九章　骨肌系统 ··· 295

病例 9-1 ··· 295

病例 9-2 ··· 298

病例 9-3 ··· 302

病例 9-4 ··· 305

病例 9-5 ··· 309

病例 9-6 ··· 313

病例 9-7 ··· 317

病例 9-8 ··· 321

病例 9-9 ··· 325

病例 9-10 ·· 328

病例 9-11 ·· 332

病例 9-12 ·· 335

病例 9-13 ·· 338

病例 9-14 ·· 343

病例 9-15 ·· 349

第一章 颅 脑

病 例 1-1

【临床病史】 男性，40 岁。间断性头痛 20 余天，加重 1 天。

【专科查体】 患者神志清，精神欠佳，定向准确，查体合作，双侧病理反射阴性，脑膜刺激征阴性。

【头颅 MRI 检查】 仰卧位，横断位扫描，包括 T_1WI、T_2WI 及 T_2WI FLAIR，扫描范围自头顶至颅底，扫描层厚为 5.00mm，层间隔 0.50mm，矩阵 512×512；辅以矢状位 T_2WI，平扫后行横断位、冠状位及矢状位的增强扫描。

【影像图片】 见图 1-1-1。

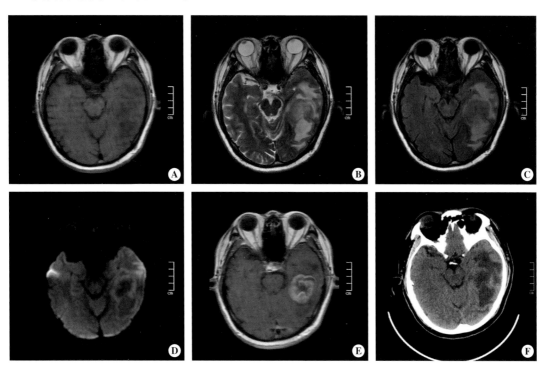

图 1-1-1 左侧颞叶类圆形占位，灶周水肿明显

【问题】 根据临床资料与 MRI 表现特点，该病例最可能的诊断为下列哪一项？

A. 颅内转移瘤
B. 弥漫大 B 细胞淋巴瘤
C. 神经胶质瘤
D. 脑膜瘤
E. 脑脓肿

【答案】　B

【手术所见】　左侧颅内肿物,边界欠清,灰黄色,无包膜,部分质地较韧,部分质地较软,质地较韧部分呈灰黄色,无包膜,质地柔软部分呈灰褐色的烂鱼肉样,病灶血供很丰富,可见多支小血管供血。

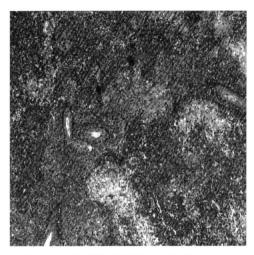

图 1-1-2　左侧颞叶组织,HE 染色,×100

【病理所见】　肉眼所见:左侧颞叶占位为堆积状不完整的组织,大小 5.00cm×4.00cm×1.00cm,灰红色、灰黄色相间,质软,切面灰黄质中,呈胶冻样。镜下示大片坏死背景上见大量淋巴样细胞,细胞中等大小,核形不规则,染色质呈粗颗粒状,边集,核分裂象多见,血管增生,肿瘤细胞周围有血管生长(图 1-1-2)。免疫组化结果:GFAP(−),Vim(+),Olig-2(−),Ki-67(40%+),IDH1(−),CD34(血管+),LCA(+),CD20(+),CD3(−),Mum-1(+),CD10(−),Bcl-6(+),C-myc(+),Bcl-2(+),Pax-5(+)。

【病理诊断】　结合形态学及免疫表型可诊断为弥漫大 B 细胞淋巴瘤。

【影像诊断思路】

1. 诊断线索　头颅 MRI 平扫左侧海马及颞叶深部可见类圆形稍长 T_1 混杂 T_2 信号占位(图 1-1-1A,图 1-1-1B),FLAIR 序列呈稍高信号(图 1-1-1C),DWI 序列病灶边缘呈稍高信号,内部呈低信号(图 1-1-1D),病灶周围可见指压状水肿影,左侧侧脑室后角受压闭塞,中线结构向对侧移位,于轴位测其病灶大小,约为 4.00cm×3.38cm,增强扫描后上述病灶呈明显不均匀强化(图 1-1-1E)。

头颅 CT 平扫示左侧颞叶类圆形低密度灶,周围可见大片状低密度水肿带(图 1-1-1F),CT 值约为 19HU,左侧脑室受压变窄,中线结构稍右偏。

2. 读片思路

(1)定位诊断:对于脑部占位,首先应该分析病灶来源于脑内还是脑外,脑外占位的征象包括脑脊液裂隙、白质扣压征、蛛网膜血管移位、宽硬膜基底等;根据本病例的影像学特点,属于脑内占位。

(2)定性诊断:脑内占位性病变种类较多,包括胶质瘤、转移瘤、脑脓肿、淋巴瘤等。本病例可采用排除法诊断,首先,本病例患者为中青年,无原发肿瘤的病史,可基本排除颅内转移瘤的诊断;其次,根据本病例患者无临床感染病史,可基本排除脑脓肿的诊断;再次,根据影像学资料,免疫功能正常的颅内淋巴瘤病灶多位于脑室旁深部脑白质及中线区域或靠近脑表面处,平扫 T_1WI 上多呈等或稍低信号,T_2WI 上多呈等或稍高信号,周围水肿及占位效应较轻,增强扫描呈明显均匀强化,且出现特征性的尖角征、脐凹征,该病例不符合免疫功能正常的淋巴瘤影像学表现;最后,需要在高级别胶质瘤与免疫功能低下的中枢神经系统淋巴瘤之间进行鉴别诊断。免疫功能低下的中枢神经系统淋巴瘤的特点:

发病年龄较轻，病变出血、坏死常见，增强扫描呈环形强化，多呈不规则、结节样强化。根据影像学资料，本病例很难在中枢神经系统淋巴瘤与高级别胶质瘤中做出诊断，故两者之间的鉴别诊断存在一定的困难。

【诊断要点与鉴别诊断】

1. 诊断要点 本病例为中青年男性患者，左侧海马及颞叶深部可见类圆形稍长 T_1 稍长 T_2 混杂信号占位，FLAIR 序列呈稍高信号，DWI 序列病灶边缘呈稍高信号，内部呈低信号，病灶周围可见指压状水肿影，增强扫描后肿瘤呈较明显欠均匀强化，血供较丰富。此 MRI 表现缺乏原发性中枢神经系统淋巴瘤的典型影像学特征。

2. 鉴别诊断

（1）颅内转移瘤：好发于皮髓质交界处，常表现为颅内占位或水肿引起的颅高压症状，头颅 MRI 表现为小病灶大水肿（图 1-1-3A～图 1-1-3D），但原发性颅内恶性淋巴瘤与颅内单发转移瘤鉴别有一定难度，后者多有原发瘤病史，病灶信号多不均匀，易合并液化坏死，增强扫描后呈环形强化（图 1-1-3E，图 1-1-3F），病变强化方式是两者的主要鉴别点，原发性中枢神经系统淋巴瘤往往表现为显著均匀强化。

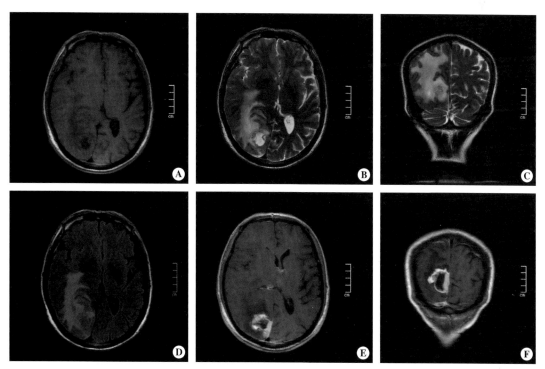

图 1-1-3 右侧枕叶类圆形占位，增强扫描后呈环形强化，灶周大片水肿，具有占位效应

（2）神经胶质瘤：本病与原发颅内恶性淋巴瘤均可累及胼胝体，且形态可不规则，胶质瘤是颅内最常见的肿瘤，多呈分叶状，浸润性生长，边界不清，易合并囊变、坏死、出血，强化明显且不均匀，瘤周水肿及占位效应显著（图 1-1-4A～图 1-1-4C、图 1-1-4F），增强扫描后多呈不均匀斑片状及花环状强化（图 1-1-4D，图 1-1-4E），而原发性颅内恶性淋巴瘤增强扫描多呈显著且均匀的强化，病灶很少伴钙化、出血和坏死。

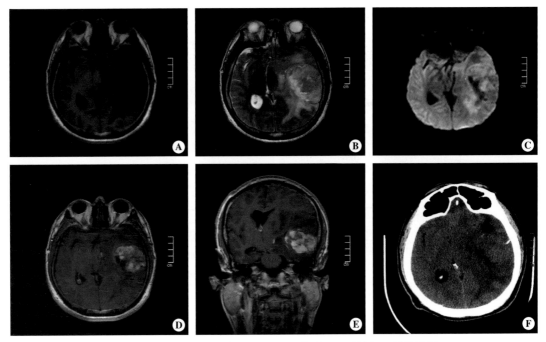

图 1-1-4　左侧颞叶混杂信号占位，强化明显且不均匀，灶周水肿

（3）脑膜瘤：为常见的脑外肿瘤，常有宽基底与硬脑膜相连，肿瘤边缘有假包膜征象（图1-1-5A，图1-1-5B），增强扫描后多呈明显较均匀强化（图1-1-5C），可见"脑膜尾征"，相邻颅骨常伴骨质增生、硬化等改变；而原发性颅内恶性淋巴瘤累及脑膜时也可表现出"脑膜尾征"，但无皮质受压征，且瘤体无钙化，仔细观察病变周围结构改变有助于两者的鉴别。

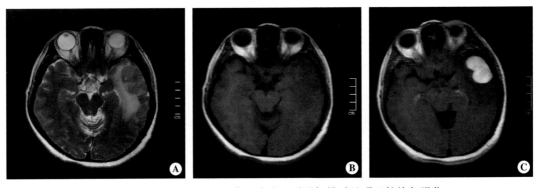

图 1-1-5　左侧颞叶稍长 T_2 信号占位，增强扫描后呈明显较均匀强化

（4）脑脓肿：是常见的颅内感染性疾病，幕上多见，颞叶居多，也可见于额叶、顶叶、枕叶，常为单发，也可多发或呈多房性。临床上常伴有发热等感染症状，MRI扫描 T_2WI 上常呈稍高信号（图1-1-6A），T_1WI 上常呈稍低信号（图1-1-6B），MRI增强扫描及DWI具有特征性表现，在DWI序列上脑脓肿内部脓液导致弥散受限，则表现为明显高信号，脓肿壁则表现为等信号（图1-1-6C），而增强扫描常出现特征性环状强化，环壁较光整（图1-1-6D），可与表现为环状增强的颅内淋巴瘤相鉴别，根据感染病史也可与淋巴瘤相鉴别。

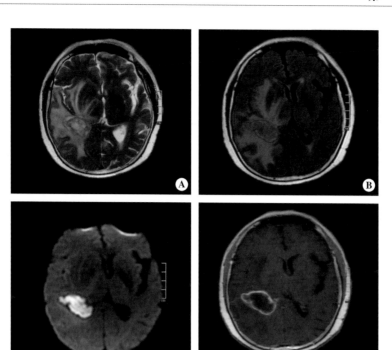

图 1-1-6　右侧顶枕叶占位，T_2WI 上呈稍高信号，T_1WI 上呈稍低信号，DWI 示病变内部高信号，呈特征性环形强化，灶周大片水肿

（樊君风　丁　爽　贾文霄）

参 考 文 献

耿磊，王秀玲，徐凯，2016. 原发性中枢神经系统淋巴瘤 MRI 表现及 ADC 值、rADC 值与 Ki-67、bc-l2 表达的相关性研究. 临床放射学杂志，35（12）：1790-1795.

徐红卫，2017. 颅内原发淋巴瘤的 MRI 诊断与病例分析. 实用放射学杂志，33（3）：369-372.

Inaly K，Crew LL. Graham CA，et al，2016. Primary central nervous system lymphoma treated with high-dose methotrexate and rituximab：a single-institution experience. Oncol Lett，11（5）：3471-3476.

Li S，Young KH，Medeiros LJ，2018. Diffuse large B-cell lymphoma. Pathology，50（1）：74-87.

Lin X，Khan IRA，Seet YHC，et al，2020. Atypical radiological findings of primary central nervous system lymphoma[published correction appears in Neuroradiology. Neuroradiology，62（6）：669-676.

病　例　1-2

【临床病史】　男性，31 岁。突发一过性意识丧失伴四肢抽搐 6 个月。

【专科查体】　患者神志清，精神可，定向定位准确，查体合作，双侧病理征阴性，脑膜刺激征阴性。

【头颅 MRI 检查】　仰卧位，横断位扫描，包括 T_1WI、T_2WI 及 T_2WI FLAIR 序列，扫描范围自颅顶至小脑下缘以下，扫描层厚为 5.00mm，层间隔 0.50mm，矩阵 512×512；辅以矢状位 T_2WI 序列，平扫后行横断位、冠状位及矢状位的增强扫描。

【影像图片】　见图 1-2-1。

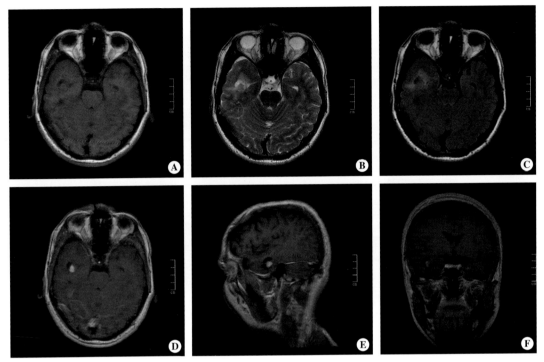

图 1-2-1　右侧颞叶囊实性占位，增强扫描后附壁结节明显强化，灶周轻度水肿

【问题】　根据临床资料与 MRI 表现特点，该病例最可能的诊断为下列哪一项？

A. 神经节细胞胶质瘤
B. 多形性黄色星形细胞瘤
C. 胚胎发育不良性神经上皮肿瘤
D. 毛细胞型星形细胞瘤
E. 血管母细胞瘤
F. 囊性转移瘤

【答案】　B

【手术所见】　显微镜下见右侧颞叶皮质颜色为淡黄色，术中采用皮质电极在皮质周边进行监测，确定放电范围在颜色异常皮质周边后将皮质切除，切除深度约 4.00cm，大小约 4.00cm×4.00cm×4.00cm。

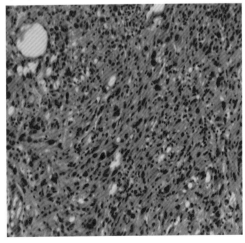

图 1-2-2　右侧颞叶组织，HE 染色，×100

【病理所见】　肉眼所见：右侧颞叶不整组织 1 块，体积约 1.50cm×1.00cm×1.00cm，切面淡粉色，质地中等；镜下示细胞呈多形性，可见致密网状纤维形成的网络，细胞内含脂质，呈泡沫状，体积较大，多核（图 1-2-2）；免疫组化结果：GFAP（部分 +），Ki-67（3%+），Nestin（+），Neu-N（-），S-100（部分 +），IDH-1（散在 +），Olig-2（部分 +），ATRX（+），Vim（+）。

【病理诊断】　结合形态学及免疫组化结果可诊断为多形性黄色星形细胞瘤，WHO Ⅱ级。

【影像诊断思路】

1. 诊断线索　头颅 MRI 平扫可见右侧颞叶

囊实性占位，T_1WI以低信号为主，T_2WI以高信号为主，囊壁上可见附壁结节，附壁结节在T_1WI上呈等信号，在T_2WI上呈稍高信号，病灶周围可见片状水肿稍高信号，邻近右侧海马及右侧侧脑室颞角受压，增强扫描后上述病灶内的附壁结节呈明显强化（图1-2-1），提示血供丰富，囊壁及囊液不强化，说明囊壁由反应性增生的胶质细胞构成。

2.读片思路

（1）定位诊断：一是确定病灶位于什么部位；二是明确病灶可能来源于什么组织结构。对于本病例，病灶主要位于右侧颞叶，好发于颞叶的肿瘤有神经节细胞胶质瘤、多形性黄色星形细胞瘤、胚胎发育不良性神经上皮肿瘤、转移瘤、脑脓肿等。多形性黄色星形细胞瘤好发于儿童和年轻人，病变多位于大脑表浅部位，累及软脑膜及脑组织，发生于幕上者大约占98%，其中以颞叶最为多见，大部分患者有长期的癫痫病史。

（2）定性诊断：伴有壁结节的囊性肿瘤是中枢神经系统肿瘤的一种特殊形式，因其影像学特点易于与其他病变鉴别而被单独分类，其主要包括血管母细胞瘤、毛细胞型星形细胞瘤、神经节细胞胶质瘤、多形性黄色星形细胞瘤、胚胎发育不良性神经上皮肿瘤和囊性转移瘤等。本病例可采用排除法诊断，本病例患者为青年男性，病灶位于颞叶，而毛细胞型星形细胞瘤好发于儿童及青少年，常常发生在幕下小脑半球或小脑蚓部，可基本排除毛细胞型星形细胞瘤的诊断；神经节细胞胶质瘤钙化较常见，位置较深，瘤周水肿少见，可基本排除神经节细胞胶质瘤的诊断；幕上的血管母细胞瘤发病年龄相对较大，可见肿瘤内和周围条状流空血管信号，可基本排除血管母细胞瘤的诊断；单发脑转移瘤无包膜，外缘较光整，病灶多数有不同程度的坏死，病灶越大坏死越明显，甚至呈薄壁囊样改变，且该患者无恶性肿瘤病史，可基本排除转移瘤的诊断；胚胎发育不良性神经上皮肿瘤多见于儿童和青少年，多于20岁之前发病，多表现为难治性癫痫，可基本排除胚胎发育不良性神经上皮肿瘤的诊断；多形性黄色星形细胞瘤表现为囊性病变伴壁结节典型影像学改变，不同于其他星形细胞瘤，诊断较容易，少数表现为囊实性改变，呈不均匀的密度/信号，与其他类型的星形细胞瘤鉴别较困难，钙化较少见。

【诊断要点与鉴别诊断】

1.诊断要点 本病例的特点为青年男性患者，无明显诱因出现突发一过性意识丧失、全身抽搐、口吐白沫，右侧颞叶囊性占位，囊壁可见附壁结节，灶周可见片状水肿信号，邻近右侧海马及右侧侧脑室颞角受压，增强扫描后，上述病灶附壁结节呈明显强化，囊壁不强化。

多形性黄色星形细胞瘤是一种少见的脑内肿瘤，不足星形细胞起源肿瘤的1%；好发于青少年，无明显性别差异，临床表现以长期癫痫为主。病理学上肿瘤为边缘相对清楚的实性或伴部分囊变及附壁结节的肿物，附壁结节贴附于软脑膜处，其脑实质侧界线欠清，呈浸润性生长。

多形性黄色星形细胞瘤通常位于幕上皮质并伴有邻近脑膜的强化。颞叶是最常见的位置，其次是顶叶和枕叶，其典型表现为边界清楚的圆形或椭圆形肿块。虽然肿瘤边界清楚，但其常浸润脑组织和血管周围间隙。在T_1WI上附壁结节呈低或等信号（相对于灰质），囊性部分与脑脊液信号相同，有时可伴有皮质发育不良；在T_2WI上肿块呈高或混杂高信号，囊肿部分与脑脊液信号相同，呈高信号，瘤周水肿常见；FLAIR序列上肿块囊性部分通常可被抑制,其特征性表现是邻近软脑膜强化,但出现率不高。增强的附壁结节通常邻近软脑膜表面,其典型表现描述为"幕上接触软脑膜的囊性病灶伴显著强化的附壁结节"。

2. 鉴别诊断

(1)血管母细胞瘤:是一种良性真性血管性肿瘤,占颅后窝肿瘤的 7% ~ 10%,占中枢神经系统肿瘤的 3%。本病好发于小脑半球,散发病例常见于 40 ~ 60 岁的成年人,VHL 综合征(中枢神经系统血管母细胞瘤合并肾脏或胰腺囊肿、嗜铬细胞瘤、肾癌及外皮囊腺瘤等疾病)更常见于 20 ~ 40 岁患者。典型影像学表现为"大囊小结节";发生于近中线处第四脑室区,结节通常较大或表现为实质肿块(图 1-2-3A ~ 图 1-2-3C),结节强化程度高于多形性黄色星形细胞瘤(图 1-2-3D ~ 图 1-2-3F)。主要诊断依据为病变明显强化伴多发流空血管影。

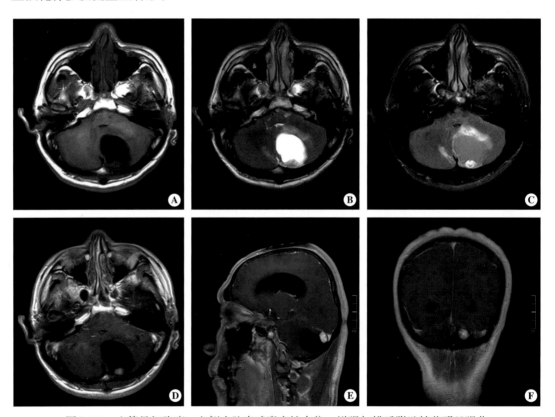

图 1-2-3　血管母细胞瘤,左侧小脑半球囊实性占位,增强扫描后附壁结节明显强化

(2)毛细胞型星形细胞瘤:是一种罕见的、生长缓慢的脑胶质瘤,属于 WHO I 级肿瘤。它通常发生在儿童和年轻人。毛细胞型星形细胞瘤是儿童中最常见的神经胶质肿瘤;发病高峰年龄为 5 ~ 15 岁;在儿童人群中,2/3 的病变位于小脑,在成年人中,1/2 的病变位于幕上;小脑和第三脑室周围区域是最常见的起源部位。毛细胞型星形细胞瘤可表现为囊性、实性或囊实性。典型的 MRI 影像特征是小脑蚓部或小脑半球大的囊性占位,囊性部分呈长 T_1 长 T_2 信号,实性部分表现为等 T_1 稍长 T_2 信号(图 1-2-4A ~ 图 1-2-4C),增强

可见强化，可伴钙化和出血（图 1-2-4D ～图 1-2-4F）。

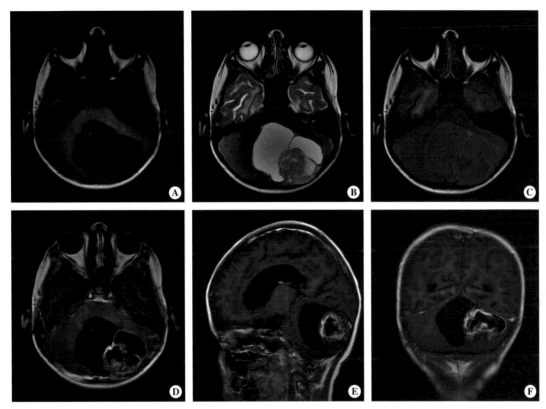

图 1-2-4　毛细胞型星形细胞瘤，左侧小脑半球及小脑蚓部囊性占位

（3）胚胎发育不良性神经上皮肿瘤：多见于儿童和青少年，多于 20 岁之前发病，多表现为难治性癫痫，但无进行性神经功能缺陷，经手术切除后一般无须放疗或化疗，预后好；Daumas-Duport 根据组织学特点将其分为三型：单纯型、复杂型和非特异型；单纯型仅含有特异性胶质神经元成分；复杂型除特异性胶质神经元成分之外，还有局灶性皮质发育不良、胶质结节和多结节样构造等；非特异型具有与复杂型相同的临床和神经影像学表现，但组织学上不含有特异性胶质神经元成分。

病变多位于幕上表浅部位，颞叶最常见，占 62% ～ 80%，其次为额叶、顶叶和枕叶皮质内，部分侵及皮质下白质，在 MRI 检查中显示病变边界清楚，常呈楔形，病变一般无明显的占位效应和周围水肿，钙化少见；病灶呈脑回状、结节脑回状或皂泡状，常有三角征及分隔（图 1-2-5A ～图 1-2-5C）；信号是否均匀主要取决于病变内囊变和黏液样物质聚集的程度，增强扫描后表现形式多样，多无明显强化，少数呈结节样或点状强化（图 1-2-5D ～图 1-2-5F）。

（4）神经节细胞胶质瘤：是由神经元和神经胶质细胞混合构成的新生肿瘤，约占颅内肿瘤的 1.3%，多于儿童期和青少年期发病，约占儿童中枢神经系统肿瘤的 5%。临床上虽然相对少见，但目前其为引起难治性癫痫的首位肿瘤性病因，且大多位于颞叶，也可见于额叶、顶叶、枕叶，甚至小脑、脊髓、脑干。神经节细胞胶质瘤属良性肿瘤，归为 WHO Ⅰ～Ⅱ级，极少数神经胶质成分可发生恶变，称为间变性神经节细胞胶质瘤，达

WHO Ⅲ级以上。临床主要表现为难治性癫痫。神经节细胞胶质瘤分为囊实性和实性两种类型,其MRI特点为肿瘤多为囊实性和实性,周围水肿少见或轻微,伴出血时可见明显水肿。

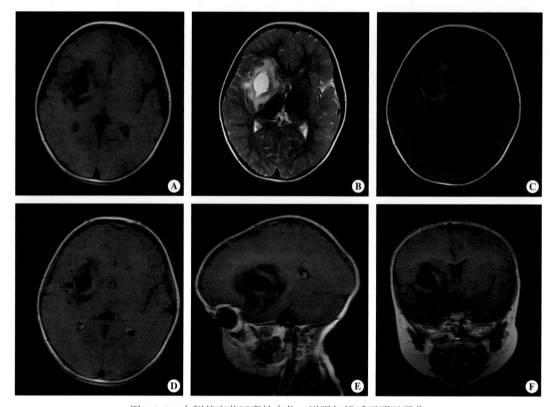

图 1-2-5　右侧基底节区囊性占位,增强扫描后无明显强化

T$_1$WI 上囊性部分呈低信号,实性部分呈等或低信号(图 1-2-6A);T$_2$WI 上囊性部分呈高信号,实性部分呈等或稍高信号(图 1-2-6B)。压水序列上囊性部分呈低信号,实性部分呈等或稍高信号(图 1-2-6C),增强扫描囊壁呈环形强化、实性部分呈不均匀轻至中度强化(图 1-2-6D ~图 1-2-6F)。大多数学者认为,囊性变是该类肿瘤的特征性改变,占 40% ~ 50%,其中以囊性变及附壁结节最为常见。

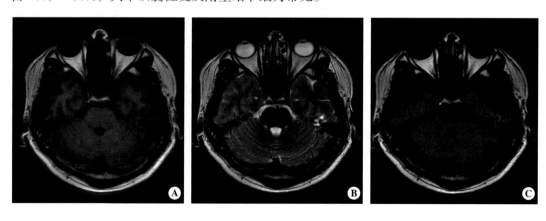

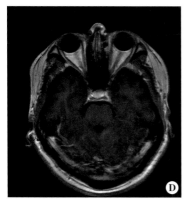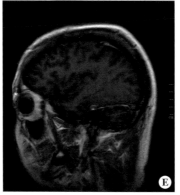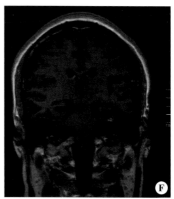

图 1-2-6　左侧颞叶皮质区囊实性占位

（5）囊性转移瘤：脑转移瘤多发生在皮髓质交界区，呈膨胀性生长，表现形式可分为三种：囊实性、囊性、实性。实性和囊性病灶多为圆形、类圆形；囊实性病灶多以不规则形状为主。脑转移肿瘤的转移途径以血行最多见，也可为直接侵犯或经脑脊液循环种植转移。肿瘤血供多数较丰富，肿瘤内的血管结构与原发肿瘤类似。患者通常有原发肿瘤病史。单发转移瘤较少见，单发脑转移瘤好发于中老年患者，尤其是男性，有原发肿瘤病史，特别是有肺癌的患者易发生，病灶主要位于幕上皮质或皮质下区，单发脑转移瘤 MRI 平扫边缘显示不清或较清，瘤灶在 T_1WI 上多呈等或低信号（图 1-2-7A），在 T_2WI 上呈等或高信号（图 1-2-7B），因其通常有不同程度的中心坏死区，病灶越大坏死越明显，甚至呈薄壁囊性改变，故瘤内可见更长 T_1、长 T_2 信号，增强扫描后瘤体明显强化，一般为结节型、环型或混合型（图 1-2-7D ～图 1-2-7F）；瘤周可出现水肿信号；不以瘤体大小而定，有时病灶较小，而周围水肿明显，即所谓的"小病灶大水肿"特征（指状水肿）改变（图 1-2-7A ～图 1-2-7C）。

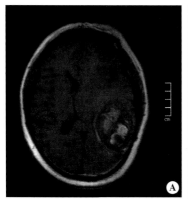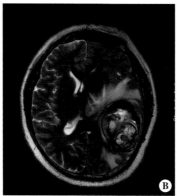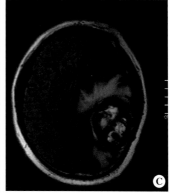

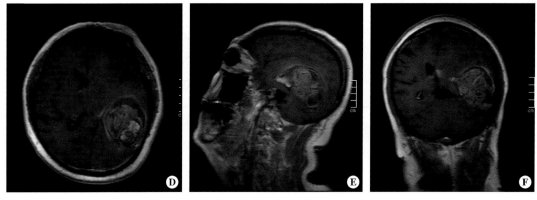

图 1-2-7　左侧顶枕叶混杂信号占位，增强扫描后强化明显，灶周大片水肿

（李林偲　丁　爽　贾文霄）

参 考 文 献

李娜，李健，纪玉强，等，2018. 多形性黄色星形细胞瘤的 CT、MRI 表现及误诊分析. 临床放射学杂志，37（9）：1421-1425.

张伟，郭强，陈俊喜，等，2018. 多形性黄色星形细胞瘤的临床及影像学特征分析. 临床神经外科杂志，15（6）：457-459.

She D，Liu J，Zeng Z，et al，2018. Diagnostic accuracy of diffusion weighted imaging for differentiation of supratentorial pilocytic astrocytoma and pleomorphic xanthoastrocytoma. Neuroradiology，60（7）：725-733.

Watanabe N，Ishikawa E，Kohzuki H，et al，2020. Malignant transformation of pleomorphic xanthoastrocytoma and differential diagnosis：case report. BMC Neurol，20（1）：21.

病　例　1-3

【临床病史】　　男性，73 岁。间断性头痛、头晕，伴右侧肢体无力、感觉异常 1 周。

【专科查体】　　患者神志清，精神可，定向定位准确，病理征阴性，脑膜刺激征阴性。

【头颅 MRI 检查】　　仰卧位，横断位扫描，包括 T_1WI、T_2WI 及 T_2 FLAIR 序列，扫描范围自颅顶至小脑下缘以下，扫描层厚为 5.00mm，层间隔 0.50mm，矩阵 512×512；辅以矢状位 T_2WI 序列，平扫后行横断位、冠状位及矢状位的增强扫描。

【影像图片】　　见图 1-3-1。

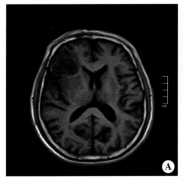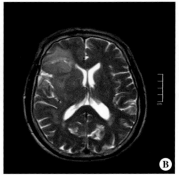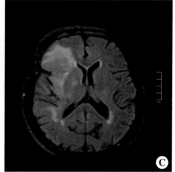

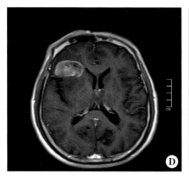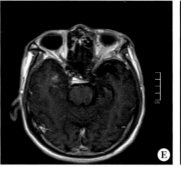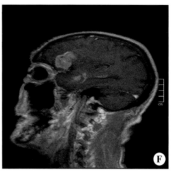

图 1-3-1　右侧额叶、颞叶多发占位，增强扫描后明显不均匀强化，灶周轻度水肿

【问题】　根据临床资料与 MRI 表现特点，该病例最可能的诊断为下列哪一项？

A. 脑脓肿　　　　　　　　　　　　　B. 脑泡状棘球蚴病

C. 脑多发神经胶质瘤　　　　　　　　D. 脑多发转移瘤

E. 脑多发淋巴瘤　　　　　　　　　　F. 脑多发结核瘤

【答案】　C

【手术所见】　术中见肿瘤大小为 4.00cm×3.00cm×3.00cm，呈灰红色，质软，血供丰富，肿瘤与脑组织分界不清，粘连紧密。

【病理所见】　肉眼所见：右侧额叶肿物，不整组织 2 块，大小约 2.50cm×2.00cm×1.80cm，灰红色，质中。镜下示肿瘤细胞异型性明显，核大小不一，核形不规则，核质比大，染色质粗糙，核膜不光滑，核分裂象多见，背景中可见坏死、核碎屑和厚壁血管（图 1-3-2）。免疫组化结果：CK（－），EMA（－），Vim（＋），GFAP（＋），S-100（＋），Olig-2（＋），IDH1（－），Ki-67（40%＋），CD34（－）。

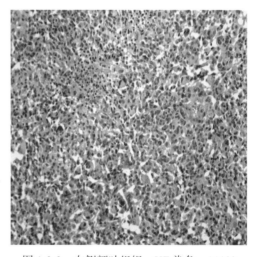

图 1-3-2　右侧额叶组织，HE 染色，×100

【病理诊断】　结合形态学及免疫组化结果诊断为胶质母细胞瘤，WHO Ⅳ 级。

【影像诊断思路】

1. 诊断线索　本病例的特点为老年男性患者，头颅 MRI 扫描示右侧额叶、颞叶的多发类圆形长 T_1 长 T_2 信号（图 1-3-1A，图 1-3-1B，图 1-3-1D），FLAIR 序列上呈混杂稍高信号（图 1-3-1C），灶周可见晕片状长 T_2 水肿信号，境界欠清晰，右侧侧脑室受压，增强扫描示上述病灶呈环状轻中度强化，强化幅度欠均匀（图 1-3-1D ～图 1-3-1F），中线结构尚居中。

2. 读片思路

（1）定位诊断：影像学显示本病例为脑实质内多发病灶疾病，经过影像学检查，明确脑内病变位于右侧额叶、颞叶脑实质内。

（2）定性诊断：脑内多发病变种类较多，常见的有脑内多发感染性病变，如脑脓肿、脑结核、脑泡状棘球蚴病；脑内多发肿瘤性病变，如转移瘤、淋巴瘤、神经胶质瘤。本病例的特点为老年男性患者，以"头痛、头晕，伴右侧肢体无力、感觉异常"就诊，本病例应该结合临床病史、临床表现及影像学征象作出诊断及相关鉴别诊断。颅内多发脑脓肿影像学一般表现为 T_1WI 稍低信号，T_2WI 高信号，脓肿壁形成时，增强扫描脓肿壁呈明显环形强化，囊性部分不强化，DWI 上脓腔内容物呈明显高信号，患者一般具有"发热、寒战"等感染症状，结合影像学表现及本例患者临床病史无发热、寒战等感染症状，排除脑脓肿诊断。脑结核瘤在 T_1WI 上多呈低信号，在 T_2WI 上多呈等信号，多可发生钙化，脑结核瘤典型 MRI 影像表现为"环靶征"，即肿瘤在 T_2WI 序列上表现为由中央向外层"低 - 高 - 低 - 高"信号变化，结核球的占位效应及水肿效应较轻，远不及颅内其他原发肿瘤及转移瘤；其次颅内结核一般多继发于肺内结核，仅有 10% ～ 15% 的肺外结核发生于中枢神经系统，结合本例患者并无结核病史，而且影像学表现占位效应明显，排除脑多发结核瘤诊断。诊断脑泡状棘球蚴病时其临床病史最为重要，患者一般具有疫区居住史或者牛羊等家畜接触史，其影像学表现为在 T_1WI 上多呈等信号，在 T_2WI 上呈等、低信号，其内和边缘常见小囊性高信号灶，病灶周围常有明显水肿。脑多发转移瘤一般有原发恶性肿瘤病史，病灶多位于皮髓质交界区，而且典型影像学可表现为特征性的"小病灶大水肿"，强化方式一般多为环形强化。脑内多发淋巴瘤影像学上增强方式常具有特征性，多呈明显均匀强化，部分可有小片状坏死、囊变，较大肿块可呈"握拳样"强化，肿瘤边缘多见"凹脐征""缺口征""尖角征"，结合本例患者影像学强化方式可排除诊断。脑胶质瘤为常见的颅内原发肿瘤，但多发神经胶质瘤较为少见，影像学上表现为脑内多个部位，多发囊性或囊实性占位，坏死囊变较为多见，占位效应明显，肿瘤 T_1WI 多表现为以低信号为主的混杂信号；T_2WI 多表现为不均匀高信号，其强化方式多为花环状强化。综上所述，脑泡状棘球蚴病、脑转移瘤、脑多发胶质母细胞瘤较难鉴别，需要进一步结合患者的临床病史和相关实验室检查。

【诊断要点与鉴别诊断】

1. 诊断要点　脑神经胶质瘤是常见的颅内肿瘤，发病率约为所有颅内肿瘤的 40%，发病高峰年龄为 30 ～ 40 岁，多发生于颅内额叶、顶叶、小脑等部位，具有发病率高、死亡率高等特点。多发神经胶质瘤系颅内同时原发 2 个以上的胶质瘤，各瘤体之间彼此分离，多发神经胶质瘤是神经胶质瘤中少见的一种类型，约占总数的 3%。多发神经胶质瘤多呈高度恶性，其病理类型多为胶质母细胞瘤，在多发胶质瘤患者中，各部位病灶可因不同的病理分型或分化程度呈现不同的影像学表现，脑内多个部位多发囊性或囊实性占位，坏死囊变较为多见，占位效应明显，肿瘤在 T_1WI 上多表现为以低信号为主的混杂信号，间以更低或更高信号，体现了瘤内坏死或出血；T_2WI 多表现为不均匀高信号，占位效应明显，灶周水肿明显，肿瘤可呈斑块状、线条状、花环状或结节样强化，坏死或出血区不强化。

2. 鉴别诊断

（1）脑脓肿：常见的颅内感染性疾病，幕上多见，颞叶居多，也可见于额叶、顶叶、枕叶，常为单个，也可多发或呈多房性，常见的致病菌有金黄色葡萄球菌、链球菌和肺炎球菌。影像学征象：CT 检查可以表现为脑内有囊壁非常光滑的占位，增强检查会有囊壁的明显强化，周边可以有低密度的水肿带存在并且会有占位效应，如果脓肿比较大，可以导致出现中线结构向对侧的移位，同时会有脑沟和脑裂的减少与消失。早期的脓肿在 MRI 上表现为 T_1WI 呈稍低信号，T_2WI 呈高信号，弥散加权图像呈低信号或等信号，边界欠清，同时有不连续的环形强化。在脑脓肿的后期，T_1WI 呈中心为略高于脑脊液的低信号（图 1-3-3A），其外脓肿壁是等信号或略高信号，周边水肿带为低信号，T_2WI 则表现为中心高信号的坏死区，外围有等信号或略低信号的脓肿壁（图 1-3-3B），FLAIR 序列上呈高信号（图 1-3-3C），弥散加权图像上脓腔内容物呈特征性的高信号，边界清晰，增强扫描呈环形强化，环壁较光滑（图 1-3-3D）。多发脑脓肿应与颅内多发胶质瘤、多发转移瘤等相鉴别。

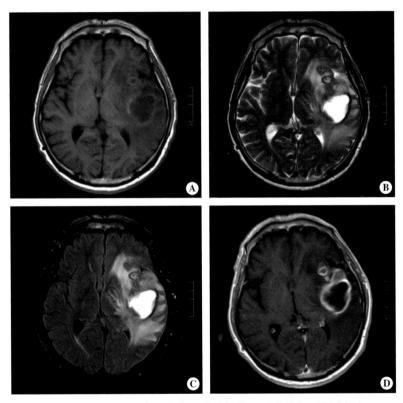

图 1-3-3　左侧颞叶多发占位，增强扫描呈环形强化，灶周水肿

（2）脑泡状棘球蚴病：患者一般具有疫区居住史或者牛羊等家畜接触史，病灶多位于血供丰富的脑实质内，多在大脑中动脉灌注区，顶叶及颞叶多见，早期可见成簇分布的小囊泡或肉芽肿性团块，晚期病灶内可发生凝固性坏死。泡状棘球蚴生长方式为向外无限制浸润性，此生长方式类似于恶性程度较高的肿瘤，故有"虫癌"之称。脑泡状棘球蚴病患者一般有肝泡状棘球蚴病史，仔细观察病变内可见特征性囊泡信号影。影像学表现：CT 多表现为单发或多发的略高密度肿块，边界欠清，其内可见钙化，增强扫描病灶周边可呈不规则环形强化，并可在边缘见到无强化的小囊泡影，MRI 多表现为脑内类圆形异常信号，

T_1WI病变内部呈稍低信号，周围呈环状略高信号（图1-3-4A，图1-3-4D），T_2WI病变内部液化坏死呈高信号，周围呈环形低信号，其内和边缘可见小囊泡状高信号灶（图1-3-4B，图1-3-4E），病灶周围常有明显水肿，增强扫描呈明显环形强化（图1-3-4C，图1-3-4F）。脑泡状棘球蚴病应与转移瘤、胶质瘤、脑脓肿等相鉴别。

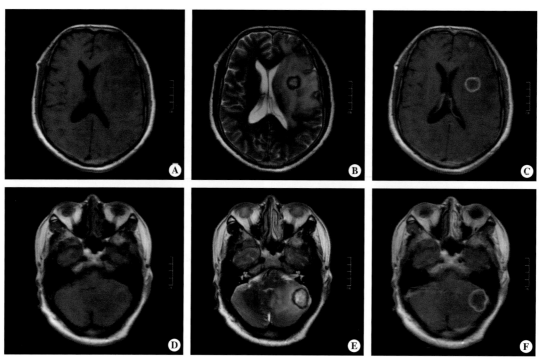

图1-3-4　左侧颞叶、左侧小脑半球多发占位，囊壁短T_2信号，囊腔内长T_2信号，增强扫描呈明显环形强化，灶周明显水肿

（3）脑转移瘤：为较常见的颅内肿瘤，占颅内肿瘤的3%～13%，可发生于任何年龄，发病高峰为40～60岁，约占80%，男性稍多于女性。转移部位以幕上为主，约占80%，幕下约占20%，病变70%～80%为多发，多位于皮髓质交界区。肿瘤中心常发生坏死、囊变及出血，少数可见钙化，瘤周水肿明显，程度与肿瘤类型有关。肿瘤血供多数较丰富。根据文献报道，脑转移的肿瘤原发部位以肺、乳腺、消化道、肾常见，其中肺癌脑转移占30%～40%，以肺小细胞癌和腺癌为多见。转移途径以血行最多见，亦可为直接侵犯或经脑脊液循环种植转移。影像学上CT平扫表现为多发的等、高、低或混杂密度信号，肿瘤小者多为实性结节，大者中间多有坏死，增强扫描肿瘤多呈不均匀强化，坏死出血区无强化，强化方式多样，多与原发病灶有关，来自肺癌者多呈环形强化，乳腺癌多为结节状强化，MRI转移瘤特征性的表现为"小病灶大水肿"，在肿瘤周围，可见比较严重的水肿（图1-3-5A～图1-3-5D），从而引起颅内高压。多发脑转移瘤应与多发结核瘤、多中心胶质瘤等相鉴别。

（4）中枢神经系统淋巴瘤：可发病于任何年龄、任何部位，幕上多于幕下，多发病灶多累及脑表面和脑室周围深部脑组织，病灶大多位于幕上，位于胼胝体压部的病灶沿纤维

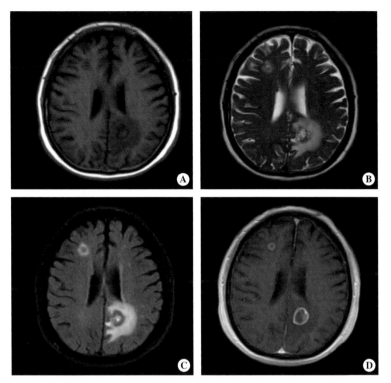

图 1-3-5　右侧额叶、左侧顶叶皮髓质交界处多发异常信号，增强扫描呈环形强化，灶周斑片状水肿

结构生长，形似蝴蝶。淋巴瘤可以是原发于脑内的，也可以是全身淋巴瘤的颅内浸润，后者多见。影像学上病灶多表现为长椭圆形、类圆形或不规则团块状，T₁WI 呈等或稍低信号，很少表现为明显低信号（图 1-3-6A），T₂WI 呈等或稍高信号（图 1-3-6B），多数病灶伴有轻至中度灶周水肿，FLAIR 序列呈高信号（图 1-3-6C），弥散序列多呈高信号，增强扫描多呈明显均匀强化（图 1-3-6D），部分可有小片状坏死、囊变，较大肿块可呈"握拳样"强化，肿瘤边缘多见"凹脐征""缺口征""尖角征"。颅内多发淋巴瘤应与脑转移瘤、胶质瘤、脑膜瘤、感染性病变相鉴别。相对于其他转移瘤，淋巴瘤较少发生坏死，肿瘤密度 / 信号较均匀，相较于胶质瘤，淋巴瘤较少发生钙化，且增强扫描肿瘤多为明显均一的强化，而胶质瘤多为不规则的环形强化。

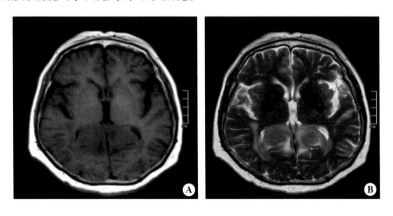

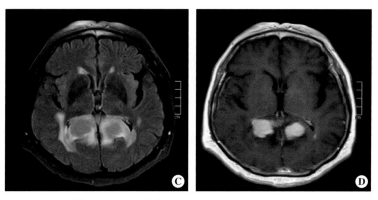

图 1-3-6　胼胝体压部多发异常信号，增强扫描呈明显匀强化，灶周水肿

（5）脑结核瘤：有 10% ～ 15% 的肺外结核发生于中枢神经系统，脑结核也可由肺结核等血行播散转移。颅脑结核多累及基底池，多伴有梗阻性脑积水。脑结核瘤是由结核结节融合成的较大的实性占位，中心可有钙化、液化坏死、空洞形成，周围可伴有水肿和胶质增生。影像学表现：CT 平扫多为等、高或混杂密度结节，结节内可出现钙化，80%为单发，20% 为多发；典型的脑结核瘤在 T_2WI 序列上呈低信号（图 1-3-7A），T_2WI 或 FLAIR 序列上病变由中央向外层信号表现为“低 - 高 - 低 - 高”（图 1-3-7B，图 1-3-7C），呈“环靶征”，在 T_1WI 上为信号相反的多环表现，分别对应病理上的类脂质样干酪样病变、肉芽肿内层、肉芽肿外层及灶周水肿，T_1 增强后可呈结节样或环形强化（图 1-3-7D）。

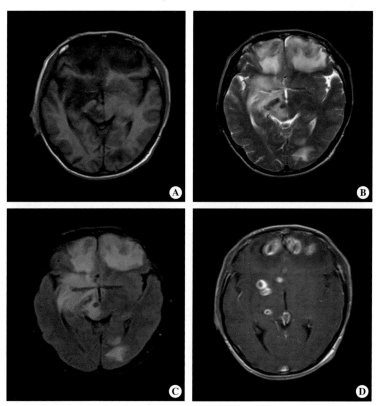

图 1-3-7　双侧额叶、右侧基底核区及左侧枕叶多发异常信号，T_1 增强后呈环形强化

（蒋　爽　丁　爽　贾文霄）

参 考 文 献

吴志军，张志强，李建瑞，等，2019.脑多发胶质瘤的磁共振影像特征及鉴别诊断.医学研究生学报，32（8）：828-832.
张丹，刘珺迪，王金英，等，2019.¹H-MRS 定量分析鉴别诊断脑泡型包虫病与脑转移瘤.中国医学影像技术，35（5）：659-663.
Di Carlo DT，Cagnazzo F，Benedetto N，et al，2019. Multiple high-grade gliomas：epidemiology，management，and outcome. A systematic review and meta-analysis. Neurosurgical Review，42（2）：263-275.
Li J，Liu S，Qin Y，et al，2020. High-order radiomics features based on T_2 FLAIR MRI predict multiple glioma immunohistochemical features：a more precise and personalized gliomas management. PloS One，15（1）：e00227703.

病 例 1-4

【临床病史】 女性，46 岁。头痛伴恶心 1 年，加重 5 天。

【专科查体】 患者神志清，精神可，定向定位准确，病理征阴性，脑膜刺激征阴性。

【头颅 MRI 检查】 仰卧位，横断位扫描，包括 T_1WI、T_2WI 及 T_2 FLAIR 序列，扫描范围自颅顶至小脑下缘以下，扫描层厚为 5.00mm，层间隔 0.50mm，矩阵 512×512；辅以矢状位 T_2WI 序列，平扫后行横断位、冠状位及矢状位的增强扫描。

【影像图片】 见图 1-4-1。

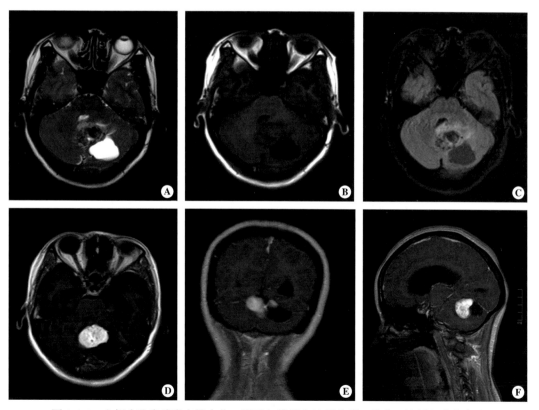

图 1-4-1 左侧小脑半球囊实性占位，增强扫描示实性部分明显强化，灶周斑片状水肿

【问题】 根据临床资料与 MRI 表现特点，该病例最可能的诊断为下列哪一项？

A. 血管型脑膜瘤 　　　　　　　　B. 中枢神经系统淋巴瘤

C. 血管母细胞瘤 　　　　　　　　D. 孤立性纤维瘤

E. 血管周细胞瘤

【答案】　D

【手术所见】　肿瘤血供较丰富，与脑组织界线不明显，肿瘤大小约 5.00cm×3.00cm，肿瘤呈灰白色，质中，肿瘤邻近扁桃体，小脑扁桃体受压向下疝入颈椎管内，第四脑室略受压，沿肿瘤与正常脑组织的边界分离肿瘤，肿瘤内界靠近中线，外侧界位于小脑半球外侧，上界位于小脑幕，分块切除肿瘤。

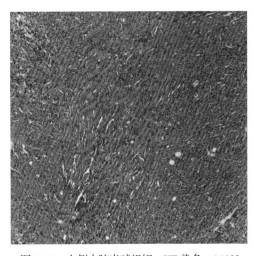

图 1-4-2　左侧小脑半球组织，HE 染色，×100

【病理所见】　肉眼所见：（小脑）不整组织一堆，大小为 6.00cm×3.20cm×2.40cm，表面呈灰白色，切面呈灰黄色，质中偏韧。镜下示肿瘤由梭形细胞组成，核呈梭形、短梭形，纤维结缔组织增生，部分区域可见血管外皮瘤样结构（图 1-4-2）。免疫组化结果：GFAP（－），Vim（＋），EMA（－），PR（＋），CD34（＋），STAT6（＋），Bcl-2（＋），CD99（＋），Ki-67（3%＋），SOX10（－），S-100（－）。

【病理诊断】　结合形态学和免疫组化结果诊断为孤立性纤维瘤（SFT，中间型）。

【影像诊断思路】

1. 诊断线索　头颅 MRI 平扫左侧小脑半球见形态欠规整的混杂信号占位，其内可见类圆形长 T_1 长 T_2 异常信号（图 1-4-1A，图 1-4-1B），提示囊性成分，另可见团块状稍长 T_1 稍短 T_2 异常信号（图 1-4-1A，图 1-4-1B），提示实性成分；FLAIR 序列呈混杂高低信号（图 1-4-1C），增强扫描后上述病灶实性成分显著强化（图 1-4-1D ～图 1-4-1F），未见"脑膜尾征"。

2. 读片思路

（1）定位诊断：一是确定病灶位于什么部位；二是明确病灶可能来源于什么组织。根据影像学表现该病灶位于左侧小脑半球，首先考虑颅内肿瘤性病变。

（2）定性诊断：根据影像学表现，首先考虑颅内肿瘤性病变，而颅内肿瘤性病变种类较多，常见的肿瘤有神经胶质瘤、脑膜瘤、淋巴瘤，少见的有血管母细胞瘤、血管周细胞瘤、孤立性纤维瘤等。本病例应该结合临床病史、临床表现及影像学征象做出诊断，本病例特点为中年女性，以"头痛伴恶心"就诊。血管型脑膜瘤具有一般脑膜瘤的特征，即增强扫描可见邻近脑膜强化，即"脑膜尾征"，同时可伴有颅骨骨质的增厚，T_2WI 上血管型脑膜瘤的信号强度明显高于其他亚型，结合本例患者影像学表现，未见"脑膜尾征"，故排除血管型脑膜瘤的诊断。中枢神经系统淋巴瘤影像学上增强方式常具有特征性，多呈明显均匀强化，部分可有小片状坏死、囊变，较大肿块可呈"握拳样"强化，肿瘤边缘多见"凹脐征""缺口征""尖角征"，结合本例患者影像学强化方式可排除诊断。血管母细胞瘤多呈囊实性改变，多数表现为典型的"大囊小结节"特征，增强扫描附壁结节增强明显，瘤周可见流空血管影，肿瘤均匀或不均匀明显强化。血管周细胞瘤及孤立性纤维瘤较难鉴别，但血管周细胞瘤在 T_2WI 上呈等或稍高信号，缺乏孤立性纤维瘤由致密胶原纤维形成的低信号，而孤立性纤维瘤在 T_2WI 上呈高低混杂信号，增强扫描后在 T_2WI 上低信号区明显强化为其特征。本例患者的影像学表现为肿块呈囊实性，增强扫描示实质部分明显均匀强化，囊性部分未见明显强化，周围未见"脑膜尾征"，因此排除血管型脑膜瘤及淋巴瘤。血管母细胞瘤有特征性增强表现，本例患者不符合此征象，可排除。从影像学表现方面，血管周细胞瘤及孤立性纤维瘤较难鉴别。

【诊断要点与鉴别诊断】

1.诊断要点 孤立性纤维瘤是一种少见的间叶源性梭形细胞肿瘤，可发生于任何部位，中枢神经系统相对少见，颅内多位于幕上，椎管内多位于胸椎；本病可发生于任何年龄，发病高峰年龄为 40～60 岁，女性略多见，临床表现无特异性，发生于颅内者主要表现为颅内压增高和肿瘤占位效应；椎管内主要表现为脊髓或神经根受压的继发症状，中枢神经系统孤立性纤维瘤多为良性，预后比较好。根据病灶形态及成分可分为以下三型：①实体型，典型表现为等 T_1、等或短 T_2 为主的混杂信号，增强扫描后在 T_2WI 上低信号区明显强化；②多囊型，表现为多发囊状长 T_1 长 T_2 信号，增强扫描呈多囊环形强化；③囊实型，具有上述二者的信号特点。

多数颅内孤立性纤维瘤 CT 常无特异性表现。CT 平扫示实性部分密度较均匀，呈软组织密度，坏死囊变区呈低密度；增强扫描示实性成分多强化明显，提示肿瘤血供丰富，无强化的囊变坏死可见于较大的肿瘤，MRI 可直接反映肿瘤组织特征，在 T_1WI 上通常呈等信号，在 T_2WI 上信号相对复杂，可呈等、低或稍高信号，细胞密集区呈稍高信号，致密胶原纤维呈低信号，黏液变性或囊变坏死区呈高信号。孤立性纤维瘤血液供应丰富，增强扫描呈显著强化，特别是 T_2WI 低信号区明显强化较具特征性，被认为是颅内孤立性纤维瘤的特征性表现，并且肿瘤部位可见粗大的流空血管影。

2.鉴别诊断

（1）血管型脑膜瘤：为脑膜瘤的一种类型，影像学表现既有一般脑膜瘤的常见表现，又有自身特点。CT 平扫多呈低密度，增强扫描呈明显均匀强化，强化幅度高，可见特征性的"脑膜尾征"，多可见相邻颅骨骨质增生，MRI 扫描 T_1WI 呈低信号（图 1-4-3A），T_2WI 呈高信号（图 1-4-3B），T_2WI 信号强度高于其他亚型，原因可能是丰富的血窦内含有大量缓流的血液，采集到的信号具有漫流血液的部分特性；流入效应参与高信号的形成；血管退变引起的水分积聚也会产生较高的信号。血管型脑膜瘤病灶血供丰富，其内可见多发增粗或流空的血管走行，增强扫描呈均匀显著强化（图 1-4-3D～图 1-4-3F）；肿瘤内坏死、囊变、出血及钙化少见。

（2）中枢神经系统淋巴瘤：可发病于任何年龄、任何部位，幕上多于幕下，肿瘤起源于血管周围未分化多能间叶细胞，多发病灶多累及脑表面和脑室周围深部脑组织，病灶大多位于幕上，位于胼胝体压部的病灶沿纤维结构生长，形似蝴蝶。淋巴瘤可以是原发于脑内的，也可以是全身淋巴瘤的颅内浸润，后者多见。影像学上病灶多表现为长椭圆形、类圆形或不规则团块状，T_1WI 呈等或稍低信号，很少表现为明显低信号（图 1-4-4A），

T_2WI 呈等或稍高信号，多数病灶伴有轻至中度瘤周水肿（图 1-4-4B），压水序列上呈等或稍高信号（图 1-4-4C）弥散序列呈高信号，增强扫描多呈明显均匀强化，部分可有小片状坏死、囊变，较大肿块可呈"握拳样"强化，肿瘤边缘多见"凹脐征""缺口征""尖角征"（图 1-4-4D ～图 1-4-4F）。

（3）血管母细胞瘤：是一种中枢神经系统血管源性良性肿瘤，多起源于中胚层胚胎残余组织。颅内血管母细胞瘤多见于成年人，病灶多位于幕下小脑半球，呈囊实性改变

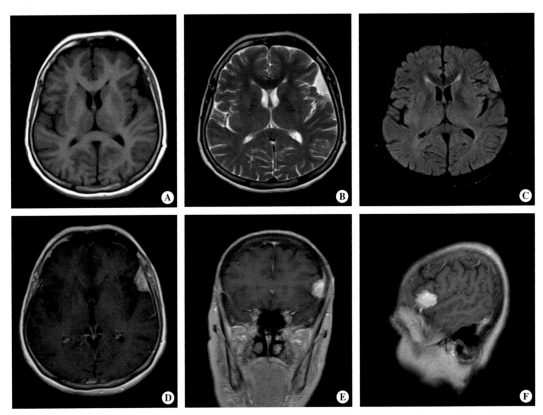

图 1-4-3　左侧额部颅板下占位，增强扫描呈均匀显著强化，伴有"脑膜尾征"，邻近脑实质受压

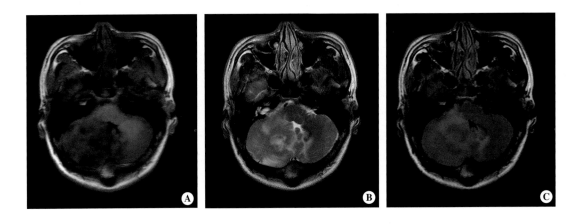

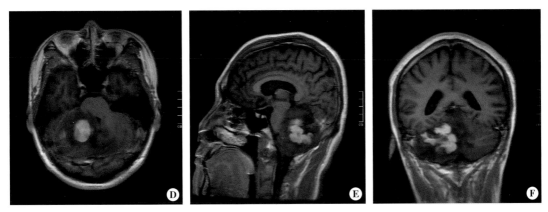

图 1-4-4　右侧小脑半球占位，增强扫描呈明显均匀强化，灶周斑片状水肿

（图 1-4-5A ～图 1-4-5C），表现为"大囊小结节"，增强扫描示小结节增强明显，瘤周可见流空血管影，肿瘤均匀或不均匀明显强化（图 1-4-5D ～图 1-4-5F），不均匀主要由肿瘤内的血管影或囊变引起，肿瘤实性部分明显强化反映了实质型血管母细胞瘤血供非常丰富的病理特点；瘤内或瘤周存在血管影，与高度的血管分化有关，此征象为实质型血管母细胞瘤的特征性表现；瘤周水肿较"大囊小结节"多见，可能与肿瘤内富含的毛细血管不成熟、血管壁薄、血管通透性高或肿瘤压迫致局部静脉回流障碍有关。

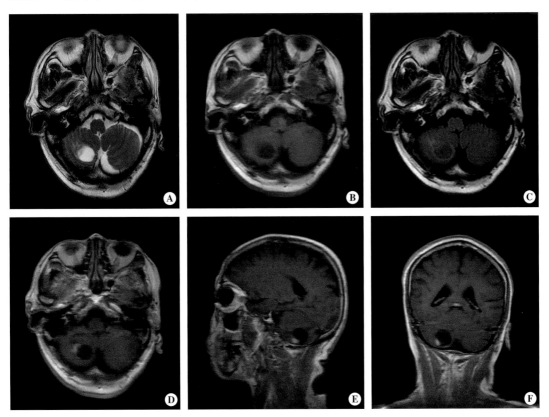

图 1-4-5　右侧小脑半球囊实性占位，增强扫描示小结节增强明显，囊性部分及囊壁未见强化

（4）血管周细胞瘤：又称为血管外皮细胞瘤，各年龄阶段均可发病，男性较多，病变约2/3发生于幕上，是一种罕见的软组织肿瘤，来源于脑膜间质毛细血管壁上的一种变异的平滑肌细胞，多为分叶状的脑外肿块。常见的肿瘤发病部位主要包含大脑镰旁、小脑幕、硬膜窦和颅底等位置，肿块内及周边可见多发增粗、迂曲的血管，坏死、出血少见。CT多呈分叶状，边界清晰，多为稍高密度影，内常见囊变、坏死，周围水肿不明显，肿瘤钙化少见，窄基底与脑膜相连，多侵犯颅骨，无颅骨增生及钙化，增强扫描呈明显强化；MRI表现为T_1WI等或稍低信号（图1-4-6B），T_2WI上呈等或稍高信号（图1-4-6A），压水序列上呈等或稍高信号（图1-4-6C），缺乏孤立性纤维瘤的由致密胶原纤维形成的低信号，增强扫描呈明显强化（图1-4-6D～图1-4-6F）。

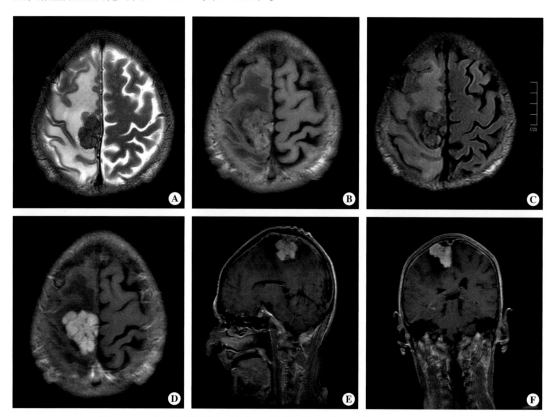

图1-4-6　右侧额部颅板下占位，增强扫描呈明显强化，灶周大片水肿

（蒋　爽　丁　爽　贾文霄）

参 考 文 献

李建鹏，谢传淼，张嵘，等，2010. 孤立性纤维瘤的影像学表现与临床病理特征. 中华肿瘤杂志，2010（5）：363-367.

Gubian A, Ganau M, Cebula H, et al, 2019. Intracranial solitary fibrous tumors：A het-erogeneous entity with an uncertain clinical behavior. World Neurosurg, 126：e48-e56.

Huang SC, Huang HY, 2019. Solitary fibrous tumor：An evolving and unifying entity with unsettled issues. Histol Histopathol, 34（4）：313-334.

Ohba S, Murayama K, Nishiyama Y, et al, 2019. Clinical and radiographic features for differentiating solitary fibrous tumor/ hemangiopericytoma from meningioma. World Neurosurg, 130：e383-e392.

病 例 1-5

【临床病史】 男性，28 岁。右耳听力下降 3 个月伴右侧面部麻木 2 个月，步态不稳 1 个月。

【专科查体】 患者神志清，精神可，定向定位准确，双侧病理征阴性，脑膜刺激征阴性。

【头颅 MRI 检查】 仰卧位，横断位扫描，包括 T_1WI、T_2WI、T_2 FLAIR 及 DWI 序列，扫描范围自颅顶至小脑下缘以下，扫描层厚为 5.00mm，层间隔 0.50mm，矩阵 512×512；辅以矢状位 T_2WI 序列，平扫后行横断位、冠状位及矢状位的增强扫描。

【影像图片】 见图 1-5-1。

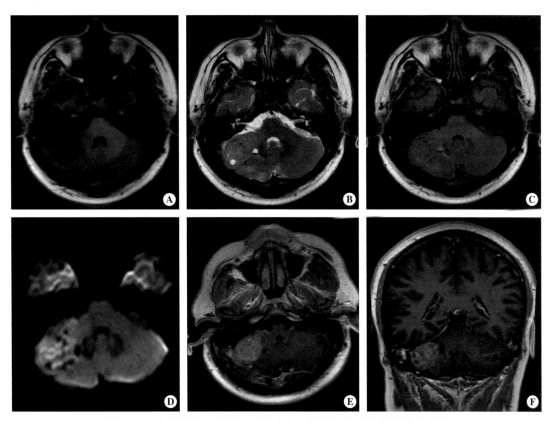

图 1-5-1　右侧小脑半球混杂信号占位，增强扫描呈中度不均匀强化

【问题】 根据临床资料与 MRI 表现特点，该病例最可能的诊断为下列哪一项？

A. 毛细胞型星形细胞瘤　　　　　　B. 髓母细胞瘤

C. 脑膜瘤　　　　　　　　　　　　D. 脑转移瘤

E. 原发性中枢神经系统淋巴瘤

【答案】　B

【手术所见】 肿瘤呈暗红色，质中，血供丰富，与脑组织界线不明显，大小约 4.01cm× 2.90cm。

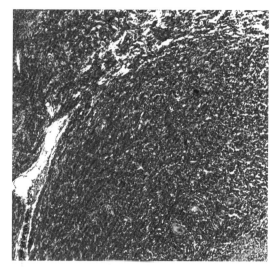

图 1-5-2　右侧小脑组织，HE 染色，×100

【病理所见】　肉眼所见：（右侧小脑半球）不整组织一堆，大小为 3.00cm×2.00cm×1.00cm，暗红色，质中。镜下示大量幼稚异型的小圆细胞，核呈圆形、卵圆形或杆状，染色质细腻，深染，胞质稀少，呈裸核状，核分裂象多见，可见菊形团结构（图 1-5-2）。免疫组化结果：CD3（－），CD20（－），CD34（－），NSE（部分＋），SMA（－），Ki-67（60%＋），GFAP（－），Olig-2（＋），Neu-N（－），S-100（＋），CD57（－），Syn（＋），CD99（－），CgA（－）。

【病理诊断】　结合形态学及免疫组化结果，符合髓母细胞瘤。

【影像诊断思路】

1. 诊断线索　头颅 MRI 平扫右侧小脑半球可见形态不规则长 T_1 稍长 T_2 异常信号，内部可见多发条状及斑点状长 T_2 及短 T_2 信号（图 1-5-1A，图 1-5-1B），FLAIR 序列上呈稍高信号（图 1-5-1C），DWI 序列上呈稍高信号（图 1-5-1D），增强扫描呈中度不均匀强化（图 1-5-1E，图 1-5-1F），脑室系统无扩大，中线结构居中。

2. 读片思路

（1）定位诊断：大多数颅内肿瘤具有一定的好发部位，对于本病例，经过影像学检查明确肿块位于小脑半球，因此首先考虑好发于小脑半球的占位性病变。

（2）定性诊断：小脑半球肿瘤性病变在临床上具有较高的发病率，种类较多，可以在任何年龄段发生。常见的小脑半球肿瘤有毛细胞型星形细胞瘤、髓母细胞瘤、脑膜瘤、脑转移瘤、原发性中枢神经系统淋巴瘤等。本病例通过结合临床病史、临床表现及影像学征象可采用排除法做出诊断。毛细胞型星形细胞瘤好发于儿童，高峰年龄在 10 岁前，成人多见于幕上，儿童则多见于幕下；CT 平扫肿瘤囊性部分表现为低密度，MR 平扫 T_1WI 实性部分呈低信号，T_2WI 及 FLAIR 序列呈高信号，增强扫描后壁结节明显强化，囊壁强化或不强化。脑膜瘤大多数居脑外，肿瘤生长缓慢，血供丰富，有包膜；临床上颅内压增高症状与局限性体征出现较晚，CT 典型表现为肿瘤以宽基底与颅骨或硬脑膜相连，脑膜瘤可有颅骨的增厚、破坏或变薄等脑外肿瘤的征象；MRI 平扫示肿瘤 T_1WI 呈等或低信号，T_2WI 呈高、等、低信号，增强扫描强化明显并常有"硬膜尾"征。脑转移瘤多见于中老年人，多数为多发，少数为单发，转移瘤多位于小脑半球周边部位，少数位于小脑蚓部，原发癌以肺癌最为多见，CT 平扫以等或低密度病灶多见，增强扫描后多呈环状、结节状强化；MRI 平扫示 T_1WI 呈等或低信号，T_2WI 呈高信号或混杂信号，肿瘤周围水肿明显，"小病灶大水肿"为转移瘤的特征，增强扫描后实性瘤体明显均匀强化，合并坏死、囊变的瘤体呈环形、不规则结节状强化。原发性中枢神经系统淋巴瘤发病高峰年龄为 60 岁左右，通常发病于幕上，瘤周水肿及占位效应一般较轻，瘤细胞多围绕血管周围呈多中心浸润、"嗜血管生长"特性，MRI 平扫示 T_1WI 呈低信号，T_2WI 呈等或高信号，DWI 呈高信号，在 ADC 图上呈等信号至低信号，MRS 上脂峰显著升高具有特征性，增强扫描后肿块多呈明显均匀结节状或团块状强化，位于小脑半球的多呈"硬环征"，MRI 随访观察肿瘤可自发性消失或在短期内明显缩小、异位复发，较有特征性。髓母细胞瘤主要发生于小脑蚓部，成人易发生在小脑半球，肿瘤生长迅速，易发生脑脊液转移，肿瘤常呈浸润性生长，边界不清楚，但有时有假包膜而边界清楚，肿瘤钙化、囊变、出血均少见，CT 平扫大多数为略高密度，部分病例可见斑点样高密度钙化灶和较小的低密度囊变、坏死区，增强扫描后肿瘤呈显著不均匀强化，肿瘤 MRI 平扫示 T_1WI 呈等或低信号，T_2WI 呈等或稍高信号，增强扫描呈明显欠均匀强化；DWI 序列呈稍高信号。综上所述，本病例符合髓母细胞瘤的影像学特征，所以考虑为髓母细胞瘤。

【诊断要点与鉴别诊断】

1. 诊断要点　本病例的特点为年轻男性，以"右耳听力下降 3 个月伴右侧面部麻木 2 个月，步态不稳 1 个月"就诊，影像学可见小脑半球异常占位信号，CT 平扫示肿瘤呈稍高密度，其内可见点状高密度钙化及小斑片状低密度区，增强扫描后中度不均匀强化；MRI 示肿瘤 T_1WI 呈稍低信号，T_2WI 呈稍高信号，增强扫描后呈中度不均匀强化。

2. 鉴别诊断

（1）毛细胞型星形细胞瘤：是从星形细胞转变而来的具有特定形态学改变的生物学行为的肿瘤。本病主要发生于儿童，是最常见的儿童小脑肿瘤，发病高峰年龄在 10 岁前，少数可发生于成人且多为年轻人。成人多见于幕上，儿童则多见于幕下。临床表现为肿瘤所致定位特征和颅内压增高症状，主要包括偏瘫、头痛、呕吐、视神经水肿、视力视野改变、癫痫、复视和生命体征的改变。小脑星形细胞瘤分为囊性、部分囊性、实性三类，但绝大多数为前两者，囊内液体较黏稠，囊壁由胶质成分构成，部分囊内可见壁结构。典型者表现为小脑蚓部或半球的巨大肿瘤，主要为囊性结构，CT 平扫后肿瘤囊性部分表现为低密度，实性成分的密度与正常脑白质相等或偏低，增强扫描呈不均匀强化；当囊性肿瘤带有壁结节时，结节明显均匀强化。MRI 平扫示 T_1WI 实性部分呈低信号（图 1-5-3A），T_2WI 及 FLAIR 序列呈高信号（图 1-5-3B ～图 1-5-3D），增强扫描后壁结节明显强化，囊壁强化或轻度均匀强化（图 1-5-3E，图 1-5-3F）。

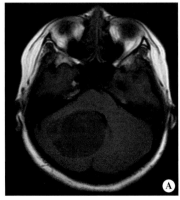
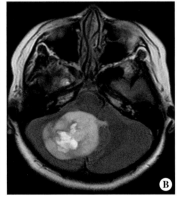
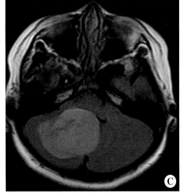

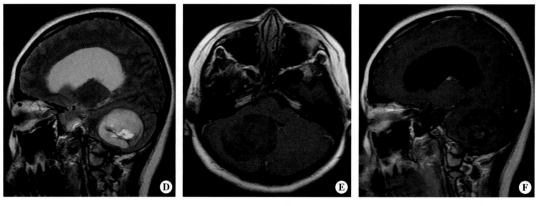

图 1-5-3　右侧小脑半球稍长 T_1 稍长 T_2 异常信号占位，增强扫描呈轻度不均匀强化

（2）脑膜瘤：为最常见的脑膜起源肿瘤，占原发颅内肿瘤的 15%～20%，多见于成年人，可发生于颅内任何部位，大多数居脑外，偶可发生于脑室内。肿瘤生长缓慢，血供丰富，有包膜；临床上颅内压增高症状与局限性体征出现较晚。脑膜瘤可有颅骨的增厚、破坏或变薄等脑外肿瘤的征象。MRI 平扫示 T_1WI 肿瘤呈等或低信号（图 1-5-4A），T_2WI 呈高、等或低信号（图 1-5-4B），压水序列上呈高、等或低信号（图 1-5-4C），增强扫描强化明显并常有"硬膜尾"征（图 1-5-4D）。X 线平片可有局限性颅骨改变。CT 典型表现为肿瘤以宽基底与颅骨或硬脑膜相连，平扫肿瘤多为均匀的略高密度，少数为等密度，增强扫描示肿瘤呈均匀一致的显著强化，边界清楚（图 1-5-4E，图 1-5-4F）。

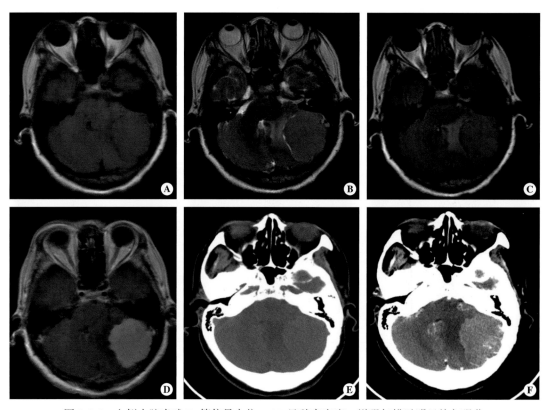

图 1-5-4　左侧小脑半球 T_2 等信号占位，CT 呈稍高密度，增强扫描示明显均匀强化

（3）脑转移瘤：是最常见的继发性脑肿瘤，占脑肿瘤的 20% ～ 40%，脑转移瘤多见于中老年人，发病高峰年龄为 40 ～ 65 岁，多见于男性，多数为多发，少数为单发。在发生脑转移的患者中，发生小脑转移的患者高达 40%。转移途径以血行多见，脑供血动脉在皮髓质交界处变细，瘤栓易受阻于此而形成瘤灶，因此转移瘤多位于小脑半球周边部位，少数位于小脑蚓部。肿瘤常呈球形，偶为不规则形状，边界清晰。由于肿瘤生长迅速，肿瘤中心常发生坏死、囊变和出血，钙化少见。原发癌以肺癌最为多见，其次是乳腺癌、胃肠道肿瘤等。临床上对于老年人幕下单发肿瘤，首先应考虑为转移瘤。临床表现为头痛、恶心、呕吐、共济失调、视神经水肿等，有时极似脑卒中。CT 平扫呈高、等、低、混杂密度影，以等或低密度信号病灶多见，增强扫描后多呈环状、结节状强化，坏死、出血区呈无强化的低密度区。MRI 平扫示 T_1WI 呈实性等、低信号，囊性低信号（图 1-5-5A），T_2WI 呈高信号或混杂信号（图 1-5-5B，图 1-5-5D），FLAIR 序列呈高信号（图 1-5-5C），由于 MRI 抑制了脑脊液信号，因此其能更清楚地显示病灶。肿瘤周围水肿明显，"小病灶大水肿"为转移瘤的特征。增强扫描后实性瘤体明显均匀强化，合并坏死、囊变的肿瘤则呈环形、不规则结节状强化（图 1-5-5E，图 1-5-5F）。脑内单发转移瘤需与脑内胶质瘤、脑膜瘤、淋巴瘤相鉴别。

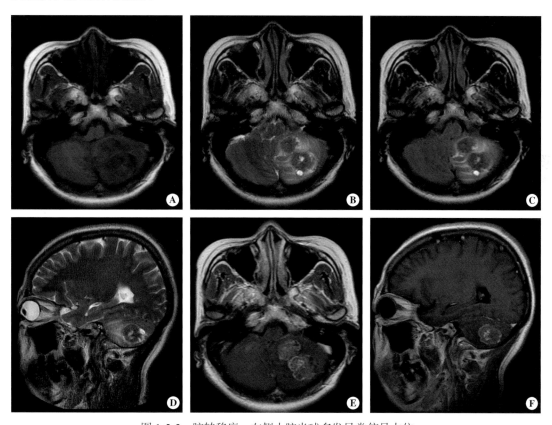

图 1-5-5 脑转移瘤，左侧小脑半球多发异常信号占位

（4）原发性中枢神经系统淋巴瘤：肿瘤局限于中枢神经系统，而其他部位未见受累的淋巴瘤，占颅内肿瘤的 1% ～ 2%。弥漫大 B 细胞淋巴瘤是一种成人淋巴瘤，占所有非霍

奇金淋巴瘤的30%～40%，发病高峰年龄为60岁左右。病灶多分布在脑表面和近中线部位，通常幕上的发病率高于幕下，瘤周水肿及占位效应一般较轻，占位效应与肿瘤大小常不成比例，囊变、坏死及钙化较少见。由于病理上原发性中枢神经系统淋巴瘤细胞密度较高，有很高的核质比，瘤细胞多围绕血管周围呈多中心浸润、"嗜血管生长"特性。MRI信号特征：大多T_1WI呈低信号（图1-5-6A），T_2WI呈等或高信号（图1-5-6B），FLAIR序列呈稍高信号（图1-5-6C），DWI呈高信号，在ADC上呈等信号至低信号，这是由于肿瘤高细胞密度限制水分子的运动，在MRS上脂峰显著升高具有特征性，增强扫描后肿块多呈明显均匀结节状或团块状强化（图1-5-6E，图1-5-6F），累及胼胝体者可呈"蝶形"，肿瘤位于大脑半球且靠近蛛网膜下腔时，典型表现为"抱拳征"及"尖角征"，病理上与瘤细胞围绕血管呈"袖套状"浸润有关；位于小脑半球的多呈"硬环征"。MRI随访观察肿瘤可自发性消失或在短期内明显缩小、异位复发较具特征性，此有助于与颅内其他肿瘤相鉴别。

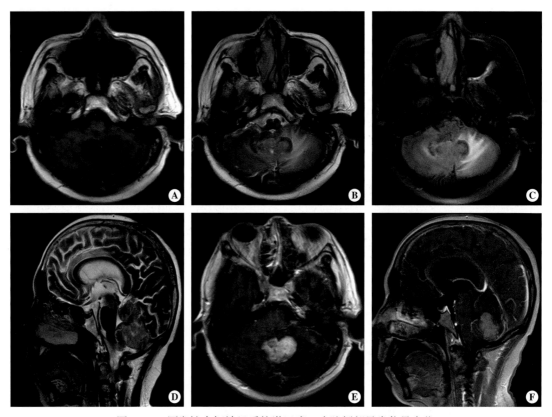

图1-5-6　原发性中枢神经系统淋巴瘤，小脑蚓部异常信号占位

（张丽玲　米日古丽·沙依提　丁　爽）

参 考 文 献

陈德华，肖泽彬，曹代荣，2020.扩散加权成像联合动态磁敏感对比增强灌注加权成像对小脑常见肿瘤的鉴别诊断.中国医学影像学杂志，28（3）：161-165.

欧阳红，白玉萍，韩娜，等，2020.成人髓母细胞瘤的多模态MRI表现及误诊分析.磁共振成像，11（5）：360-363.

Dong J，Li L，Liang S，et al，2021. Differentiation between ependymoma and medulloblastoma in children with radiomics approach. Acad Radiol，28（3）：318-327.

Duc NM，Huy HQ，Nadarajan C，et al，2020. The role of predictive model based on quantitative basic magnetic resonance imaging in differentiating medulloblastoma from ependymoma. Anticancer Res，40（5）：2975-2980.

病　例　1-6

【临床病史】　女性，34岁。头痛1年余。

【专科查体】　患者神志清，精神可，定位定向准确，查体合作，双侧病理反射阴性，脑膜刺激征阴性。

【头颅 MRI 检查】　仰卧位，横断位扫描，包括 T_1WI、T_2WI 及 T_2WI FLAIR 序列，扫描范围自头顶至颅底，扫描层厚为 5.00mm，层间隔 0.50mm，矩阵 512×512；辅以矢状位 T_2WI，平扫后行横断位、冠状位及矢状位的增强扫描。

【影像图片】　见图 1-6-1。

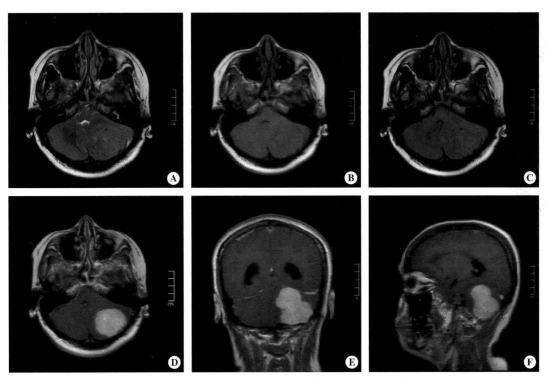

图 1-6-1　左侧小脑半球边缘异常信号占位，增强扫描呈明显较均匀强化，第四脑室受压

【问题】　根据临床资料与 MRI 表现特点，该病例最可能的诊断为下列哪一项？

A. 血管外皮细胞瘤　　　　　　　　B. 脑膜瘤

C. 中枢神经系统淋巴瘤　　　　　　D. 脑结核瘤

E. 髓母细胞瘤　　　　　　　　　　F. 血管母细胞瘤

【答案】　A

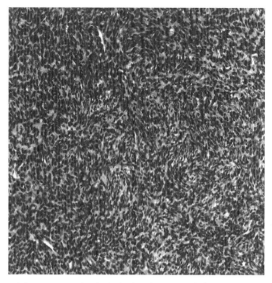

图 1-6-2　左侧小脑半球组织，HE 染色，×100

【手术所见】　肿瘤血供较丰富，硬膜被肿瘤侵蚀，肿瘤大小约 4.06cm×4.99cm，颜色灰白，质中，肿瘤位于硬脑膜外，小脑扁桃体受压向下疝入颈椎管内，第四脑室受压，肿瘤内界靠近中线，外界位于小脑半球外侧，上界位于天幕。

【病理所见】　肉眼所见：（左侧小脑半球）不整脑组织一堆，大小为 4.00cm×3.50cm×2.00cm，表面灰白色，切面淡粉，质中。镜下示肿瘤细胞由梭形细胞组成，细胞密集，核深染，核质比大，细胞核形略不规则，有不典型性，可见血管外皮瘤样图像（图 1-6-2）。免疫组化结果：AE1/AE3（－），EMA（－），PR（灶＋），STAT6（－），Vim（＋），Ki-67（10%～15%＋），CD34（＋），S-100（－），SMA（＋），CD56（－），GFAP（－），CD99（－）。

【病理诊断】　结合形态学及免疫组化结果，诊断为血管外皮细胞瘤，WHO Ⅲ级。

【影像诊断思路】

1. 诊断线索　左侧小脑半球边缘可见一巨大类圆形等 T_1 等 T_2 异常信号占位（图 1-6-1A，图 1-6-1B），其内信号欠均匀，可见蚓状血管影及条形稍短 T_1 信号，FLAIR 序列呈等信号（图 1-6-1C），边界清楚；在 T_2WI 上病变周围见环形短 T_2 信号，第四脑室受压变窄，幕上脑室轻度扩张，脑室周围见晕状稍长 T_1 长 T_2 异常信号；增强扫描后肿块呈明显较均匀强化（图 1-6-1D ～图 1-6-1F）。

2. 读片思路

（1）定位诊断：对于颅内占位来说，首先应该明确病变来源于脑内还是脑外，幕上还是幕下；该占位位于小脑幕下，病灶边界清晰，周边可见环形 T_2 低信号，小脑半球受压向内移位，因此定位于脑外。

（2）定性诊断：小脑幕下占位种类较多，常见的脑外肿瘤为脑膜瘤、血管外皮细胞瘤等，常见脑内肿瘤有毛细胞型星形细胞瘤、血管母细胞瘤、髓母细胞瘤、淋巴瘤等，还有感染性病变，如脑结核瘤等。本病例为脑外肿瘤，可排除脑内占位；血管外皮细胞瘤与血管型脑膜瘤鉴别诊断有一定难度，主要从表 1-6-1 所列几方面进行鉴别。

表 1-6-1　脑膜瘤与血管外皮细胞瘤的临床及影像学特点的比较

项目	脑膜瘤	血管外皮细胞瘤
组织学	起源于脑膜上皮细胞	起源于血管外皮细胞
发病率	占颅内原发性肿瘤的 13%～20%	不足颅内原发性肿瘤的 1%
年龄及性别	常见于 50～60 岁女性	好发于 40～50 岁男性
临床表现	进程缓慢，发病晚，复发转移低	侵袭性生物行为，发病早，转移率高

续表

项目	脑膜瘤	血管外皮细胞瘤
影像学部位	幕上＞幕下＞脊柱	幕上＞幕下＞脊柱
边界	通常光滑	通常为分叶状、蘑菇状
CT特点	密度较均匀	密度欠均匀
MRI特点	T_1、T_2加权像与皮质等信号	与脑膜瘤相仿
DWI特点	通常为等或稍高信号	通常为低或等信号
脑膜依附	宽基底，"脑膜尾征"	通常为窄基底，也可为宽基底
流空血管影	血管型脑膜瘤可见	常见
钙化	发生于20%～25%	无
瘤周水肿	多见	相对少见
增强方式	通常均匀	通常欠均匀
邻近骨质	骨质增生	骨质侵蚀常见
波谱	Ala峰	肌醇（MI）峰

【诊断要点与鉴别诊断】

1. 诊断要点 本病例的特点为青年女性，病史较长，病灶位于小脑幕下，边界尚清，无瘤周水肿，病灶信号欠均匀，肿瘤内部和周围可见流空血管影，冠状位及矢状位示肿瘤形态常不规则，边缘分叶征象明显，呈蘑菇状，增强扫描后强化较均匀，与脑膜呈窄基底相连，未见明显"脑膜尾征"。

2. 鉴别诊断

（1）脑膜瘤：中老年女性多见，多为单发，肿瘤多呈类圆形，边界清晰，可有瘤周水肿，钙化常见，与硬脑膜呈宽基底相连，邻近皮质受压移位（图1-6-3A～图1-6-3C），增强扫描后呈明显均匀强化，邻近脑膜呈线样强化，表现为"脑膜尾征"（图1-6-3D～图1-6-3F），并可引起邻近骨质增生。

（2）原发性中枢神经系统淋巴瘤：肿瘤常发生于中线深部脑组织，多位于丘脑、基底核区、胼胝体、侧脑室旁白质区，幕上多于幕下；病灶可为类圆形、不规则团块状或点状，边界尚清楚，出血、囊变极少见。大多数表现为稍高密度，T_1WI呈等或低信号（图1-6-4A），T_2WI呈稍高或等信号（图1-6-4B），FLAIR序列呈稍高或等信号（图1-6-4C），与脑灰质信号接近或稍低。由于原发性中枢神经系统淋巴瘤内含有丰富的网状纤维，肿瘤细胞成分多，间质成分少，含水量较少，因此水分子弥散运动能力减低，故DWI呈明显高信号；增强扫描后多呈明显均匀结节状或点状强化（图1-6-4D～图1-6-4F），部分病灶可出现具有特征性诊断意义的"脐凹征""尖角征"。

（3）髓母细胞瘤：为儿童颅后窝最常见的原发肿瘤，发病高峰年龄为3～7岁，儿童约有90%的肿瘤位于颅后窝中线小脑蚓部，而成人有一半以上位于非中线位置，肿瘤边界清楚，周围可见水肿环，肿瘤内部可见囊变（59%）和钙化（22%），T_1WI呈低或等信号

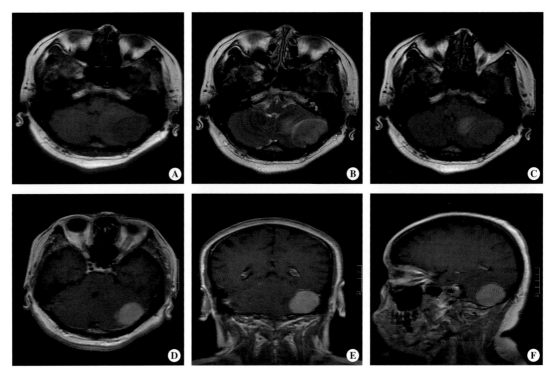

图 1-6-3 左侧小脑半球边缘异常信号占位，增强扫描后呈明显均匀强化，伴有"脑膜尾征"

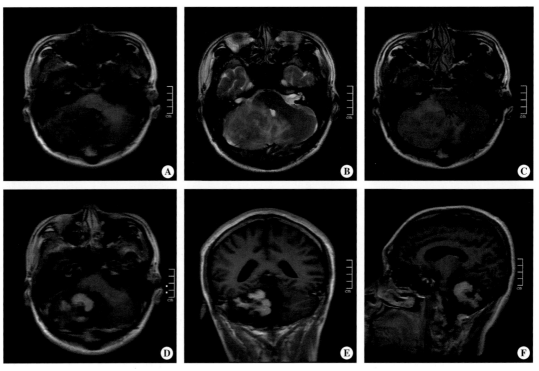

图 1-6-4 右侧小脑半球混杂信号占位，增强扫描后呈明显欠均匀强化，灶周斑片状水肿

（图 1-6-5A），T_2WI 信号多变（图 1-6-5B），FLAIR 序列呈低或等信号（图 1-6-5C），DWI 呈高信号，增强扫描后呈明显欠均匀强化（图 1-6-5D～图 1-6-5F）。

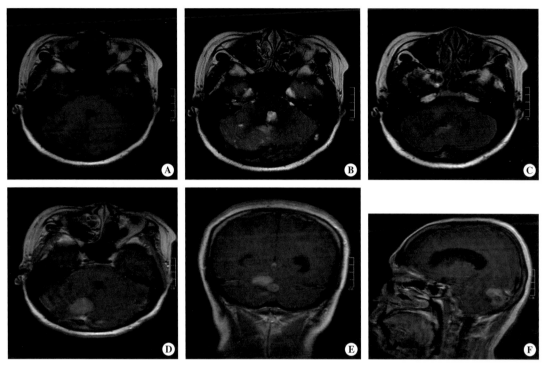

图 1-6-5　右侧小脑半球混杂信号占位，增强扫描后明显欠均匀强化

（4）血管母细胞瘤：多位于小脑半球，占颅后窝肿瘤的 7%，分为囊实性和实性，以囊实性多见，典型表现为"大囊小结节"，囊性部分不强化，壁结节呈明显强化；而实性的血管母细胞瘤约占 30%，其表现不典型，多呈圆形或类圆形，边缘规则，界线清楚，MRI 平扫在 T_1WI 上呈等、稍低或混杂信号（图 1-6-6A），在 T_2WI 及 FLAIR 上呈高信号（图 1-6-6B，图 1-6-6C），与周围组织分界清楚，肿瘤周围可见水肿区，CT、MRI 增强扫描示肿瘤呈明显强化、均匀或不均匀（图 1-6-6D～图 1-6-6F），往往与转移瘤、胶质瘤等颅内肿瘤鉴别困难，但是增强扫描后发现肿瘤周围异常扩张血管影对病灶的检出和定性诊断很有帮助。

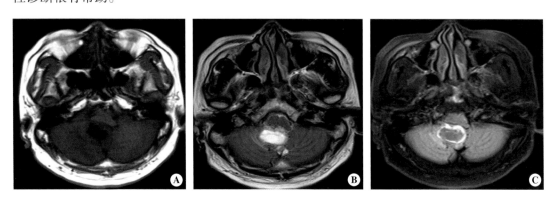

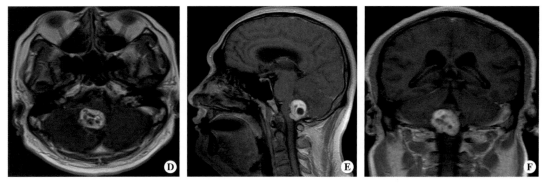

图 1-6-6　小脑扁桃体类圆形异常信号占位，增强扫描示明显不均匀强化，邻近部位见蚓状血管

（5）脑结核瘤：好发于大脑半球和小脑的皮质或皮质下区，任何年龄均可发病。脑结核瘤根据 MRI 表现不同分为 3 种类型：Ⅰ型（非干酪型），T_1WI 呈低信号，T_2WI 呈高信号，结核瘤周围水肿较重，增强扫描后病灶呈均匀结节状强化；Ⅱ型（干酪型），又分为 2 个亚型，即Ⅱa 型和Ⅱb 型，Ⅱa 型 T_1WI 呈低信号（图 1-6-7A），T_2WI 及 FLAIR 序列呈等或略低信号（图 1-6-7B，图 1-6-7C），结核瘤周围仍有水肿，增强扫描后病灶呈环状强化（图 1-6-7D，图 1-6-7E）；Ⅱb 型 T_1WI 呈低信号，T_2WI 病灶中心呈高信号，外周可有低信号环，结核瘤周围水肿较轻或没有水肿，增强扫描后病灶亦呈环状强化；波谱可见高尖的 Lip 峰（图 1-6-7F）。

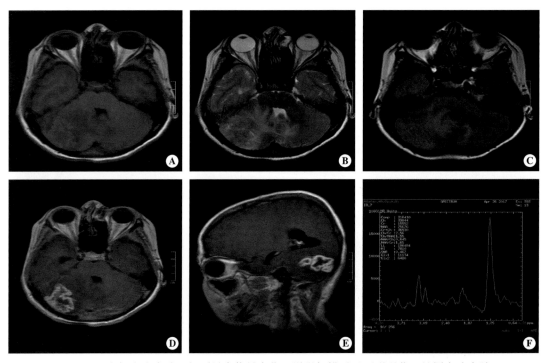

图 1-6-7　右侧小脑半球不规则异常信号占位，增强扫描后呈环形强化，灶周大片水肿

（樊君风　米日古丽·沙依提　丁　爽）

参 考 文 献

陈烨佳，2018. 颅内血管周细胞瘤与非典型脑膜瘤的磁共振征象特征差异分析. 临床医学工程，25（12）：33，34.

董俊伊，苗延巍，刘双，等，2018. 基于常规 MRI 图像的纹理分析鉴别：血管周细胞瘤 / 孤立性纤维瘤与血管瘤型脑膜瘤. 磁共振成像，9（4）：258-264.

冯吉贞，尹迎春，李加美，2019. Solitary fibrous tumor/hemangiopericytoma in the central nervous system：a clinical，imaging and pathological analysis of 17 cases. 医学影像学杂志，29（5）：717-720.

李小花，刘刚，张林奎，等，2019. MRI 检查对血管瘤型脑膜瘤与颅内血管周细胞瘤的鉴别诊断价值. 实用癌症杂志，34（5）：170-172.

病 例 1-7

【临床病史】 女性，35 岁。一过性头痛伴晕倒不适 15 天。

【专科查体】 患者神志清，精神可，定位定向准确，查体合作，双侧病理反射阴性，脑膜刺激征阴性。

【头颅 MRI 检查】 仰卧位，横断位扫描，包括 T_1WI、T_2WI 及 T_2 FLAIR 和 DWI 序列，扫描范围自颅顶至小脑下缘以下，扫描层厚为 5.00mm，层间隔 0.50mm，矩阵 512×512；辅以矢状位 T_2WI 序列，平扫后行横断位、冠状位及矢状位的增强扫描。

【影像图片】 见图 1-7-1。

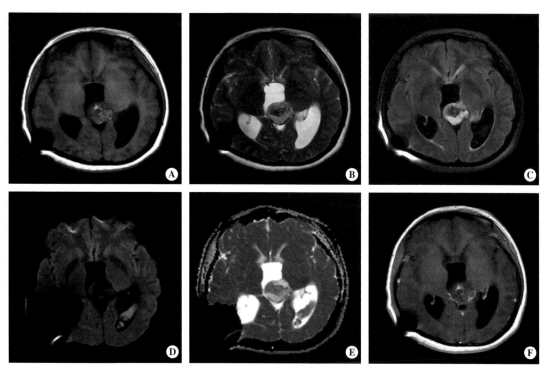

图 1-7-1 松果体区类圆形混杂信号占位，增强扫描未见明显强化，幕上脑室扩张

【问题】 根据临床资料与 MRI 表现特点，该病例最可能的诊断为下列哪一项？

A. 松果体生殖细胞瘤 B. 松果体囊性畸胎瘤

C. 松果体细胞瘤 　　　　　　　　　　D. 松果体母细胞瘤

E. 神经胶质瘤 　　　　　　　　　　　F. 松果体囊肿

【答案】　　B

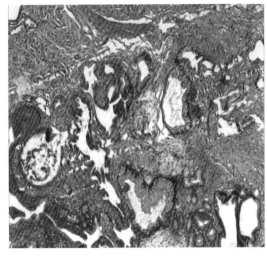

图 1-7-2　松果体脑组织，HE 染色，×200

【手术所见】　　肿瘤大小约 4.00cm×3.50cm×3.50cm，呈灰红色，质硬，血供丰富，肿瘤与周围脑组织界线清，粘连紧密。

【病理所见】　（松果体肿瘤）不整脑组织一堆，大小为 4.00cm×3.50cm×1.00cm，灰白质软。镜下示增生的纤维结缔组织内散在成熟黏液腺体，核位于基底部，无异型性，符合松果体成熟性囊性畸胎瘤（图 1-7-2）。

【病理诊断】　松果体成熟性囊性畸胎瘤。

【影像诊断思路】

1. 诊断线索　头颅 MRI 平扫松果体区可见团块状稍长 T_1 稍长 T_2 异常信号，其内可见多发斑点状短 T_1 稍短 T_2 异常信号（图 1-7-1A，图 1-7-1B），FLAIR 序列呈混杂高低信号（图 1-7-1C），DWI 序列呈低信号（图 1-7-1D），在 ADC 图上以高信号为主（图 1-7-1E），境界尚清晰，增强扫描后上述病灶未见明显强化（图 1-7-1F），提示为成熟型；幕上脑室扩张积水。

2. 读片思路

（1）定位诊断：根据本例患者的影像学表现，病灶位于松果体区，因此本例为松果体区的占位。

（2）定性诊断：根据影像学表现，病变位于松果体区。首先，考虑松果体区肿瘤性病变，松果体区肿瘤按起源分为两组：第一组起源于松果体腺的肿瘤，包括由多潜能胚胎生殖细胞分化而来的生殖细胞瘤、畸胎瘤、精原细胞瘤；由松果体实质细胞分化而来的松果体细胞瘤和松果体母细胞瘤。第二组为起源于松果体腺周围组织结构的肿瘤，包括胶质瘤、脑膜瘤、转移瘤及非肿瘤性病变（松果体囊肿、蛛网膜囊肿、脂肪瘤、皮样囊肿等）。其次，本例患者的诊断应结合患者年龄、临床病史及影像学表现。生殖细胞瘤为松果体区最好发的肿瘤，若肿瘤向前沿第三脑室两侧壁生长，则第三脑室后部呈"V"形，尖端指向肿瘤，瘤体呈蝴蝶状，是松果体生殖细胞瘤较为特征的表现。本例患者影像学表现不符合松果体生殖细胞瘤。松果体细胞瘤为松果体良性肿瘤，一般信号较均匀，增强扫描一般呈明显匀强化。松果体母细胞瘤一般常见于儿童，结合影像学表现，不符合松果体母细胞瘤。松果体囊肿呈明显囊肿信号，增强扫描一般不强化，囊壁可有强化。松果体胶质瘤与松果体畸胎瘤的鉴别主要看肿瘤成分，畸胎瘤 MRI 上的信号一般包含骨质信号或脂肪信号。根据本例患者的影像学表现，可以发现该占位内可见短 T_1 短 T_2 脂肪信号，增强扫描呈轻度欠均匀强化，符合松果体囊性畸胎瘤的影像学表现。

【诊断要点与鉴别诊断】

1. 诊断要点　松果体形似圆锥形，呈松果样，长 5 ～ 8mm，宽 3 ～ 5mm，重 120 ～ 200mg，女性的松果体常大于男性。其位于第三脑室后方，胼胝体压部前下方，后联合、中脑导水管和上丘的上方。松果体表面有软脑膜延续而来的结缔组织被膜，被膜随血管伸入实质内，将实质分为许多不规则的小叶，小叶主要由松果体细胞、神经胶质细胞和神经纤维等组成。松果体细胞是松果体内的主要细胞，松果体区肿瘤少见，占全部颅内肿瘤的 0.5% ～ 2%，主要见于儿童和青少年。松果体区肿瘤按起源分为两组。第一组为起源于松果体腺的肿瘤，包括由多潜能胚胎生殖细胞分化而来的生殖细胞瘤、畸胎瘤、精原细胞瘤；由松果体实质细胞分化而来的松果体细胞瘤和松果体母细胞瘤。第二组为起源于松果体腺周围组织结构的肿瘤，包括胶质瘤、脑膜瘤、转移瘤及非肿瘤性病变（松果体囊肿、蛛网膜囊肿、脂肪瘤、皮样囊肿等）。

松果体畸胎瘤为松果体区发病率第二位的肿瘤，占松果体区肿瘤的 15%，可发生于任何年龄，以小儿和青年人多见，约占 70%，男性多见，男女比为 2：1。肿瘤多包含三个胚层成分，含脂质、毛发和牙齿，可见钙化，部分可见出血，肿瘤可分为囊性和实性，囊性者多为良性，实性者多为恶性。2000 年 WHO 将其分为成熟型、未成熟型和畸胎瘤恶变。成熟型由分化好的瘤组织构成；未成熟型的瘤组织分化差，属恶性；畸胎瘤恶变则为瘤内某一胚层的组织分化差，如上皮组织的癌变或间叶组织的肉瘤变。

2. 鉴别诊断

（1）松果体生殖细胞瘤：是松果体区肿瘤中最常见的类型。其好发于儿童、青少年和青年（< 30 岁），男女比为 2：1。50% 以上的发生在松果体区，其次为第三脑室后部、鞍上垂体柄区，也可发生于基底核区、第四脑室。影像学表现：CT 平扫示松果体区的圆形、类圆形或浅分叶的实性病灶，呈等密度或稍高密度，肿瘤一般不钙化，常有松果体的钙化斑块包裹于其中或被挤向边缘；MRI 平扫呈等或稍长 T_1 长 T_2 信号（图 1-7-3A，图 1-7-3B），FLAIR 及 DWI 序列呈等信号（图 1-7-3C，图 1-7-3D），第三脑室后部受压变形，若肿瘤向前沿第三脑室两侧壁生长，则第三脑室后部呈 "V" 形，尖端指向肿瘤，瘤体呈蝴蝶状，是松果体生殖细胞瘤较为特征的表现。因多数肿瘤富含血管，增强扫描时病灶明显强化（图 1-7-3E，图 1-7-3F）。少数病灶内可有出血和囊变。肿瘤可多发，并可沿脑脊液种植于蛛网膜下腔、室管膜下及软脑膜，需增强扫描以明确。

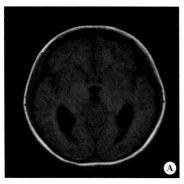
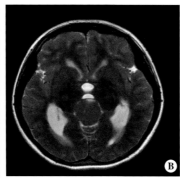
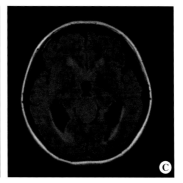

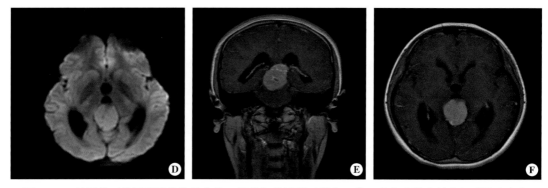

图 1-7-3　松果体区类圆形异常信号占位，增强扫描呈明显强化，幕上脑室略扩张并有间质性脑水肿

（2）松果体细胞瘤：为起源于松果体实质的良性肿瘤，占松果体区肿瘤的 15% 以下，多发生于青年女性，平均年龄为 34 岁，儿童多发生松果体母细胞瘤，WHO Ⅱ级。影像学表现：CT 平扫可见类圆形等密度或稍高密度影，可有散在小钙化灶，若肿瘤体积较大，可有双侧侧脑室及第三脑室前部扩大，有室管膜下转移的可见两侧侧脑室及第三脑室周围带状略高密度病灶，可呈均匀一致的对比增强；MRI 平扫为等或稍长 T_1 稍长 T_2 信号（图 1-7-4A，图 1-7-4B），FLAIR 序列呈稍高信号（图 1-7-4C），边界清楚，周围无水肿，可见钙化，无出血、囊变及坏死。增强扫描示肿瘤轻至中度均匀强化，少数呈不均匀强化（图 1-7-4D ～图 1-7-4F）。

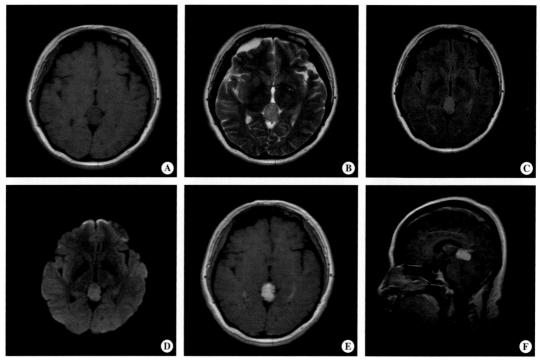

图 1-7-4　松果体区类圆形异常信号占位，增强扫描后信号强化

（3）松果体母细胞瘤：多见于儿童，属于高度浸润性肿瘤，由低分化不成熟的细胞构成，恶性程度高，预后较差。肿瘤形态常不规则，可见明显分叶，境界欠清晰，常可见灶性出血和坏死。肿瘤压迫第三脑室，第三脑室后部扩大或呈"杯口状"，形成梗阻性脑积水。影像学表现：CT 平扫呈等或稍高或等低混杂密度，肿瘤内出血、坏死囊变常见，钙化罕见；MRI 多呈混杂 T_1 长 T_2 信号，信号不均匀，DWI 序列呈高信号。增强扫描示肿瘤明显不均匀强化。

（4）松果体区神经胶质瘤：主要为星形细胞瘤，也可见胶质母细胞瘤，主要起源于松果体周围的脑实质，如顶盖、胼胝体压部、丘脑等。少数也为起源于松果体腺的纤维星形细胞瘤。单从影像特征很难与松果体本身实质肿瘤相鉴别。由于肿瘤的分化程度不同，影像学表现不尽相同。

（5）松果体囊肿：很常见，尸检中约 40% 存在松果体囊肿。囊肿通常较小，直径 1cm 左右，一般无临床症状，少数患者因囊肿较大产生脑积水而被发现。囊肿可能由松果体变性囊变所致，也可能为第三脑室松果体憩室，还有学说提出是胚胎发育过程中异常卷褶所致。CT 平扫多表现为类圆形低密度影，边界清晰，增强扫描囊性部分多无明显强化。MRI 多表现为边缘光滑，呈圆形或类圆形长 T_1 长 T_2 异常信号（图 1-7-5A，图 1-7-5B），FLAIR 及 DWI 序列呈低信号（图 1-7-5C，图 1-7-5D），信号均匀，与脑脊液信号一致，有些囊肿信号也可不均匀。增强扫描示囊性部分一般不强化，囊肿壁可呈环形轻度强化。

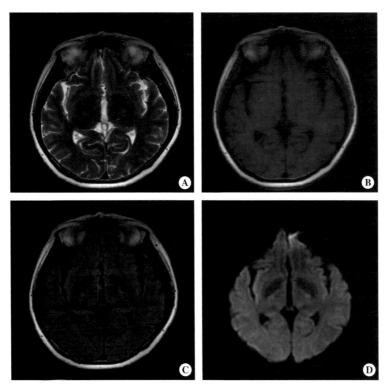

图 1-7-5　松果体区长 T_1 长 T_2 异常信号，边界清晰

（努尔阿丽牙·艾力　依巴努·阿不都热合曼　丁　爽）

参 考 文 献

陶磊，戚荣丰，程晓青，等，2017. CT and MRI features analysis of pineocytoma：Report of 6 cases. 医疗卫生装备，38（5）：82-85.

王杰瑞，刘艳，张金岭，等，2019. MRI 扩散加权像对松果体区生殖细胞瘤诊断价值的初步研究. 中华肿瘤防治杂志，5：311-315.

张泉，赵恺，王俊文，等，2019. 青少年松果体区肿瘤 MRI 影像特点及病理分析. 临床外科杂志，10：846-849.

郑晓涛，余林，关玉宝，等，2011. 松果体区肿瘤的 MRI 特征及其与病理组织学类型的相关性. 实用医学影像杂志，6：7-9，39.

病　例　1-8

【临床病史】　女性，37 岁。恶心、呕吐伴头晕、耳鸣、视物旋转 20 天。

【专科查体】　患者神志清，精神可，定位定向准确，查体合作，双侧病理反射阴性，脑膜刺激征阴性。

【头颅 MRI 检查】　仰卧位，横断位扫描，包括 T_1WI、T_2WI 及 T_2 FLAIR 序列，扫描范围自颅顶至小脑下缘以下，扫描层厚为 5.00mm，层间隔 0.50mm，矩阵 512×512；辅以矢状位 T_2WI 序列，平扫后行横断位、冠状位及矢状位的增强扫描。

【影像图片】　见图 1-8-1。

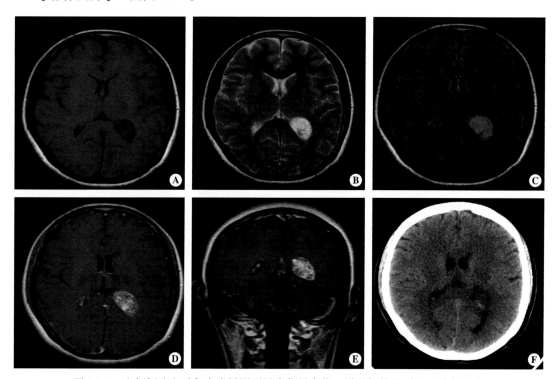

图 1-8-1　左侧侧脑室后角内类椭圆形异常信号占位，增强扫描呈明显不均匀强化

【问题】　根据临床资料与 MRI 表现特点，该病例最可能的诊断为下列哪一项？

A. 脑膜瘤   B. 脉络丛乳头状瘤

C. 室管膜瘤   D. 中枢神经细胞瘤

E. 原发性中枢神经系统淋巴瘤   F. 胶质母细胞瘤

【答案】 C

【手术所见】 （左侧侧脑室后角脑内）肿瘤呈红褐色，质软，血供丰富，肿瘤与室管膜及脉络丛粘连紧密，沿肿瘤周围水肿带分离肿瘤，术中切除肿瘤大小约为 2.00cm× 3.00cm×3.00cm。

【病理所见】 肉眼所见（左侧侧脑室枕角脑内）不整脑组织一堆，体积 2.50cm× 2.00cm×1.00cm，呈淡粉色，质中。镜下示血凝块中有少许游离破碎的肿瘤组织，瘤细胞排列成束状，核呈梭形，形态较一致，异型性不明显，可见无核区，未见明确坏死及核分裂象（图 1-8-2）。免疫组化结果：GFAP（－）、CK（－）、EMA（－）、S-100（－）、Ki-67（2%＋）、Vim（＋）、PR（－）、Olig-2（－）。

【病理诊断】 结合形态学及免疫组化结果诊断为室管膜瘤，WHO Ⅱ级。

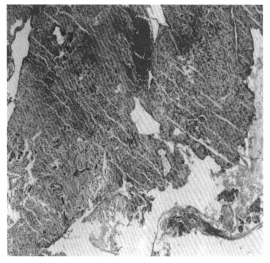

图 1-8-2 左侧侧脑室组织，HE 染色，×200

【影像诊断思路】

1. 诊断线索 头颅 MRI 平扫示左侧侧脑室后角囊状扩大，其内可见类椭圆形稍长 T_1 长 T_2 异常信号（图 1-8-1A，图 1-8-1B），FLAIR 序列呈稍高信号（图 1-8-1C），病变边界清楚，周围见轻度水肿带，增强扫描后上述病灶呈明显不均匀强化（图 1-8-1D，图 1-8-1E）；左侧侧脑室后角略扩大，中线结构居中。

CT 平扫示左侧侧脑室后角的类圆形稍低密度灶，其内密度不均，可见少许沙粒样钙化（图 1-8-1F）。

2. 读片思路

（1）定位诊断：大多数颅内肿瘤具有一定的好发部位，对于本病例来说，肿块位于左侧侧脑室后角脑内，因此首先考虑好发于侧脑室的肿瘤。

（2）定性诊断：脑室肿瘤根据起源可分为两类：第一类为起源于脑室系统肿瘤；第二类为起源于脑实质而长入脑室系统的肿瘤。常见的脑室肿瘤主要有室管膜瘤、脑膜瘤、脉络丛乳头状瘤、中枢神经细胞瘤、脑室外突入脑室的淋巴瘤及星形细胞瘤等。本病例通过结合临床病史、临床表现及影像学征象可采用排除法做出诊断，本病例特点为年轻女性患者，以"恶心、呕吐伴头晕、耳鸣、视物旋转 20 天"就诊。脑膜瘤颅内压增高症状与局限性体征出现较晚，多数肿瘤密度均匀，边界清楚，瘤周可见水肿，增强扫描强化明显并常有"脑膜尾征"，因此可排除脑膜瘤诊断；脉络丛乳头状瘤好发于 10 岁以内的儿童，可侵犯脑室外脑实质，可分泌脑脊液，引起全脑室扩张，CT 平扫示肿瘤周边呈结节样改变，MRI 增强扫描后瘤内可见颗粒状、乳头状混杂信号等特征性表现，根据本例影像学表现及临床好发年龄可基本排除；

淋巴瘤内钙化、出血和囊变坏死非常少见,淋巴瘤增强扫描瘤体呈明显均匀强化,根据本例影像学表现可基本排除;最后就需要在中枢神经细胞瘤和室管膜瘤之间进行鉴别诊断。前者好发于侧脑室内前 2/3 处室间孔区,以一侧侧脑室为主向双侧侧脑室生长为特征,后者可发生于脑室系统的任何部位,以第四脑室最为多见,二者均常见坏死、囊变,亦可见出血,二者典型区别在于中枢神经细胞瘤因血管流空,在 MRI 上肿瘤周边或内部可见大小不等的低信号区,而室管膜瘤无血管流空现象。综上所述,本病例的诊断考虑为室管膜瘤。

【诊断要点与鉴别诊断】

1. 诊断要点　本病例的特点为年轻女性,以"恶心、呕吐伴头晕、耳鸣、视物旋转 20 天"就诊,影像学可见左侧侧脑室后角占位,CT 平扫肿瘤为等密度和高密度,散在小的低密度区和点状钙化,多有强化;MRI 显示肿瘤 T_1WI 呈低信号,T_2WI 呈稍高信号,增强扫描强化明显,亦有囊变,瘤周水肿效应轻。

2. 鉴别诊断

(1)脑膜瘤:为最常见的脑膜起源肿瘤,占原发颅内肿瘤的 15%～20%,多见于成年人,可发生于颅内任何部位,大多数居脑外,偶可发生于脑室内。肿瘤生长缓慢,血供丰富,有包膜;临床上颅内压增高症状与局限性体征出现较晚。CT 典型表现:肿瘤以宽基底与颅骨或硬脑膜相连,平扫肿瘤多为均匀的略高密度,少数为等密度,增强扫描后肿瘤呈均匀一致的显著强化,边界清楚。脑膜瘤可有颅骨的增厚、破坏或变薄等脑外肿瘤的征象。MRI 表现为 T_1WI 肿瘤为等或低信号(图 1-8-3A),T_2WI 及 FLAIR 序列呈高、等或低信号(图 1-8-3B,图 1-8-3C),弥散序列呈高信号(图 1-8-3D),增强扫描后强化明显并常有"硬膜尾征"(图 1-8-3E,图 1-8-3F)。X 线平片可有局限性颅骨改变。

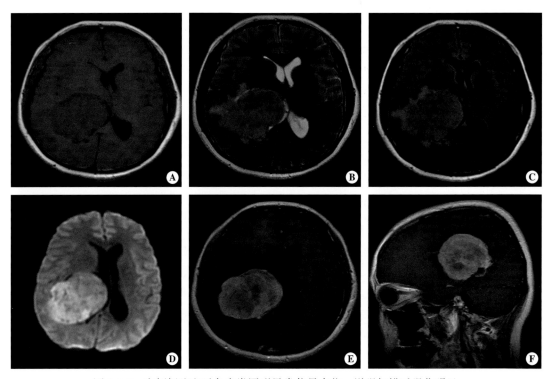

图 1-8-3　右侧侧脑室后角内类圆形异常信号占位,增强扫描后强化明显

（2）脉络丛乳头状瘤：其占儿童颅内肿瘤的 2% ～ 3%，起源于脉络上皮细胞，是一种少见的肿瘤。本病好发于 10 岁之内儿童，小于 5 岁者占 50% ～ 80%，成人少见；在儿童多见于侧脑室三角区，成人多位于第四脑室。肿瘤多呈团块状，可分泌脑脊液，引起全脑室扩张，不同于其他肿瘤压迫引起的局部脑室扩张，可侵犯脑室外脑实质。CT 平扫呈等或高密度，形态欠规则，周边可见结节样改变；增强扫描呈明显均匀强化，边缘清楚。MRI 平扫 T_1WI 多呈等或稍低信号（图 1-8-4A），T_2WI 及 FLAIR 序列多呈高信号，信号基本均匀（图 1-8-4B，图 1-8-4C），增强扫描后多呈均匀强化，少数强化不均匀（图 1-8-4D ～图 1-8-4F），主要与出血、囊变、钙化有关。瘤内颗粒状、乳头状混杂信号为其特征性表现，此反映了病理上瘤细胞呈乳头状排列的特点。脑积水常见。

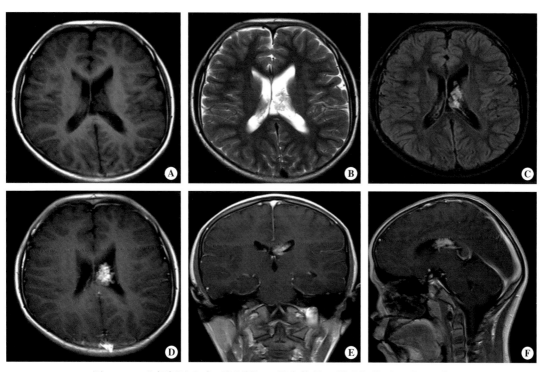

图 1-8-4 左侧侧脑室内不规则长 T_2 异常信号，增强扫描后呈明显强化

（3）中枢神经细胞瘤：其占全部肿瘤的 0.25% ～ 0.5%，占中枢神经系统肿瘤的 1%，为良性神经元肿瘤。本病好发于中青年，多见于侧脑室内前 2/3 处室间孔区，以一侧侧脑室为主，向双侧侧脑室生长为特征；肉眼观呈边界清、分叶状肿块，坏死、囊变常见，出血可见。CT 平扫呈稍高密度，增强扫描后不均匀强化，与钙化、囊变、坏死和出血有关。MRI 平扫示 T_1WI 呈等信号（图 1-8-5A），T_2WI 呈等或略高信号（图 1-8-5B，图 1-8-5D），FLAIR 序列呈稍高信号（图 1-8-5C），其宽基底附着于侧脑室上壁；增强扫描后实性部分明显强化，囊变区无强化（图 1-8-5E，图 1-8-5F）。因血管流空，在 MRI 上肿瘤周边或内部可见大小不等的低信号区，瘤周水肿罕见。MRS 上的高甘氨酸伴高丙氨酸峰或者肌醇峰伴高丙氨酸峰对诊断有较高价值。

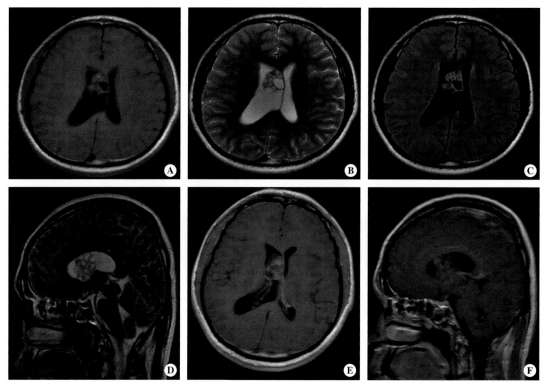

图 1-8-5   右侧侧脑室室间孔区混杂信号占位，宽基底附着于透明隔，右侧侧脑室扩张，增强扫描后明显强化

（4）原发性中枢神经系统淋巴瘤：是一种较少见的颅内肿瘤，占颅内肿瘤的 0.8%～1.5%，占颅内恶性肿瘤的 6%，70% 属于 B 细胞型。本病可发生于任何年龄，以有免疫缺陷者的中青年为主。其好发于脑质深部，常见于中线部位，如胼胝体、基底核、室旁白质。淋巴瘤内钙化、出血和囊变坏死非常少见；CT 平扫多呈高密度（图 1-8-6F）；增强扫描后明显均匀强化。MRI 平扫大部分病灶 T_1WI 呈等或稍低信号（图 1-8-6A），T_2WI 呈稍低信号（图 1-8-6B），FLAIR 序列呈稍高信号（图 1-8-6C），弥散序列呈高信号（图 1-8-6D），ADC 值显著降低，反映颅内淋巴瘤弥散受限的特点。淋巴瘤是一种乏血供肿瘤，常以血管周围间隙为中心向外浸润生长，侵入邻近脑实质及血管壁进入血管腔内，破坏血脑屏障，故增强扫描后常有明显均匀强化（图 1-8-6E），常出现特征性的"缺口征""尖角征""抱拳样"强化，上述征象与瘤细胞围绕血管呈"嗜血管生长"及生长速度不一致有关。

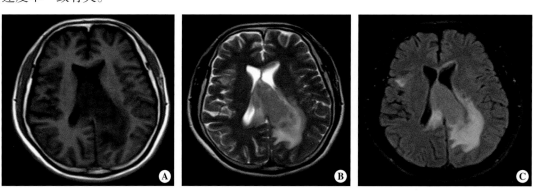

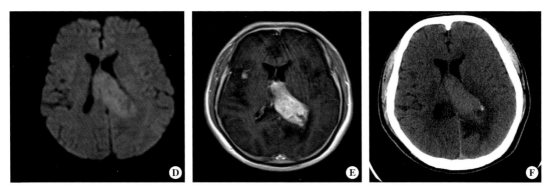

图 1-8-6 胼胝体下缘异常信号占位，突入左侧脑室内，DWI 呈高信号，增强扫描后有明显均匀强化

（5）胶质母细胞瘤：按 WHO 分类，胶质母细胞瘤属于Ⅳ级星形细胞瘤，高度恶性。多见于成人，好发于额叶、颞叶白质、各叶交界区及基底核区和丘脑。肿瘤浸润范围广，若发生于胼胝体则常向两侧生长，呈蝴蝶状。本病少见于颅后窝，小儿可发生于脑干。肿瘤与脑组织分界不清，肿瘤血供丰富，血管内皮细胞增大、肿胀，进而导致血管腔闭塞和血栓形成，瘤体血管闭塞而出现出血、坏死、液化，坏死腔内有液体。突出的临床表现是病程进展较快，从出现首发症状到出现颅内高压的时间平均为 3 ～ 4 个月。有时仅表现为癫痫的症状。胶质母细胞瘤是具有高度恶性的肿瘤，可见明显的肿瘤占位效应及丰富的血供，其中肿瘤实质的坏死是重要影像表现。因肿瘤血管发育及栓塞的不均衡性及肿瘤坏死区的分布、程度不同，瘤体边缘常呈不规则的花环状，环壁常厚薄不均、凹凸不平。增强扫描显示肿瘤边缘不规则、完整或不完整的强化环。CT 或 MRI 均可以显示肿瘤内的液化坏死区，CT 显示为低密度，MRI 平扫示 T_1WI 呈低信号（图 1-8-7A），T_2WI 及 FLAIR 序列呈均匀一致的高信号，肿瘤实质部分则呈混杂信号（图 1-8-7B，图 1-8-7C），其内部及相邻区域常见流空信号的病理血管影。肿瘤实体部分亦可见出血灶，出血灶较小，呈散在分布。肿瘤周围水肿是胶质母细胞瘤的常见改变，其发生率可达 90% 以上。尽管瘤周水肿轻重程度可有差别，但胶质母细胞瘤的中度以上的水肿可达 75% 以上。较重的瘤周水肿和肿瘤的边缘环形强化（图 1-8-7D ～图 1-8-7F）是诊断肿瘤具有高度侵袭性的重要依据。

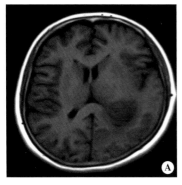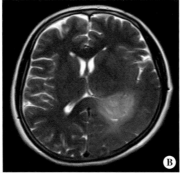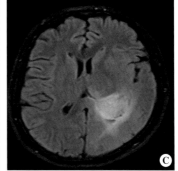

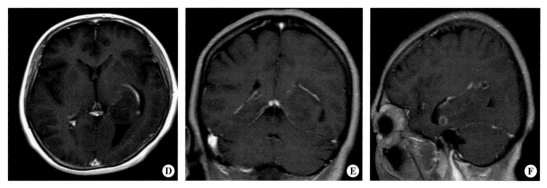

图 1-8-7　左侧侧脑室后角周围不规则异常信号占位，突向左侧脑室后角并压迫邻近脑室，灶周水肿

（阿卜杜热合曼·阿卜力米提　黄玉洁　丁　爽）

参 考 文 献

姜锋，2019.脑室内脑膜瘤的 MRI 特点及其诊断价值.影像研究与医学应用，3（8）：62-63.

李文菲，牛晨，郭丽萍，等，2016.侧脑室肿瘤的 MRI 诊断及鉴别诊断.现代肿瘤医学，24（9）：133-136.

李兴付，师达，漆强，等，2020.脑室内室管膜下瘤 MRI 诊断与鉴别诊断.临床医药实践，4：252-255.

刘云，王光宪，龚明福，2017.侧脑室肿瘤 38 例 MR 表现分析.疑难病杂志，8：830-834.

病　例　1-9

【临床病史】　女性，55 岁。头痛伴头晕 1 年余。

【专科查体】　患者神志清，精神可，定位定向准确，查体合作，双侧病理反射阴性，脑膜刺激征阴性。

【头颅 MRI 检查】　仰卧位，横断位扫描，包括 T_1WI、T_2WI 及 T_2 FLAIR 序列，扫描范围自颅顶至小脑下缘以下，扫描层厚为 5.00mm，层间隔 0.50mm，矩阵 512×512；辅以矢状位 T_2WI 序列，平扫后行横断位、冠状位及矢状位的增强扫描。

【影像图片】　见图 1-9-1。

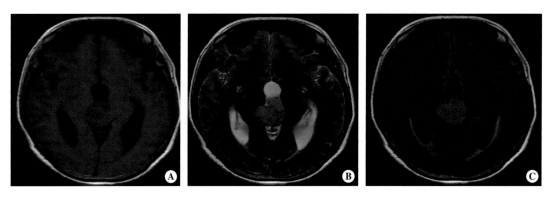

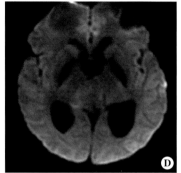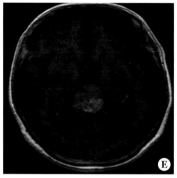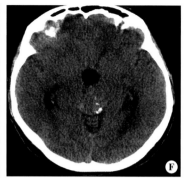

图 1-9-1　第三脑室内异常信号，增强扫描后见轻中度不均匀强化，幕上脑室扩张

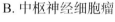

【问题】　根据临床资料与 MRI 表现特点，该病例最可能的诊断为下列哪一项？

A. 颅咽管瘤 　　　　　　　　　　B. 中枢神经细胞瘤

C. 室管膜瘤 　　　　　　　　　　D. 松果体生殖细胞瘤

E. 脉络丛乳头状瘤

【答案】　B

【手术所见】　第三脑室肿瘤呈红褐色，质软，血供丰富，肿瘤与周围软组织界线不清，粘连紧密，术中切除肿瘤大小约为 5.00cm×4.00cm×3.00cm。

【病理所见】　肉眼所见第三脑室不整组织一堆，大小 1.50cm×0.80cm×0.30cm，灰黄色，质中。镜下示肿瘤组织由大小一致的圆形细胞组成，核圆形、卵圆形、染色质均匀，核膜光滑，核分裂象少见，间质内血管扩张充血（图 1-9-2）。免疫组化结果：CK（−），Vim（−），EMA（−），GFAP（−），Olig-2（−），PR（−），S-100（−），NSE（部分+），CgA（+），Syn（+），Ki-67（约 8%+），CD56（+），CD34（血管+）。

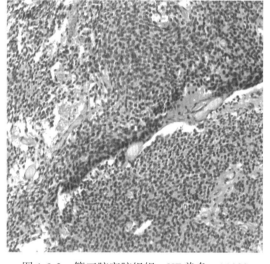

图 1-9-2　第三脑室脑组织，HE 染色，×100

【病理诊断】　结合形态学及免疫组化结果，诊断为中枢神经细胞瘤，WHO Ⅱ级。

【影像诊断思路】

1.诊断线索　头颅 MRI 平扫时第三脑室内可见形态欠规则的稍长 T_1 稍长 T_2 信号（图 1-9-1A，图 1-9-1B），压水序列呈稍高信号（图 1-9-1C），边界较清，DWI 序列呈稍高信号（图 1-9-1D），增强扫描后上述病灶可见轻中度不均匀强化（图 1-9-1E），幕上脑室扩张积水。

CT 平扫松果体区可见软组织密度占位，其内可见高密度结节影（图 1-9-1F），局部突入脑室内，第三脑室及双侧侧脑室积水扩张。

2.读片思路

（1）定位诊断：大多数颅内肿瘤具有一定的好发部位，对于本病例来说，经过影像学检查，明确肿块位于第三脑室，因此首先考虑第三脑室的占位性病变。

（2）定性诊断：第三脑室前部病变主要来源于鞍内-鞍上、视交叉-下丘脑病变，以颅咽管瘤为常见；上部病变主要来源于 Monro 孔或经 Monro 孔突入第三脑室内，如中枢神经细胞瘤、室管膜瘤等；后部病变主要来源于松果体，如生殖细胞瘤；下部病变多为非肿瘤病变，如下丘脑错构瘤等；内部病变主要为脉络丛病变，如脉络丛乳头状瘤（癌）等。本病例需要与常见于第三脑室区的上述疾病进行鉴别诊断。颅咽管瘤常见于儿童，常有颅高压及视力、视野和内分泌功能紊乱方面的改变，CT 平扫显示鞍区囊性病变，常有各种形态的钙化，肿瘤囊壁及实性部分发生强化，MRI 可显示各种信号强度的鞍区占位病变。室管膜瘤可发生于脑室系统的任何部位，以第四脑室最为多见，常呈分叶状，可见囊变、坏死和钙化，可见较大坏死囊，易侵犯周围脑实质，无血管流空现象。松果体生殖细胞瘤多见于儿童和青少年，肿瘤与脑皮质信号相似，内无出血、坏死，多见囊变区及血管流空，增强扫描后表现为明显强化的肿块，在 T_2WI 上多可见低信号间隔，可沿着室管膜和脑脊液种植转移，同时可累及鞍上区及基底核区等。脉络丛乳头状瘤好发于 10 岁以内的儿童，可侵犯脑室外脑实质，可分泌脑脊液，引起全脑室扩张，CT 平扫肿瘤周边可见结节样改变，MRI 平扫示 T_1WI 呈低信号，T_2WI 呈高信号，增强扫描后瘤内可见颗粒状、乳头状混杂信号等特征性表现。中枢神经细胞瘤多呈分叶状，坏死、囊变常见，出血可见，CT 平扫呈稍高密度，增强扫描后不均匀强化，MRI 平扫示 T_1WI 呈等信号，T_2WI 呈等或略高信号，其宽基底附着于脑室上壁；增强扫描后实性部分明显强化，囊变区无强化。因血管流空，在 MRI 上肿瘤周边或内部可见大小不等的低信号区。本病例符合中枢神经细胞瘤的影像学特征，所以考虑为中枢神经细胞瘤。

【诊断要点与鉴别诊断】

1. 诊断要点　本病例的特点为老年女性患者，以"头痛伴头晕 1 年余"就诊，影像学可见第三脑室内占位信号，CT 平扫肿瘤为稍高密度，其内可见点状高密度钙化及小斑片状低密度区，增强扫描后不均匀强化；MRI 显示肿瘤 T_1WI 呈等信号，T_2WI 呈稍高信号，增强扫描后实性部分明显强化，囊变区无强化，肿瘤内部可见大小不等的血管流空低信号区。

2. 鉴别诊断

（1）颅咽管瘤：是颅内较常见的肿瘤，占原发颅内肿瘤的 3%～6%，常见于儿童，也可发生于成人，接近半数者 20 岁以前发病。普遍接受的是胚胎残余学说，即颅咽管瘤起源于颅咽管退化过程中的残留上皮细胞。颅咽管瘤可沿着鼻咽后壁、蝶窦、鞍内、鞍上至第三脑室前部发生，但以鞍上多见。肿瘤小者如蚕豆，大者如鹅卵，也可为球形或不规则形状。肿瘤大多数为囊性或部分囊性。囊腔呈单房或多房状，囊液黄褐色并可见胆固醇结晶漂浮。临床表现：儿童以发育障碍、颅内压增高为主；成人以视力障碍、精神异常及垂体功能低下为主。CT 平扫以囊性和部分囊性为多，形态呈圆形或类圆形，少数为分叶状。CT 值变化范围大，含胆固醇多则 CT 值低，相反含钙质或蛋白质多则 CT 值高。多数肿瘤的实性部分与囊壁可见钙化。增强扫描约 2/3 肿瘤发生强化，实性部分可呈均匀或不均匀强化，囊壁则呈环状强化。一般无脑水肿，室间孔阻塞则出现脑积水。MRI 颅咽管信号强度复杂：T_1WI 可以是高、等、低或混杂信号，这与病灶内的蛋白质、胆固醇、正铁血红蛋白、钙质的含量多少有关；T_2WI 以高信号多见，但钙化可为低信号。实性肿瘤 T_1WI 呈等信号（图 1-9-3A），T_2WI 呈高信号（图 1-9-3B），FLAIR 序列呈低信号为主的混杂信号（图 1-9-3C），DWI 序列呈低信号（图 1-9-3D），增强扫描后肿瘤实性部分 T_1WI 呈均匀或不均匀强化，囊壁呈壳状增强（图 1-9-3E，图 1-9-3F）。其他占位征象与 CT 相似。

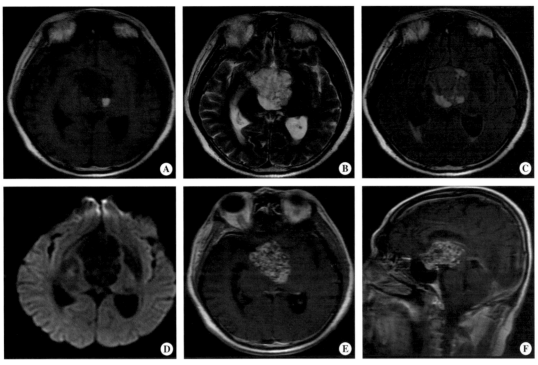

图 1-9-3　鞍上区异常信号占位，突入第三脑室内，增强扫描后呈不均匀强化，幕上脑室扩张

（2）室管膜瘤：占原发颅内肿瘤的 5%，占神经上皮源性肿瘤的 12%。发病高峰年龄为 1～5 岁，但也可见于成年人。本病可发生于脑室系统的任何部位，以第四脑室最为多见，约占 65%，幕上室管膜肿瘤常位于脑实质，约占 30%。本病为一种生长缓慢的胶质瘤，大体形态可呈结节状或分叶状。肿瘤膨胀性生长，界线较清楚；亦可浸润生长，界线不清楚。临床上常有头痛、恶心、呕吐、共济失调和眼球震颤等；无特异性临床表现，癫痫和颅内高压征象常出现，脑室内肿瘤缺乏定位特征。CT 平扫示肿瘤呈等密度和高密度，散在小低密度区和点状钙化，多有强化。小儿及青少年脑室内的肿瘤易发生大的囊变和钙化；肿瘤居脑室内，瘤周无水肿，脑实质内肿瘤则有轻度瘤周水肿。MRI 显示肿瘤 T_1WI 呈低信号或等信号（图 1-9-4A），T_2WI 呈高信号（图 1-9-4B），FLAIR 及 DWI 序列呈高信号，其内可见不规则低信号（图 1-9-4C，图 1-9-4D）。增强扫描强化明显（图 1-9-4E，图 1-9-4F），易有囊变。常有脑积水。

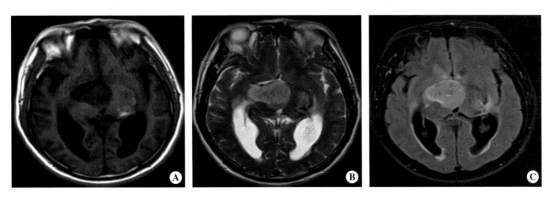

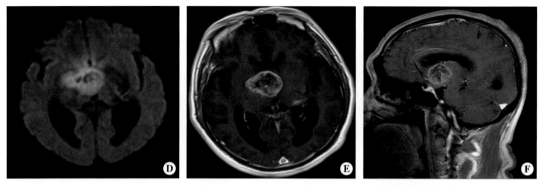

图 1-9-4   第三脑室内异常信号占位，增强扫描强化明显，幕上脑室扩张

（3）松果体生殖细胞瘤：占原发肿瘤的 0.5% ～ 2%，是松果体区最常见的肿瘤，约占 50%，好发于儿童及青少年，而成人少见。生殖细胞瘤属于恶性肿瘤，可沿室管膜和脑脊液播散，也可见于松果体至下丘脑的中线部位，松果体区和鞍上也可同时受累。由于对放疗敏感，实验性放射治疗有效是诊断生殖细胞瘤的一个有力证据。根据肿瘤部位不同临床可表现为颅内压增高、中枢性尿崩症、内分泌紊乱，上丘脑受压引起双眼上视困难，下丘脑受压则致双耳听力丧失等。CT 平扫表现为第三脑室后部边缘清楚、稍不规则、不甚均匀的略高密度肿块，钙化常见，常伴有梗阻性脑积水；增强扫描为边缘清楚、圆形的均一强化灶，脑室壁可出现带状或结节状强化影，提示有室管膜扩散。MRI 呈等 T_1 或稍长 T_1 长 T_2 信号（图 1-9-5A，图 1-9-5B），FLAIR 及 DWI 序列呈高信号（图 1-9-5C，图 1-9-5D），其内多可见低信号间隔，周围水肿不明显；增强扫描呈不均匀强化（图 1-9-5E，图 1-9-5F），肿瘤对第三脑室后部的压迫常导致幕上脑积水。

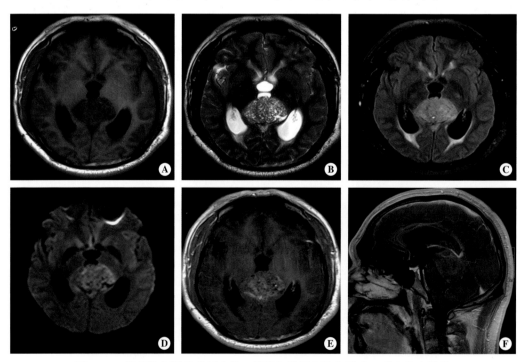

图 1-9-5   松果体区异常信号占位，增强扫描呈不均匀强化，幕上脑室扩张

（4）脉络丛乳头状瘤：其占儿童颅内肿瘤的 2%～3%，起源于脉络丛上皮细胞，是一种少见的肿瘤。好发于小于 10 岁的儿童，小于 5 岁者占 50%～80%，成人少见；在儿童多见于侧脑室三角区，成人多位于第四脑室。肿瘤多呈团块状，可分泌脑脊液，引起全脑室扩张，不同于其他肿瘤压迫引起的局部脑室扩张，可侵犯脑室外脑实质。CT 平扫呈等或高密度，形态欠规则，周边可见结节样改变；增强扫描呈明显均匀强化，边缘清楚。MRI 平扫示 T_1WI 多呈等或稍低信号（图 1-9-6A），T_2WI 多呈高信号（图 1-9-6B），FLAIR 序列呈高信号（图 1-9-6C），信号基本均匀，DWI 序列呈低信号（图 1-9-6D），增强扫描后多呈明显强化（图 1-9-6E，图 1-9-6F），少数强化不均匀主要与出血、囊变、钙化有关。瘤内颗粒状、乳头状混杂信号为其特征性表现，与病理上瘤细胞呈乳头状排列的特点对应。脑积水常见。

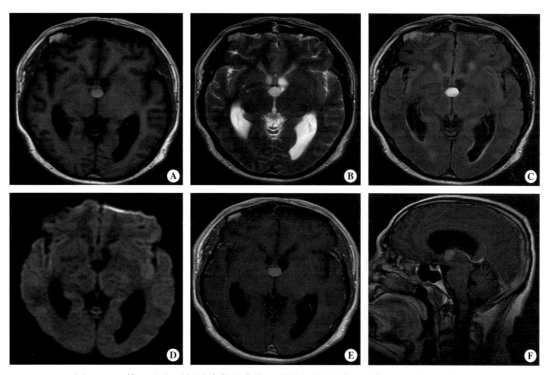

图 1-9-6 第三脑室顶部异常信号占位，增强扫描后明显强化，双侧侧脑室扩张

（阿卜杜热合曼·阿卜力米提 黄玉洁 丁 爽）

参 考 文 献

李靖、张宏凯、姜丽娜、等，2018.中枢神经细胞瘤的 MRI 表现特点与病理对照研究 .实用放射学杂志，4：501-504.

李林坤、耿海、王文娟，2015.中枢神经细胞瘤的 MRI 表现 .中国中西医结合影像学杂志，1：50-52.

李欣明、贾洪顺、任云燕、等，2017.第三脑室占位性病变的 MRI 诊断 .中国临床医学影像杂志，28（4）：229-232，249.

病 例 1-10

【临床病史】 男性，38 岁。头晕半年，加重伴视物重影 20 余天。

【专科查体】　患者神志清，精神可，定位定向准确，查体合作，双侧病理反射阴性，脑膜刺激征阴性。

【头颅 MRI 检查】　仰卧位，横断位扫描，包括 T_1WI、T_2WI 及 T_2 FLAIR 序列，扫描范围自颅顶至小脑下缘以下，扫描层厚为 5.00mm，层间隔 0.50mm，矩阵 512×512；辅以矢状位 T_2WI 序列，平扫后行横断位、冠状位及矢状位的增强扫描。

【影像图片】　见图 1-10-1。

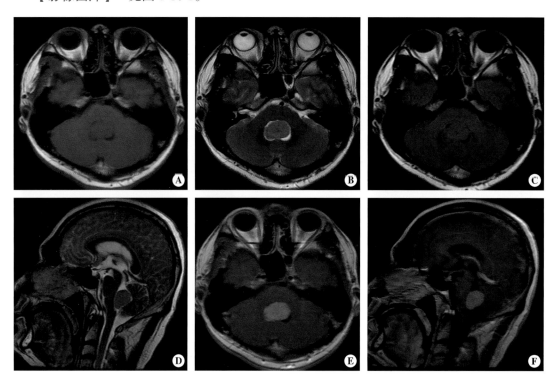

图 1-10-1　第四脑室内异常信号，增强扫描后明显强化，邻近脑实质受压

【问题】　根据临床资料与 MRI 表现特点，该病例最可能的诊断为下列哪一项？

A. 室管膜瘤　　　　　　　　　　　　B. 血管母细胞瘤

C. 脉络丛乳头状瘤　　　　　　　　　D. 髓母细胞瘤

E. 表皮样囊肿

【答案】　C

【手术所见】　第四脑室肿瘤与脑干组织界线不清，颜色呈灰白、灰红，质软，基底位于脑干，大小约 3.00cm×2.00cm。

【病理所见】　第四脑室不整组织一堆，大小约为 3.00cm×2.50cm×1.00cm，呈灰白、灰红色，质软。镜下示大量真性乳头结构被纤维结缔组织分割，乳头的纤维血管轴心被立方细胞围绕，细胞核呈圆形或卵圆形，位于上皮细胞基底部，核分裂象罕见（图 1-10-2）。免疫组化结果：AE1/AE3（−），S-100（＋），CK19（−），TTF-1（−），Napsin A（−），Ki-67（2%＋），GFAP（＋），CK7（灶＋），EMA（−）。

【病理诊断】　结合形态学及免疫组化结果，诊断为脉络丛乳头状瘤。

【影像诊断思路】

1. 诊断线索　头颅 MRI 平扫示第四脑室内类圆形等 T_1 等 T_2 信号（图 1-10-1A，图 1-10-1B，图 1-10-1D），FLAIR 序列呈等信号，边界清晰，其内可见点状稍低信号（图 1-10-1C），增强扫描后呈明显较均匀强化（图 1-10-1E，图 1-10-1F），脑室系统未见明显扩大，中线结构居中。

2. 读片思路

（1）定位诊断：大多数颅内肿瘤具有一定的好发部位，对于本病例，经过影像学检查，明确肿块位于第四脑室，因此首先考虑好发于第四脑室的占位性病变。

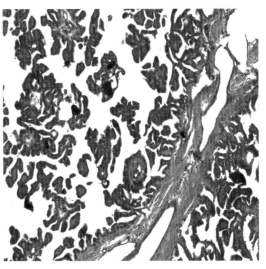

图 1-10-2　第四脑室组织，HE 染色，×200

（2）定性诊断：脑室区肿瘤是指原发于第四脑室室壁或脉络丛组织、脑室周围结构并向脑室内侵犯的肿瘤，易引起梗阻性脑积水并产生相似的临床症状。常见的第四脑室肿瘤有室管膜瘤、血管母细胞瘤、脉络丛乳头状瘤、髓母细胞瘤、表皮样囊肿等。本病例通过结合临床病史、临床表现及影像学征象可采用排除法做出诊断。室管膜瘤发病高峰年龄为 1～5 岁，为一种生长缓慢的胶质瘤，CT 平扫示肿瘤为混杂密度，多有强化，小儿及青少年脑室内的肿瘤易发生大的囊变和钙化；肿瘤居脑室内，瘤周无水肿，脑实质内肿瘤则有轻度瘤周水肿；MRI 显示肿瘤 T_1WI 呈低信号或等信号，T_2WI 呈高信号，增强扫描强化明显，易有囊变，常有脑积水。结合本病例患者年龄及影像所见，排除室管膜瘤的诊断。血管母细胞瘤是中年人颅后窝最常见的脑内肿瘤，好发于成人的小脑半球及蚓部，病程长，有明显的遗传倾向，典型表现为囊腔结节型，为大囊小结节，囊腔张力高，瘤结节均为单发，囊腔内有分隔，偶见囊内大量出血。因囊液中含蛋白成分，所以囊液 CT 值稍高，MRI 表现为 T_1WI 信号稍高于脑脊液，FLAIR 呈稍高或高信号，与其他囊性病变明显不同，囊壁多不强化，部分病灶周围可显示流空血管，其中以大囊小结节多见，而本病例呈实性结节，且未见流空血管影，故排除血管母细胞的诊断。髓母细胞瘤主要发生于小脑蚓部，肿瘤生长迅速，易发生脑脊液转移，临床常见躯体平衡障碍，共济失调，颅内高压体征，神经根刺激引起的斜颈，CT 平扫示大多数呈略高密度，部分病例可见斑点样高密度钙化灶和较小的低密度囊变、坏死区，增强扫描后肿瘤呈显著不均匀强化，肿瘤 MRI 平扫示 T_1WI 呈等或低信号，T_2WI 呈等或稍高信号，增强扫描呈明显欠均匀性强化；DWI 序列呈稍高信号。表皮样囊肿是先天性的生长缓慢的良性肿瘤，以 20～50 岁发病多见，多在颅内中线部位呈伸展性地向脑池内或蛛网膜下蔓延，以脑桥小脑角最多见，起病隐匿，临床症状轻微，CT 平扫呈类圆形、分叶状囊性低密度影，CT 值类似于脑脊液，边界清楚，周围无水肿，偶可见钙化及脂肪液平面；增强扫描后无强化，MRI 平扫示绝大多数在 T_1WI 上呈低信号，其强度介于脑脊液和脑实质信号，大部分在 T_2WI 上呈高信号，FLAIR 序列常呈低信号，增强扫描后一般无强化或囊壁轻度强化，表皮样囊肿信号不均匀，形状不规则，表现为"见缝就钻"，以及铸型征象。本病例呈明显强化，故排除表皮样囊肿。脉络丛乳头状瘤好发于 10 岁之内儿童，成人少见，在儿童多见于侧脑室三角区，成人多位于第四脑室，肿瘤由乳头状突起构成，乳头的轴心由血管或纤维结缔组织构成，形态不规则，边缘多呈分叶状，轮廓清楚，瘤周水肿无或轻，25% 患者可见钙化，T_1WI 肿瘤多表现为等或稍低信号，T_2WI 多表现为高信号，少数表现为等信号，肿瘤边界清晰；CT 平扫表现为等或稍高密度，少数为低密度，肿瘤可钙化，增强扫描可呈欠均匀强化。钙化、出血和囊变经常存在于脉络丛乳头状瘤和室管膜瘤中。当肿瘤发生于第四脑室时，脉络丛乳头状瘤和室管膜瘤影像表现可以类似，但脉络丛乳头状瘤强化较室管膜瘤明显。综上所述，本病例首要诊断主要考虑为脉络丛乳头状瘤。

【诊断要点与鉴别诊断】

1. 诊断要点　本病例的特点为中年男性，以"头晕半年，加重伴视物重影 20 余天"主诉入院，影像学可见第四脑室内实性占位信号，CT 平扫示肿瘤呈稍高密度，密度较均匀，边界清晰，增强扫描呈明显均匀强化；MRI 平扫示第四脑室内类圆形等 T_1 等 T_2 信号，FLAIR 序列呈等信号，边界清晰，其内可见点状稍低信号，增强扫描后呈明显较均匀强化。

2. 鉴别诊断

（1）室管膜瘤：占原发颅内肿瘤的 5%，占神经上皮源性肿瘤的 12%。发病高峰年龄为 1 ~ 5 岁，但也可见于成年人。本病可发生于脑室系统的任何部位，以第四脑室最为多见，约占 65%，幕上室管膜肿瘤常位于脑实质，约占 30%。本病为一种生长缓慢的胶质瘤，大体形态可呈结节状或分叶状。肿瘤膨胀性生长，界线较清楚；亦可浸润生长，界线不清楚。临床上常有头痛、恶心、呕吐、共济失调和眼球震颤等；无特异性临床表现，癫痫和颅内高压征象少见，脑室内肿瘤缺乏定位特征。CT 平扫示肿瘤呈等密度和高密度，散在小低密度区和点状钙化，多有强化。小儿及青少年脑室内的肿瘤易发生大的囊变和钙化；肿瘤居脑室内，瘤周无水肿，脑实质内肿瘤则有轻度瘤周水肿。MRI 显示肿瘤 T_1WI 呈低信号或等信号（图 1-10-3A），T_2WI 呈高信号（图 1-10-3B），FLAIR 序列呈等信号或稍低信号（图 1-10-3C），DWI 呈等或低信号（图 1-10-3D），增强扫描病灶实性部分强化明显（图 1-10-3E，图 1-10-3F），易有囊变，囊性部分不强化。常有脑积水。

（2）血管母细胞瘤：是中年人颅后窝最常见的脑内肿瘤，占颅内肿瘤的 0.9% ~ 3.5%。一般认为，该瘤源于胚胎早期中胚层细胞在形成原始血管过程中发生障碍或残余的胚胎细胞。本病好发于成人的小脑半球及蚓部。血管母细胞瘤可见于任何年龄，但多发于 30 ~ 40 岁，是成人小脑第四脑室区最常见的肿瘤。血管母细胞瘤生长缓慢，病程长，有明显的遗传倾向。典型表现为囊腔结节型，为大囊小结节，囊腔张力高，瘤结节均为单发，囊腔内有分隔，偶见囊内大量出血，实质肿块型与单纯囊肿型少见。

1）囊腔结节型：因为囊液中含蛋白成分，所以囊液 CT 值稍高，T_1WI 信号稍高于脑脊液，FLAIR 呈稍高或高信号（图 1-10-4C），与其他囊性病变明显不同。囊壁由胶原纤维构成，多不强化，当肿瘤周围囊壁有胶质增生或有肿瘤组织时可发生强化。部分病灶周围可显示流空血管，其中以大囊小结节多见。

2）实质肿块型：CT 表现为实质性肿块，呈等或稍低密度，中央区低密度代表囊变；MRI 平扫示 T_1WI 呈等、稍低信号（图 1-10-4A），T_2WI 呈高信号（图 1-10-4B，图 1-10-4D），病灶可以伴有囊变，病灶内或周围可见点状、条状或蛇形流空血管。增强扫描后肿瘤实质成分明显强化。肿瘤显著而不均匀强化和血管流空信号是实质型血管母细胞瘤的主要特征（图 1-10-4E，图 1-10-4F）。

3）单纯囊肿型：表现为类圆形囊性肿块，囊壁呈等密度或等信号，显示无壁结节，增强扫描后囊液及囊壁均无强化。囊液呈长 T_1 长 T_2 信号，在 T_2 FLAIR 呈等、稍高或高信号，明显不同于脑脊液。

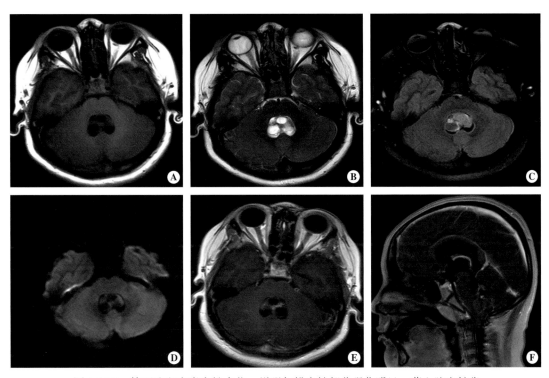

图 1-10-3　第四脑室内囊实性占位，增强扫描实性部分强化明显，幕上脑室扩张

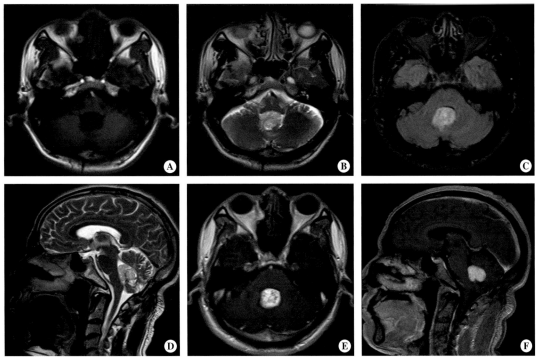

图 1-10-4　第四脑室下部类圆形异常信号占位，增强扫描后肿瘤实质成分明显强化，其下缘见蚓状血管

（3）髓母细胞瘤：属于胚胎性肿瘤，占颅内神经上皮肿瘤的 4%～8%，占原发颅内肿瘤的 2%～7%，占颅后窝肿瘤的 30%～40%，是常见的恶性程度高而预后较差的胚胎性肿瘤，起源于小脑中线第四脑室顶部神经胚胎性细胞或残余细胞。可发生于任何年龄，其中 75% 在 15 岁以内，4～8 岁为发病高峰，男女之比为（2～3）：1；主要发生于小脑蚓部，易突入第四脑室。成人易发生在小脑半球，肿瘤生长迅速，易发生脑脊液转移，并广泛种植于脑室系统、蛛网膜下腔和椎管内。肿瘤质脆软似果酱，呈浸润生长，边界不清楚，但有时有假包膜而边界清楚，肿瘤钙化、囊变、出血均少见。临床常见躯体平衡障碍，共济失调，颅内高压体征，神经根刺激引起的斜颈。CT 平扫示大多数为略高密度，部分病例可见斑点样高密度钙化灶和较小的低密度囊变、坏死区，46% 的肿瘤周围有水肿；增强扫描示肿瘤呈均匀显著强化，密度上升快，下降也快；肿瘤阻塞第四脑室时，第三脑室及侧脑室扩大。MRI 平扫示肿瘤 T_1WI 呈等或低信号（图 1-10-5A），T_2WI 呈等或稍高信号（图 1-10-5B，图 1-10-5D），FLAIR 序列呈等或低信号（图 1-10-5C），增强扫描呈明显欠均匀强化（图 1-10-5E，图 1-10-5F）。

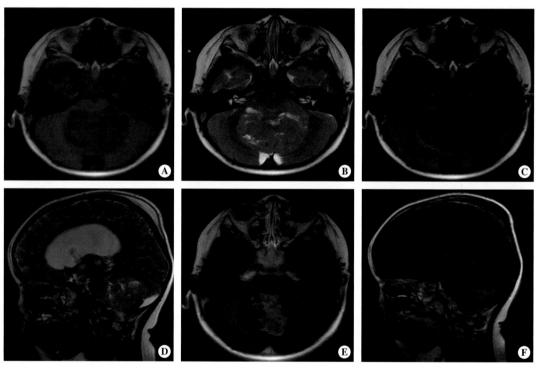

图 1-10-5　小脑半球下蚓部巨大混杂信号占位，增强扫描呈明显欠均匀强化，幕上脑室扩张

（4）表皮样囊肿：又称为上皮样或胆脂瘤，为神经管闭合期间外胚层细胞移行所形成，是先天性的生长缓慢的良性肿瘤。其发病率占原发性颅内肿瘤的 0.2%～1%，可发生于任何年龄，男性多于女性，以 20～50 岁发病多见。肿瘤可见于颅内任何部位，多在颅内中线部位呈伸展性地向脑池内或蛛网膜下蔓延，也可以位于硬膜外、硬膜下、脑室内和脑实质内，具有"见缝就钻"的特点。以脑桥小脑角最多见，其次是鞍区。肿瘤生长缓慢，起病隐匿，临床症状轻微，除了其刺激产生的神经痛外，其他症状不明显。CT 平扫呈类圆形、

分叶状囊性低密度，CT 值类似于脑脊液，边界清楚，周围无水肿，偶可见钙化及脂肪液平面；增强扫描后无强化。MRI 平扫示在 T_1WI 上绝大多数呈均匀低信号，其强度介于脑脊液和脑实质信号之间，偶有不典型表现，在 T_1WI 上呈高信号或高等低混杂信号，其与囊内高浓度的蛋白质含量有关（图 1-10-6A）；在 T_2WI 上大部分呈高信号，而少数呈低信号，其产生可能是由囊内容物的高黏稠度所致（图 1-10-6B）；FLAIR 序列常呈低信号（图 1-10-6C），DWI 序列呈高信号（图 1-10-6D），增强扫描一般无强化或囊壁轻度薄层强化（图 1-10-6E，图 1-10-6F）。表皮样囊肿不同于蛛网膜囊肿，蛛网膜囊肿呈圆形或椭圆形，呈脑脊液信号，表皮样囊肿信号不均匀，形状不规则，表现为"见缝就钻"及铸型征象。表皮样囊肿需与蛛网膜囊肿、皮样囊肿和囊性颅咽管瘤鉴别。

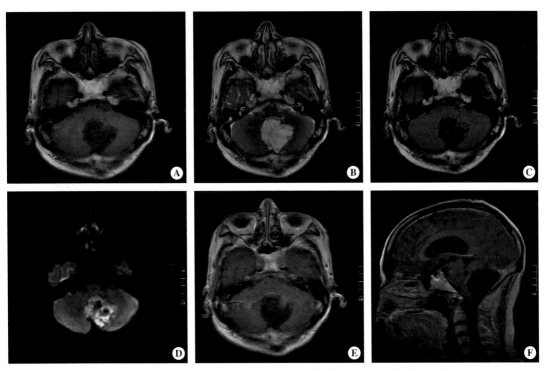

图 1-10-6　枕大池囊性占位，DWI 序列呈高信号，增强扫描未见强化

（张丽玲　依巴努·阿不都热合曼　丁　爽）

参 考 文 献

沈桂萍，王鹰，宋战强，等，2020. 基于 MRI-T_2WI 纹理分析鉴别第四脑室不典型髓母细胞瘤和室管膜瘤价值研究. 中国医师进修杂志，43（2）：140-145.

汪卫建，程敬亮，张勇，等，2017. 第四脑室内表皮样囊肿的 MRI 诊断与临床分析. 临床放射学杂志，36（1）：144-147.

赵秀雨，于金芬，王玉，等，2018. 磁共振扩散峰度成像在第四脑室肿瘤鉴别诊断中的应用价值. 医学影像学杂志，28（1）：6-11.

朱正红，梁奕，石敏，等，2018. 儿童后颅窝肿瘤的 MRI 影像学特征. 影像研究与医学应用，2（24）：23-25.

第二章 头颈五官

病 例 2-1

【临床病史】 女性，45 岁。头痛两年余，右侧颜面部及右侧上肢感觉异常 1 月余。

【专科查体】 患者神志清，精神可，定位定向准确，对答切题，言语正常，查体合作，无畸形，额纹对称，双侧瞳孔等大等圆，约 3.0mm，光反射迟钝，闭目有力，无眼睑下垂，眼结膜正常，角膜反射正常，视力、视野粗测正常，双侧听力粗测正常，无外耳道及鼻腔异常分泌物，嗅觉正常，双侧面部感觉对称，咀嚼有力，双侧鼻唇沟及口角对称，伸舌居中，腭垂居中，咽反射正常，吞咽正常，声音无嘶哑，味觉正常，颈软、无抵抗，四肢肌力正常，深浅感觉正常，各生理反射正常，四肢肌腱反射正常，共济运动正常，双侧病理反射阴性，脑膜刺激征阴性。

【头颅 MRI 检查】 仰卧位，横断位扫描，包括 T_1WI、T_2WI 及 T_2WI FLAIR 序列，扫描范围自头顶至颅底，扫描层厚为 5mm，层间隔 0.5mm，矩阵 256×512；辅以矢状位 T_2WI 序列，平扫后使用钆喷酸葡胺增强对比剂，以剂量 0.1ml/kg 行 T_1WI 横断位、冠状位及矢状位的增强扫描。

【影像图片】 见图 2-1-1。

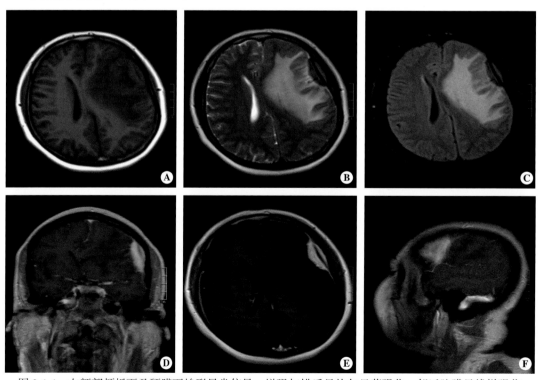

图 2-1-1 左额部颅板下及硬膜下梭形异常信号，增强扫描后呈均匀显著强化，邻近脑膜呈线样强化

【问题】 根据临床资料与 MRI 表现特点，该病例最可能的诊断为下列哪一项？

A. 肥厚性硬脑膜炎　　　　　　　　B. 淋巴瘤

C. 脑膜癌病　　　　　　　　　　　D. 朗格汉斯细胞组织细胞增生症

E. 低颅压综合征　　　　　　　　　F. 脑膜瘤

【答案】　A

【手术所见】　取左侧额颞部切口，额部硬膜翻开后见肿瘤，大小约为 4cm×2cm，质硬，血供一般，与脑表面界线清晰，蛛网膜受侵犯增厚，逐步分离肿瘤后，将肿瘤与硬脑膜一起切除。

【病理所见】　（左颞顶）送检囊壁样组织一块，大小为 5.5cm×4.5cm×0.2cm，囊壁厚 0.2～0.4cm。镜下示纤维囊壁样组织，有大量淋巴细胞、浆细胞、中性粒细胞浸润，局灶血管增生、扩张（图 2-1-2）。免疫组化结果：CD3（+），CD43（+），CD34（-），CD38（+），CD138（+），S-100（-），EMA（+），PR（-），CD79a（+），Kappa（+），Lambda（+），AE1/AE3（-），MUM1（+）。

图 2-1-2　左颞顶组织，HE 染色，×100

【病理诊断】　肥厚性硬脑膜炎。

【影像诊断思路】

1. 诊断线索　MRI 平扫可见左额部颅板下及硬膜下梭形等 T_1 稍短 T_2 异常信号（图 2-1-1A，图 2-1-1B），FLAIR 序列呈稍高信号（图 2-1-1C），灶周可见大片状稍长 T_2 水肿信号，中线结构向对侧移位，左侧侧脑室受压；增强扫描后上述病灶呈均匀显著强化（图 2-1-1D～图 2-1-1F），大小约为 3.73cm×1.55cm。邻近脑膜呈线样强化。

2. 读片思路

（1）定位诊断：一是确定病灶位于什么部位，二是明确病灶可能来源于什么组织结构。对于本病例来说，软组织肿块主要位于左侧额部颅板下及硬膜下，因此可以排除脑实质来源的病变，初步判断病变来源于脑膜。

（2）定性诊断：导致硬膜增厚并强化的病变主要包括炎性、感染性病变，肿瘤，低颅压综合征等，本病灶较局限并呈明显强化。感染性病变及低颅压综合征一般是弥漫性的硬脑膜强化并有典型的临床表现及特征，因此排除。本病例肿瘤性病变与肥厚性硬脑膜炎鉴别有一定困难。肥厚性硬膜炎是一种非常少见的以硬脑（脊）膜增厚、炎性纤维化为特征的疾病。MRI 平扫主要表现为硬脑（脊）膜局灶性或广泛性不均匀增厚，增厚的硬膜多呈连续性、条带状，边界多较清晰，信号较均匀，邻近的脑实质或脊髓受压，增厚的硬膜在 T_1WI 上多呈等信号，在 T_2WI 上多呈低信号，主要与硬膜的纤维化有关，增厚的硬膜病理上为纤维组织增生，纤维组织含水量少，因此在 T_2WI 上呈明显低信号，此为其较具特征性的 MRI 影像学改变，增强扫描后呈明显强化。

【诊断要点与鉴别诊断】

1. 诊断要点　本病例的特点为中年女性患者，头痛 2 年余，右侧颜面部及右侧上肢感觉异常 1 月余，病变位于颅板及硬膜下，边界较清楚，呈等 T_1 等 T_2 信号（图 2-1-1A，图 2-1-1B），FLAIR 呈稍高信号（图 2-1-1C），增强扫描后呈明显均匀强化（图 2-1-1D，图 2-1-1E），血供丰富，邻近脑实质受压，其内可见大片状水肿信号。

2. 鉴别诊断

（1）淋巴瘤：原发性硬脑膜淋巴瘤起源于硬膜组织，占比不足中枢神经系统淋巴瘤的 1%，原发性硬脑膜淋巴瘤在生物学特性上与脑恶性淋巴瘤明显不同，其通常是低级别边缘区淋巴瘤（图 2-1-3），且女性明显多于男性，T_1WI 常呈等或低信号（图 2-1-3A），T_2WI 呈等信号或稍高信号（图 2-1-3B），增强扫描强化明显，常有"脑膜尾征"和周围脑膜强化（图 2-1-3D ～图 2-1-3F）。继发性硬脑膜淋巴瘤是指其他系统淋巴瘤累及硬膜，有其他系统淋巴瘤的原发病史。从影像学方面两者鉴别困难。

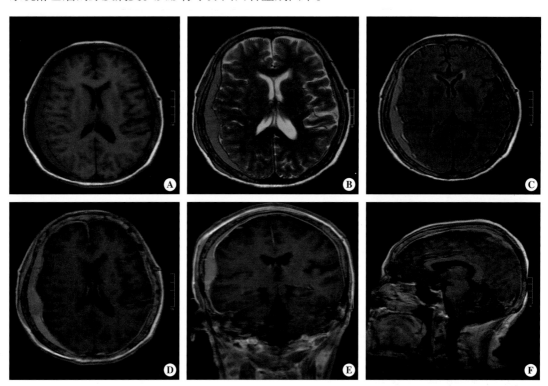

图 2-1-3　右侧硬脑膜增厚并有异常信号，增强扫描强化明显，伴有"脑膜尾征"

（2）脑膜癌病：又称为脑膜转移瘤，是恶性肿瘤通过血道转移、脑脊液种植或肿瘤直接浸润累及脑膜的一种恶性病变，好发于中老年人，一般有原发肿瘤病史，根据病变形态分为三型：①结节型，脑膜转移瘤呈单发或多发的大小不等结节状、环状强化，病灶周围可出现"脑膜尾征"（图 2-1-4A ～图 2-1-4L）。②弥漫增厚型，表现为厚度＞ 0.2cm，长度＞ 3cm 的线状明显强化灶。③混合型，同时具有以上 2 种表现。这主要与肿瘤细胞的生长方式有关，肿瘤细胞常有弥漫性生长和局限性生长 2 种生长方式。弥漫性生长时，肿瘤细胞沿着脑表面呈覆盖状蔓延，累及硬脑膜时表现为沿着颅骨内侧面及大脑镰和小脑幕蔓延生长，不伸入脑沟内；累及软脑膜时常伸入脑沟，表现为弥漫线性强化。局灶性生长可单独发生也可伴有弥漫性生长，肿瘤细胞在脑膜表面、蛛网膜下腔或室管膜下积聚，表现为大小不等的结节状强化（图 2-1-4）。

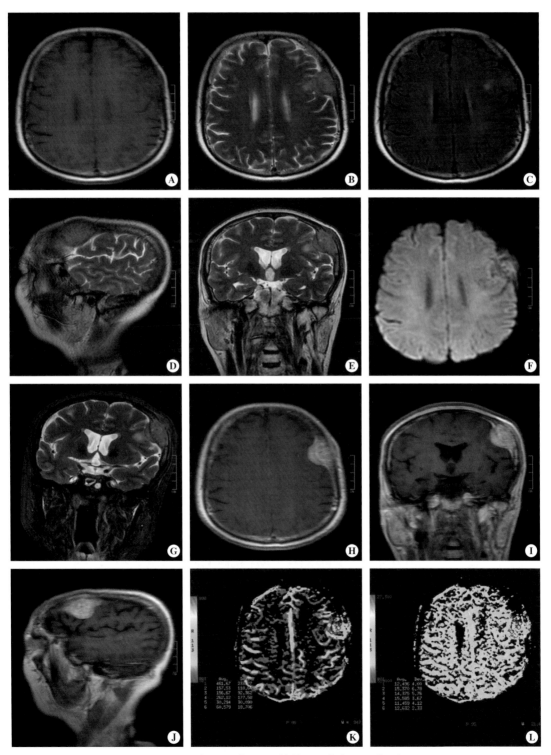

图 2-1-4 左侧硬脑膜处可见结节灶，伴有"脑膜尾征"

（3）脑膜瘤：常表现为颅内圆形、类圆形、不规则肿块，T_1WI 呈中等或中低信号（图 2-1-5A），T_2WI 呈中等或稍高信号（图 2-1-5B），压水序列上呈等或稍高信号（图 2-1-5C）邻近脑皮质受压（图 2-1-5D）；增强扫描呈明显均匀、不均匀强化，可见"脑膜尾征"、假包膜征、瘤周水肿、脑实质挤压征、囊变、出血、钙化、瘤内血管征及邻近骨质增生或侵蚀性改变等（图 2-1-5E ～图 2-1-5G）。

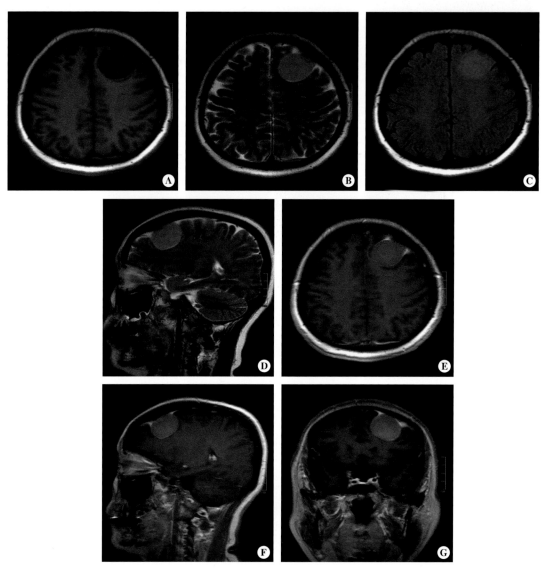

图 2-1-5　左侧额部颅板下占位，增强扫描呈明显强化，伴有"脑膜尾征"，邻近脑实质受压

（4）朗格汉斯细胞组织细胞增生症：旧称组织细胞增多症 X，是包括一系列以病理性朗格汉斯细胞增殖和器官浸润为特点的少见疾病，发病机制尚不明确。骨嗜酸性肉芽肿是朗格汉斯细胞组织细胞增生症的一种最常见类型，指局限于骨的组织细胞增生症，好发于儿童和青少年，多见于扁平骨，颅骨为好发部位，可单发或多发，以单发多见，颅骨嗜酸性肉芽肿在 CT 影像上多表现为圆形、类圆形、穿凿样骨质破坏，形态规则或不规则，极

少数可见硬化边，破坏常以板障为中心，颅骨内外板破坏不完全时，破坏区可残留"纽扣样"死骨，内外板破坏范围不一致时，X 线检查可见头颅切线位"双边征"，骨质破坏区常见软组织充填，软组织肿块向内可累及硬脑膜，向外可累及头皮，MRI 多呈长 T_1 长 T_2 信号，增强扫描后呈明显强化（图 2-1-6）。

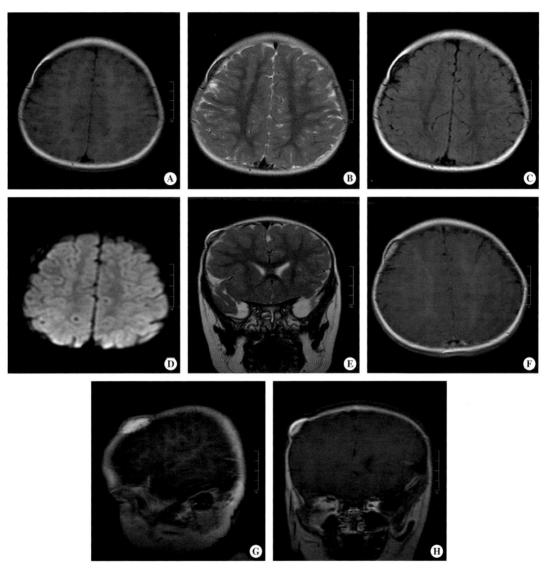

图 2-1-6　右侧额部颅板区可见结节样异常信号，病变向外累及头皮，增强扫描后呈明显强化

（5）低颅压综合征：女性比男性多见（约为 2∶1），最常见的发病年龄为 40 岁左右。本病的典型表现是直立性头痛，常向枕部、枕骨下区域及额部、颞部等区域弥散。典型的头颅增强 MRI 表现为脑组织的下垂（72%）、扁桃体的下移（72%）、弥漫性硬脑膜强化（83%）、静脉结构充血和垂体腺肥大（67%）、硬膜下积液（72%）。其硬脑膜呈弥漫性无结节强化，同时累及幕上和幕下（图 2-1-7）。

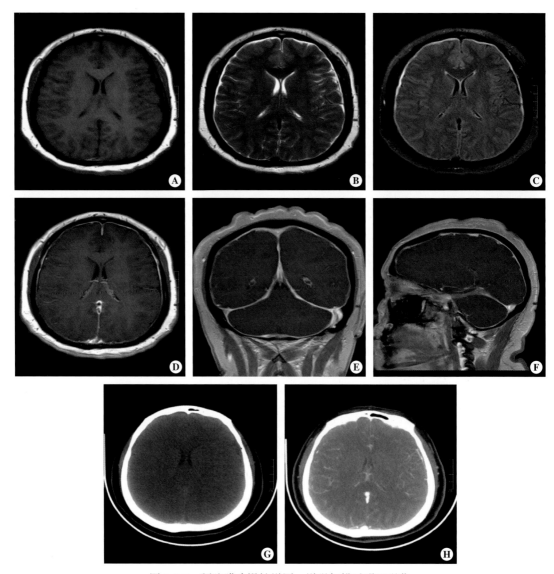

图 2-1-7　硬脑膜弥漫性增厚，增强扫描后明显强化

（何海娟　王云玲　贾文霄）

参 考 文 献

敬丹涛，李丹，2019.CT 联合 MRI 在原发性中枢神经系统淋巴瘤中的诊断效能及影像学特点研究.贵州医药，43（9）：1469-1471.

史丽静，陆伟，郭勇，等，2016.MRI 对肥厚性硬膜炎的诊断价值观察.解放军医学杂志，41（2）：149-152.

Fragoulis GE，Lionaki S，Venetsanopoulou A，et al，2018. Central nervous system involvement in patients with granulomatosis with polyangiitis：a single-center retrospective study. Clin Rheumatol，37（3）：737-747.

病　例　2-2

【临床病史】　男性，4 岁 8 个月。头痛、呕吐 2 天。

【专科查体】 患者神志清，精神可，定向定位准确，言语正常，查体合作，头颅无畸形，额纹对称，双侧瞳孔等大等圆，约 3.0mm，光反射灵敏，闭目有力，无眼睑下垂，双侧视力粗测正常，外耳道及鼻腔无异常分泌物，双侧鼻唇沟对称，口角无歪斜，颈软、无抵抗，四肢肢体肌力 5 级，肌张力正常，深浅感觉正常，各生理反射存在，四肢腱反射正常，双侧病理反射阴性，脑膜刺激征阴性。

【头颅 MRI 检查】 仰卧位，横断位扫描，包括 T_1WI、T_2WI，T_2WI FLAIR，DWI 扫描范围自头顶至颅底，扫描层厚为 5mm，层间隔 0.5mm，矩阵 512×512；辅以矢状位 T_2WI，平扫后行横断位的增强扫描。

【影像图片】 见图 2-2-1。

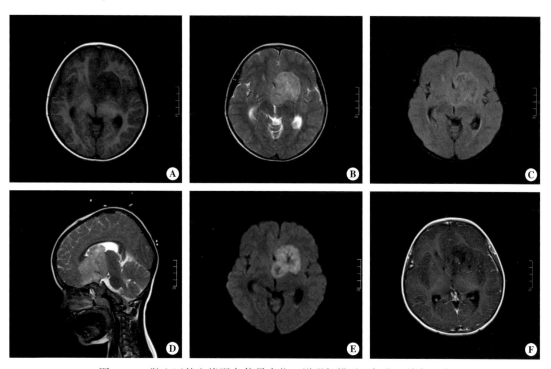

图 2-2-1 鞍上区偏左缘混杂信号占位，增强扫描后呈轻度不均匀强化

【问题】 根据临床资料与 MRI 表现特点，该病例最可能的诊断为下列哪一项？

A. 垂体大腺瘤   B. 原始神经外胚层瘤

C. 颅咽管瘤   D. 生殖细胞瘤

E. 鞍结节脑膜瘤

【答案】 B

【手术所见】 肿瘤质地稀软，血供较丰富，与周围脑组织无明显边界。

【病理所见】 肉眼所见：（颅内肿物）不整组织一堆，大小为 2.5cm×2.2cm×1cm，呈淡粉色、质中，镜下肿瘤实质主要由类似胚胎神经管原始未分化细胞构成，形似小圆形细胞，呈片状或巢状分布排列，胞核大，胞质少，核质比高，细胞密度高，细胞外含水少，核分裂象易见（图 2-2-2）。免疫组化结果：A2：CK（－），Vim（＋），GFAP（－），

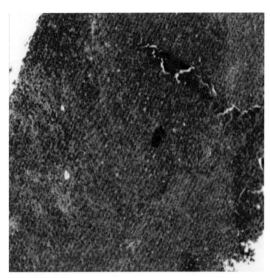

图 2-2-2　鞍上区肿物组织，HE 染色，×200

Olig-2（－），TdT（－），Pax5（－），CD3（－），CgA（－），Syn（＋），CD56（＋），Ki-67（40%＋），Des（－），CD20（－），CD99（－）。

【病理诊断】　幕上原始神经外胚层肿瘤（PNET），FNCLCC 组织学分级：3 级。

【影像诊断思路】

1. 诊断线索　MRI 平扫时鞍上区偏左缘可见一巨大不规则混杂稍长 T_1 稍长 T_2 信号区（图 2-2-1A，图 2-2-1B，图 2-2-1D），在 FLAIR 序列及 DWI 上呈混杂稍高信号（图 2-2-1C、图 2-2-1E），轴位测量大小约为 5.25cm×3.87cm，增强扫描后病灶呈轻度不均匀强化（图 2-2-1F），灶周无水肿，肿块向上突入第三脑室前部及左侧侧脑室内，双侧侧脑室扩大积水，双侧侧脑室前后角变钝。

2. 读片思路

（1）定位诊断：对于脑部占位，首先应该分析病灶来源于脑内还是脑外，脑外占位的征象包括脑脊液裂隙、灰质扣压征、蛛网膜血管移位、宽硬膜基底等；根据本病例的影像学特点，该病灶位于鞍区，属于颅内脑外占位。

（2）定性诊断：颅内脑外占位性病变种类较多，位于鞍区的占位主要包括垂体瘤、脑膜瘤、颅咽管瘤、生殖细胞瘤及原始神经外胚层瘤等。本病例可采用排除法诊断，第一，本病例患者为儿童，垂体大腺瘤为鞍区最常见肿瘤，一般好发于成人，女性多见，且肿瘤向鞍上生长受鞍隔束缚致冠状面肿瘤呈葫芦状，出现"束腰征"，增强扫描明显强化；脑膜瘤多见于中老年人，肿瘤信号均匀，增强扫描强化明显并常有"硬膜尾征"，故可基本排除垂体大腺瘤及鞍结节脑膜瘤的诊断。第二，生殖细胞瘤虽多见于儿童和青少年，常见好发部位为松果体区，其次为鞍区，大多数肿瘤信号较均匀，一般无出血、坏死或囊变，鞍区生长的生殖细胞瘤常可引起梗阻性脑积水，所以可基本排除生殖细胞瘤的诊断。第三，需要在颅咽管瘤与原始神经外胚层瘤之间进行鉴别诊断。本病例患者年龄小，出现头痛、呕吐等颅内高压症状，病变位于鞍上均与颅咽管瘤常见于儿童、临床表现以颅压增高为主、发生部位以鞍上多见等特点相符，颅咽管瘤实体部分呈现均匀或不均匀强化，多数肿瘤可见钙化，若患者没有 CT 检查肿瘤钙化特点的支持，本病例就很难在颅咽管瘤与原始神经外胚层瘤中做出诊断，故两者之间的鉴别诊断存在一定的困难。

【诊断要点与鉴别诊断】

1. 诊断要点　本病例的特点为儿童患者，有颅内压增高症状，鞍上区可见不规则混杂稍长 T_1 稍长 T_2 信号（图 2-2-1A，图 2-2-1B，图 2-2-1D），在 FLAIR 序列及 DWI 上呈混杂稍高信号（图 2-2-1C，图 2-2-1E），增强扫描呈轻度不均匀强化（图 2-2-1F），灶周无水肿，病灶向上突入第三脑室前部及左侧侧脑室内。

2. 鉴别诊断

（1）垂体大腺瘤：是鞍区最常见的肿瘤。其好发于成年人，男女发病率相当，临床表现主要为压迫症状，如视力障碍、垂体功能低下、头痛等。鞍内肿块，常显示蝶鞍增大，鞍底下陷，向两侧生长可侵犯海绵窦。在 MRI 平扫上信号较均匀，在 T_1WI、T_2WI 上均呈等信号，较大的垂体瘤内部可出现出血、坏死、囊变，坏死、囊变区 T_1WI 呈低信号，T_2WI 呈高信号。肿瘤向鞍上区生长时，有时由于突破鞍隔形成"哑铃状""葫芦状"等表现，或称"束腰征"。增强扫描后，除坏死、囊变和钙化外，瘤体呈不同程度强化（图 2-2-3）。

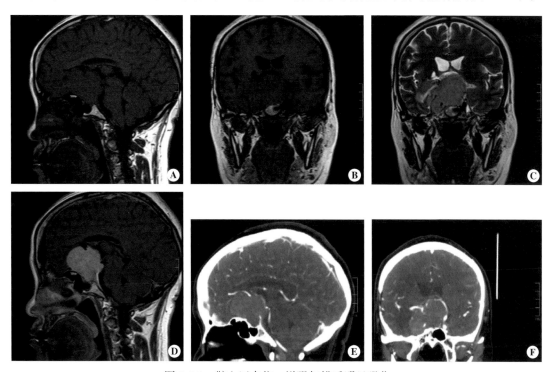

图 2-2-3 鞍上区占位，增强扫描后明显强化

（2）颅咽管瘤：以鞍上区最为多见，为鞍上区第二常见的良性肿瘤，常见于儿童，也可发生于成人，但 20 岁以下者约占 50%，常见的临床表现为儿童以发育障碍、颅内压增高为主。多数肿瘤为囊性，少数肿瘤为实性或囊实性。囊性颅咽管瘤的 MRI 表现较为复杂，根据囊内成分含量的不同，可呈现多种信号特点，大部分病变在 T_1WI 及 T_2WI 上与脑脊液信号相似。实性或囊实性颅咽管瘤的实性部分呈等 T_1、长或短 T_2 信号。增强扫描后肿瘤实性部分呈均匀或不均匀明显强化，囊壁呈环形强化（图 2-2-4）。

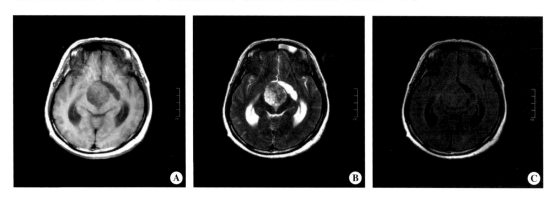

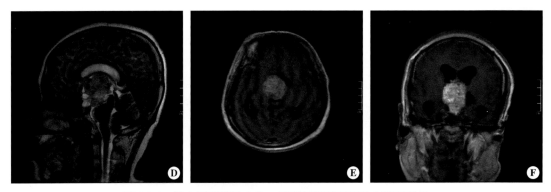

图 2-2-4　鞍上区囊实性占位，增强扫描后呈不均匀明显强化

（3）生殖细胞瘤：好发于松果体区，其次为鞍上池、第三脑室、基底核区，12 岁以内为发病高峰期。临床表现根据肿瘤部位不同可以出现颅压增高征象，如头痛、呕吐等，以及下丘脑的功能障碍和垂体功能低下的症状。生殖细胞瘤大多数呈浸润性生长，具有高度恶性特征，可沿脑脊液种植播散，少有出血、坏死或囊变。在 MRI 平扫上大多数肿瘤信号较均匀，T_1WI 呈等或稍低信号，T_2WI 呈等或高信号。增强扫描后肿瘤呈明显强化。松果体区及鞍区的生殖细胞瘤常可引起梗阻性脑积水；由于生殖细胞瘤对放射治疗极其敏感，试验性放射治疗是诊断生殖细胞瘤的有力佐证（图 2-2-5）。

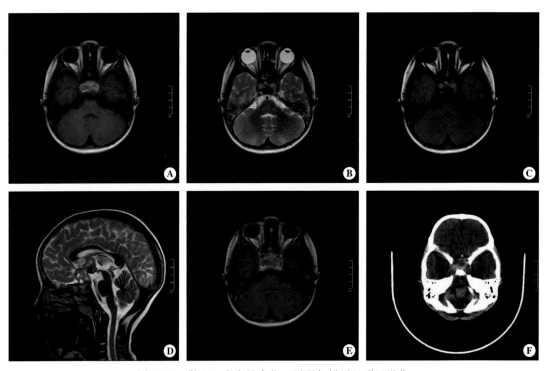

图 2-2-5　鞍上区囊实性占位，增强扫描后呈明显强化

（4）鞍结节脑膜瘤：是颅内最常见的脑外肿瘤。病变多见于幕上，典型的部位按发生的频率依次是矢状窦旁、大脑镰、大脑凸面、鞍结节等，多见于中老年女性。临床表现主

要取决于肿瘤所在的部位，鞍上区脑膜瘤常有颞侧偏盲。在 MRI 平扫上大多数脑膜瘤在 T₁WI 呈等信号，少数为低信号；在 T₂WI 上呈高、等或低信号。肿瘤内部出现钙化、出血时信号不均匀，钙化在 T₂WI 上表现为低信号，罕有囊变、坏死和出血。脑膜瘤为广基底与脑膜相连，增强扫描后绝大多数脑膜瘤呈均匀的明显强化，脑膜瘤基底处的脑膜和肿瘤表面的脑膜强化，即"脑膜尾征"或"硬膜尾征"；还可出现假包膜征，表现为肿瘤被低信号环包绕；邻近的脑沟、脑池增宽；当鞍旁脑膜瘤包绕颈内动脉时，会出现流空信号的血管影（图 2-2-6）。

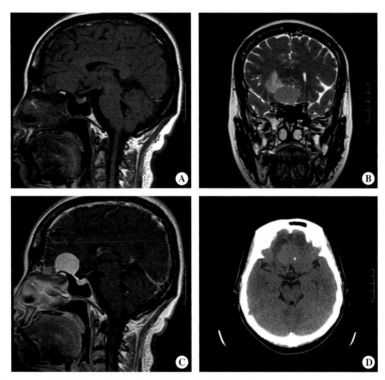

图 2-2-6　鞍结节实性占位，增强扫描后呈均匀的明显强化，可见"脑膜尾征"

（拜合提努尔·木合塔尔　王云玲　贾文霄）

参 考 文 献

陈雨琪，罗春兰，尼玛，2019. 垂体腺瘤的 MRI 影像表现及鉴别诊断. 世界最新医学信息文摘，59：250，251.

韩萍，于春水，2017. 医学影像诊断学. 第 4 版. 北京：人民卫生出版社.

胡春洪，汪文胜，方向明，2018. MRI 诊断手册. 第 2 版. 北京：人民军医出版社.

病 例 2-3

【临床病史】　女性，34 岁。鼻塞及流涕 9 年，加重 3 个月。

【专科查体】　右侧鼻前庭可见脓性分泌物，鼻中隔右侧偏曲阻塞鼻前孔，左侧鼻前庭可见巨大蓝紫色肿物阻塞鼻前孔，双侧鼻甲及鼻道无法窥及。

【鼻腔 MRI 检查】   仰卧位，横断位扫描，包括 T_1WI、T_2WI 及 T_2WI 脂肪抑制序列，扫描范围自上齿槽至额窦以下，扫描层厚为 5mm，层间隔 0.5mm，矩阵 256×512；以冠状位 T_2WI，矢状位 T_2WI FLAIR 序列平扫后行横断位、冠状位及矢状位的增强扫描。

【影像图片】   见图 2-3-1。

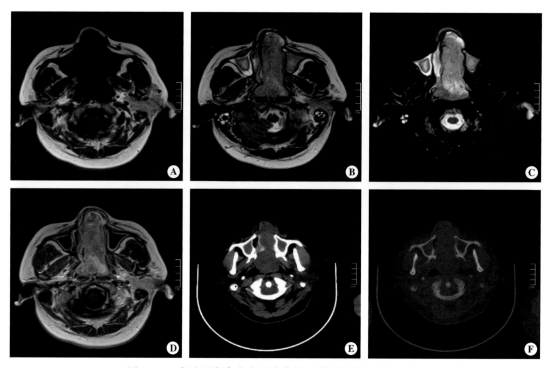

图 2-3-1   鼻腔及鼻旁窦内异常信号，增强扫描呈明显强化

【问题】   根据临床资料与 MRI 表现特点，该病例最可能的诊断为下列哪一项？

A. 内翻性乳头状瘤   B. 淋巴瘤

C. 嗅神经母细胞瘤   D. 鼻咽纤维血管瘤

E. 鼻咽癌

【答案】   C

【手术所见】   左侧鼻腔内肿物，色泽灰白，质韧，鼻中隔被肿瘤压迫，骨质吸收缺如，呈穿孔状态，右侧中鼻甲内侧面受压。部分筛窦呈息肉样改变。

【病理所见】   肉眼：（左侧鼻腔肿物）不整组织一堆，大小为 4cm×3cm×2cm，呈灰白灰黄色、质中。病理诊断：（左侧鼻腔肿物）结合 HE 染色及免疫结果，符合嗅神经母细胞瘤，大小为 4cm×3cm×2cm。镜下可见小圆形细胞、梭形细胞、细胞核、神经束等结构，肿瘤细胞核深染，胞质少，细胞密集排列，局部可见肿瘤性坏死，异型性明显（图 2-3-2）。免疫组化结果 A3：CD3（－），CD20（－），S-100（－），A103（－），HmB45（－），Vim（＋），AE1/AE3（－），CAM5.2（－），Ki-67（40%＋），CD34（－），Desmin（－），SOX10（少＋），Myogenin（－），MyoD1（－），SMA（－），Syn（＋），CgA（＋），CD56（－），P63（－），CD99（－），CD38（－），WT1（－）。

【病理诊断】 嗅神经母细胞瘤。

【影像诊断思路】

1. 诊断线索 MRI 平扫可见双侧鼻腔、鼻咽腔、双侧上颌窦、左侧筛窦、左侧蝶窦、左侧额窦有欠规则团块状长 T_1 稍长 T_2 信号（图 2-3-1A，图 2-3-1B），脂肪抑制序列呈稍高信号（图 2-3-1C），增强扫描病灶呈明显强化（图 2-3-1D）。

CT 平扫双侧鼻腔、左侧鼻前庭、鼻咽腔、双侧上颌窦、双侧筛窦、左侧蝶窦可见不规则软组织肿块（图 2-3-1E），较大的肿块位于左侧鼻腔及鼻咽腔，左侧鼻腔扩张，骨性鼻中隔向右侧移位（图 2-3-1F）。

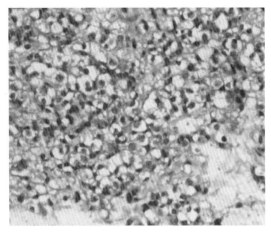

图 2-3-2 　左侧鼻腔肿物组织，HE 染色，×200

2. 读片思路

（1）定位诊断：一是确定病灶位于什么部位；二是明确病灶可能来源于什么组织结构。对于本病例，软组织肿块主要位于左侧鼻腔及鼻旁窦内，因此可以排除来源于周围骨质结构的肿瘤性病变。

（2）定性诊断：鼻腔内病变种类较多，常见的良性肿瘤为内翻性乳头状瘤、鼻咽纤维血管瘤等，常见的恶性肿瘤有鳞癌、淋巴瘤等，还有不常见的恶性肿瘤，如恶性黑色素瘤、嗅神经母细胞瘤等。本病例可采用排除法诊断，首先本病例的肿瘤主要位于鼻腔，周围未见明确肿大淋巴结，可基本排除鼻腔淋巴瘤的诊断；鼻咽纤维血管瘤也可以通过自然孔道扩展，甚至侵入眶内、颅内，但是鼻咽纤维血管瘤对周围的骨质破坏亦以膨胀性骨质吸收为主，肿瘤密度或信号均匀，少有坏死，肿瘤多起源于鼻咽顶壁，多于见 15 ～ 30 岁的男性青壮年，这些与嗅神经母细胞瘤不同。内翻性乳头状瘤可以通过自然孔侵入周围的鼻旁窦，但是内翻性乳头状瘤主要以膨胀性生长为主，因此对周围的骨质破坏也是以膨胀性骨质压迫吸收为主，自然孔扩大，邻近的钩突、筛房间隔常有增生及硬化。

【诊断要点与鉴别诊断】

1. 诊断要点 本病例的特点为青年女性，鼻塞及流涕 9 年，加重 3 个月，双侧鼻腔、鼻咽腔、双侧上颌窦、左侧筛窦、左侧蝶窦、左侧额窦可见欠规则的团块状长 T_1 稍长 T_2 信号（图 2-3-1A，图 2-3-1B），脂肪抑制序列呈稍高信号（图 2-3-1C），增强扫描示病灶呈明显强化（图 2-3-1D）。CT 平扫双侧鼻腔、左侧鼻前庭、鼻咽腔、双侧上颌窦、双侧筛窦、左侧蝶窦可见不规则软组织肿块（图 2-3-1E），左侧鼻腔扩张，骨性鼻中隔向右侧移位（图 2-3-1F）。

2. 鉴别诊断

（1）内翻性乳头状瘤：多起源于中鼻甲附近的鼻腔外侧壁，易向上颌窦和筛窦蔓延；一般不浸润鼻翼及邻近皮肤，可侵蚀邻近骨质。T_1WI 多呈等信号，少数呈低信号（图 2-3-3A）。T_2WI 多呈等信号，少数呈高信号，信号不均匀，内部结构多呈较规则的"栅栏状"（图 2-3-3B）。增强 T_1WI 多呈中度不均匀强化，内部结构多呈"栅栏状"或"卷曲脑回状"

（图 2-3-3C）。CT 最为直接的表现则为鼻腔或鼻旁窦内软组织密度肿块，其密度均匀，在早期其病变范围比较小且局限，为乳头状，大多数为单侧发病（图 2-3-3D），如 CT 影像显示肿瘤向眼眶、面颊部、颞下窝等邻近部位侵犯，则应该高度警惕合并恶变的可能性。

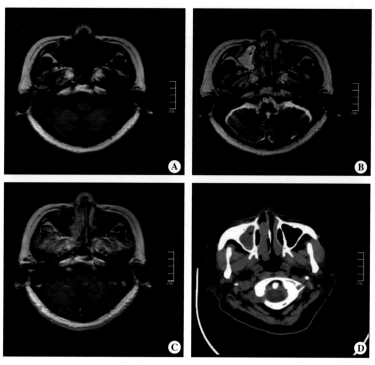

图 2-3-3　鼻腔内占位，邻近鼻旁窦受侵，增强扫描呈不均匀强化

（2）鼻咽纤维血管瘤：是鼻咽部最常见的良性肿瘤，好发于 10 ～ 25 岁的男性青少年。肿瘤起源于蝶骨、枕骨间纤维软骨膜或骨膜，常侵犯翼腭窝，也可广泛侵犯颅底及颅内。在 T_1WI 上肿瘤呈中等或稍高信号（图 2-3-4A），在 T_2WI 上呈明显高信号，内部可因含有纤维组织而掺杂低信号（图 2-3-4B）。瘤内血管因流空效应呈点条状低信号，称为椒盐征（图 2-3-4C）。CT 平扫示鼻咽部后鼻孔区或蝶腭孔区有软组织肿块，呈类圆形或哑铃状，边界清晰，密度均匀。肿瘤较大时，对周围组织产生挤压推移，以及骨结构受压变形（图 2-3-4D）。

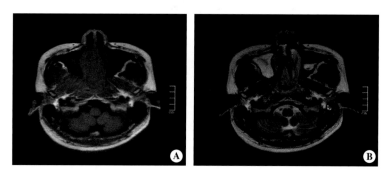

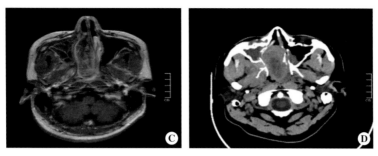

图 2-3-4 鼻腔内占位，可见椒盐征

（3）鼻腔淋巴瘤：T_1WI 表现为致密实性，信号分布规律均匀，极少部分表现为高低信号混杂，无显著的坏死情况或者较低信号（图 2-3-5A）；T_2WI 表现为稍高信号，病变位置范围较大，因病变浸润周围组织导致边界不清晰（图 2-3-5B）。增强扫描后表现为轻中度强化，较少出现坏死部位（图 2-3-5C）；咽隐窝受累程度较轻，以推压、变浅为主要表现，CT 呈软组织密度影，侵犯邻近的组织和脑颅部邻近骨的概率极低，甚至几乎不存在（图 2-3-5D）。

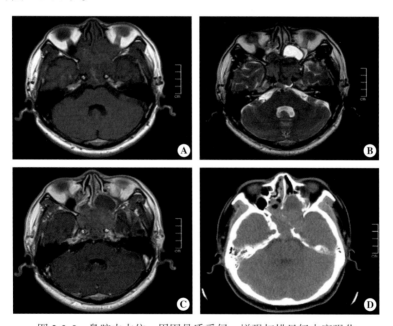

图 2-3-5 鼻腔内占位，周围骨质受侵，增强扫描呈轻中度强化

（4）鼻咽癌：肿块相对较为局限，具有非对称性生长的特点；易发生深层组织浸润，大部分病例可见咽隐窝消失；坏死常见；常发生向上侵犯颅底，发生蝶窦、鞍区及斜坡骨质破坏，易伴有乳突炎。肿瘤 T_1WI 多表现为低或中信号（图 2-3-6A），T_2WI 表现为中等信号或高信号者较多（图 2-3-6B），增强扫描后呈轻中度强化（图 2-3-6C，图 2-3-6D），鼻咽癌患者的 ADC 值明显低于非鼻咽癌患者。

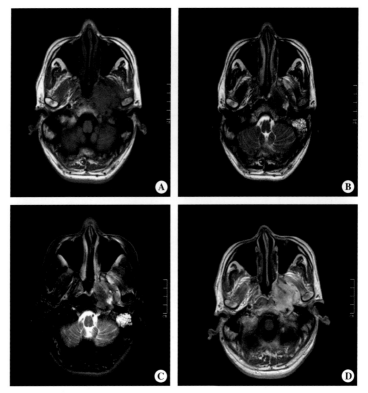

图 2-3-6   左侧咽隐窝占位，增强扫描后呈轻中度强化

（丁紫玥   孙雨龙   贾文霄）

参 考 文 献

黄涛，蒋平平，樊蓝振，等，2020.3.0T MR 多 b 值 DWI 对鼻咽癌患者颈部良恶性淋巴结的鉴别诊断价值.医学影像学杂志，30（3）：367-370，374.

江雪，冯丽春，代保强，等，2017.CT 及 MRI 在鼻腔鼻窦内翻性乳头状瘤诊断中的影像学特点及价值分析.检验医学与临床，14（18）：2747-2750.

朱光斌，邓义，杜国新，等，2019.鼻咽部淋巴瘤与鼻咽癌的 MR 表现及误诊分析.中国医学计算机成像杂志，25（2）：125-128.

病 例 2-4

【临床病史】   男性，5 岁。头痛、恶心、呕吐伴右眼视力下降 1 个月。

【专科查体】   患者神志清，精神欠佳，定向准确，对答切题，言语正常，查体合作，无畸形，额纹对称，颈软、无抵抗，四肢肌力正常，深浅感觉正常，各生理反射正常，四肢肌腱反射正常，共济运动正常，双侧病理反射阴性，脑膜刺激征阴性。

【鼻腔 MRI 检查】   仰卧位，横断位扫描，包括 T_1WI、T_2WI 及 T_2WI 脂肪抑制序列，扫描范围自上齿槽至额窦以下，扫描层厚为 5mm，层间隔 0.5mm，矩阵 256×512；辅以冠状位 T_2WI，矢状位 T_2WI 脂肪抑制序列，平扫后行横断位、冠状位及矢状位的增强扫描。

【影像图片】 见图 2-4-1。

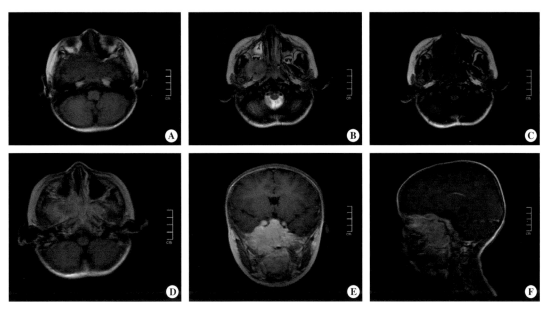

图 2-4-1 鞍区及鼻咽腔占位，增强扫描呈明显强化

【问题】 根据临床资料与 MRI 表现特点，该病例最可能的诊断为下列哪一项？

A. 鼻腔内翻性乳头状瘤   B. 鼻咽纤维血管瘤

C. 胚胎性横纹肌肉瘤   D. 鼻腔黑色素瘤

E. 鼻腔淋巴瘤   F. 嗅神经母细胞瘤

【答案】 C

【手术所见】 鞍区及右侧鼻咽腔肿物，边界欠清，质地部分较韧，部分较软，质地较韧部分呈灰黄色，无包膜；质地柔软部分呈灰褐色的烂鱼肉样，病灶血供很丰富，可见多支小血管供血，肿瘤标本送常规病理检验。

【病理所见】 （鞍区肿物）不整组织一堆，大小为 2cm×1cm×0.5cm，淡粉色，质中。镜下可见肿瘤呈小圆形或短梭形，并可见奇异型瘤细胞，核质比高，核深染，核分裂活跃，可见周围血管生长，间质黏液变性（图 2-4-2），结合免疫表型，诊断为胚胎性横纹肌肉瘤。免疫组化结果 A：AE1/AE3（−），Ki-67（75%+），MyoD1（+），Myogenin（+），S-100（−），Syn（灶+），CgA（−），CD56（+），Vim（+），CD99（−），CD68（+/−），ACTH（−），FSH（−），TSH（−），PRL（−），LH（−），GH（−），GFAP（−）。

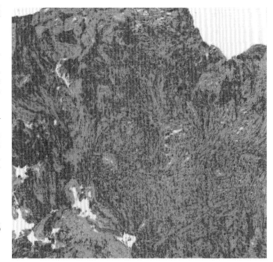

图 2-4-2 鞍区肿物组织，HE 染色，×200

【病理诊断】 胚胎性横纹肌肉瘤。

【影像诊断思路】

1. 诊断线索 CT：在CT平扫上呈等密度，增强扫描时肿块多呈较显著强化。MRI：在 T_1WI 上多呈等信号或稍低信号（图2-4-1A）；在 T_2WI 上多呈不均匀的高信号（图2-4-1B）；增强扫描多呈明显强化，病灶内多见无强化区，经病理证实多为肿瘤内出血或坏死肿瘤组织，少部分为被快速生长的肿瘤组织包裹的黏液成分（图2-4-1C～图2-4-1F）。

2. 读片思路

（1）定位诊断：一是确定病灶位于什么部位；二是明确病灶可能来源于什么组织结构。对于本病例来说，软组织肿块主要位于右侧鼻腔内及右侧筛窦的窦腔内，因此可以排除来源于周围骨质结构的肿瘤性病变。

（2）定性诊断：鼻腔内病变种类较多，常见的良性肿瘤为内翻性乳头状瘤、鼻咽纤维血管瘤等，常见的恶性肿瘤有鳞癌、淋巴瘤等，还有不常见的恶性肿瘤，如恶性黑色素瘤、嗅神经母细胞瘤等。患者的主要症状为痛性或无痛性肿块。头颈部肿块可有眼球突出、血性分泌物、鼻出血、吞咽和呼吸障碍。

【诊断要点与鉴别诊断】

1. 诊断要点 胚胎性横纹肌肉瘤是横纹肌肉瘤中最常见的一种亚型，发病率约占横纹肌肉瘤的49%。好发部位为头部、颈部、泌尿生殖道（以葡萄簇样变异形为主）及腹膜后。发生于鼻腔鼻窦的胚胎性横纹肌肉瘤一般累及多个鼻窦，易致颅底部骨质破坏，侵犯至颅内，并常伴有引流区域淋巴结肿大。分型：WHO将横纹肌肉瘤分为四型：胚胎型（包括葡萄状肉瘤）、腺泡型、多形性、混合型。

2. 鉴别诊断

（1）内翻性乳头状瘤：肿瘤好发于中年男性，通常被认为起源于鼻腔、鼻窦黏膜的上皮源性肿瘤，是少见的鼻腔、鼻窦良性肿瘤。常见于鼻腔外侧壁和中鼻道，以中鼻道最为常见。组织学上表现为良性，但呈弥漫性生长，具有浸润性，可引起骨破坏，术后常复发，10%可恶变。其影像学直接征象为鼻腔或鼻窦内软组织肿块，多为膨胀性生长，引起鼻腔外侧壁及鼻中隔、鼻甲受压移位；鼻甲及受累窦壁受压后骨质吸收、硬化，部分病例可造成骨质破坏而侵入邻近鼻窦、眼眶等结构。肿瘤密度/信号较均匀，呈轻中度强化，MRI增强扫描后鼻腔内病变可呈不均匀脑回状强化（图2-4-3）。

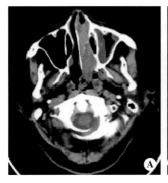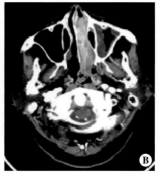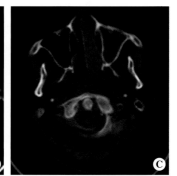

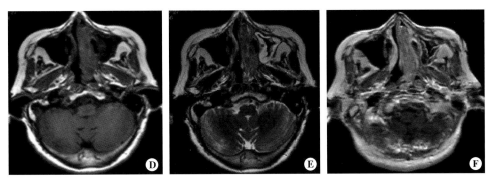

图 2-4-3 中鼻道占位，增强扫描呈不均匀脑回状强化

（2）鼻咽癌：绝大多数起源于呼吸道柱状上皮，最常发生于中年人，男性多于女性，好发于鼻咽隐窝和顶壁。致病因素：种族、遗传、EB 病毒感染及环境致癌因素。MRI：T_1WI 多呈低 - 中信号（图 2-4-4A），T_2WI 呈中 - 高信号（图 2-4-4B、图 2-4-4C），增强扫描呈轻中度强化（图 2-4-4D）。颅底骨质破坏表现为低信号的骨皮质不完整或髓质高信号脂肪消失。颈部淋巴结转移：T_1WI 呈低或略低信号，T_2WI 呈高信号，中央液化坏死灶信号更高。

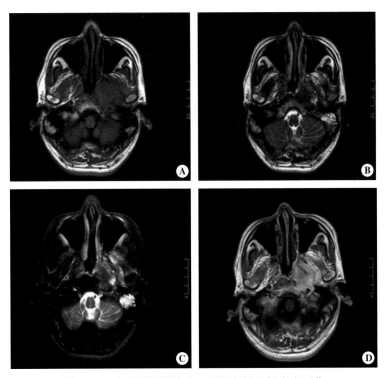

图 2-4-4 左侧鼻咽部占位，增强扫描呈轻中度强化

（3）鼻腔上皮性恶性肿瘤：是鼻腔、鼻旁窦常见的恶性肿瘤，早期缺乏特异性，与慢性炎症难以鉴别。多发生于鼻腔的外侧壁、鼻底及鼻中隔上。病理示鳞癌、腺癌、腺样囊性癌等。其影像学表现为鼻腔内的软组织肿块，可有液化坏死；肿瘤侵袭性生长，直接侵犯邻近结构；可有明显的骨质破坏征象；软组织肿瘤中度或者明显强化；晚期可出现颈淋

巴结转移（图 2-4-5）。

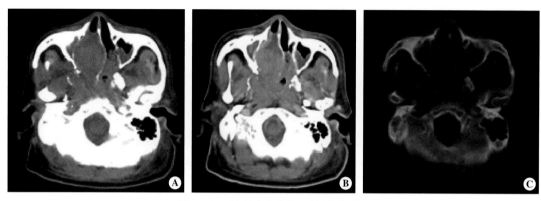

图 2-4-5　鼻咽腔内占位，伴骨质破坏

（4）鼻腔淋巴瘤：好发于中老年人，男女比为 4∶1，多发生于鼻腔前部，浸润性生长，骨质破坏不明显或可见轻微局限的骨质破坏，易侵犯邻近鼻翼、鼻背、面颊部皮肤（图 2-4-6A ～图 2-4-6C）。因此，仍保留原骨骼形态及邻近皮肤改变为本病的重要特征；淋巴瘤在 MR-DWI 上呈明显高信号（图 2-4-6D），也是其特征性表现之一。

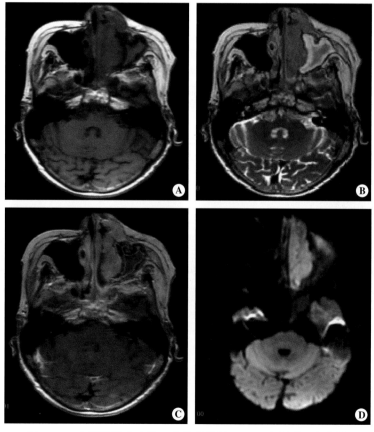

图 2-4-6　左侧鼻腔内占位，弥散高信号，DWI 上呈明显高信号

（法特合·阿扎提　王云玲　贾文霄）

参考文献

耿磊，王秀玲，徐凯，2016. 原发性中枢神经系统淋巴瘤 MRI 表现及 ADC 值、rADC 值与 Ki-67、bcl-2 表达的相关性研究. 临床放射学杂志，35（12）：1790-1795.

徐红卫，2017. 颅内原发淋巴瘤的 MRI 诊断与病例分析. 实用放射学杂志，33（3）：369-372.

Ly KI，Crew LL，Graham CA，et al，2016. Primary central nervous system lymphoma treated with high-dose methotrexate and rituximab: a single-institution experience. Oncol Lett，11（5）：3471-3476.

病 例 2-5

【临床病史】 男性，57 岁。发现右侧耳后肿物 2 年余，加重 1 个月。

【专科查体】 双侧颌面部不对称，右侧耳后触及椭圆形肿块，边界清晰，质地较软，部位较浅，无明显压痛及波动，周围皮肤色泽正常。

【腮腺 MRI 检查】 仰卧位，横断位扫描，包括 T_1WI、T_2WI 序列，扫描范围上至额窦，下至下颌骨下缘，扫描层厚为 5mm，层间隔 0.5mm，矩阵 256×512；辅以冠状位 T_2WI 脂肪抑制序列，平扫后行横断位、冠状位增强扫描。

【影像图片】 见图 2-5-1。

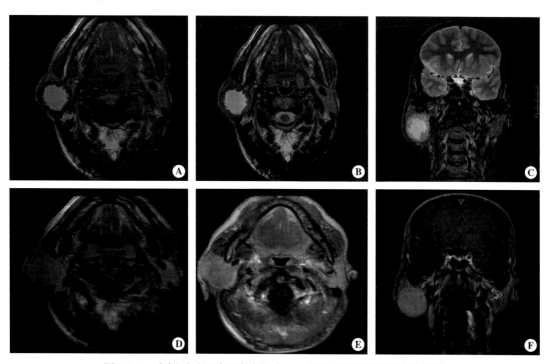

图 2-5-1 右侧耳后腮腺区囊实性占位，增强扫描后明显不均匀强化

【问题】 根据临床资料与 MRI 表现特点，该病例最可能的诊断为下列哪一项？

A. 腮腺多形性腺瘤
B. 腮腺 Warthin 瘤
C. 腮腺基底细胞腺瘤
D. 腮腺黏液表皮样癌

E. 腮腺腺泡细胞癌　　　　　　　　　F. 腮腺腺样囊性癌

【答案】　C

【手术所见】　患者仰卧位，垫肩，头偏向健侧，全麻生效后术区常规消毒，包头，铺巾。用亚甲蓝在右侧腮腺区取常规倒"S"形切口划线，沿划线处用圆刀切开皮肤，分离皮下组织，暴露腮腺，可见包块位于腮腺后下极，大小约为 4cm×4cm，质地偏硬，有明显包膜，沿其被膜仔细分离周围组织，解剖并保护面神经下颌缘支，将包块完整切除，切口缝合。术后将切除病变组织送常规病理检查。

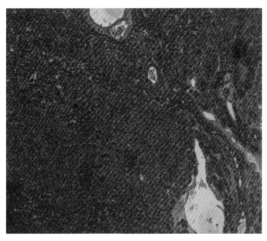

图 2-5-2　右侧腮腺组织，HE 染色，×200

【病理所见】　肉眼：（右侧腮腺）结节 2 枚，大者为 4.5cm×3.5cm×2.5cm，表面灰红色，光滑，切开呈囊性，囊内含暗红色液体，囊壁厚 0.2 ～ 0.5cm，囊内壁粗糙。小者为 1.3cm×1.0cm×0.6cm，表面灰红色，光滑，切开呈囊性，内含暗黄色液体，囊壁粗糙，囊壁厚 0.2 ～ 0.4cm。镜下肿瘤由单一基底细胞构成，细胞质呈嗜酸性，细胞核呈圆形至椭圆形。瘤细胞呈岛状、栅栏样排列，瘤细胞巢见多少不等的胶原纤维。部分瘤细胞呈梁状、索状排列，间质见较多增生血管，水肿变性（图 2-5-2）。免疫组化结果显示：CK（部分 +），CD117（+），P63（部分 +），P53（+），Ki-67（5%+），S-100（部分 +），EMA（部分 +），CEA（－）。

【病理诊断】　（右侧腮腺）结合形态学和免疫组化结果诊断为基底细胞腺瘤（2 枚，大小分别为 4.5cm×3.5cm×2.5cm 和 1.3cm×1.0cm×0.6cm），局部细胞生长活跃。

【影像诊断思路】

1. 诊断线索　MRI 平扫可见右侧腮腺体积增大，腮腺浅叶偏耳后区可见类圆形囊实性占位，病灶囊性部分呈短 T_1、长 T_2 信号（图 2-5-1A ～图 2-5-1C），病灶包膜呈等 T_1、等 T_2 信号，轴位测其大小约为 3.88cm×3.79cm，边界清晰。增强扫描后，肿块明显不均匀强化（图 2-5-1D ～图 2-5-1F），双侧颌下腺、颏下及双侧颈鞘血管间隙内可见多发大小不等的淋巴结，较大者直径约为 0.52cm。

2. 读片思路

（1）定位诊断：一是确定病灶位于什么部位；二是明确病灶可能来源于什么组织结构。对于本病例来说，软组织肿块主要位于右侧腮腺浅叶偏耳后区，因此可以排除来源于周围软组织结构的其他肿瘤性病变。

（2）定性诊断：腮腺内病变种类较多，常见的良性肿瘤为多形性腺瘤、Warthin 瘤、基底细胞腺瘤等，常见的恶性肿瘤有黏液表皮样癌、腺泡细胞癌、腺样囊性癌等。本病例可采用排除法诊断，首先，本病例为临床老年男性患者，增强扫描后早期呈明显不均匀强化，可基本排除腮腺多形性腺瘤的诊断；其次，该肿瘤边界较清楚，实质部分坏死不明显，邻近组织受累较轻，可基本排除腮腺黏液表皮样癌及腮腺腺样囊性癌的诊断；再次，腮腺腺泡细胞癌在中老年女性中发病率较高，且病灶易囊变，结合本病例可基本排除诊断；最后，需要在 Warthin 瘤合并出血和腮腺基底细胞腺瘤之间进行鉴别诊断。两者之间的鉴别诊断存在一定的困难，因为 Warthin 瘤好发于中老年男性，常有长期吸烟史，且病变极易囊变。腮腺基底细胞腺瘤好发于腮腺浅叶，边界清晰，直径多小于 3cm，病变内易出血、囊变。两者不同表现为 Warthin 瘤多发常见，增强扫描后动脉早期明显强化，延迟期强化迅速减退，呈"快进快出"的强化模式。而腮腺基底细胞腺瘤单发多见，增强扫描后实质部分渐进性中度至明显强化。总之，术前仅凭影像学表现难以准确诊断，尚需结合临床、病理等资料。

【诊断要点与鉴别诊断】

1. 诊断要点　腮腺基底细胞腺瘤好发于腮腺浅叶，为类圆形或圆形结节，单发多见，直径一般小于 3cm（本病例直径稍大），边界清。肿瘤常见于中老年女性，男女发病率之比约为 1∶2。病变内因含较丰富的线样内皮血管，易出血、囊变。肿瘤内可见自边缘向中心突出的大小不等、强化较明显的壁结节。本病例的特点为老年男性患者，右耳后无痛渐增性包块，病变边界较清楚，内部可见短 T_1 长 T_2 囊性信号，增强扫描后肿瘤明显不均匀强化，包膜完整。

2. 鉴别诊断

（1）腮腺多形性腺瘤：通常被认为是起源于上皮组织的最常见的腮腺良性肿瘤。其组织成分复杂，除含有腮腺组织外，还含有黏液及软骨样组织，因此也称为混合瘤，常见于耳垂周围及耳屏前的腮腺浅叶部分。发病年龄多较轻，平均约为 40 岁（比基底细胞腺瘤发病年龄年轻 10 岁左右），女性多于男性。多形性腺瘤常为单发，直径多大于 3cm。病灶侵及面神经及正常腺体时，手术分离往往会残留少许肿瘤细胞，导致复发。其影像学直接征象为腮腺内渐增性圆形、类圆形无痛性肿块，边界清楚，合并感染者可出现疼痛。CT 多表现为密度均匀软组织肿块，较大者可有低密度的液化坏死、陈旧出血及囊变（图 2-5-3A）。MRI T_1WI 呈等或稍高信号，T_2WI 呈混杂稍高或高信号。增强扫描后动脉期轻度强化，延迟期持续性强化（图 2-5-3B ～图 2-5-3C）。

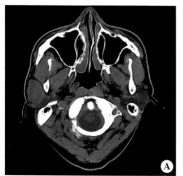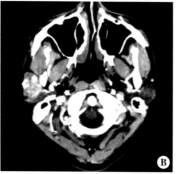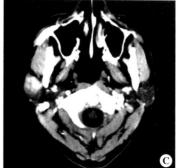

图 2-5-3　右侧腮腺混杂密度占位，增强扫描后不均匀强化

（2）Warthin 瘤：肿瘤可有消长史，好发于中老年男性，多有长期吸烟史。病灶多位于腮腺浅叶后下方，且瘤体生长缓慢，边界清楚、包膜完整，极易囊变，常多发。病理上

肿瘤主要由上皮和淋巴样组织构成。CT 多表现为单个或多个类圆形肿块，边界清晰锐利，内部密度不均，可见坏死、囊变区（图 2-5-4A）。MRI 上实性部分多表现为相对均匀的软组织信号，囊性部分因富含蛋白及细胞成分，故 T_1WI 常呈高信号，T_2WI 常呈低信号。增强扫描后实性部分动脉早期明显强化，延迟期强化迅速减退，呈"速升速降"型，囊性部分基本不强化（图 2-5-4B ～图 2-5-4C）。"血管贴边征"是腮腺 Warthin 瘤较为特征的影像表现。

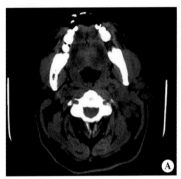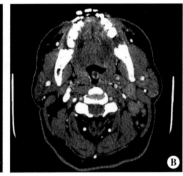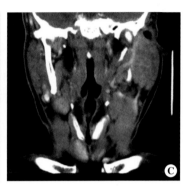

图 2-5-4 左侧腮腺混杂密度占位，可见"血管贴边征"

（3）腮腺黏液表皮样癌：是最常见的腮腺恶性肿瘤。本病好发于中青年，女性多见，临床多表现为耳前或耳下肿块，质地较硬，肿瘤较小时常无临床症状，部分患者累及面神经而伴有面瘫及疼痛症状。病理上其主要来源于腺管上皮细胞，可见高分化与低分化两种类型。影像检查依其分化程度的不同表现为腮腺内结节或肿块，边缘不光整或边界不清，病灶内或边缘见小囊状或不规则囊腔，增强扫描后呈明显强化，病灶易向周围结构浸润并伴有颈部淋巴结转移（图 2-5-5）。

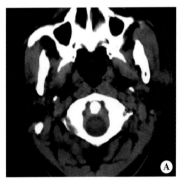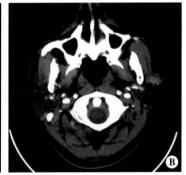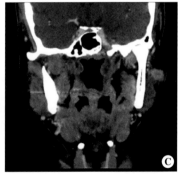

图 2-5-5 左侧腮腺占位，增强扫描后呈明显强化

（4）腮腺腺泡细胞癌：是一种少见的腮腺上皮源性低度恶性肿瘤，表现为腮腺浅叶、边缘光整、具有完整或不完整包膜、易囊变的占位灶，单侧多见。中老年女性发病率较高是其一大特点。CT 片上病灶呈稍低密度或等密度，钙化少见（图 2-5-6A）；MRI 片上病灶呈等 T_1、混杂长 T_2 信号，密度、信号多不均匀。增强扫描常呈明显强化（图 2-5-6B、图 2-5-6C），颈部淋巴结转移率较低。

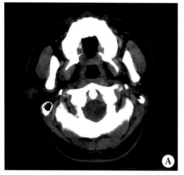
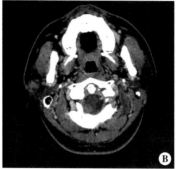
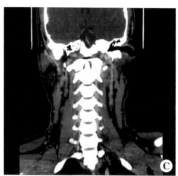

图 2-5-6　右侧腮腺占位，形态不规则，增强扫描呈明显强化

（5）腮腺腺样囊性癌：是一种少见的腮腺低度恶性肿瘤，生长缓慢但浸润性强，单侧多见。肿瘤有沿着纤维（神经纤维与胶原纤维）生长的倾向，因此早期易侵犯神经引起疼痛、麻木与面瘫症状。腮腺腺样囊腺癌可发生远处转移，以肺部转移最常见，其次是骨、脑和肝。病理上，病灶内存在许多大小不等的囊性腔隙，内含黏液样物质。影像学方面，CT 表现为规则或不规则等或低密度病灶，MRI 表现为 T_1WI 呈等低信号，T_2WI 呈等高信号。肿瘤较大时可出现比较特征性的分隔样改变、浸润性生长及黏膜下生长。增强扫描后呈中度至明显不均匀强化（图 2-5-7）。邻近受累神经增粗及不规则异常强化，具有一定特征性。

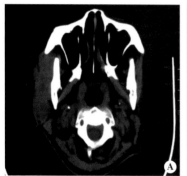
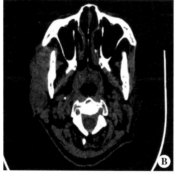
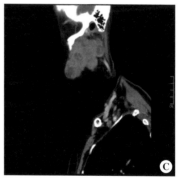

图 2-5-7　右侧腮腺囊实性占位，增强扫描后呈不均匀强化

（杨柳琦　王云玲　贾文霄）

参考文献

蔡卓莺，王国凤，2014. 双侧腮腺腺样囊性癌 1 例并文献分析. 实用肿瘤杂志，29（3）：273-275.

江明祥，张敏鸣，邵国良，等，2014. 腮腺腺泡细胞癌的 CT、MRI 表现与病理对照分析. 临床放射学杂志，33（4）：494-498.

李旭丹，王明杰，陈淑艳，等，2014. 腮腺腺泡细胞癌的 CT 诊断. 医学影像学杂志，24（12）：2197-2199.

谭树生，2017. 腮腺基底细胞腺瘤的 CT 及 MRI 诊断价值. 汕头大学医学院学报，30（1）：53-55.

Yerli H，Teksam M，Aydin E，et al，2005. Basal cell adenoma of the parotid gland：dynamic CT and MRI findings. Br J Radiol，78（931），642-645.

病　例　2-6

【临床病史】　　男性，54岁。舌痛10余天，出现舌尖肿物3天余。

【专科查体】　　舌体大小正常，左侧舌尖可见葡萄大小卵圆形肿物，活动度差，与周围组织边界不清。舌体可见少量白斑。口腔黏膜未见溃疡。

【MRI检查】　　仰卧位，横断位扫描，包括 T_1WI、T_2WI 及 T_2WI FLAIR 序列，扫描范围自闭眼下界至喉部上界，扫描层厚为5mm，层间隔0.5mm，矩阵256×512；辅以冠状位 T_2WI，矢状位 T_2WI 脂肪抑制序列，平扫后行横断位、冠状位及矢状位增强扫描。

【影像图片】　　见图2-6-1。

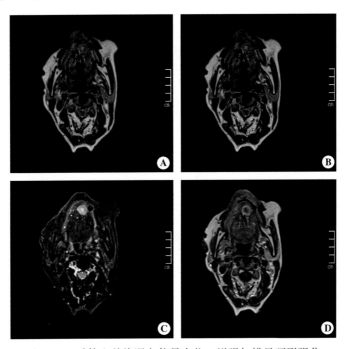

图 2-6-1　舌体左前缘混杂信号占位，增强扫描呈环形强化

【问题】　　根据临床资料与 MRI 表现特点，该病例最可能的诊断为下列哪一项？

A. 舌体血管瘤 　　　　　　　　　　　　　B. 舌体纤维肉瘤

C. 舌体鳞状细胞癌 　　　　　　　　　　　D. 舌体囊肿

E. 舌体淋巴瘤

【答案】　　B

【手术所见】　　左侧舌腹可见一约1.5cm×2cm葡萄大小的卵圆形肿物突出于黏膜表面，质地韧，活动度差，无渗出，与周围组织边界不清，无压痛，伸舌活动正常，术前考虑恶性肿瘤，拟定将左侧舌尖肿物带周围部分舌体组织做扇形切除，并取肿瘤组织送快速冰冻病理检查。

【病理所见】　　（左侧舌尖肿物带）黏膜不整组织一块，表面灰黄色，似附舌苔，切面呈灰白色、灰黄色,见一肿物,大小约1.5cm×1.4cm×1cm,质中。另见不整组织一块,大小为2cm×2cm×0.5cm,呈灰红色,质中。高倍镜下可见大量梭形细胞,细胞异型性明显,可见大量核分裂象,未见周围正常组织(图2-6-2)。免疫组化结果A2: S-100(-),SMA(+),Desmin(-),Ki-67(30%+),CD34(-),Myogenin(-),MyoD1(-),Calponin(-),EMA(-),CD68(部分+)。

【病理诊断】 (左侧舌尖肿物)结合免疫组化结果及肿瘤细胞形态,符合纤维肉瘤,伴肿瘤侵犯周围肌组织及神经,脉管未见明确侵犯。

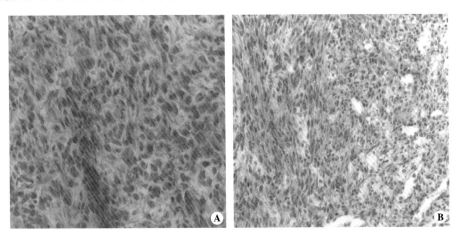

图2-6-2 舌尖肿瘤组织,HE染色,×200

【影像诊断思路】

1. 诊断线索 舌体左前缘可见椭圆形以稍长T_1稍长T_2为主的混杂信号占位,其周可见环形稍短T_2信号(图2-6-1A,图2-6-1B),脂肪抑制序列呈稍高信号,其内可见斑点状更高信号(图2-6-1C),增强扫描后病变呈明显不均匀环形强化,囊变坏死区未见强化(图2-6-1D),边界欠清,略跨越舌中线,测得轴位大小约1.23cm×1.68cm。双侧颌下区、双侧颈鞘血管周围间隙未见明显肿大淋巴结。

2. 读片思路

(1)定位诊断:一是确定病灶位于什么部位;二是明确病灶可能来源于什么组织结构。对于本病例,软组织肿块主要位于舌体中线略左,首先可排除来源于周围骨质结构的肿瘤性病变;其次可排除来源于黏膜的病变,可确定为舌体实质内肿瘤。

(2)定性诊断:舌内病变种类较多,常见良性病变有舌囊肿、舌血管瘤、舌平滑肌瘤、舌乳头状瘤及舌脂肪瘤等,罕见良性病变有舌神经鞘瘤、舌神经纤维瘤,恶性肿瘤如舌腺癌、舌鳞状细胞癌、舌肉瘤及舌淋巴瘤。本病例可采用排除法诊断,根据影像学资料,舌囊肿边界清晰,信号多均匀,呈水样,故可排除;舌血管瘤一般位于舌边缘,形态多不规则,肿瘤内部血管流空信号为其特征表现,可基本排除;舌神经鞘瘤一般位于舌被膜下,信号多混杂,内可见囊变坏死;免疫功能正常的淋巴瘤在平扫T_1WI上多呈等或稍低信号,在T_2WI上多呈等或稍高信号,周围水肿及占位效应较轻,增强扫描呈明显均匀强化,且出现特征性的尖角征、脐凹征。该病例不符合免疫功能正常的淋巴瘤影像学表现,对于免疫功能低下的中枢神经系统淋巴瘤，发病年龄较轻，病变以出血、坏死常见，增强扫描呈环形强化，多呈不规则、结节样强化，根据该患者有无临床病史可排除；舌鳞状细胞癌主要表现为舌的不规则软组织肿块，边界欠清，增强形式多样，根据影像学资料，本病例与舌鳞状细胞癌两者之间的鉴别诊断存在一定困难，两者均可表现为混杂信号，明显不均匀强化。

【诊断要点与鉴别诊断】

1. 诊断要点　本病例的特点为中年男性患者，左侧舌尖可见葡萄大小卵圆形肿物，活动度差，与周围组织边界不清。在 MRI 上病灶呈稍长 T_1 信号，混杂稍长 T_2 信号，病灶周围呈环形稍短或等 T_2 信号（图 2-6-1A，图 2-6-1B）可提示为增生的纤维组织，脂肪抑制序列呈稍高信号，其内可见斑点状更高信号（图 2-6-1C），增强扫描后呈明显不均匀环形强化（图 2-6-1D）。

2. 鉴别诊断

（1）舌血管瘤：血管瘤是胚胎期血管发育的先天畸形，瘤体是常见的血管源性良性肿瘤，可发生于全身各部位。舌部血管瘤常位于舌体，常表现为边缘欠清的实性肿块，呈类圆形或长条形，表面欠光整或呈分叶状。舌血管瘤在 MRI 图像上常表现为实性肿块，与肌肉相比，T_1WI 呈等或稍高信号；T_2WI 多呈明显高信号，表现为"灯泡征"，肿瘤内部血管流空信号为其特征表现（图 2-6-3A ～图 2-6-3C），脂肪抑制序列呈明显高信号，增强扫描后呈渐进性明显不均匀强化（图 2-6-3D）。

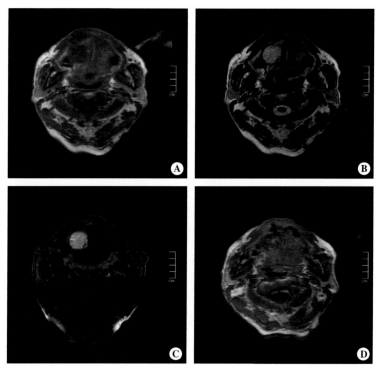

图 2-6-3　舌体右缘类圆形占位，增强扫描后明显强化

（2）舌根囊肿：发病率较低，儿童多见，但可引起轻重不同的呼吸和吞咽困难。甲状舌管囊肿多有完整的包膜，囊壁较薄。舌根囊肿在 MRI 图像上，T_1WI 呈低信号，T_2WI 呈高信号，脂肪抑制序列呈高信号（图 2-6-4A ～图 2-6-4C），边界清晰、规则，内部信号均匀，增强未见强化（图 2-6-4D）。

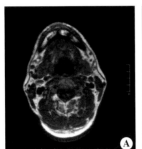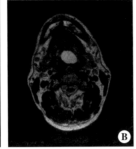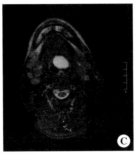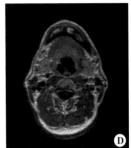

图 2-6-4 舌根囊性占位，边界清晰

（3）舌淋巴瘤：免疫功能正常的淋巴瘤在平扫 T_1WI 上多呈等或稍低信号，在 T_2WI 上多呈等或稍高信号，脂肪抑制序列呈稍高信号，内部信号均匀（图 2-6-5A ～图 2-6-5C），周围水肿及占位效应较轻，增强扫描呈明显均匀强化（图 2-6-5D），且出现特征性的尖角征、脐凹征，对于免疫功能低下的中枢神经系统淋巴瘤，发病年龄较轻，病变以出血、坏死常见，增强扫描呈环形强化，多呈不规则、结节样强化。

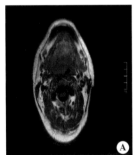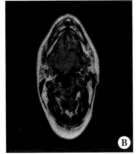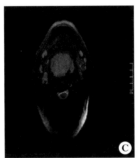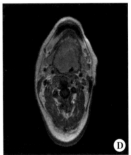

图 2-6-5 舌实性占位，增强扫描呈明显均匀强化

（4）舌鳞状细胞癌：舌体癌好发于舌缘，主要由于舌体部炎症或溃疡长期不愈，长期刺激舌黏膜，最后导致癌变。特别是舌体附近存在长期慢性刺激因素时，舌癌是口腔最常见的恶性肿瘤之一，以鳞癌多见，占 80% ～ 90%，主要表现为舌的不规则软组织肿块，边界欠清，在 T_1WI 上呈结节状或斑块状等或稍低混杂信号，T_2WI 以不均匀略高信号为主，内可伴等信号，脂肪抑制序列呈稍高信号或高低混杂信号（图 2-6-6A ～图 2-6-6C），增强扫描肿块呈明显均匀强化（图 2-6-6D）或不均匀强化，周围结构受侵犯时，受累结构亦呈不均匀强化。增强扫描强化区域信号强度明显大于周围正常组织，说明舌癌具有血供丰富的特点。

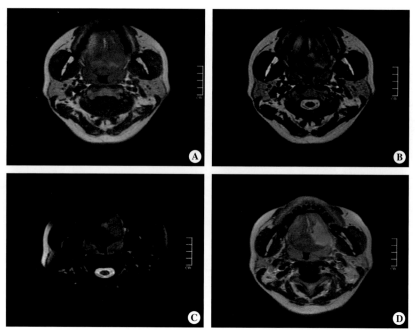

图 2-6-6   舌体左缘实性占位，增强扫描呈明显均匀强化

（楚永强   王云玲   贾文霄）

参 考 文 献

冉慕光，王承光，陈圣欢，2016.舌癌影像解剖特点及 MRI 征象分析.临床放射学杂志，35（7）：1023-1026.
邵硕，郑宁，魏然，等，2017.多参数 MRI 对舌鳞状细胞癌诊断价值.中华肿瘤防治杂志，24（17）：1209-1213.
王珍，王弘，2019.舌部良性占位性病变的 MRI 影像表现.中国中西医结合学会医学影像专业委员会第十七次全国学术大会暨
    甘肃省中西医结合学会医学影像专业委员会第六届学术年会资料汇编：362.

病 例 2-7

【临床病史】   女性，50 岁。发现左下颌包块 5 年，进行性增大 8 个月。

【专科查体】   颈部对称，无抵抗感，无强直，无压痛，左侧颌下区可触及 3cm×3cm 肿块，质韧，无压痛，与周围组织无粘连，无活动受限，颈动脉搏动正常，颈静脉无怒张，肝颈静脉回流征阴性，气管居中，双侧甲状腺无肿大，未触及震颤，无血管杂音。

【颈部 MRI 检查】   仰卧位，横断位扫描，包括 T_1WI、T_2WI 及 T_2 脂肪抑制序列，扫描范围：寰椎至第 5 颈椎椎体间，扫描层厚为 3.0mm；辅以矢状位 T_2WI、冠状位 T_2 脂肪抑制序列平扫后行横断位、冠状位及矢状位增强扫描。

【影像图片】   见图 2-7-1。

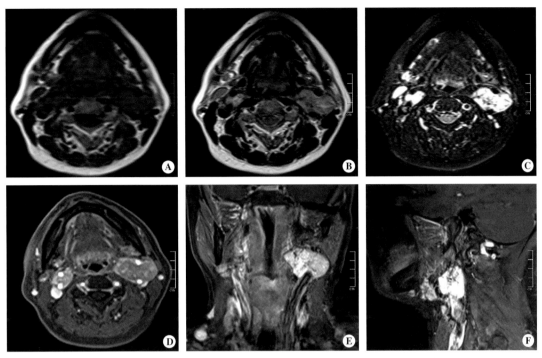

图 2-7-1 双侧颈鞘血管周围间隙内异常信号，增强扫描后明显强化

【问题】 根据临床资料与 MRI 表现特点，该病例最可能的诊断为下列哪一项？

A. 颈部淋巴结结核   B. 颈部鳞状细胞癌

C. 颈部神经鞘瘤   D. 颈部颈动脉体瘤

E. 颈部套细胞淋巴瘤

【答案】 D

【手术所见】 因双侧同时手术风险极大，建议先行较大的左侧肿物切除术，待术后恢复再行对侧手术。左侧肿物切除术发现左侧颈总动脉分叉处肿物，瘤体大小约为 5.0cm×4.0cm，实性，血供丰富，伴有搏动，挤压后缩小，放松后立即恢复，分叉处已被瘤体包绕，瘤体上方少许组织较软，余组织及基底部较硬，考虑混合型；右侧肿物切除术从颈总动脉下方分叉处游离，发现分叉处 3.0cm 瘤体，瘤体紧贴颈内动脉及颈外动脉，瘤体与颈内动脉、颈外动脉粘连致密，瘤体上方少许组织较软，余组织及基底部较硬，考虑为混合型。

【病理所见】 （颈部肿物）左侧：结节样物一枚，大小约为 3.5cm×3cm×2cm，呈淡粉色，质中；右侧：结节一个，大小约为 1.5cm×1.2cm×0.6cm，呈灰红色，质中，全。镜下可见肿瘤细胞呈条索状生长，血窦丰富，

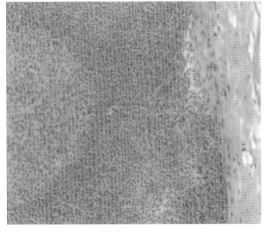

图 2-7-2 颈动脉肿瘤组织，HE 染色，×200

瘤细胞胞质丰富,核呈圆形、椭圆形,核分裂象罕见(图 2-7-2)。免疫组化结果 A1: CgA(＋),Syn(＋)、NSE(＋)、CD56(＋)、CK(－)、Vimentin(＋)、EMA(－)、GFAP(支持细胞少＋)、S-100(支持细胞＋)、MSA(－)、Ki-67(2%＋)。

【病理诊断】　颈动脉体瘤。

【影像诊断思路】

1. 诊断线索　双侧颈鞘血管周围间隙内可见类圆形稍长 T_1 稍长 T_2 异常信号肿块(图 2-7-1A,图 2-7-1B),脂肪抑制序列呈稍高信号(图 2-7-1C),病变形态不规则,边界较清楚,其内混杂欠均匀,病灶内部见短 T_2 流空信号,表现为"椒盐征",病变紧邻颈部血管,增强扫描后呈明显强化(图 2-7-1D ～图 2-7-1F),强化幅度均匀,较大者位于左侧,冠状位测其较大层面大小约为 3.88cm×2.76cm,右侧病变大小约为 2.14cm×1.74cm;双侧颈鞘血管间隙可见多发小淋巴结影。患者第一次术后 CT:右侧颈血管鞘可见一椭圆形软组织密度肿块,大小约为 2.18cm×1.41cm,边界清楚,增强扫描后明显强化,颈内外动脉被推移,间距增大,颌下区及颈部两侧区间隙内可见散在的淋巴结影。

2. 读片思路

(1)定位诊断:一是确定病灶位于什么部位;二是明确病灶可能来源于什么组织结构。对于本病例,双侧病变位于颈动脉分叉处,病灶与颈动脉分界不清,因此可以考虑诊断为与颈动脉有关的肿瘤性病变。

(2)定性诊断:颈部病变种类较多,包括非肿瘤性病变(如颈部结核),以及常见的良性肿瘤(如神经源性肿瘤,包括神经鞘瘤、神经纤维瘤、副神经节瘤等),颈部常见的恶性肿瘤有淋巴瘤、转移瘤及较少见的纤维肉瘤等。

【诊断要点与鉴别诊断】

1. 诊断要点　颈动脉体是位于颈总动脉分叉处外鞘内的化学感受器,当血液中氧气、二氧化碳压力及 H^+ 浓度发生变化时,可反射性调节呼吸和循环系统。慢性缺氧等因素可导致体内血液成分改变,从而刺激颈动脉体,使其代偿增生,最终形成肿瘤。因此,颈动脉体瘤是由颈动脉体增生衍变而来的,一旦发生,即可向任何方向生长,但因其下方有颈动脉鞘筋膜的限制,故向上生长较快。患者临床上多无症状,也较少出现实验室生化检查异常,因此依据病史及体征难以准确诊断。术前活检亦较困难,因为颈动脉体瘤血管丰富,瘤组织结构复杂多样,活检极易出血,常不能获得满意的标本,目前多不主张行穿刺活检。作为无创的影像学检查方法,MRI 可提供比 CT 更多的软组织信息。颈动脉体瘤的MRI 表现特点是 T_1WI 和质子加权像呈低信号,T_2WI 呈高信号,瘤体内有较多的流空血管,典型表现为"椒盐征"(在较大的瘤体中亦出现),"椒"为肿瘤内流空血管形成的散在无信号流空影,"盐"是病变内流速较慢的血流及出血,呈点状高信号,在 T_2WI 和增强图像上表现为高信号的肿瘤。MRA 较 SE 序列更容易显示瘤体内高速的血液征象和血流动力学改变。因此,典型的颈动脉分叉部位、颈内外动脉的移位及瘤体内丰富的血供这三大特点即可获得准确的 MRI 诊断。本病例的特点是中年女性患者,发现左下颌包块 5 年,进行性增大 8 个月,触摸无疼痛,活动度可,与周围组织粘连。MRI 平扫可见肿块呈稍长 T_1 稍长 T_2 信号,脂肪抑制序列呈高信号,病变形态欠规则,与颈动脉分界不清,内可见流空血管信号,增强扫描呈明显强化,血供较丰富。

2. 鉴别诊断

（1）神经鞘瘤：又称施万（Schwann）细胞瘤，是指原发于周围神经鞘细胞的一种良性肿瘤，颈部神经鞘瘤来源于神经，以迷走神经及交感神经常见。其临床特点为生长缓慢，包膜完整，界线清楚，能沿神经干横轴活动，而沿神经干长轴向移动度不佳。位于颈动脉三角区的神经鞘瘤多来源于交感神经及迷走神经，位置较深，部分质地较硬者极易被误判为颈部转移癌。另外，此部位神经鞘瘤常将颈鞘向外侧推移，导致触诊肿块时可扪及强烈的动脉搏动感，极易误诊为颈动脉瘤。CT 扫描对显示神经鞘瘤发生部位、大小、形状、侵及范围有重要作用。另外，发生于颈鞘内的来自迷走神经、颈交感神经的神经鞘瘤与颈动脉体瘤发生位置相似，两种肿瘤均表现为颈部无痛性肿块，生长缓慢，肿块表面可扪及颈动脉搏动，临床诊断较为困难。一方面，可以对临床症状与颈动脉瘤相似的病例进行鉴别诊断；另一方面，依据颈动脉和颈内静脉移位特点及其与肿瘤的关系，判断其神经来源。若肿瘤使颈内静脉、颈动脉向外移位且与之紧贴，血管结构无破坏，考虑为颈交感神经来源的神经鞘瘤可能性较大；若肿瘤将颈动脉挤压移位至其内侧，颈内静脉移位至肿瘤外侧，则为迷走神经来源可能性较大。MRI 可清晰显示肿瘤上下两极与神经干，MRI 在判断神经鞘瘤神经来源及其与相关神经的位置关系方面具有特有优势。MRI 上肿瘤实性部分在 T_1WI 上呈稍低信号，在 T_2WI 上呈等或高信号，脂肪抑制序列呈高信号（图 2-7-3A ～图 2-7-3C），注射 Gd-DTPA 后呈明显不均匀强化，内可见无强化囊变坏死区（图 2-7-3D ～图 2-7-3F）。

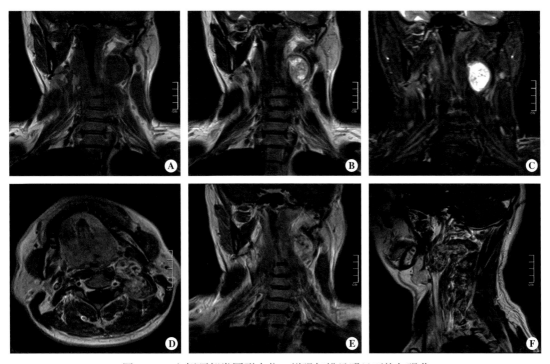

图 2-7-3 左侧颈部类圆形占位，增强扫描呈明显不均匀强化

（2）颈部淋巴结结核：是常见的肺外结核，主要有两种感染途径：①呼吸道感染，结核杆菌在口咽鼻腔黏膜下的淋巴结内形成病灶，通过淋巴管到达淋巴结，引起面颈部

淋巴结结核。②原发肺结核血行播散，肺门淋巴结结核、继发性肺结核经淋巴管播散所致。
CT 表现：根据 CT 平扫及增强征象分为 3 型：平扫密度均匀，增强扫描后呈明显均匀强化，多为增殖性结核的表现；平扫密度不均，增强扫描后呈明显环形强化，为干酪样或液化坏死的表现，大囊样环形强化，边界不清与周围组织粘连，周围脂肪间隙模糊，提示淋巴结包膜外受累。MRI 表现：增殖性淋巴结结核信号均匀，其 T_1WI 信号与肌肉相近、T_2WI 呈稍高信号，液化坏死在病灶中央出现长 T_1 长 T_2 信号（图 2-7-4A，图 2-7-4B），增强扫描表现同 CT（图 2-7-4C，图 2-7-4D）。脂肪抑制序列对病灶检出和诊断较为敏感，呈明显高信号（图 2-7-4E，图 2-7-4F）。

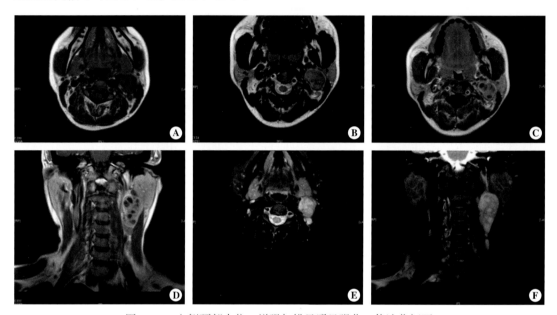

图 2-7-4　左侧颈部占位，增强扫描呈明显强化，伴液化坏死

（3）颈部鳞状细胞癌（鳞癌）：又称为表皮样癌，为起源于表皮或附属器角质形成细胞的一种恶性肿瘤。近年来，我国皮肤鳞癌发病率呈持续上升趋势，是除恶性黑色素瘤外最具侵袭性生长能力的皮肤恶性肿瘤，占皮肤癌的 78% ～ 91%。皮肤鳞癌好发于老年人，常见于 50 岁以上的患者，以 51 ～ 60 岁（30.1% ～ 35.3%）为发病高峰，61 ～ 70 岁（20.4% ～ 28.0%）为次高峰，40 岁以下少见，20 岁以下罕见。皮肤鳞癌 80% ～ 90% 发生于身体的暴露部位，如头、面、颈、手背等部位，以头颈部发病最多，少数发生于非暴露部位。本病病因尚未完全明确，可能与人乳头瘤病毒（HPV）、紫外线、放射线、砷剂、焦油衍化物等长期刺激有关，尤其是 HPV 和紫外线被公认为主要诱因。皮肤鳞癌的 MRI 表现肿块可隆起于皮肤、埋藏于皮下或多种形态并存，多呈椭圆形或不规则，溃疡常见，少见囊变、坏死。皮肤鳞癌是血供较丰富的低至中度的恶性肿瘤。MRI 表现为类圆形或不规则稍长 T_1 稍长 T_2 信号占位，脂肪抑制序列呈稍高信号（图 2-7-5A ～图 2-7-5C），增强扫描呈明显或中度欠均匀强化（图 2-7-5E，图 2-7-5F）。

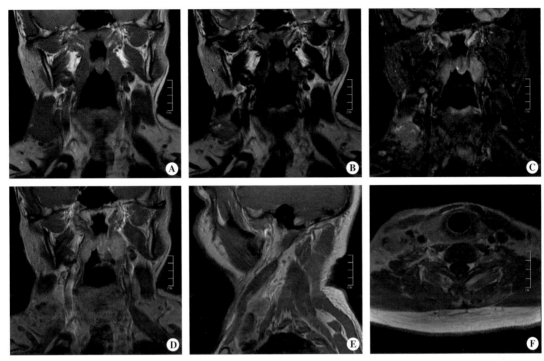

图 2-7-5 右侧颈部占位，增强扫描呈欠均匀强化

（4）颈部套细胞淋巴瘤（MCL）：是一种起源于淋巴结滤泡套区的小 B 细胞淋巴瘤，在 2000 年 WHO 分类中其作为一类独立的疾病而被命名为 MCL。本病特点为老年男性多见，就诊时多为疾病晚期，75% ～ 100% 的患者表现为广泛淋巴结受侵，结外病变发生率较高。MDCT 是目前应用于淋巴瘤诊断、临床分期及疗效评价等方面的最广泛的影像学检查方法，除具有简便、快速、经济等诸多优势外，其较高的密度分辨率及多平面重建技术，可明确各解剖学部位，观察淋巴结的形态，测量淋巴结的大小，还可行增强扫描，观察病灶的强化程度与方式，是诊断与鉴别诊断的有力工具。平扫 CT 片中 MCL 可表现为双侧口咽及颈部多发肿大淋巴结，较大者位于左侧锁骨上窝，冠状位较大直径约为 6.00cm×4.85cm，平扫中心呈低密度（图 2-7-6A），增强扫描后呈环形强化（图 2-7-6B ～图 2-7-6D）。

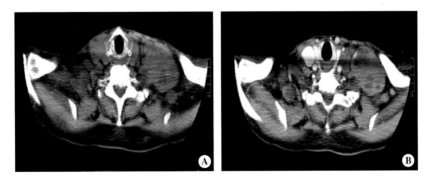

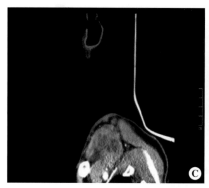
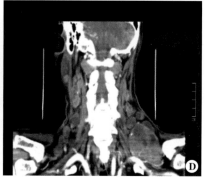

图 2-7-6　左侧颈部占位，增强扫描后呈环形强化

（陈　涛　王云玲　贾文霄）

参 考 文 献

贾夏青，高文霞，武金龙，等，2019. CT 和 MRI 在颈部淋巴结结核诊断中的应用价值分析. 影像研究与医学应用，3（15）：138-139.

戚跃勇，邹利光，周宇，等，2010. 颈动脉体瘤的综合影像诊断. 中国医学计算机成像杂志，16（3）：197-200.

唐威，黄遥，吴宁，等，2013. 套细胞淋巴瘤的多层螺旋 CT 影像学表现及其在分期中的应用价值. 癌症进展，11（3）：222-228.

杨旭，孙兆瑶，2017. 颈部神经鞘瘤 25 例的诊断与治疗. 现代医学，45（5）：701-703.

钟永青，张仙海，陈惠恩，等，2015. 皮肤鳞状细胞癌的 MRI 表现. 中国中西医结合影像学杂志，13（5）：479-481.

病　例　2-8

【临床病史】　男性，39 岁。进食哽噎感 2 个月。

【专科查体】　右侧梨状窝可见粉红色新生物生长，表面光滑。左侧梨状窝空虚，无新生物、溃疡、积液。

【喉部 MRI 检查】　仰卧位，横断位扫描，包括 T_1WI、T_2WI 及 T_2 脂肪抑制序列，扫描范围自会厌上缘至环状软骨下缘，扫描层厚为 4mm；辅以矢状位 T_2WI，冠状位 T_2 脂肪抑制序列，平扫后行横断位、冠状位及矢状位的增强扫描。

【影像图片】　见图 2-8-1。

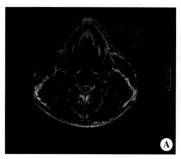
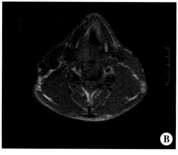
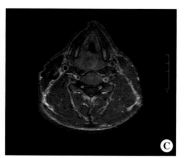

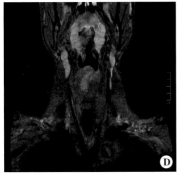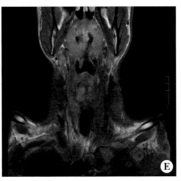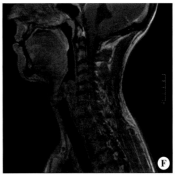

图 2-8-1 右侧梨状隐窝占位，增强扫描呈不均匀强化

【问题】 根据临床资料与 MRI 表现特点，该病例最可能的诊断为下列哪一项？

A. 喉癌   B. 喉部血管瘤

C. 喉部乳头状瘤   D. 喉部神经源性肿瘤

E. 喉部低度恶性肌成纤维细胞肉瘤

【答案】 E

【手术所见】 杓会厌皱襞与食管入口交界处靠右侧可见起始于杓会厌皱襞的肿物，活动度可，触之质硬，与周围组织无粘连，向下达到食管入口，黏膜表面可见点状溃烂，用喉剪剪开溃疡周围黏膜，扩大溃疡口，深部组织活检，并送快速冰冻检查并钳夹部分肿物留做病理。

【病理所见】 （下咽肿物）不整组织一块，大小为 0.6cm×0.4cm×0.2cm，呈淡粉色，质中，全。

镜下可见大量梭形肿瘤细胞，瘤细胞胞质中含有丰富的粗面内质网、大量肌丝束及多少不等的密体和密斑（图 2-8-2）。免疫组化结果：CD31（-），F8（-），CD117（-），CD34（-），Dog-1（-），SMA（-），Desmin（+），MSA（+），S-100（-），SOX10（-），Ki-67（5%+），AE1/AE3（-），CAM5.2（-），EMA（-），Syn（-），NSE（-），CD99（+），MyoD1（少+），Myogenin（-）。

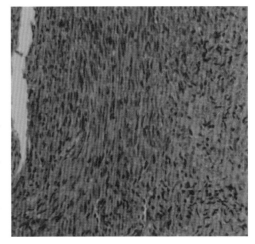

图 2-8-2 下咽部肿物组织，HE 染色，×200

【病理诊断】 （下咽肿物）梭形细胞肿瘤，细胞轻度异型，未见明确分裂象及坏死，未见周围正常组织，形态学不除外低度恶性肌成纤维细胞肉瘤。

【影像诊断思路】

1. 诊断线索

（1）MRI：右侧梨状隐窝可见一欠规则团块状呈等 T_1 稍长 T_2 信号（图 2-8-1A，图 2-8-1B），脂肪抑制序列呈稍高信号（图 2-8-1D），其内信号欠均匀，增强扫描上述病灶呈不均匀强化（图 2-8-1C，图 2-8-1E，图 2-8-1F），提示血供丰富，病灶与右侧杓状会厌皱襞、环状软骨分界欠清，右侧声带后缘略受压，右侧声带局部欠光整；双侧颌下区及颈鞘血管间隙可见多发淋巴结，部分肿大，提示可能有转移。

（2）CT：右侧梨状窝可见一类圆形软组织占位，大小约为 1.13cm×1.42cm，CT 值为 31～83HU。右侧梨状窝未见明确显影，增强扫描后肿块呈不均匀强化，增强仅为一期，双侧颌下区可见多发、大小不等的肿大淋巴结影，增强扫描后明显强化。

2. 读片思路

（1）定位诊断：一是确定病灶位于什么部位；二是明确病灶可能来源于什么组织结构。对于本病例来说，软组织肿块主要位于右侧梨状隐窝内，首先可排除来源于周围骨质结构的肿瘤性病变。

（2）定性诊断：喉部病变种类较多，常见的良性肿瘤有乳头状瘤、血管瘤等，常见的恶性肿瘤是鳞癌，腺癌、未分化癌及肉瘤较少见。低度恶性肌成纤维细胞肉瘤（LGMS）是罕见的间叶组织源性恶性肿瘤，是一种梭形细胞肉瘤，由肌成纤维细胞分化而来，肿瘤细胞由异形肌成纤维细胞组成，大部分以弥漫性浸润生长为特征，肿瘤细胞内富含薄壁毛细血管，大部分肿瘤由富于细胞的细胞束构成，或者梭形肿瘤细胞排列成编席状结构。LGMS 主要发生于成年人，男性居多，多见于四肢和头颈部，病程较长，局部复发是其最主要的临床特征。头颈部 LGMS 常发生于喉声门区。临床症状并无特异性，相应的症状取决于肿瘤的大小和发生部位，颈部间隙和口腔的 LGMS 常为无痛性肿块，声门区的 LGMS 以声音嘶哑为首发症状，随着肿瘤增大可出现呼吸困难，声门上区和声门下区的 LGMS 多表现为咽喉疼痛、进行性吞咽困难、异物感、咳嗽、喉软骨膜炎等。肿瘤肉眼观早期多为粉红色肿物，表面光滑，易误诊为声带息肉、喉腔肉芽组织，随着肿瘤增大，肿瘤似有被膜，光滑，界不清，基底广泛，表面可有坏死，通常认为该病的预后与肿瘤坏死有关。LGMS 生长缓慢、病程长。CT 表现为均匀或不均匀的中等密度肿瘤，大部分边界清楚，肿瘤内可见钙化，偶可破坏骨质，增强扫描后呈现渐进性轻度均匀强化或环形强化。MRI 扫描 T_1WI 呈低信号或等信号，T_2WI 呈均匀或不均匀高信号，肿瘤内有条索信号影，可有坏死、出血、钙化，增强扫描后肿瘤实质呈周边明显强化表现，MRI 信号的高低取决于肿瘤细胞与间质的比例及坏死组织的多少，头颈部 LGMS 影像学表现具有一定的侵袭性。LGMS 影像学表现与上述其他喉部病变的鉴别无明显差异，确诊有赖于病理组织学检查，结合年龄及发病部位可初步诊断，常规影像学检查对这些疾病的鉴别缺乏特异性，但仍能提供具有诊断价值的丰富信息，以此病例为例，MRI 明确显示病灶位置、生长方式、血供情况、与周围组织的关系、周围软组织及喉软骨的受侵程度，是否存在淋巴结肿大或转移等情况。喉癌好发于中老年男性，最常见于声门区，增强扫描基本符合肿瘤"快进快出"的强化特点；该病灶位于声门上区，增强扫描呈明显欠均匀强化，病灶形态欠规整，与周围组织分界欠清；喉乳头状瘤多发生于 10 岁以下儿童，病变发展快，呈外生性生长，易侵及周围组织；该病灶周围喉软骨受侵不明显，增强扫描后该病灶呈明显不均匀强化，提示病灶血供较丰富；喉血管瘤多发于成人，倾向于生长在声带和声门下区域，脂肪抑制序列呈明显高信号，增强扫描后呈渐进性强化。

【诊断要点与鉴别诊断】

1. 诊断要点　中年男性，进食哽噎感，右侧梨状隐窝肿物，边界欠清晰，呈等 T_1 稍

长 T_2 信号，内部信号欠均匀，增强扫描后呈不均匀明显强化，血供较丰富，双侧颌下区可见肿大淋巴结影。

2. 鉴别诊断

（1）喉癌：是喉部最常见恶性肿瘤，以鳞癌多见；发病人群以 40～60 岁为著；表现为声嘶、咳嗽、呼吸困难、吞咽困难；好发部位是声门区，其次是声门上区和梨状窝，声门下区最少见，周围常见淋巴结转移。MRI：长 T_1 长 T_2 信号（图 2-8-3A，图 2-8-3B），能清楚显示喉软骨是否受到破坏及其与周围组织的关系，受侵软骨在 T_1WI 上通常呈低信号，T_2WI 呈中等或高信号（图 2-8-3C），增强扫描后伴有强化（图 2-8-3D）。CT：等高密度的软组织肿块，形态不规则，密度可均匀，瘤内有坏死时呈等、低密度混合影，瘤周可有水肿及软组织浸润，增强扫描后有不同程度强化。

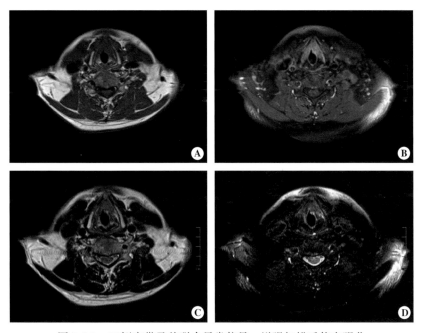

图 2-8-3 双侧声带及前联合异常信号，增强扫描后伴有强化

（2）喉血管瘤：咽喉部的良性肿瘤主要是海绵状血管瘤，且比较少见，其主要临床症状为不同程度呼吸困难、发声障碍、吞咽困难、呛咳、痰中带血、咯血等。发生于儿童（尤其是新生儿期）时常可能导致致命性的窒息，患者喉咽、会厌部血管瘤还可与颈部肌群内血管瘤相延续。咽喉部血管瘤的诊断主要依据直接喉镜和纤维支气管镜，病灶表现为淡红色或淡蓝色的黏膜下肿块，分布于气道的侧壁或环周。气道狭窄的程度为 10%～99%，约有一半的声门下区血管瘤表现为非对称性狭窄。MRI：其优势在于显示病灶气道外蔓延的范围，尤其是怀疑有颈部和胸内侵犯时。血管瘤在 T_1WI 呈中等信号，T_2WI 呈较具特征性的均匀性高信号；增强扫描呈渐进性强化；甚至有肿块内部可观察到流空的血管影，提示为供血动脉及引流静脉。CT：多呈均匀等密度，肿瘤形态规则，边界清晰，血管瘤内存在静脉石或出血时可有高密度灶，增强扫描后明显强化（图 2-8-4）。

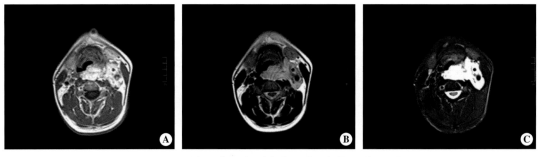

图 2-8-4　喉部左侧不规则占位，增强扫描后明显强化

（3）喉乳头状瘤：是喉部最常见的良性肿瘤，单发者儿童多见，多发者成人多见，易发生恶变，多系 HPV 感染所致。临床表现：声嘶、哭声异常、呼吸困难。MRI：长 T_1 长 T_2 信号（图 2-8-5A，图 2-8-5B）；喉乳头状瘤为外生性生长，肿块较大及较广泛者可见室带、声带、前联合及声门下组织增厚，局部突出良性乳头状瘤很少浸润至喉旁间隙，当该间隙有浸润时应考虑为癌变。常无颈部淋巴结肿大。增强扫描表现为轻中度强化（图 2-8-5）。CT：在 CT 表现上本病有时与喉癌很难鉴别，需依赖病理学诊断，早期微小病变不易发现，随着病变发展可见喉前庭或声门下区边界清楚的软组织肿块影，病灶可有钙化，声带和室带可不规则增厚或形成软组织肿块，病灶周围喉旁间隙多正常，常不向深部浸润，成人如有深部浸润应提示有恶变可能。

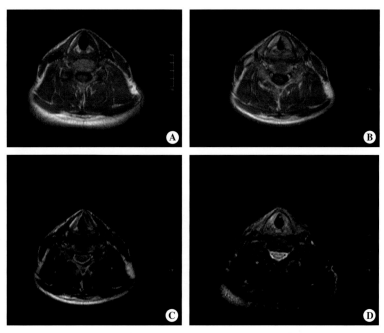

图 2-8-5　声带左缘结节状肿物，增强扫描表现为轻中度强化

（4）喉神经鞘瘤：原发于喉部的神经源性肿瘤极少见，最常见的类型是神经鞘瘤和神经纤维瘤。前者为单侧黏膜下肿瘤，通常位于声门上区；后者生长缓慢，临床症状不明显或无临床症状，MRI 多呈等 T_1 混杂长 T_2 信号（图 2-8-6A，图 2-8-6B）。增强扫描后明显

不均匀强化（图 2-8-6C，图 2-8-6D），临床表现大多有咽部不适或异物感。喉部神经鞘瘤多位于黏膜下，有包膜，形态规整，可发生出血、囊变。该部位的神经鞘瘤最终需病理证实。

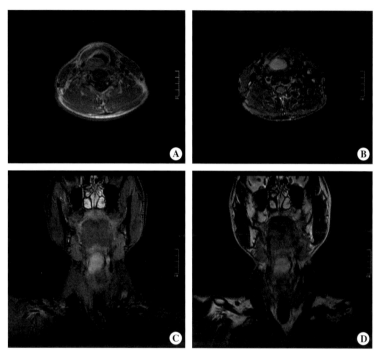

图 2-8-6 右侧喉旁间隙内占位，增强扫描后明显不均匀强化

（赵 伟 迪丽努尔克孜·艾合买提 贾文霄）

参 考 文 献

白永，尹迎春，2018.头颈部低度恶性肌纤维母细胞肉瘤二例分析.山东大学耳鼻喉眼学，32（4）：58-61.

倪良平，刘影，2016.喉部肌间神经纤维瘤 1 例.医学影像学杂志，26（2）：246-253.

瞿姣，张梦梅，2020.喉癌术前 T 分期的 CT 及 MRI 研究现状与进展.临床耳鼻喉头颈外科杂，34（5）：470-473.

病 例 2-9

【临床病史】 男性，13 岁。发现皮下包块 2 周。

【专科查体】 头颅大小正常，额部可见一大小约 5cm×5cm 的皮下结节，质地韧，边界清，活动度不良，有触痛，无波动感，表面无破溃。

【头颅 MRI 检查】 仰卧位，横断位扫描，包括 T_1WI、T_2WI 及 T_2WI FLAIR 序列，扫描范围自小脑半球至颅顶以下，扫描层厚为 6mm，层间隔 0.5mm，矩阵 256×512；辅以矢状位 T_2WI 序列，平扫后行横断位、冠状位及矢状位的增强扫描。

【影像图片】 见图 2-9-1。

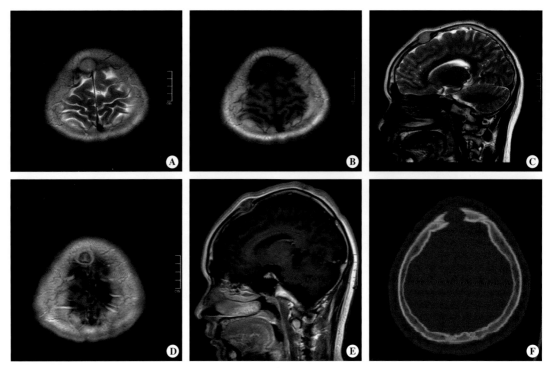

图 2-9-1   右侧额部颅板异常信号，增强扫描后不均匀强化

【问题】   根据临床资料与 MRI 表现特点，该病例最可能的诊断为下列哪一项？

A. 血管瘤   B. 颅骨异位脑膜瘤

C. 浆细胞瘤   D. 嗜酸性肉芽肿

E. 表皮样囊肿

【答案】   D

【手术所见】   剥离骨膜后见皮下有肿瘤组织，肿瘤大小约为 3cm×2cm×3cm，呈黄白色，质硬，血供不丰富，肿瘤与周围组织界线清，粘连紧密，将肿瘤组织与骨瓣一起取下，剔除残余肿瘤组织，将肿瘤组织送检。

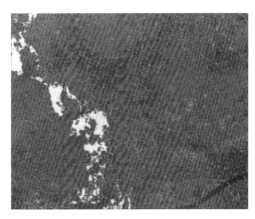

图 2-9-2   右侧额顶骨肿物组织，HE 染色，×200

【病理所见】   肉眼所见：右额顶骨肿瘤，不规则组织一块，大小约为 5cm×4cm×1cm，表面灰白色，切面中央见一肿物，大小约为 2cm×1cm×0.8cm，灰红色。镜下可见朗格汉斯细胞呈卵圆形，核不规则、有核沟和核折叠，核仁不明显，核膜薄，细胞质中等量，略呈嗜酸性，伴程度不等的嗜酸性粒细胞浸润（图 2-9-2）。免疫组化结果：Ki-67（3%～5%+），Langerin（+），S-100（+）、CD1a（+），CD163（散+），CD68（+）。

【病理诊断】   嗜酸性肉芽肿。

【影像诊断思路】

1. 诊断线索 MRI 平扫可见右侧额部颅板骨质内类圆形异常信号，T_1WI 以等信号为主，T_2WI 以等信号为主（图 2-9-1A，图 2-9-1B），呈混杂斑片状稍低信号，FLAIR 序列呈等信号，DWI 序列呈等信号，病变边界较清楚，增强扫描后，上述病灶中度不均匀强化（图 2-9-1D，图 2-9-1E），提示血供丰富。

CT 平扫见额骨局部骨质破坏，可见软组织密度影（图 2-9-1F），病变密度尚均匀，CT 值为 35 ～ 48HU，病变边界尚清。

2. 读片思路

（1）定位诊断：一是确定病灶位于什么部位；二是明确病灶可能来源于什么组织结构。对于本病例，软组织肿块主要位于右侧额骨颅板内，因此可以排除来源于周围软组织的肿瘤性病变。

（2）定性诊断：颅骨病变较多，常见的良性肿瘤为血管瘤、骨样骨瘤、颅骨异位脑膜瘤等，常见的恶性肿瘤有软骨肉瘤、浆细胞瘤等，还有部分肿瘤样病变包括嗜酸性肉芽肿、骨纤维结构不良症、动脉瘤样骨囊肿等。本病例可采用排除法诊断，首先，本病例特点为儿童患者，可基本排除转移瘤、多发性骨髓瘤等诊断；其次，该肿瘤主要位于单侧局限性颅骨且可见软组织肿块，可基本排除淋巴瘤、骨纤维异常增生症等诊断；再次，该肿瘤边界较清楚，内部坏死不明显，邻近软组织未见明显浸润，可基本排除肉瘤等诊断；最后，需要在颅骨异位脑膜瘤、嗜酸性肉芽肿、表皮样囊肿之间进行鉴别诊断。上述病变之间的鉴别诊断存在一定困难，因为颅骨异位脑膜瘤、嗜酸性肉芽肿、表皮样囊肿均可为良性表现，瘤体较小时均可表现为边界清晰，邻近脑组织、软组织可不被浸润；而肿瘤内部稍低信号可以为少许钙化或肿瘤物质含量不同所致，因此，该病变的诊断也有可能为含量不同的表皮样囊肿。

【诊断要点与鉴别诊断】

1. 诊断要点 本病例特点为儿童患者，额部包块，右侧顶骨肿物，病变边界较清楚，呈等 T_1 等 T_2 信号（图 2-9-1A，图 2-9-1B），其内可见斑点状稍低信号，DWI 序列呈等信号，增强扫描后肿瘤呈中度不均匀强化（图 2-9-1D，图 2-9-1E），血供较丰富。

2. 鉴别诊断

（1）血管瘤：系残余的胚胎成血管细胞构成的错构样新生物，可发生于颅骨各部位，以额骨最常见，其次为顶骨、枕骨和眼眶，占骨肿瘤的 0.2%。临床表现可有皮下肿块隆起，周围血管可怒张。颅骨海绵状血管瘤生长缓慢，大多数为单发，病灶往往向颅骨外板生长，刺激骨膜，引起骨膜反应。CT 表现为膨胀性骨质破坏，病灶边界清晰，呈高低混杂密度，高密度的骨针排列具有特征性，表浅者骨针与颅骨表面垂直，深部骨针呈蜂窝状或放射状排列（栅栏样改变）。MRI 表现为 T_1WI 呈稍低或等信号（图 2-9-3A），T_2WI 多呈不均匀稍高信号（图 2-9-3B，图 2-9-3C），边界清晰，周围脂肪间隙界面清晰，由于病变中有大量新生骨小梁，增强扫描时多呈不均匀强化（图 2-9-3D，图 2-9-3E），可见无强化的条状影。

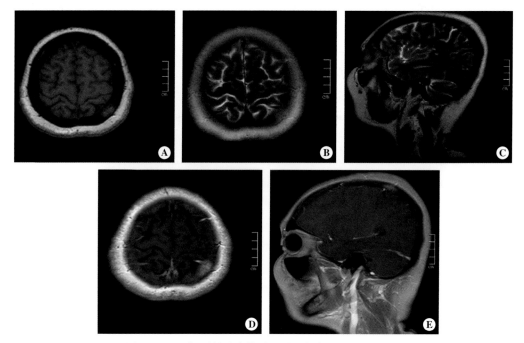

图 2-9-3　左侧顶骨异常信号，增强扫描呈不均匀强化

（2）表皮样囊肿：分为先天性和获得性两种，颅骨表皮样囊肿发生于颅骨的板障内，临床症状有时并不明显，病程较缓慢，有颅骨肿块、头痛等症状。MRI 表现具有一定的特征性，表现为颅骨板障处边界较清楚的卵圆形破坏区，根据成分的不同，其 T_1WI 信号强度不同，和脑脊液信号类似（图 2-9-4A）。通常情况下 T_2WI 呈等或高于脑脊液的信号（图 2-9-4B），少数患者呈混杂信号，脂肪抑制序列呈高信号（图 2-9-4C），增强扫描中发现囊内及囊壁均不强化（图 2-9-4D），若合并感染则囊壁可出现强化。DWI 序列对表皮样囊肿的诊断具有重要意义，呈明显特征性高信号。CT 表现为颅骨局部骨质呈膨胀性破坏（图 2-9-4E，图 2-9-4F），边界较为清楚，周围可见断续钙化或硬化带，内外板变薄，中断处呈火山口样骨质缺损，囊肿内多呈混杂低密度改变。

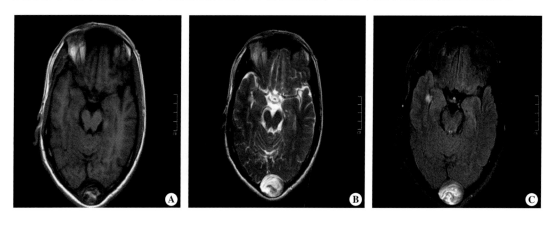

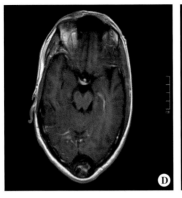
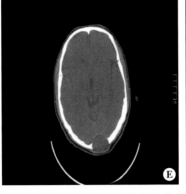
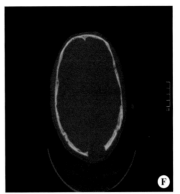

图 2-9-4　枕骨左侧混杂信号占位

（3）颅骨异位脑膜瘤：发生在颅骨硬膜外的脑膜瘤定义为颅骨内硬膜外脑膜瘤，起源于胚胎发育时残留于硬膜外组织内的蛛网膜细胞，临床表现早期症状多较轻微，主要为头晕不适，易被忽视；当肿瘤体积逐渐增大，造成颅内压增高时，表现为头痛、恶心、呕吐、视物模糊等颅内高压症状。CT：常见骨质增生而少见膨胀性改变或溶骨性破坏，呈膨胀性改变处可有完整或不完整的骨性包壳，病灶内可有不规则的钙化，颅骨内外侧均可见放射状、针样新生骨形成。MRI：广泛骨质破坏及软组织肿块形成内外板膨胀，可见放射状骨针，边界清楚，T_1WI 呈等信号（图 2-9-5A），T_2WI 呈稍高信号（图 2-9-5B），增强扫描后呈较均匀强化（图 2-9-5C）。

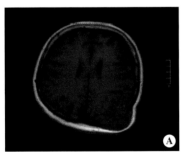
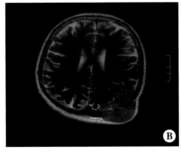
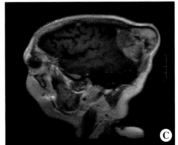

图 2-9-5　左侧顶骨硬膜外异常信号，增强扫描后呈较均匀强化

（4）浆细胞瘤（SPB）：是一类起源于骨髓造血组织，以分泌免疫球蛋白的浆细胞异常增殖为特点的恶性肿瘤。SPB 大多发生于中轴骨，以单一骨破坏为特点，颅骨受侵罕见，而发生于颅底的较颅顶的更少见，SPB 常发生于眼眶部、蝶鞍及鞍背，很少发生于岩斜坡，颅底 SPB 通常较大，形态不规则，边界清晰，典型影像学特征为骨松质内穿凿样的溶骨性、膨胀性骨质破坏，骨皮质变薄、不完整，骨破坏区边缘可见环形壳状残存骨质结构，无明显骨膜反应，CT 平扫呈等或高密度，其内密度均匀，可伴有颅底骨质溶骨性破坏，肿瘤边缘可见少量残存骨质或钙化，缺乏骨质硬化及骨膜反应，增强扫描后多均匀强化。瘤体穿破骨皮质后形成软组织肿块，一般肿瘤 MRI 平扫呈均匀等或稍短 T_1 信号（图 2-9-6A）、等或稍短 T_2 信号（图 2-9-6B ～图 2-9-6D），增强扫描后呈明显均匀强化（图 2-9-6E，图 2-9-6F）。

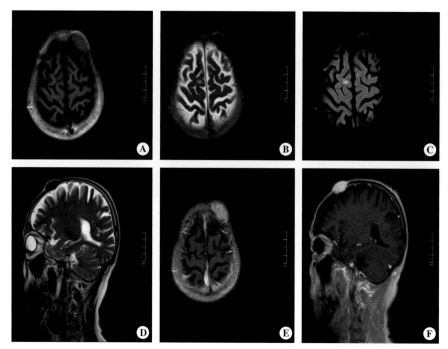

图 2-9-6　左侧额骨结节样异常信号，增强扫描后均匀强化

（罗巧雅　王云玲　贾文霄）

参 考 文 献

甘慧，张松，戴书华，2017.颅骨嗜酸性肉芽肿患者 28 例 CT 和 MR 影像分析 . 疑难病杂志，16（11）：1156-1159.

王月波，蒋瑾，2019.颅骨海绵状血管瘤的临床、病理及影像学分析 . 实用医院临床杂志，16（6）：112-114.

杨文，刘福珍，杨鸿，等，2020.颅骨原发性肿瘤及肿瘤样病变的影像学分析 . 医学信息，33（10）：171-174.

赵红军，杨立臣，韩云鹏，等，2019.颅底骨孤立性浆细胞瘤的影像学特征分析 . 大连医科大学学报，41（3）：224-228，235.

第三章 脊柱脊髓

病 例 3-1

【临床病史】 男性，29岁。间断发热、盗汗1月余，双下肢无力、感觉异常6天。

【专科查体】 神志清，精神差，下肢无水肿，右上肢肌力4级，双下肢肌力0级，双上肢肌张力适中，双下肢肌张力减低，四肢腱反射消失，腹壁反射消失。病理反射：Babinski 征阳性，Oppenheim 征阳性，Gordon 征阴性，Chaddock 征阳性，Hoffmann 征阳性。脑膜刺激征：颈项强直阴性，Kernig 征阴性，Brudzinski 征阴性。

【胸椎 MRI 检查】 仰卧位，矢状位扫描，包括 T_1WI、T_2WI 及 T_2 脂肪抑制序列，扫描范围自第7颈椎椎体至第1腰椎椎体，扫描层厚为3mm，层间隔0.3mm，矩阵512×512；辅以横断位 T_2WI，平扫后行矢状位、冠状位及横断位的增强扫描。

【影像图片】 见图3-1-1。

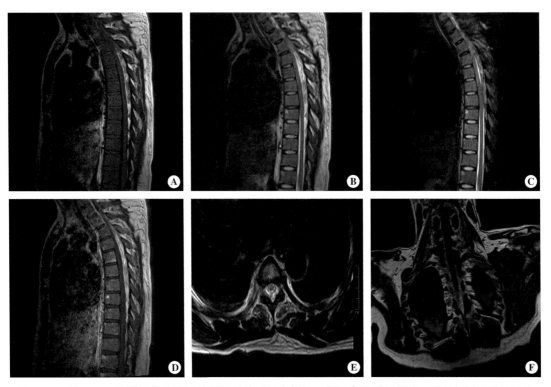

图 3-1-1 第1～8胸椎椎体水平髓外硬膜外梭形异常信号，邻近脊髓受压前移，增强扫描呈明显强化

【问题】　根据以上临床资料与 MRI 表现特点，该病例最可能的诊断为下列哪一项？

A. 淋巴瘤　　　　　　　　　　　　B. 转移瘤

C. 尤因肉瘤　　　　　　　　　　　D. 血管瘤

E. 脊髓黑色素瘤

【答案】　A

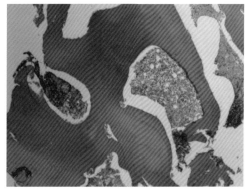

图 3-1-2　骨髓穿刺，HE 染色，×40

【病理所见】　肉眼所见：（骨髓，穿刺活检）条索状物 3 条，长 0.1 ~ 0.3cm，直径 0.2cm，呈灰白色，质中。镜检：骨髓部分增生低下，部分增生活跃，三系均可见，髓腔内幼稚样淋巴细胞呈片状分布，间质网状纤维增生（图 3-1-2），结合免疫组化结果符合 B 细胞淋巴瘤累及骨髓。免疫组化特殊染色结果：网状纤维（+），PAS（-），Fe（-）。免疫组化结果：CD20（+），CD3（T 淋巴 +），CD79a（-），Pax-5（部分 +），MPO（粒系 +），CD61（巨核 +），TdT（-），Cyclin D1（-），CD5（T 淋巴细胞 +），CD23（-）。

【病理诊断】　B 细胞淋巴瘤累及骨髓。

【影像诊断思路】

1. 诊断线索　MRI 平扫第 1 ~ 8 胸椎椎体水平髓外硬膜外可见梭形稍长 T_1 稍长 T_2 信号（图 3-1-1A，图 3-1-1B），邻近椎管及脊髓受压前移，增强扫描呈明显强化（图 3-1-1D），表明占位病灶血供丰富，同水平脊髓内可见片状稍长 T_1 稍长 T_2 信号，境界显示欠清晰，增强扫描第 1、2 胸椎椎体水平，脊髓内病灶可见片絮样轻度强化，表明已侵及脊髓。第 1 ~ 12 胸椎椎体水平附件区软组织内可见片状稍长 T_1 稍长 T_2 信号，在脂肪抑制序列上呈稍高信号（图 3-1-1C），境界显示欠清晰，表明附件区软组织水肿。

2. 读片思路

（1）定位诊断：一是确定病灶位于什么部位；二是明确病灶可能来源于什么组织结构。对于本病例来说，占位病变主要位于髓外硬膜外，且侵及脊髓，可考虑常发生于髓外硬膜外的侵袭性肿瘤，如转移瘤、淋巴瘤等。

（2）定性诊断：椎管内病变种类较多，按生长部位可分为脊髓内、脊髓外硬脊膜下和硬脊膜外三种。本病例肿块位于髓外硬膜外，发生于此部位的肿瘤常为恶性，常见转移瘤和淋巴瘤，较罕见的有黑色素瘤、尤因肉瘤等。良性肿瘤常见于血管瘤。本病例可采用排除法诊断。首先，本病例患者为青年男性，无原发肿瘤病史且 MRI 扫描未见明显的椎体受累，可基本排除转移瘤。其次，本病例 MRI 信号特征为长 T_1 长 T_2 信号，可初步排除黑色素瘤；占位病变境界欠清晰并累及脊髓，可初步排除罕见的尤因肉瘤和血管瘤。最后，结合患者 HIV 病史，且无明显的骨质破坏，考虑为血液系统疾病——淋巴瘤。

【诊断要点与鉴别诊断】

1. 诊断要点　本病例的特点为青年男性患者，双下肢无力，有 HIV 病史，第 1 ~ 8

胸椎椎体水平髓外硬膜外的形态欠规则的占位病变，病变边界欠清晰，呈稍长 T_1 稍长 T_2 信号（图 3-1-1A，图 3-1-1B），脂肪抑制序列呈稍高信号（图 3-1-1C），侵及骨髓，增强扫描后肿瘤明显均匀强化（图 3-1-1D），血供较丰富。

2. 鉴别诊断

（1）转移瘤：肿瘤好发于有原发肿瘤病史的中老年，疼痛是最常见的首发症状。以胸椎最为常见，原发瘤以乳腺癌、肺癌、前列腺癌多见。其 MRI 特征为多发病灶，多有恶性肿瘤病史，病灶形态不规则、信号不均匀，增强扫描后呈不均匀的较明显强化，病灶多位于硬膜外腔的侧后方，可影响椎体及附件（图 3-1-3）。临床病史及强化方式是转移瘤与淋巴瘤的主要鉴别点。

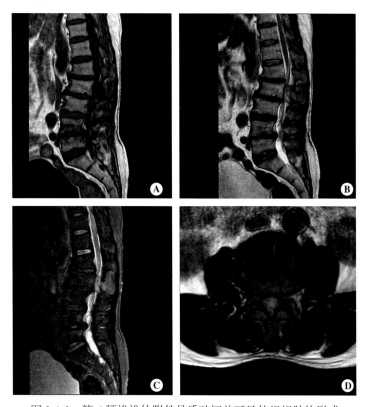

图 3-1-3 第 4 腰椎椎体附件骨质破坏并可见软组织肿块形成

（2）黑色素瘤：中枢神经系统的原发性黑色素瘤较为罕见，仅占所有黑色素瘤的 1%。原发性椎管内恶性黑色素瘤起源于软脑脊膜的成黑色素细胞，神经根痛常为首发症状，50 岁左右高发，无性别差异，胸段最常见，颈段次之，腰段罕见。由于黑色素瘤内黑色素的含量不同，MRI 的表现差异较大，目前主要分为 4 型：①黑色素型，在 T_1WI 上呈高信号，在 T_2WI 上呈低信号；②非色素型，T_1WI 呈低或等信号，T_2WI 呈高或等信号；③混合型，呈与黑色素型与非色素型均不同的混杂信号；④出血型，仅表现为出血信号。淋巴瘤与黑色素瘤经 MRI 平扫后信号特征差异较大，不难鉴别。

（3）尤因肉瘤：约占骨恶性肿瘤的 5%，发生部位与年龄及红骨髓分布有关，好发于 5 ～ 15 岁。肿瘤起源于髓腔，瘤组织富含小圆形细胞和血管，质地柔软，无包膜，可出血、坏死及囊变。其表现在 CT 检查中无特异性，MRI 上肿瘤呈不均匀长 T_1 长 T_2 信号，增强扫描呈不均匀强化（图 3-1-4）。

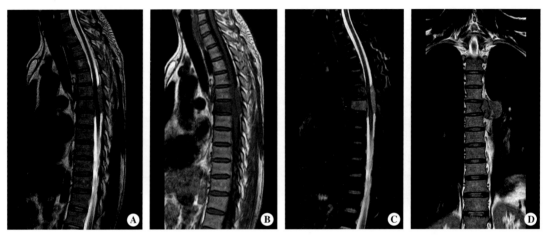

图 3-1-4　第 5 ～ 7 胸椎椎体骨质破坏，同水平髓外硬膜外、左侧椎旁软组织内可见软组织肿块，呈不均匀长 T_1 长 T_2 信号

（努尔比耶姆　姜春晖　王　俭）

参 考 文 献

由昆，何宝明，姚茹国，等，2000. 髓外硬膜外肿瘤的 MRI 诊断（附 20 例分析）. 中国医学影像学杂志，2：100-102.

赵宏伟，祝佳，张健，2016. 髓外硬膜外肿瘤的 MRI 诊断分析 . 中国 CT 和 MRI 杂志，8：86-89.

朱丽，刘川，王朗，等，2019. 椎管内恶性黑色素瘤 1 例 . 中国临床医学影像杂志，30（7）：526-527.

Han MS，Lee SK，Moon BJ，et al，2020. Primary extraosseous Ewing's sarcoma of the thoracic spine presenting as chest pain mimicking spinal Schwannoma. World Neurosurg，141：507-510.

病 例 3-2

【临床病史】　男性，22 岁。头痛 4 月余，伴双下肢无力 10 天余。

【专科查体】　神志清，精神一般，定向定位准确，对答切题，言语正常，查体合作，无畸形，额纹对称，颈软、无抵抗，双下肢肌力 0 级，肌张力正常，双下肢大腿前侧痛觉消失，余肢正常，各生理反射存在，四肢腱反射正常，共济运动正常，双侧病理征阴性，脑膜刺激征阴性。

【胸椎 MRI 检查】　仰卧位，矢状位扫描，包括 T_1WI、T_2WI 及 T_2 脂肪抑制序列，扫描范围自第 7 颈椎椎体至第 1 腰椎椎体，扫描层厚为 3mm，层间隔 0.3mm，矩阵 512×512；辅以横断位 T_2WI，平扫后行矢状位、冠状位及横断位的增强扫描。

【影像图片】　见图 3-2-1。

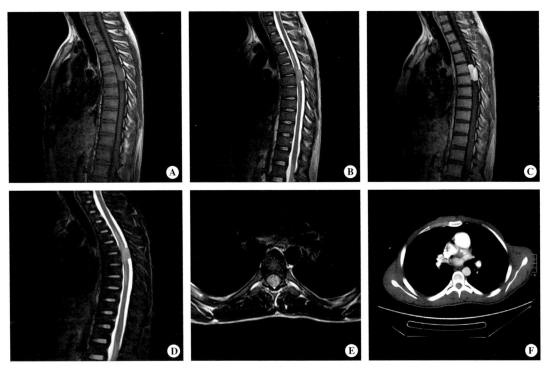

图 3-2-1　第 5、6 胸椎椎体水平髓外硬膜下可见形态欠规则的等 T_1 等 T_2 信号占位，邻近脊髓受挤压向
　　　　　左侧位移，增强扫描呈明显均匀强化

【问题】　根据以上临床资料与 MRI 表现特点，该病例最可能的诊断为下列哪一项？

A. 室管膜瘤　　　　　　　　　　B. 神经纤维瘤

C. 神经鞘瘤　　　　　　　　　　D. 髓细胞肉瘤

E. 脊膜瘤　　　　　　　　　　　F. 表皮样囊肿

【答案】　D

【手术所见】　可见脊髓外偏右侧占位，将脊髓压向左侧，脊髓严重受压，搏动消失，占位与周围神经粘连，与硬脊膜粘连，基底位于硬脊膜上，血供丰富，质地韧，呈粉红色。

【病理所见】　（骨髓穿刺活检标本）
条索状物 1 条，长 0.4cm，镜检：骨髓增生
程度略减低，三系细胞均可见，粒红比大致
正常，幼稚粒系增多，呈散在或小簇状分布，
红系以中晚幼阶段为主，巨核可见，以胞体
大分叶核细胞为主，间质网状纤维未见明
显增生（图 3-2-2）。免疫组化结果：CD20
（散在 +），CD3（散在 +），MPO（+），
Olig-2（-），GFAP（-），Vim（+），EMA（-），
Ki-67（70%+），Deg（-），CD43（+），
CD117（+），TdT（-），CD10（-），CD1a（-），
CD99（+/-）。

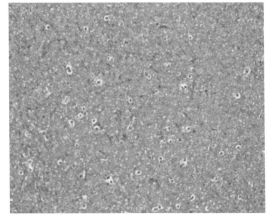

图 3-2-2　骨髓穿刺，HE 染色，×40

【病理诊断】 髓细胞肉瘤。

【影像诊断思路】

1. 诊断线索 MRI 平扫第 5、6 胸椎椎体水平髓外、硬膜下可见形态欠规则的等 T_1 等 T_2 信号占位（图 3-2-1A，图 3-2-1B），边界显示尚清晰，邻近脊髓明显受压并向左侧移位，第 4 ～ 8 胸椎椎体水平脊髓内可见条片状稍长 T_1 稍长 T_2 信号，提示脊髓变性水肿，增强扫描后上述病灶明显均匀强化（图 3-2-1C），提示血供丰富。病变内部等 T_1 等 T_2 信号提示为肌肉样软组织肿块，可能为肉瘤。

CT 平扫时第 5、6 胸椎椎管内可见结节样高密度影，增强扫描后明显强化（图 3-2-1F），相应节段水平脊髓受压。

2. 读片思路

（1）定位诊断：一是确定病灶位于什么部位；二是明确病灶可能来源于什么组织结构。对于本病例，软组织肿块位于椎管内脊髓外硬脊膜下，可能起源于神经根、硬脊膜、椎管内脂肪组织、血管等，对定性诊断有很大的帮助。

（2）定性诊断：椎管内病变种类较多，按生长部位可分为脊髓内、脊髓外硬脊膜下和硬脊膜外三种。本病例肿块位于脊髓外硬脊膜下，生长于此部位的常见肿瘤有神经鞘瘤、神经纤维瘤、脊膜瘤，大多数为良性，肉瘤少见。本病例可采用排除法诊断，首先，本病例特点为青年男性患者，发生于胸段，上述 4 种肿瘤均好发于 20 ～ 50 岁人群，且好发于胸段，无法根据性别、年龄及生长部位排除；其次，该肿瘤边界较清楚，内部信号较均匀，无明显的囊变或出血，可初步排除神经鞘瘤；再次，未见明显邻近椎骨骨质破坏，可初步排除神经纤维瘤的诊断；从次，该肿瘤与硬脊膜相连不明显，增强扫描未见"硬膜尾征"，可基本排除脊膜瘤；最后，本病例占位病变引起的临床表现较重且血供丰富，根据肿瘤内等 T_1 等 T_2 信号可考虑髓细胞肉瘤。

【诊断要点与鉴别诊断】

1. 诊断要点 本病例的特点为青年男性患者，双下肢无力，第 5、6 胸椎椎体水平脊髓外硬脊膜下形态欠规则的占位病变，病变边界较清楚，呈等 T_1 等 T_2 信号（图 3-2-1A，图 3-2-1B），增强扫描后肿瘤明显均匀强化（图 3-2-1C），血供较丰富。

2. 鉴别诊断

（1）神经鞘瘤：肿瘤好发于 20 ～ 40 岁，无性别差异。本病起源于神经鞘膜的施万细胞，是最常见的椎管内肿瘤，最常发生于脊髓外硬脊膜内，以胸、腰段略多，呈孤立结节状，有完整包膜，组织学上表现为良性。肿瘤生长缓慢，脊髓因长期受压常有明显压迹。肿瘤常发生囊变、出血，极少发生钙化。肿瘤向椎间孔方向生长，使相应椎间孔扩大。跨椎管内外的肿瘤常呈典型的哑铃状。MRI T_1WI 上肿瘤信号与脊髓信号相当，边缘光滑，常位于脊髓背外侧，脊髓受压移位，肿瘤同侧蛛网膜下腔扩大。在 T_2WI 上肿瘤呈高信号，较大肿瘤易发生囊变。增强扫描后肿瘤呈明显均一或环形强化（图 3-2-3）。神经鞘瘤为良性肿瘤，生长缓慢，多发生囊变，因其起源于神经根而常出现哑铃状等特征表现，而髓细胞肉瘤为恶性肿瘤，生长较快，较少出现囊变，可根据此特点进行鉴别。

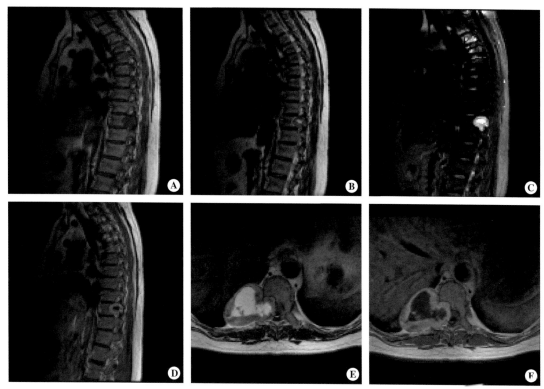

图 3-2-3　第 9 胸椎椎体左侧椎间孔区及邻近椎旁可见软组织肿块，信号混杂，内部可见囊变区，增强扫描呈环形强化

（2）神经纤维瘤：肿瘤可发生于任何年龄段，尤其好发于 30～50 岁，无性别差异。肿瘤起源于神经成纤维细胞，组织学上可见施万细胞、成纤维细胞、有髓鞘或无髓鞘的神经纤维等多种成分。颈、胸段多见，常见多发病灶，MRI 信号与神经鞘瘤相似，T_1WI 上肿瘤信号与脊髓信号相当，T_2WI 上呈稍高信号，增强扫描后强化较明显，较神经鞘瘤均匀。4%～11% 的神经纤维瘤可合并神经纤维肉瘤，常形成椎旁肿块并破坏椎骨（图 3-2-4）。

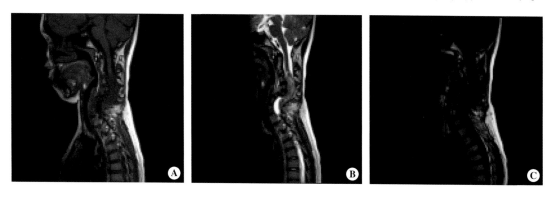

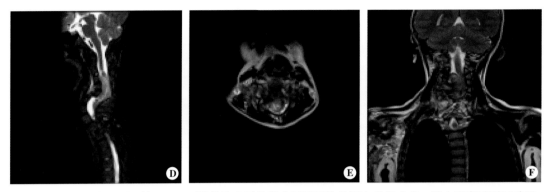

图 3-2-4   颈椎局部反弓，第 3 ～ 6 颈椎椎体水平椎管内可见团块状混杂信号占位，同水平脊髓明显受压，
向左侧移位

（3）脊膜瘤：好发于 30 ～ 50 岁，女性略多。本病起源于蛛网膜细胞，也可起源于蛛网膜和硬脊膜的间质成分，70% 发生于胸段，颈段次之。绝大多数肿瘤生长于脊髓外硬脊膜内，少数可长入硬脊膜外，通常发生在靠近神经根穿过的突起处，以单发为著，呈实质性，质地较硬，包膜上覆有较丰富的小血管网，肿瘤基底较宽，与硬脊膜粘连较紧。MRI T_1WI 上肿瘤呈等信号，少数可低于脊髓信号，在 T_2WI 上肿瘤信号多有轻度增高，信号多均匀。增强扫描后肿瘤显著强化，宽基底附着于硬脊膜，与脊髓界线清楚，可有"硬膜尾征"（图 3-2-5）。可根据两者的强化方式进行鉴别。

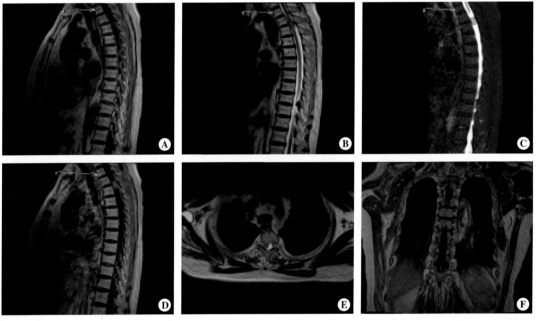

图 3-2-5   第 2、3 胸椎椎体水平椎管内可见类圆形等信号病灶，边界清晰，可见宽基底与邻近硬脊膜相连，
相应水平脊髓受压移位，增强扫描呈显著强化并可见"硬膜尾征"

（4）脂肪瘤：好发于男性，常发于胸段、颈段，主要表现为脊髓压迫症状。另一种脂肪瘤好发于腰段、骶段，常与脊髓发育畸形并存。T_1WI、T_2WI 上主要以较均匀的脂肪高信号为主，增强扫描不强化。其短 T_1 长 T_2 的平扫特点及无强化的增强方式可作为与髓细胞肉瘤的鉴别要点。

（努尔比耶姆　姜春晖　王　俭）

参 考 文 献

韩萍，于春水，2017. 医学影像诊断学 . 第 4 版 . 北京：人民卫生出版社 .

Koeller KK，Shih RY，2019. Intradural extramedullary spinal neoplasms：radiologic-pathologic correlation. Radiographics，39（2）：468-490.

病 例 3-3

【临床病史】　女性，35 岁。右下肢抽搐 5 年，加重伴双下肢无力 2 月余。

【专科查体】　推入病房，患者无脊柱畸形。脊柱活动度正常。神经系统查体：双下肢腹股沟水平以下痛温觉、轻触觉及针刺觉减退，左下肢膝关节以下振动觉及本体感觉减退。双下肢肌张力增高，左下肢较明显。无肌肉萎缩。肌力：髂腰肌左侧Ⅳ级，右侧Ⅲ级；胫前肌左侧Ⅳ级，右侧Ⅲ级，蹞长伸肌左侧Ⅳ级，右侧Ⅲ级；腓肠肌、比目鱼肌左侧Ⅳ级，右侧Ⅲ级。膝腱反射左侧亢进、右侧活跃，跟腱反射左侧亢进、右侧活跃。共济运动：跟膝胫试验左侧阳性、右侧未测，指鼻试验阴性，轮替试验阴性，团目难立征未测；Babinsiki征右侧阳性，Oppenheim 征右侧阳性，Gordon 征阴性，Chaddock 征阴性，Hoffmann 征阴性，颈项强直阴性，Kerning 征阴性，Brudzinski 征阴性。

【胸椎 MRI 检查】　仰卧位，矢状位扫描，包括 T_1WI、T_2WI 及 T_2 脂肪抑制序列，扫描范围自第 7 颈椎椎体至第 1 腰椎椎体，扫描层厚为 3mm，层间隔 0.3mm，矩阵512×512；辅以横断位 T_2WI，平扫后行矢状位、冠状位及横断位的增强扫描。

【影像图片】　见图 3-3-1。

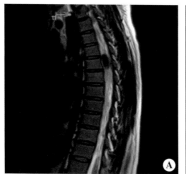
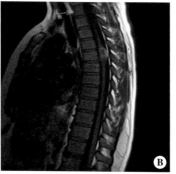
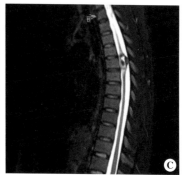

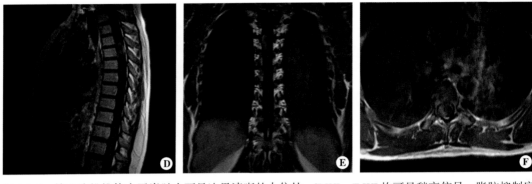

图 3-3-1   第 5 胸椎椎体水平脊髓内可见边界清晰的占位灶，T_1WI、T_2WI 均可见稍高信号，脂肪抑制序
列可见上述高信号区局部低信号，增强扫描未见明显强化

【问题】   根据以上临床资料与 MRI 表现特点，该病例最可能的诊断为下列哪一项？

A. 室管膜瘤   B. 星形细胞瘤

C. 血管母细胞瘤   D. 表皮样囊肿

E. 神经鞘瘤

【答案】   D

【手术所见】   定位后在肿瘤节段暴露第 5 胸椎蛛网膜及软脊膜，暴露脊髓及肿瘤，可见脊髓受压向左移位，肿瘤呈黄白色，油脂状，血供少，有薄膜；大小约为 3.5cm×1.5cm×1.5cm；切除肿瘤包膜，最终肿瘤全切，送检。

【病理所见】   肉眼所见：不整组织一堆，大小为 4cm×2cm×0.5cm，呈淡粉色，质中；镜下所见：囊性病变伴分层鳞状上皮（图 3-3-2A），肿瘤包膜内有如死亡的木质细胞，中心大部分为细胞碎屑，见脂肪胆固醇结晶，可见大量角化物（图 3-3-2B）。

【病理诊断】   带有层状角蛋白的表皮样囊肿。

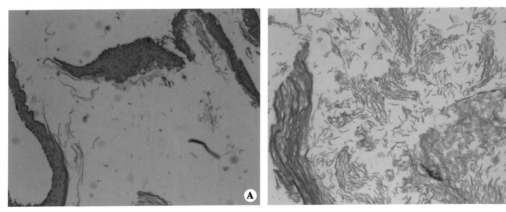

图 3-3-2   第 4、5 胸椎脊髓内组织，HE 染色，×40

【影像诊断思路】

1. 诊断线索   MRI 平扫可见第 5 胸椎椎体水平脊髓内边界清晰的占位灶，T_1WI、T_2WI 均可见稍高信号（图 3-3-1A，图 3-3-1B），脂肪抑制序列可见病灶内局部低信号

（图 3-3-1C），提示该病灶含有脂肪成分。在 T_1 脂肪抑制增强序列上病灶内未见明显强化征象（图 3-3-1D ～图 3-3-1F），提示该病灶缺乏血供。

2. 读片思路

（1）定位诊断：有助于确定病灶发生部位，推断病灶来源。该病灶位于第 5 胸椎椎体水平椎管内，局部脊髓增粗未见移位，病灶两侧蛛网膜下腔变窄，病灶上方及下方脊髓萎缩变细，定位该病灶位于脊髓内较为明确。

（2）定性诊断：椎管内病变种类较多，按生长部位可分为脊髓内、脊髓外硬脊膜下和硬脊膜外三种。本病例肿块位于脊髓内，发生于此部位的肿瘤常见于室管膜瘤、星形细胞瘤、血管母细胞瘤、脂肪瘤、表皮样囊肿等，其中前两者占髓内肿瘤的 50% 以上。本病例可采用排除法诊断。首先，本病例患者为年轻女性，病史较长，脊髓内病灶虽信号不均匀，但其境界清楚，增强扫描未见强化，可初步排除室管膜瘤、星形细胞瘤、血管母细胞瘤的诊断；其次，此病灶内信号不均，除脂肪信号还有脑脊液信号、高于脑脊液信号的异常信号等，可基本排除脂肪瘤的诊断；此病例病灶信号不均匀，在 T_1WI、T_2WI 序列上，病变内均可见片状脂肪高信号，T_1WI 序列可见低于脊髓信号、高于脑脊液信号的异常信号。增强扫描后病灶未见强化，综合考虑为髓内良性含脂病变，初步诊断考虑表皮样囊肿。

【诊断要点与鉴别诊断】

1. 诊断要点 患者为年轻女性，下肢肢体症状明显，病变定位于脊髓内，脊髓内常见的肿瘤为室管膜瘤、星形细胞瘤，占髓内肿瘤的 50% 以上，其次为血管母细胞瘤，但是这三类肿瘤都有明显的强化特征，此例病变未见明显强化，因此不作为首选诊断；此外，髓内还可见脂肪瘤，典型表现为均质脂肪信号，此例表现不典型；表皮样囊肿 MRI 检查 T_1WI、T_2WI 常表现为含脂质成分的混杂信号且通常不强化，偶见环形强化，故本病例考虑为表皮样囊肿。

2. 鉴别诊断

（1）室管膜瘤：为最常见的成人髓内肿瘤，偶发于儿童，可能与 NF-2 表达有关，发病年龄高峰为 30 ～ 50 岁，起源于中央管膜管内衬的是管膜细胞，下部胸髓、圆锥及终丝好发。所有室管膜瘤根据其在病理分析中的表现被归类为限定性胶质瘤，而不是弥漫性 / 浸润性胶质瘤。因此，典型的影像表现是边缘清楚的均匀强化肿块，它从中央管的室管膜衬里向外扩张，在位置上更向中心而不是偏心，故肿瘤信号强度特征与其他部位室管膜瘤相似（如脑室系统和脑实质）：T_1WI 呈低信号至等信号，T_2WI 呈等信号至高信号；肿瘤不均匀，含囊性或出血成分，常见三种囊变（瘤内囊变，肿瘤头段囊变及尾段的囊变），反应性中央管的扩张；有特征性"帽征"；周围可有水肿或脊髓空洞（图 3-3-3）。

（2）星形细胞瘤：为儿童最常见的髓内肿瘤，是成人第二常见的髓内肿瘤。星形细胞瘤好发于颈髓及上胸髓，常累及多个脊髓节段，与正常脊髓分界不清，好发位置偏心，常致中央管压迫移位；囊变率高，信号混杂，增强扫描后实性部分多有强化，部分星形细胞瘤无强化，少数恶性程度高的肿瘤可有脑脊液种植。星形细胞瘤信号特点与室管膜瘤相似，仔细分析两者的好发部位及年龄、生长方式、与正常脊髓的界线，有助于两者的鉴别诊断。

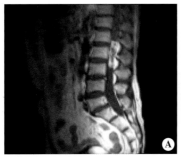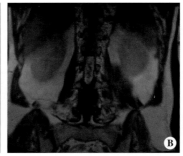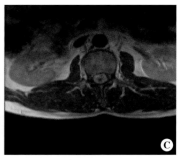

图 3-3-3　第 1 ～ 3 腰椎椎体水平椎管内可见囊实性占位，与马尾终丝分界不清，增强扫描实性区明显强化，囊变区不强化

　　（3）髓内血管母细胞瘤：髓内血管母细胞瘤是起源于血管内皮细胞的良性肿瘤，为少见的良性肿瘤（低级别），血供丰富，发病仅占所有脊柱肿瘤的 2% ～ 10%，成人较多见，发病峰值年龄为 31 ～ 40 岁，血管母细胞瘤可多发（80%），也可单发（20%），单发者常伴 von Hipple-Lindau（希佩尔 - 林道）综合征；颈段及胸段病灶最为常见，常见表现有两种：①软脊膜下小结节灶，伴周围广泛脊髓水肿；②小结节伴大而弥漫的囊性病灶，常引起广泛的脊髓空洞。脊髓增粗的范围很大，严重者可累及整个脊髓。这种肿瘤实质很小而脊髓增粗囊变范围很大，两者不成比例，也是血管母细胞瘤的特点，但血管母细胞瘤内无囊变时很难与其他实性肿瘤相鉴别。MRI 表现：T_1WI 呈低至等信号、T_2WI 呈大片高信号灶，其主要特点为囊伴结节，结节显著均匀强化，有时可见血管流空信号。另外，增强扫描肿瘤实性结节呈显著强化也是血管母细胞瘤的特征性表现之一。根据血管母细胞瘤临床特征及血管流空信号、囊伴强化结节等特征性影像表现，较易与表皮样囊肿相鉴别（图 3-3-4）。

　　（4）海绵状血管瘤：又称为海绵状血管畸形，占所有髓内肿瘤的 7% ～ 10%，较常累及胸髓，可长期无临床症状，出血可导致进展急速的神经功能障碍。髓内海绵状血管瘤在 T_1WI 和（或）T_2WI 上呈团块状、爆米花状混杂信号，周边可见含铁血黄素沉积形成的低信号环，一般无水肿，增强扫描表现不一（图 3-3-5），呈散点状强化或不强化，而表皮样囊肿不强化，可根据两者的平扫信号特点及强化方式进行鉴别。

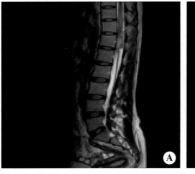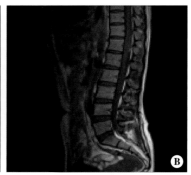

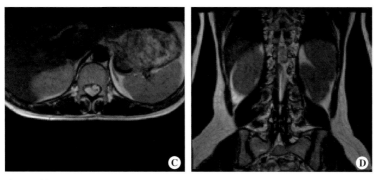

图 3-3-4　第 12 胸椎椎体水平椎管内可见 T$_1$WI 低信号、T$_2$WI 高信号占位灶，内可见小结节样等信号，
邻近脊髓受压移位

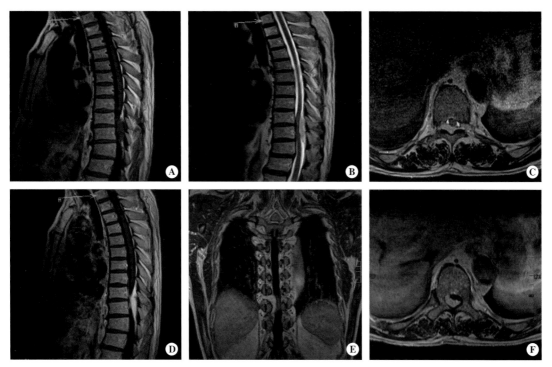

图 3-3-5　第 8 ～ 11 胸椎椎体水平脊髓外硬脊膜外可见梭形占位，边界清晰，T$_1$WI 呈低信号，T$_2$WI 呈
高信号

（王　刚　刘珺迪　王　俭）

参 考 文 献

荆彦平，张焱，程敬亮，等，2011. 中枢神经系统室管膜瘤 MRI 分析. 实用放射学杂志，27（12）：1795-1797，1810.

李彬，曾小松，2018. 脊髓室管膜瘤和星形细胞瘤的 MRI 影像诊断. 安徽医药，22（4）：710-714.

鱼博浪，2005. 中枢神经系统 CT 和 MR 鉴别诊断. 第 2 版. 西安：陕西科学技术出版社.

Akgun B，Ergun AC，Ozercan IH，et al，2019. Intradural extramedullary epidermoid cyst at the conus medullaris level with toracic syringomyelia：a case report. Acta Medica（Hradec Králové），62（1）：39-42.

Mishra AM，Prabhuraj AR，Pruthi N，et al，2018. Adult intramedullary epidermoid cyst without spinal dysraphism：a case report. Surgical Neurology International，9：122.

病 例 3-4

【临床病史】 男性，67 岁，左下肢麻木无力 1 年余，伴右下肢麻木 6 月余。

【专科查体】 扶入病房，患者无力跛行步态。神经系统查体：双下肢腹股沟水平以下痛温觉减退，轻触觉及针刺觉减退，振动觉及本体感觉正常，四肢肌张力正常，无肌肉萎缩；角膜反射、腹壁反射正常，肱二头肌反射减弱，肱三头肌腱反射减弱，膝腱反射阴性，跟腱反射减弱；Babinsiki 征阴性，Oppenheim 征阴性，Gordon 征阴性，Chaddock 征阴性，Hoffmann 征阴性，跟膝胫反射减弱，指鼻试验左侧欠准，轮替试验阴性，团目难立征阳性；颈项强直阴性，Kerning 征阴性，Brudzinski 征阴性。

【胸椎 MRI 检查】 仰卧位，矢状位扫描，包括 T_1WI、T_2WI 及 T_2 脂肪抑制序列，扫描范围自第 7 颈椎椎体至第 1 腰椎椎体，扫描层厚为 3mm，层间隔 0.3mm，矩阵 512×512；辅以横断位 T_2WI，平扫后行矢状位、冠状位及横断位的增强扫描。

【影像图片】 见图 3-4-1。

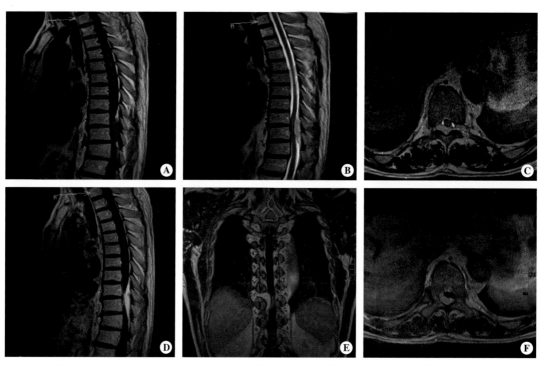

图 3-4-1　第 8～11 胸椎椎体水平髓外硬膜外可见梭形占位，边界清晰，T_1WI 呈低信号，T_2WI 呈高信号，增强扫描呈明显强化

【问题】 根据以上临床资料与 MRI 表现特点，该病例最可能的诊断为下列哪一项？

A. 脊膜瘤   B. 神经源性肿瘤

C. 海绵状血管瘤   D. 淋巴瘤

【答案】 C

【手术所见】 术中肿瘤显露后，手术显微镜显示，镜下肿瘤呈红褐色，质地软，有包膜，表面光滑，血供丰富。

【病理所见】 肉眼所见：肿块切面实性，呈暗红色。镜下所见：可见大量扩张的薄壁大血管呈网状分布，管壁衬附扁平内皮细胞，血管腔内充满血液（图 3-4-2）。免疫组化结果：CD34，血管内皮细胞阳性；Ki-67，个别散在阳性；SMA，平滑肌阳性；CD31，血管内皮阳性。

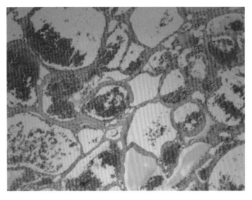

图 3-4-2　第 9、10 胸椎椎管内硬膜外组织，HE 染色，×40

【病理诊断】 海绵状血管瘤。

【影像诊断思路】

1. 诊断线索 MRI 平扫可见病灶侧蛛网膜下腔增宽，脊髓受压前移，硬膜外脂肪推移。T_1WI 显示肿块呈均匀低信号（图 3-4-1A），边界清晰；T_2WI 显示肿块呈均匀高信号（图 3-4-1B），可见受压推移的硬脊膜。横断位 T_2WI 可清晰显示脊髓受压变形、前移（图 3-4-1C）。增强扫描示肿块明显强化，并随时间延长强化范围逐渐增大（图 3-4-1D，图 3-4-1F）。该病例血供丰富，提示血管源性病变可能性大。

2. 读片思路

（1）定位诊断：椎管内占位，病灶侧蛛网膜下腔增宽，脊髓及硬膜囊受压推移，邻近骨质未见改变，定位于脊髓外硬脊膜下。

（2）定性诊断：椎管内脊髓外硬脊膜下占位性病变常见神经源性肿瘤、脊膜瘤，海绵状血管瘤罕见。椎管内海绵状血管瘤可发生在椎管的任何部位，但以胸段椎管为多。椎管内海绵状血管瘤有一些特征性表现，由于海绵状血管瘤血窦扩张、血流缓慢，易引起血栓形成，窦壁菲薄，易破裂出血，反复出血后可出现新旧出血灶和钙化等继发性病理改变，是脊髓海绵状血管瘤的主要影像学成像基础。大多数病例于矢状面图像上表现为长梭形或椭圆形占位，T_1WI 呈等或低信号，T_2WI 呈均匀高信号（图 3-4-1A，图 3-4-1B）；横轴面图像示肿瘤可压迫、包绕脊髓呈钳状，此征象可能有助于定性诊断；当病灶一次性出血较多覆盖整个病灶时，也可以表现为 T_1WI 和 T_2WI 均呈高信号出血团块，但往往可见低信号围绕；增强扫描后病灶随时间延长呈渐进性强化。

【诊断要点与鉴别诊断】

1. 诊断要点 海绵状血管瘤是一种良性肿瘤，属于血管畸形的一种，可以发生于人体任一部位，椎管内海绵状血管瘤约占椎管内肿瘤的 2.4%。病变边界清晰，在 T_2WI 上常呈均匀高信号，增强扫描后肿瘤呈较明显强化，并随时间延长呈渐进性强化。

2. 鉴别诊断

（1）脊膜瘤：绝大多数为良性，位于脊髓外硬脊膜下，且比较局限，少数可以长入硬脊膜外，多表现为椎管内类圆形肿块，呈实质性，质地较硬，包膜上分布着较为丰富的小血管网，肿瘤常表现为宽基底与硬脊膜相邻，很少附着于蛛网膜及浸润到脊髓内，肿瘤压迫脊髓使之移位、变形，在受压部位的远端，由于血供障碍可出现脊髓水肿、软化甚至囊变。平扫示病灶 T_1WI 可呈等信号，T_2WI 可呈等或略高信号（图 3-4-3A，图 3-4-3B），FLAIR 序列呈稍高信号（图3-4-3C），增强扫描后病灶呈持续性均匀明显强化（图3-4-3D～图3-4-3F），并可见"脊膜尾征"（图3-4-3E），该征象颇具特征，但并非该病变独有。

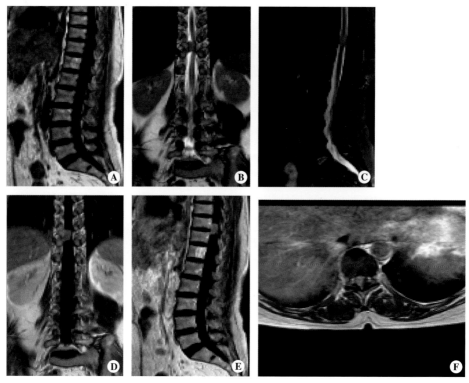

图3-4-3　第10、11胸椎椎体水平椎管内可见边界清晰的类圆形占位，T_1WI 及 T_2WI 均呈等信号，可见宽基底与邻近脊膜相连，增强扫描呈均匀明显强化，局部可见"脊膜尾征"

（2）神经鞘瘤：是最常见的髓外硬膜下占位，可发生于脊髓的各个阶段，以腰段略多，颈胸段次之，易合并囊变，囊变区呈长 T_1 长 T_2 信号（图3-4-4A～图3-4-4C），多为混杂信号的囊实性病灶，增强扫描呈环形强化（图3-4-4D～图3-4-4F），肿瘤实性成分明显强化，囊性成分的囊壁呈环形强化。另外，神经鞘瘤可沿邻近椎间孔向椎旁软组织内生长，形成特征性的哑铃样表现，邻近椎体骨质及椎旁软组织不受侵犯，仅表现为受推压移位的征象。

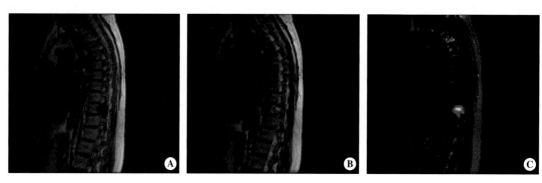

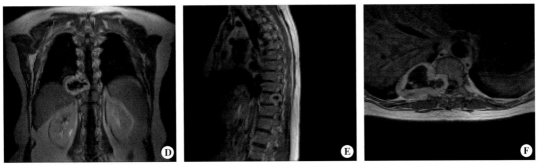

图 3-4-4 第 9 胸椎椎体左侧椎间孔区及邻近椎旁可见软组织肿块，信号混杂，内部可见囊变区，增强扫描呈环形强化

（3）神经纤维瘤：肿瘤可发生于任何年龄段，尤其好发于 30～50 岁，无性别差异。肿瘤起源于神经成纤维细胞，组织学上可见施万细胞、成纤维细胞、有髓鞘或无髓鞘的神经纤维等多种成分。颈段、胸段多见，常见多发病灶，MRI 信号与神经鞘瘤相似，在 T_1WI 上肿瘤信号与脊髓信号相当，在 T_2WI 上呈稍高信号，增强扫描后强化较明显，较神经鞘瘤均匀。4%～11% 的神经纤维瘤可合并神经纤维肉瘤，常形成椎旁肿块并破坏椎骨（图 3-4-5）。

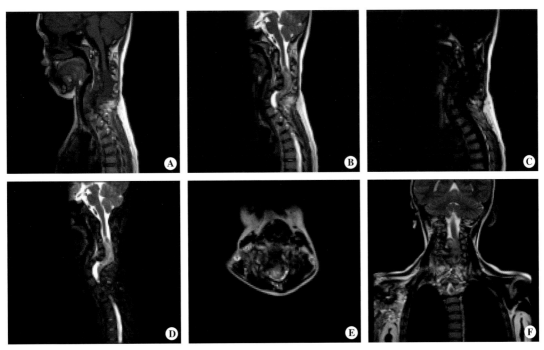

图 3-4-5 颈椎局部反弓，第 3～6 颈椎椎体水平椎管内可见团块状混杂信号占位，同水平脊髓明显受压，向左侧移位

（王　刚　刘珺迪　王　俭）

参 考 文 献

王官良，毛海燕，王秀杯，2019.脊柱椎周海绵状血管瘤在磁共振成像中的表现.浙江实用医学，24（2）：61-63.

杨泽锋，陈英，杨丽，等，2018. 髓内型脊髓海绵状血管瘤的 MRI 表现分析. 临床放射学杂志，10：1623-1626.

易志军，李勇，郑海军，等，2016. 椎管神经鞘瘤的 MRI 特点及病理表现. 医学信息，29（3）：274-275.

鱼博浪，2005. 中枢神经系统 CT 和 MR 鉴别诊断. 第 2 版. 西安：陕西科学技术出版社.

Kim SB，Kim HS，Jang JS，et al，2010. Mobility of intradural extramedullary schwannoma at spine：report of three cases with literature review. J Korean Neurosurg Soc，47（1）：64-67.

病　例　3-5

【临床病史】　　男性，11 岁。腰骶部疼痛 20 天，加重 5 天。

【专科查体】　　患者神志清，精神可，对答切题，言语正常，查体合作，头颅无畸形，额纹对称，双侧瞳孔等圆，直径约 3mm，对光反射灵敏，闭目有力，无眼睑下垂，无外耳道及鼻腔异常分泌物：双侧面部感觉对称，双侧鼻唇沟对称，口角无歪斜，伸舌居中，四肢肌力、肌张力正常，浅深感觉正常，共济运动正常，双侧病理征阴性，脑膜刺激征阴性。

【腰椎 MRI 检查】　　仰卧位，矢状位扫描，包括 T_1WI、T_2WI 及 T_1WI STIR、T_2WI STIR，$OAXT_2$ FRFSE，扫描范围自第 9 胸椎至尾椎，平扫后行矢状位、冠状位、横断位的增强。

【影像图片】　　见图 3-5-1。

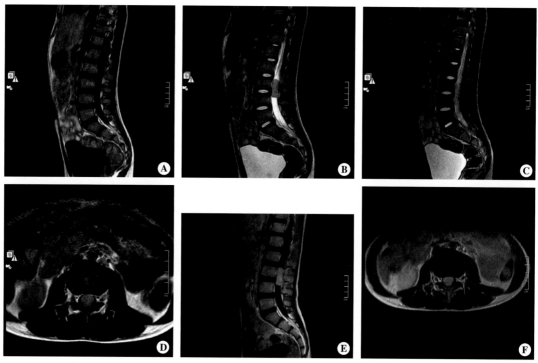

图 3-5-1　　第 3、4 腰椎椎体水平硬膜下可见类圆形等 T_1 等 T_2 信号，同水平马尾神经受压，增强扫描后病灶呈明显较均匀强化

【问题】　　根据以上临床资料与 MRI 表现特点，该病例最可能的诊断为下列哪一项？

A. 黏液乳头型室管膜瘤   B. 髓内星形细胞瘤

C. 脊膜瘤   D. 急性脊髓炎

【答案】 A

【手术所见】 严格沿中线依次切开皮肤至棘突，沿第2腰椎至第4腰椎节段棘突两旁分离肌肉，显露椎板，显微镜下用尖刀在硬膜上切一小口，扩大硬膜切口，小针细线将硬膜悬吊外翻，用显微剪刀小心剪开蛛网膜，可见腰骶神经根与肿瘤粘连紧密，锐性分离肿瘤周围神经根，显露下方肿瘤，可见肿瘤呈实性，质地韧，呈暗红色，完全包裹终丝，考虑肿瘤源于终丝，向外膨胀生长，于终丝上下端烧灼终丝并切断，完整切除肿瘤。常规送病理。

【病理所见】 肉眼所见：椎管内病变表面呈灰粉色，切面呈灰红色，质地柔软。镜下所见：瘤体细胞一般呈圆形、立方形或长梭形，较单一，覆于乳头结构的外周，多呈单层，也呈多层，无明显异型性，乳头大小不一，呈特征性的放射性排列（图3-5-2），血管间质为轴心，局灶可见微囊结构，乳头中心血管和纤维结缔组织呈明显黏液变性，瘤细胞的细胞质嗜液聚集在瘤细胞和血管之间，瘤细胞的细胞质嗜伊红，伴空泡形成，细胞核呈圆形，染色质均匀。免疫组化结果：GFAP（＋）、S-100（＋）、AE1/AE3（－）、CK19（－）、HBME（灶＋）、EMA（－）、TTF-1（－）、Vim（＋）、Nestin（灶＋）、Ki-67（15%＋），Syn（－）、CgA（－）、CD56（＋）、CR（－），Olig-2（－）。

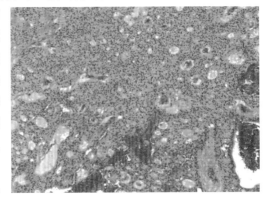

图3-5-2 第3、4腰椎椎管内组织，HE染色，×20

【病理诊断】 黏液乳头型室管膜瘤，WHO Ⅰ级。

【影像诊断思路】

1. 诊断线索 MRI平扫示第3、4腰椎椎体水平硬膜下可见类圆形等T_1等T_2信号（图3-5-1A，图3-5-1B），脂肪抑制序列呈等信号（图3-5-1C），同水平马尾神经受压，增强扫描示病灶呈明显较均匀强化，邻近脊膜似可见线样强化（图3-5-1E）。

2. 读片思路

（1）定位诊断：一是确定病灶位于什么部位；二是明确病灶可能来源于什么组织结构。对于本病例来说，病灶位于椎管内并且位于髓内，对定性诊断有一定的帮助。

（2）定性诊断：病灶边缘较为清晰，且未对周围附件造成侵犯，所以考虑倾向于良性或者预后较好的肿瘤，脊髓内肿瘤基本分为两大类：一类为原发性髓内肿瘤，另一类为继发性髓内肿瘤，但后者较少且多为颅内肿瘤继发扩散到椎管内，患者此前行脑部MRI未见明显异常，所以几乎可以排除继发性肿瘤。原发于脊髓内的肿瘤可以生长在任何脊髓节段，此时可以用排除法鉴别，脊膜瘤增强扫描一般会出现如颅内脑膜瘤的"硬膜尾征"，而此病例增强扫描均匀强化，周围边界较为清晰，不太符合脊膜瘤特征；此病例病灶位于第3、4腰椎椎体水平，而星形细胞瘤在颈髓及上部胸髓多见，最重要的是，增强扫描后星形细胞瘤呈不规则强化，境界欠清晰，因此排除髓内星形细胞瘤；急性脊髓炎一般表现为发病急、病程短，有发热、感染症状，此病患无感染症状，因此可排除，所以最有可能的是脊髓室管膜瘤，脊髓室管膜瘤多为黏液乳头型室管膜瘤。

【诊断要点与鉴别诊断】

1. 诊断要点　本病例的特点为病灶位于下部脊髓内，增强扫描呈均匀强化，境界清晰（图 3-5-1E）。

2. 鉴别诊断

（1）脊膜瘤：为椎管内常见肿瘤，占椎管内肿瘤的 11.4%，通常起源于硬膜附近的神经根周围的蛛网膜细胞，亦可起源于软膜或硬膜的成纤维细胞。发病率在椎管内肿瘤中仅次于神经鞘瘤，多为良性。脊膜瘤绝大多数生长于脊髓外硬脊膜下，部分生长于硬脊膜外，而髓内生长者极为罕见。髓内脊膜瘤的诊断在术前主要依赖 MRI 检查，髓内、髓外占位不影响 MRI 对肿瘤性质的判断。脊膜瘤 MRI 示 T_1 呈等或稍高信号，T_2 呈高信号，增强扫描后呈均一强化，若肿瘤发生钙化，T_1WI、T_2WI 均呈低信号，发生囊变后 T_1WI 呈低信号，T_2WI 呈高信号，钙化及囊变呈不均匀强化，脊膜瘤可有"硬膜尾征"，但不是特异性表现（图 3-5-3）。

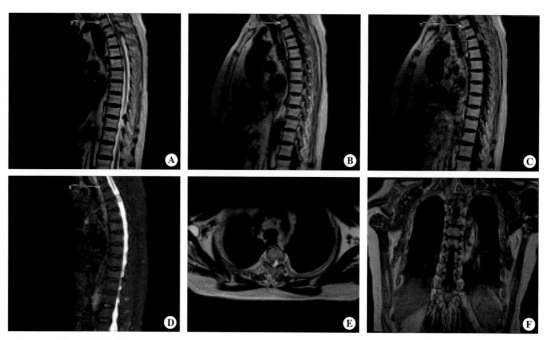

图 3-5-3　第 3 胸椎椎体水平脊髓外硬脊膜下可见边界清晰的类圆形等信号占位，邻近脊髓受压，增强扫描后呈均一强化并可见宽基底与邻近硬脊膜相连

（2）髓内星形细胞瘤：星形细胞瘤好发于 20 ～ 50 岁，男性略多于女性。室管膜瘤和星形细胞瘤 MRI 平扫大多于 T_1W1 上呈等或低信号，T_2WI 呈稍高或高信号，但髓内肿瘤大多具有此类信号特点，故平扫信号不具有鉴别诊断价值。室管膜瘤和星形细胞瘤的生长方式不同，星形细胞瘤以偏心性、浸润性生长为主，与周围组织分界不清，而室管膜瘤边

界清晰，以膨胀性、中心性生长为主，对邻近脊髓组织造成压迫，浸润性生长则较为少见。肿瘤若合并出血或囊变，信号较混杂，根据出血时间的不同及血肿内成分的演变，血肿信号表现复杂，陈旧性瘤内出血伴囊变时可见分层液平，室管膜瘤出血较多，肿瘤表面的陈旧性出血，由于含铁血黄素的沉积，在肿瘤的两端表现为线样的低信号带，即"帽征"，因此"帽征"对脊髓室管膜瘤的诊断有一定的特征性。除此之外，室管膜瘤以膨胀性、中心性生长多见，边界清晰，而星形细胞瘤以偏心性生长为主，尤其易发生于脊髓背侧，边界不清；在强化特点上，室管膜瘤常均匀强化，而星形细胞瘤强化稍弱，且多数呈不均匀强化，并有延迟增强现象。

（3）急性脊髓感染：室管膜瘤多呈缓慢生长，肿瘤范围大时脊髓增粗多较显著，外缘可不规则，凹凸不平，而急性脊髓炎病变范围大，肿胀多较轻，均匀一致，外缘光整（图3-5-4）。脊髓内室管膜瘤容易出现肿瘤囊变或近端和远侧脊髓空洞，说明其缓慢生长，而急性脊髓炎不出现这些合并征象。此外，增强扫描时室管膜瘤的实质部分常强化显著，而急性脊髓炎一般不强化或呈轻度斑片状强化。发病急、病史短、病变范围大是诊断急性脊髓炎的有力依据，再结合临床有发热、感冒和腹泻等前驱症状，一般鉴别诊断不难。

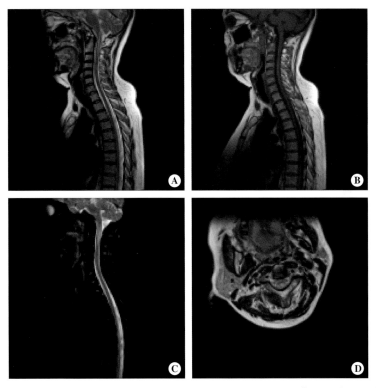

图 3-5-4　第2、3颈椎椎体水平脊髓增粗，内可见条片状稍长 T_1 稍长 T_2 信号，境界欠清晰，横轴位可见病灶主要累及脊髓后索

（赵晶晶　姜春晖　王　俭）

参 考 文 献

李彬，曾小松，2018.脊髓室管膜瘤和星形细胞瘤的 MRI 影像诊断 . 安徽医药，22（4）：710-714.
张晓琦，2019.圆锥马尾部黏液乳头型室管膜瘤的 MRI 特征及其鉴别诊断 . 健康必读，34：51.
周律，程宏伟，王先祥，等，2019.脊髓黏液乳头型室管膜瘤的诊断与治疗 . 中国微侵袭神经外科杂志，24（4）：153-156.

病　例　3-6

【临床病史】　　女性，26 岁。车祸外伤后 3 年，四肢活动及感觉减退 1 年余。

【专科检查】　　四肢：双上肢呈屈曲形状，不能伸直，左侧屈曲更明显，肌张力较高，肌肉萎缩明显，左下肢屈曲明显，不能伸直，右侧下肢感觉较左侧下肢明显减弱，双下肢肌肉萎缩明显。神经系统：四肢肌力 2 级，肌张力增高。脑膜刺激征：颈强直阳性。生理反射：深反射、肌腱反射消失，跟腱反射消失。

【颈椎 MRI 检查】　　仰卧位，矢状位扫描，包括 T_1WI、T_2WI 及 T_1WI STIR、T_2WI STIR，$OAxT_2$ FRFSE，扫描范围上至大脑脑干下至第 3 胸椎水平，前后以脊髓为中心，左右中心线通过齿状突，平扫后行矢状位、冠状位、横断位的增强。

【影像图片】　　见图 3-6-1。

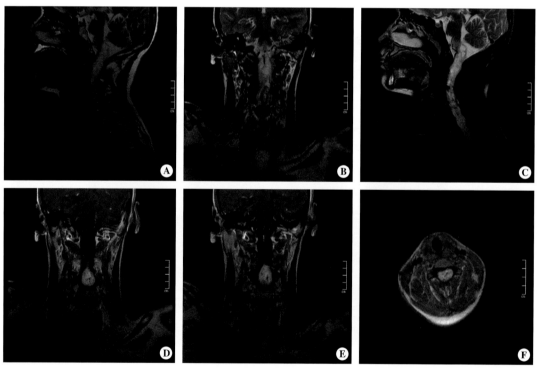

图 3-6-1　第 4、5 颈椎椎体水平脊髓内可见团块状混杂稍长 T_1 稍长 T_2 信号，边缘清晰，扫描范围内延髓下段至第 4 胸椎椎体水平脊髓中央管扩张，增强扫描后第 4、5 颈椎椎体水平脊髓内病变呈不均匀强化，内部可见斑片状低强化区

【问题】　　根据以上临床资料与 MRI 表现特点，该病例最可能的诊断为下列哪一项？

A. 室管膜瘤　　　　　　　　　　B. 星形细胞瘤

C. 血管母细胞瘤　　　　　　　　D. 脊膜瘤

【答案】　C

【手术所见】　充分暴露第4、5颈椎椎板及棘突，用咬骨钳咬除，骨缘涂骨蜡止血，纵行切开硬膜，向两侧悬吊，沿脊髓后纵裂切开脊髓深约3mm，见肿瘤，肿瘤呈黄色，质地较硬，边界清楚，血供丰富，沿肿瘤边界完整分离取出肿瘤，肿瘤大小约为2cm×4cm，常规送病理检查。

【病理所见】　肉眼所见：（第4、5颈椎）不整组织一块，表面呈灰黄色，切面呈灰黄色，部分区呈暗红色，质中偏软，全。镜下所见：胞质丰富，泡沫样的肿瘤细胞分布于毛细血管网中（图3-6-2），部分肿瘤细胞退变，瘤体组织内大量血管腔伴部分血栓形成。免疫组化结果：CK（－）、EMA（－）、Ki-67（＋，＜1%）、Vim（＋）、GFAP（－）、NSE（＋）。

【病理诊断】　毛细血管性血管母细胞瘤，WHO Ⅰ级。

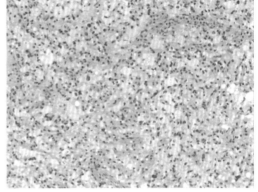

图3-6-2　第4、5颈椎脊髓内组织，HE染色，×20

【影像诊断思路】

1. 诊断线索　第4、5颈椎椎体水平脊髓内可见团块状混杂稍长 T_1 稍长 T_2 信号（图3-6-1A，图3-6-1B），脂肪抑制序列以高信号为主（图3-6-1C），病灶边缘较为清晰，扫描范围内延髓下段至第4胸椎椎体水平脊髓内可见囊状及条状长 T_1 长 T_2 信号，内部可见多发低信号分隔影，脂肪抑制序列以高信号为主，增强扫描后第4、5颈椎椎体水平脊髓内病变呈不均匀强化，内部可见斑片状低强化区（图3-6-1F），提示可能为流空血管影或血栓。

2. 读片思路

（1）定位诊断：一是确定病灶位于什么部位；二是明确病灶可能来源于什么组织结构。对于本病例来说，病灶位于脊髓内，定位诊断相对比较明确，对于定性诊断有一定的帮助。

（2）定性诊断：脊髓内肿瘤基本分为两大类：一类为原发性髓内肿瘤；另一类为继发性髓内肿瘤，后者较少，并且多为颅内继发转移，患者行脑部MRI检查未见明显异常，并且从髓内常见病、多发病的角度考虑此患者为室管膜瘤、星形细胞瘤、血管母细胞瘤、脊膜瘤等；增强扫描后多有"硬膜尾征"，虽然不是特异性表现，但一般脊膜瘤无脊髓空洞；而星形细胞瘤好发于儿童，最常见的表现为增强扫描后呈明显不均匀强化，肿瘤内或者周围无流空血管影，因此也可以排除；室管膜瘤常见于下部脊髓及马尾，最常见于终丝，室管膜瘤常因慢性出血而出现"帽征"，因此考虑为血管母细胞瘤，但室管膜瘤不除外。

【诊断要点与鉴别诊断】

1. 诊断要点　本病例的特点为青年女性，四肢活动及感觉减退，左侧下肢较为严重，MRI示第4、5颈椎椎体水平脊髓内可见团块状混杂稍长 T_1 稍长 T_2 信号（图3-6-1A，

图 3-6-1B），脂肪抑制序列以高信号为主，病灶边缘较为清晰（图 3-6-1C），扫描范围内延髓下段至第 4 胸椎椎体水平脊髓内可见囊状及条状长 T_1 长 T_2 信号，内部可见多发低信号分隔影，脂肪抑制序列以高信号为主，增强扫描后第 4、5 颈椎椎体水平脊髓内病变呈不均匀强化，内部可见斑片状低强化区（图 3-6-1F），提示可能为流空血管影或血栓。

2. 鉴别诊断

（1）室管膜瘤：好发于成人，以马尾、终丝最常见。典型者病灶常位于脊髓中央，增强扫描呈明显均匀强化，且有清晰的强化边，使肿瘤边界更清楚，这是本病较特征性的表现（图 3-6-3）。另外，由于慢性出血，含铁血黄素沉着，在肿瘤周边常出现低信号的"帽征"。可继发脊髓空洞症，无流空血管信号。

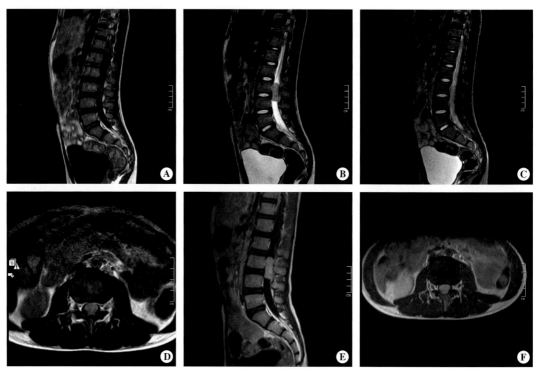

图 3-6-3　第 3、4 腰椎椎体水平硬膜下可见类圆形等 T_1 等 T_2 信号，同水平的马尾神经受压，增强扫描后病灶呈明显均匀强化

（2）星形细胞瘤：好发于儿童，颈、胸段脊髓多见，典型者肿瘤范围相当广泛，可多个节段受累，病灶边界不清，呈偏心性非对称性生长，囊变率较高，增强扫描后常呈明显不均匀强化，肿瘤内或周围无流空血管信号，此特征可作为两者的鉴别点。

（3）脊膜瘤：常发生于中年女性，绝大多数肿瘤生长于髓外硬脊膜内，少数可长入硬脊膜外，通常发生在靠近神经根穿过的突起处，以单发为多，呈实质性，质地较硬，包膜上覆有较丰富的小血管网，于脊髓间可见脑脊液信号线样结构，邻近蛛网膜下腔增宽，脊髓受压变形向对侧移位，增强扫描后肿瘤显著强化，宽基底附着于硬脊膜，与脊髓界线清楚，可有"硬膜尾征"，一般无脊髓空洞，可根据两者的强化方式及有无脊髓空洞进行鉴别（图 3-6-4）。

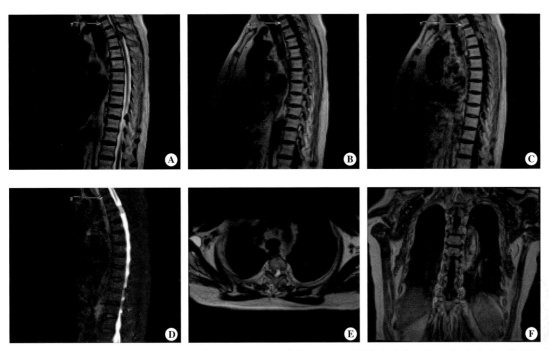

图 3-6-4　第 3 腰椎椎体水平脊髓外硬脊膜下可见边界清晰的类圆形等信号占位，邻近脊髓受压，增强扫
　　　　　描后呈显著强化并可见宽基底与邻近硬脊膜相连

（赵晶晶　姜春晖　王　俭）

参 考 文 献

白石，张坤，郑艳，2019. 小脑血管母细胞瘤 2 例临床病理分析. 现代肿瘤医学，27（15）：2662-2664.

段世军，朱小飞，冯秀龙，等，2020. 脊髓血管母细胞瘤的 MRI 诊断. 延安大学学报（医学科学版），18（1）：71-75.

黄仁鹏，邓敏，康苏娅，等，2012. 脊髓血管母细胞瘤 5 例临床病理分析. 中国血液流变学杂志，4：701-704.

杨家祥，许克寒，刘铁龙，等，2019. 10 例原发性脊柱血管母细胞瘤患者临床治疗及预后分析. 国际骨科学杂志，40（2）：118-122.

病　例　3-7

【临床病史】　女性，52 岁。右上肢麻木疼痛 2 个月。

【专科查体】　颈椎生理弯曲存在，第 6 颈椎棘突间隙有轻压痛，四肢、躯干感觉正常，肱二头肌肌力：左侧 5 级，右侧 4 级；肱三头肌肌力：左侧 5 级，右侧 4 级；三角肌肌力：左侧 5 级，右侧 4 级；桡侧腕屈肌肌力：左侧 5 级，右侧 4 级。

【颈椎 MRI 检查】　仰卧位，以矢状位扫描为主，包括 T_1WI、T_2WI 及 T_2WI 脂肪抑制序列，扫描范围自小脑半球至第 3 胸椎椎体水平，扫描层厚为 4mm，层间隔 0.5mm，矩阵 256×512；辅以横断位 T_2WI 序列，平扫后行横断位、冠状位及矢状位的增强扫描，对比剂量为 0.2ml/kg。

【影像图片】　见图 3-7-1。

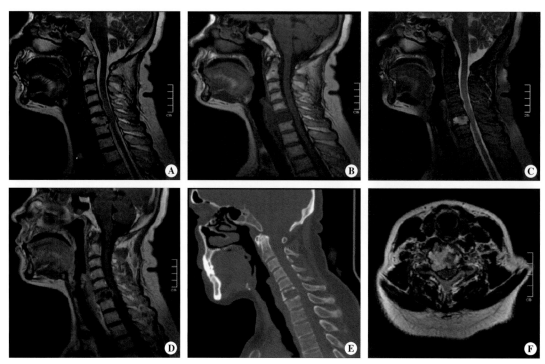

图 3-7-1　第 6 颈椎椎体变扁，椎体内可见形态不规则的长 T_1 长 T_2 信号占位，呈膨胀性生长，与邻近软组织分界不清，增强扫描呈不规则环形强化

【问题】　根据临床资料与 MRI 表现特点，该病例最可能的诊断为下列哪一项？

A. 脊索瘤　　　　　　　　　　B. 骨肉瘤

C. 软骨肉瘤　　　　　　　　　D. 骨母细胞瘤

E. 骨软骨瘤　　　　　　　　　F. 骨巨细胞瘤

【答案】　C

【病理所见】　肉眼所见：第 6 颈椎椎体病变组织破碎骨组织一堆，切面呈灰白色，质地坚硬。镜下所见：肿瘤由分化良好的软骨细胞组成，肿瘤性软骨细胞分布稀疏，位于软骨陷凹中，细胞核小而浓染，细胞间有丰富的软骨基质（图 3-7-2）。

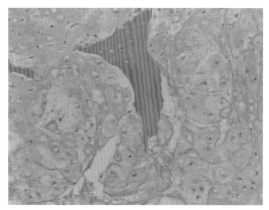

图 3-7-2　第 6 颈椎椎体病变组织，HE 染色，×40

【病理诊断】　软骨肉瘤 I 级。

【影像诊断思路】

1. 诊断线索　MRI 平扫示第 6 颈椎椎体正常形态消失，椎体变扁，椎体内可见一形态不规则的长 T_1 长 T_2 信号占位（图 3-7-1A，图 3-7-1B），在脂肪抑制序列上呈高信号（图 3-7-1C），病变呈膨胀性生长，突出椎体范围，

与邻近软组织分界不清,向后方压迫硬膜囊前缘,增强扫描上述椎体内病灶呈不规则环形强化(图 3-7-1D),提示病灶血供丰富。

CT 平扫示第 6 颈椎椎体正常形态消失(图 3-7-1E),椎体变扁,椎体内可见不规则低密度骨质破坏,呈膨胀性生长、边界模糊、侵蚀性骨质破坏、无硬化边,其内似可见分隔影,病灶内可见散在砂砾样钙化,同水平椎管受推压变窄。

2. 读片思路

(1)定位诊断:一是确定病灶位于什么部位;二是明确病灶可能来源于什么组织结构。对于本病例来说,病变位于颈椎椎体内,呈膨胀性破坏性生长,因此排除炎症性病变,考虑来源于骨质结构的肿瘤性病变。

(2)定性诊断:椎体内肿瘤性病变种类较多,良性病变包括血管瘤、脊索瘤、骨软骨瘤等,中间性病变包括动脉瘤样骨囊肿、嗜酸性肉芽肿、骨巨细胞瘤、骨母细胞瘤、软骨母细胞瘤等,恶性病变包括恶性脊索瘤、骨髓瘤、软骨肉瘤及转移瘤等。诊断时可利用排除法,通过病变形态、信号、生长方式及强化方式,排除血管瘤;病灶单发,基本排除骨髓瘤、转移瘤;肿瘤内部未见液液平面,排除动脉瘤样骨囊肿;CT 扫描显示病变内部有钙化成分,进一步将范围缩小至骨软骨瘤、软骨肉瘤、骨母细胞瘤及骨样骨瘤;依据病变膨胀性生长、边界模糊、侵蚀性骨质破坏、无硬化边,可基本判定病灶偏向恶性肿瘤,而骨母细胞瘤多位于椎弓且强化明显,可排除;最终诊断为椎体软骨肉瘤。

【诊断要点与鉴别诊断】

1. 诊断要点 本病例的特点为中年女性患者,首发症状为右上肢麻木疼痛,无特殊病史,行颈椎 MRI 检查示第 6 颈椎椎体占位病变,以长 T_1 长 T_2 信号为主,膨胀性生长,界线不清,增强扫描呈花环样强化,CT 扫描示第 6 颈椎椎体骨质破坏,病灶内可见散在钙化。

2. 鉴别诊断

(1)骨巨细胞瘤:好发年龄为 20 ~ 40 岁,男女发病率相近,是一种含有单核基质细胞和破骨细胞样的多核细胞原发骨肿瘤,是临床上常见的原发性骨肿瘤之一,约占所有骨肿瘤的 14.13%,好发于干骺愈合后骨端,最常见于股骨远端、胫骨近端及桡骨远端,脊柱次之,亦可见于骶尾骨、腰椎、胸椎、颈椎,少见部位有肋骨、跟骨、髌骨及短管状骨。常见临床表现为局部疼痛和压痛,骨质破坏膨胀,皮质变薄时,压之有牛皮纸音或捏乒乓球感,甚至形成软组织肿块,局部皮肤发热,可呈暗红色及静脉曲张。大部分呈良性病灶特点,少数呈侵袭性病灶改变。病理上骨巨细胞瘤主要由大量破骨细胞型多核巨细胞和单核间质细胞组成,内可见纤维化、囊变、出血及含铁血黄素沉着。骨巨细胞瘤典型影像学表现:X 线片和 CT 示病灶多呈偏心、膨胀性骨质破坏,呈横向发展趋势,膨胀区骨壳完整或中断,多无骨化或钙化,病灶边界清,无骨质增生硬化,当出现病理性骨折时可见骨膜反应,可伴周围软组织肿块,提示有恶性可能。CT 更易于显示肿瘤引起的骨皮质中断及周围软组织改变,可观察病灶内软组织(图 3-7-3A ~图 3-7-3C)。在 MRI 上 T_1WI 多呈低或中等信号,T_2WI 多呈不均匀混杂信号,有时见坏死囊变区,少数见液液平面,含铁血黄素沉着时 T_2WI 呈低信号,T_1WI 呈高信号区,提示出血。增强扫描多呈明显强化,坏死囊变区无强化(图 3-7-3D ~图 3-7-3I)。

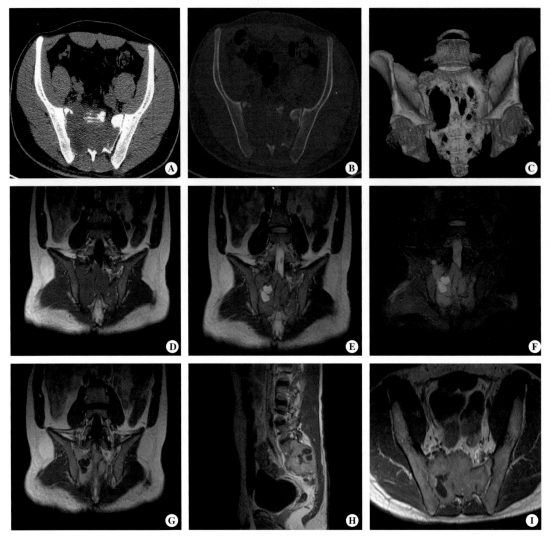

图 3-7-3   骶椎可见膨胀性骨质破坏，CT 可见骨皮质中断，T$_2$WI 病灶内可见囊变区，并可见多发分隔，
增强扫描呈明显强化

（2）脊索瘤：好发于 40 岁以上的中老年。男女均可发病，发病率无差异。文献报道脊索瘤好发于脊柱两端，即骶尾部（50%）及颅底蝶枕软骨结合处（35%），是一种起源于中轴骨脊索残留组织的低度恶性骨肿瘤，发生率占所有原发性恶性骨肿瘤的 3% ～ 4%。肿瘤生长缓慢，但具有较高的局部侵袭性。组织病理学上脊索瘤可分为普通型（经典型）、软骨型和低分化型 3 种亚型。最常见的是普通型，表现为相对较低的侵袭性。软骨型脊索瘤发病年龄较轻，易与软骨肉瘤混淆，但其预后较普通型脊索瘤和软骨肉瘤好。脊索瘤主要表现为溶骨性骨质破坏及不规则软组织肿块，内部常伴钙化（图 3-7-4A ～图 3-7-4C），MRI 表现为"卵石状"聚集的 T$_2$WI 明显高信号团块间有低信号间隔影（图 3-7-4D ～图 3-7-4I）。

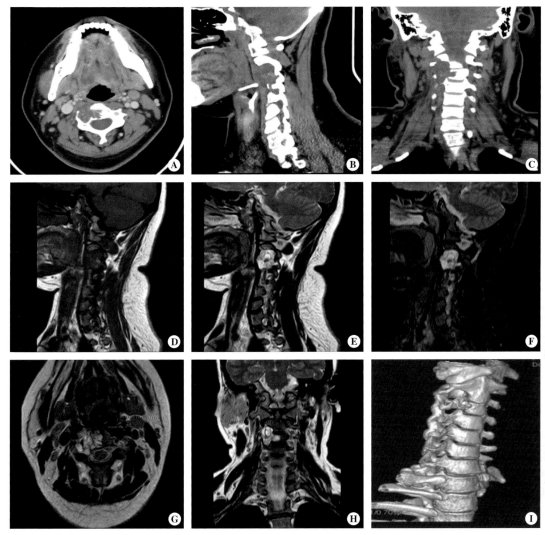

图 3-7-4　CT 平扫第 2、3 颈椎椎体右缘可见溶骨性骨质破坏，内伴钙化，MRI T$_2$WI 以高信号为主，内夹杂条索样低信号

（3）骨肉瘤：好发于 15～25 岁青少年和 60 岁以上老年人的股骨远端、胫骨近端等血运丰富的干骺端，发生于脊柱者非常罕见，占全身骨肉瘤的 0.85%～3%，占脊柱原发肿瘤的 3.6%～14.5%，多发生于成人，女性发病率稍高于男性，是一种骨组织中最常见的原发性、恶性、成骨性肿瘤，因其具有增殖的肿瘤细胞直接形成骨或骨样组织而得名，又称为成骨肉瘤。脊柱骨肉瘤的病理组织学分为 5 个亚型：成软骨细胞型、成骨细胞型（最常见），小细胞瘤、毛细血管扩张型、成纤维细胞瘤（最罕见）。按肿瘤细胞的分化程度分为高分化（低级别）和低分化（高级别）。与长骨原发的骨肉瘤比较，脊柱原发性骨肉瘤具备典型的骨肉瘤的一般影像表现：①骨质破坏；②肿瘤骨；③软组织肿块；④增强扫描后呈不均匀强化。由于脊柱解剖结构的特殊性，发生于脊柱的原发性骨肉瘤又有一些特

殊的表现。与长骨骨肉瘤不同，椎体骨肉瘤没有典型的单层状、日光状、葱皮样骨膜反应及 Codman 三角（图 3-7-5），给鉴别诊断带来一定难度。

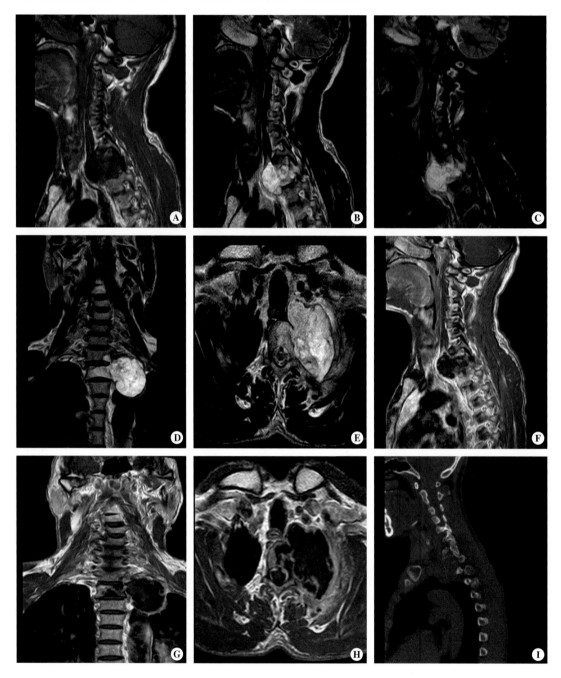

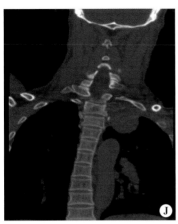
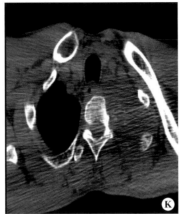
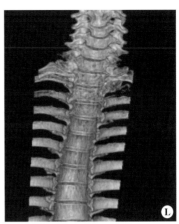

图 3-7-5 第 7 颈椎、第 1 胸椎椎体可见溶骨性骨质破坏，并于同水平左侧椎旁形成软组织肿块，T₁WI 呈混杂低信号，T₂WI 呈混杂高信号，增强扫描呈不均匀环形强化

（4）成骨细胞瘤：好发年龄为 10 ～ 15 岁，30 岁之前的患者占发病人群的 80%，男女发病比例约为 2.5 ： 1，可伴动脉瘤样骨囊肿，但较少见。成骨细胞瘤好发于脊柱附件区，占 32% ～ 45%，尤以后部附件如椎弓根和椎板较为多见，其次见于长管状骨及手足骨，近年来也有颅骨成骨细胞瘤的相关病例报道。临床表现为局部钝痛、隐痛，通常难以定位，可有夜间加重，服用水杨酸类药物无明显改善。脊柱侧弯是脊柱成骨细胞瘤的常见表现，如病变压迫脊髓，可出现下肢麻木，甚至截瘫。成骨细胞瘤同时表现为成骨和溶骨两种特性。成骨细胞瘤的平均大小为 3 ～ 4cm，往往呈膨胀性改变，肿瘤组织多呈紫红色或灰褐色，质地坚实，有砂砾感。病变组织中心血管丰富，局部可有出血或囊变，有时形成继发性动脉瘤样骨囊肿。病变周围有反应性骨硬化。镜下见肿瘤组织由大量增殖的成骨细胞、分化成熟的骨小梁、排列规则的骨样组织和富含血管的间质构成。CT 表现为膨胀性骨质破坏区，其内可见钙化点，周围具有硬化缘。MRI 平扫在 T₁WI 上呈等低信号，T₂WI 上呈等高信号。增强扫描可见病变呈不均匀强化（图 3-7-6）。

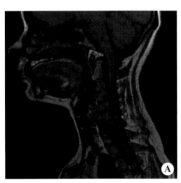
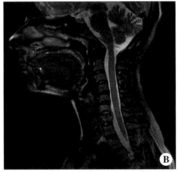
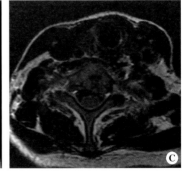

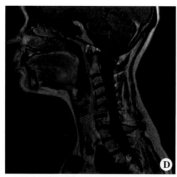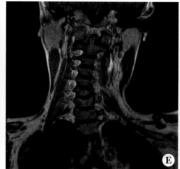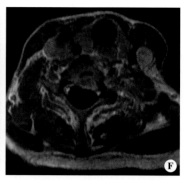

图 3-7-6   第 7 颈椎椎体可见膨胀性骨质破坏，T₁WI 呈等低信号，T₂WI 呈等高信号。增强扫描可见病变呈不均匀强化

（杨　静　姜春晖　王　俭）

参 考 文 献

刘林祥，2004. 医学影像诊断学 . 北京：人民卫生出版社 .

罗文军，郭伟，殷富春，2013. 骨巨细胞瘤影像学诊断与分析 . 现代医药卫生，29（9）：1329-1330，1332.

Hueng DY，Ma HI，Sytwu HK，2013. Chorrdoma. J Neurosurg Spine，18：533-534.

Isakoff MS，Bielack SS，Meltzer P，et al，2015. Osteosarcoma：current treatment and a collaborative pathway to success. Journal of linical Oncology，33：3029-3035.

Makhdoomi R，Ramzan A，Khursheed N，et al，2013. Clinicopathological characteristics of chordoma：an institutional experience and a review of the literature. Turk Neurosurg，23：700-706.

Riddle ND，Yamauchi H，Caracciolo JT，et al，2010. Giant cell tumor of the anterior rib asquerading as a breast mass：a case report and review of current literature. Cases J，3（1）：51.

Ropper AE，Cahill KS，Hanna JW，et al，2012. Primary vertebral tumors：a review of epidemiologic，histological and imaging findings，part Ⅱ：locally aggressive and malignant tumors. Neurosurgery，70：211-219

病　例　3-8

【临床病史】　　女性，48 岁，腰背部疼痛 6 个月，加重伴不能行走 8 天。

【专科查体】　　患者推入病房，颈椎生理弯曲存在，脊柱腰骶部压痛、叩击痛。双上肢感觉正常对等，双大腿感觉不一致，左侧大腿触觉减弱。肱二头肌反射左侧（＋）、右侧（＋＋）；肱三头肌反射左侧（＋＋）、右侧（＋＋）；膝腱反射左侧（＋）、右侧（＋）；跟腱反射左侧（＋）、右侧（＋＋）；双下肢直腿抬高试验阴性，双侧股神经牵拉试验阴性；双侧 "4" 字试验阴性，双侧 Babinski 征阴性，双侧 Hoffmann 征阴性。

【胸椎 MRI 检查】　　仰卧位，以矢状位扫描为主，包括 T₁WI、T₂WI 及 T₂WI 脂肪抑制序列，扫描范围自第 7 颈椎至第 1 胸椎；辅以冠状位、轴位 T₂WI 序列。

【影像图片】　　见图 3-8-1。

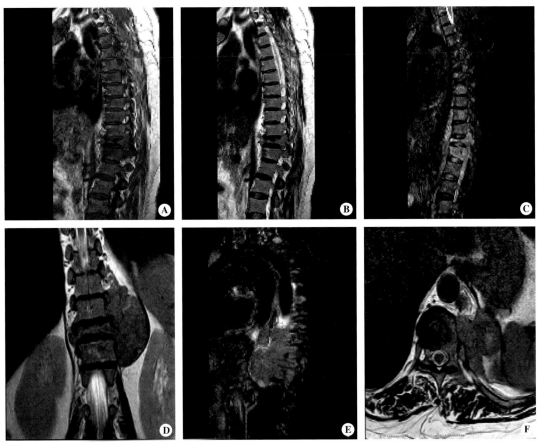

图 3-8-1　第 7 颈椎至第 3 腰椎椎体及部分附件内可见片状稍长 T_1 异常信号，第 11、12 胸椎椎体变扁，
第 11 胸椎椎体水平附件区软组织肿块形成

【问题】　根据临床资料与 MRI 表现特点，该病例最可能的诊断为下列哪一项？

A. 转移瘤　　　　　　　　B. 淋巴瘤

C. 椎体结核　　　　　　　D. 浆细胞性骨髓瘤

E. 脊索瘤

【答案】　D

【手术所见】　患者取俯卧位，C 臂下定位第 11 胸椎椎体后，常规消毒铺巾。在第 11
胸椎椎体水平背部偏左侧皮肤切一小口，长约 0.5cm。用穿刺套管针经皮穿越椎弓根至椎
体内。在 C 臂下行正侧位透视观察，位置良好，拔出套管针芯后，插入环钻取出病变区域
组织 2 块送病检，术毕，切口贴敷料。肉眼所见：骨髓条索状物 3 条，长 0.2～0.4cm，
直径 0.2cm，呈灰白色，质中。

【病理所见】　胸椎病变，破碎骨组织 2 块，于骨组织周边见少许小至中等大小的细胞，
骨髓常规：增生活跃，骨髓瘤细胞占 52%，双核、三核及多核瘤细胞易见，考虑为多发性
骨髓瘤。骨髓活检：HE 及 PAS 染色示骨髓增生较活跃（60%～70%），异型浆细胞明显
增生（约 80%），肿瘤细胞呈浆细胞样分化，细胞单一，胞质丰富，排列密集，弥漫分布，
可见核仁（图 3-8-2）；偏成熟阶段粒红系细胞散在分布。网状纤维染色（MF0 级）。免

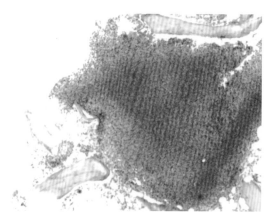

图 3-8-2　骨髓穿刺，HE 染色，×20

疫组化标记结果显示浆细胞分化，结合形态学与免疫组化结果诊断为浆细胞性骨髓瘤，κ 链限制性表达。免疫组化结果：MPO 粒系（＋）、CD235a 红系（－）、CD61 巨核系（＋）、CD38（－）、CD138（＋）、κ（＋）、λ（－）、CD117（－）、CD34（－）、CD3（－）、CD20（散在＋）。

【病理诊断】　浆细胞性骨髓瘤。

【影像诊断思路】

1. 诊断线索　MRI 平扫于第 7 颈椎至第 3 腰椎椎体及部分附件内可见片状稍长 T_1 异常信号（图 3-8-1A），在脂肪抑制序列呈高信号；第 11、12 胸椎椎体变扁，第 11 胸椎椎体骨质信号不连续并向后凸向椎管，致同水平椎管前后径变窄，相应层面脊髓受压，髓内见条片状稍长 T_2 信号（图 3-8-1B），第 11 胸椎椎体水平附件区软组织肿块形成，呈 T_2 等信号（图 3-8-1B），在脂肪抑制序列上呈稍高信号（图 3-8-1C）。

2. 读片思路

（1）定位诊断：一是确定病灶位于什么部位；二是明确病灶可能来源于什么组织结构。对于本病例来说，第 11、12 胸椎椎体变扁，第 11 胸椎椎体骨质信号不连续，脊柱第 11 胸椎椎体水平附件区软组织肿块形成，根据椎体骨质破坏及椎旁软组织肿块的形成，怀疑该病变可能为脊柱肿瘤。

（2）定性诊断：脊柱肿瘤种类较多，有转移瘤、骨巨细胞瘤、骨髓瘤、骨软骨瘤、血管瘤、淋巴瘤、脊索瘤、嗜酸性肉芽肿等。本病例可采用排除法诊断，首先，根据病例特点，如中年女性，临床表现有腰骶部剧烈疼痛，并伴有双下肢无力、不能行走等，可排除骨软骨瘤、血管瘤等病变；其次，本病例影像表现为第 11、12 胸椎椎体骨质破坏并伴有附件区软组织肿块形成，可怀疑为转移瘤、骨巨细胞瘤、骨髓瘤、淋巴瘤、脊索瘤、嗜酸性肉芽肿；再次，在 T_2WI 上椎体及附件区病变呈等信号，可排除骨巨细胞瘤，并无其他肿瘤病史，可排除转移瘤，椎间盘未见明显受累，可排除嗜酸性肉芽肿。本病例第 11 胸椎椎体伴有病理性压缩性骨折，考虑为脊髓瘤或脊索瘤。浆细胞骨髓瘤是血液系统疾病，其肿瘤成分是浆细胞，浆细胞正常时在人体内起抵抗、杀伤病毒的作用，但人体内有时会出现一些异常的浆细胞克隆，不断自我繁殖，在血液中形成大量异常的浆细胞，同时造成高钙血症、贫血、肾功能不全、骨破坏等症状，这一系列病症定义为多发性骨髓瘤，又称为多发性浆细胞肿瘤。脊柱多发性骨髓瘤是最常见的原发性脊柱恶性肿瘤，好发年龄为 60～70 岁，临床表现伴有胸背痛、腰痛、乏力、体重减轻；影像表现：CT 示弥漫性骨质疏松，穿凿样溶骨性改变，合并骨折，骨质硬化很少见。MRI 示正常骨髓信号与弥漫性异常骨髓信号混合存在，T_1WI 呈弥漫性灶性低信号，在周围高信号骨髓背景下，表现为"胡椒盐"征，T_2WI 呈稍高信号，增强扫描明显强化，约 20% 的病例 MRI 表现未见明显异常。

【诊断要点与鉴别诊断】

1. 诊断要点　本病例的特点为中年女性，临床表现有腰骶部剧烈疼痛，影像表现为弥漫性骨质疏松，第 11、12 胸椎椎体溶骨性破坏，突破骨皮质形成软组织肿块，伴第 11 胸椎椎体塌陷，伴病理性骨折；病灶边缘清晰，正常骨髓信号与弥漫性异常骨髓信号混合存在，T_1WI 呈弥漫性等、稍低信号（图 3-8-1A），呈"胡椒盐"征，T_2WI 呈等信号（图 3-8-1B），脂肪抑制序列呈稍高信号（图 3-8-1C）。因此，考虑为脊柱恶性肿瘤——浆细胞骨髓瘤可能性大。

2. 鉴别诊断

（1）淋巴瘤：脊柱的骨髓瘤和淋巴瘤常规 MRI 表现相似，单纯通过影像学表现鉴别较困难。骨骼的恶性淋巴瘤常为非霍奇金淋巴瘤，其好发年龄为 50～60 岁，且好发于胸椎，多呈虫蚀状骨质破坏，极少数可表现为成骨性改变或混合性改变。因肿瘤内部细胞成分较多，间质及水分含量相对较少，因此其在 MRI T_1WI 上多呈等、低信号，在 T_2WI 上多呈等信号（图 3-8-3A，图 3-8-3B），脂肪抑制序列上多呈稍等信号（图 3-8-3C）。溶骨型淋巴瘤多表现为骨质破坏及突破骨皮质形成的软组织肿块（图 3-8-3D～图 3-8-3G）。成骨型淋巴瘤则为象牙椎表现（图 3-8-3H，图 3-8-3I），皮质受累常出现放射状骨膜反应。

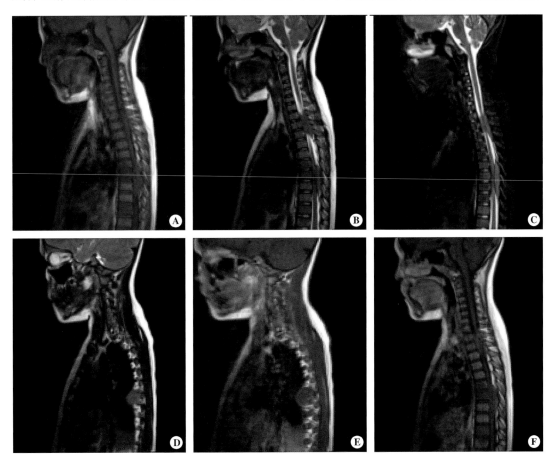

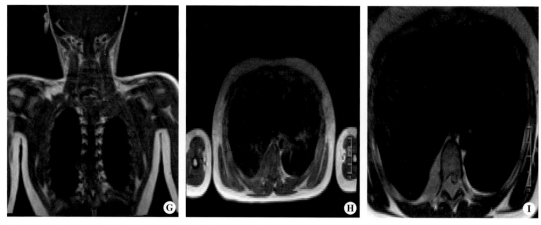

图 3-8-3　第 1～3 胸椎、第 6～8 胸椎椎体水平髓外硬膜外可见成团组织肿块，以等信号为主且信号均匀，局部侵犯邻近椎旁软组织，增强扫描可见均匀较明显强化

（2）脊索瘤：来源于脊索残余物，恶性病变，具有侵袭性。好发年龄为 50～60 岁，男：女 =2：1；好发部位：骶椎 50%，斜坡 35%，其余脊杜部位 15%；影像特征性表现在 CT 上为骨质破坏伴不定型钙化，椎旁肿块并导致硬膜外间隙增宽。在 MRI 上则表现为 T_1WI 呈等信号，T_2WI 呈高信号（图 3-8-4A，图 3-8-4B），脂肪抑制序列高信号（图 3-8-4C），常可见包膜和分隔呈短 T_2 信号，增强扫描呈环形及弧形强化，内可见不强化区（图 3-8-4F），椎间盘尚完整。骶椎病灶多呈中央型分布，斜坡病变多呈哑铃型，其余脊柱椎体病灶多为后部正中位置侵犯硬膜外前间隙，向两侧生长分布，呈"幕"征，两侧椎间孔扩大（图 3-8-4D～图 3-8-4F）。

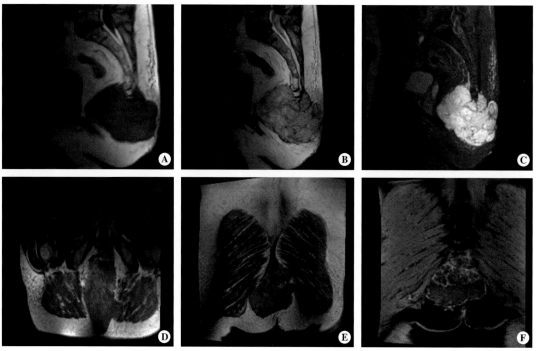

图 3-8-4　骶椎下方可见与邻近骶骨分界不清的巨大团块状混杂信号占位，T_2WI 呈高信号，内夹杂条索样低信号，增强扫描呈较明显强化

（3）脊柱结核：95%以上继发于肺结核，脊柱结核发生率约占骨结核一半。脊柱结核的 MRI 上多表现为骨质破坏严重，有典型的腰大肌脓肿，椎体弥漫性受累，多见塌陷及脊柱后凸畸形，主要表现为 T_1WI 低信号或以低信号为主的混合信号，T_2WI 显示为均匀高信号或以高信号为主的混合信号。骨髓炎性水肿区主要显示为 T_1WI 略低信号与 T_2WI 略高信号（图 3-8-5A，图 3-8-5B），脂肪抑制序列呈稍高信号（图 3-8-5C）可出现死骨、钙化等情况。椎间盘可受侵，受侵的椎间隙会出现变窄或消失的情况，且椎间盘受到压迫，边缘不清晰。椎旁可有脓肿（图 3-8-5D，图 3-8-5E），发生部位大多为腰椎，T_1WI 扫描显示为低信号，T_2WI 扫描显示为高信号，且信号较为均匀，病变范围较大，可跨越多个椎体，增强扫描后显示为环形或多房样厚壁强化（图 3-8-5F）。硬膜和脊髓可受侵，多数因椎体骨质损伤、椎体移位、后纵韧带下脓肿等而表现为椎管狭窄、脊髓受压、移位等。

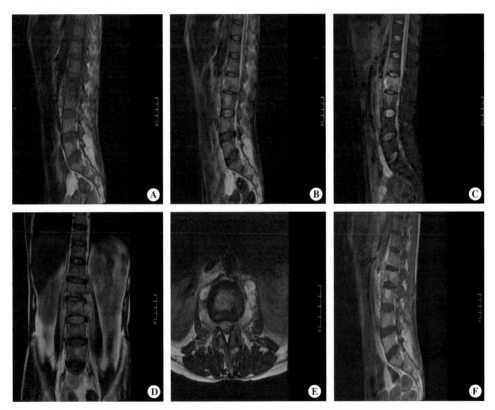

图 3-8-5　第 1～4 腰椎椎体相邻面可见骨质破坏，同水平椎间隙变窄，双侧腰大肌内可见脓肿形成

（方媛媛　姜春晖　王　俭）

参 考 文 献

康丽，2019. 对比分析脊柱结核的 CT、MRI 影像诊断价值. 临床医药文献电子杂志，18：19-20.

郎宁，张恩龙，苏敏英，等，2018. 动态对比增强 MRI 对脊柱骨髓瘤和原发非霍奇金淋巴瘤的鉴别诊断. 中国医学影像学杂志，2：135-139.

石新兰，李玉广，贾静，等，2019. 浆细胞骨髓瘤的临床病理特征分析. 检验医学与临床，16；2296-2299.

病　例　3-9

【临床病史】　男性，48岁，胸背部疼痛2个月。

【专科检查】　2个月前患者右侧背部无明显诱因出现阵发性疼痛，为钝痛，呈放射状，能忍受，可延伸至前胸。20年前于中国人民解放军第九四六医院行"肝脏棘球蚴病病灶清除术"，9年前于伊犁察布查尔县人民医院行"肝脏棘球蚴病病灶清除术"，5年前于伊犁友谊医院行"肺棘球蚴病病灶清除术"，有输血史，否认外伤史。患者步入病房，站姿正常，无跛行步姿步态，无脊柱畸形，脊柱腰骶部有叩痛及压痛，腰骶有骶棘肌痉挛，双下肢肌力及皮肤感觉正常，四肢肌力5级，肌张力正常。

【脊柱MRI检查】　仰卧位，以矢状位扫描为主，扫描层厚为4mm，层间隔0.5mm，包括 T_1WI、T_2WI 及 T_2WI 脂肪抑制序列，扫描范围包括所需脊柱范围；辅以冠状位 T_2WI，轴位 T_2WI 脂肪抑制序列，按需行增强检查，对比剂用量为0.2ml/kg。

【影像图片】　见图3-9-1。

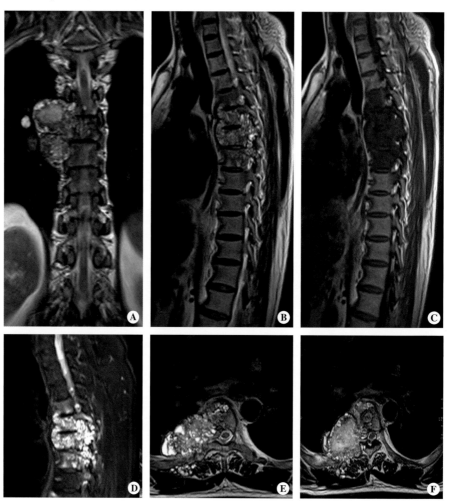

图 3-9-1　第4～7胸椎椎体及椎旁软组织异常信号，T_1WI 以稍低信号为主，T_2WI 以稍高信号为主，周边可见环绕、厚薄均匀的 T_2WI 稍低信号囊壁，病变内可见多个小囊泡状混杂长 T_2 信号

【问题】　根据以上临床资料与MRI表现特点，该病例最可能的诊断为下列哪一项？

A.胸椎结核　　　　　　　　　B.胸椎囊性棘球蚴病感染

C.胸椎布氏杆菌感染　　　　　D.胸椎转移瘤

E.胸椎泡型棘球蚴病感染　　　F.胸椎神经源性肿瘤

【答案】　B

【手术所见】　从第1～7胸椎切开皮肤、皮下组织，沿棘突骨膜下剥离椎旁肌，咬去第4～6胸椎椎板，显露硬膜囊，将第4胸椎椎管内囊性肿物自蒂部剥离，见囊内除有清亮液体外还有大量坏死组织填充，将上述病变组织彻底清除直至周围组织肉眼观察正常为止，并将切除的病变组织送病理检查，进一步观察病变区域，发现第4～6胸椎椎体已经呈虫蚀样破坏，用吸引器将囊腔中的棘球蚴吸取干净，用刮匙处理囊腔组织，直至肉眼观察无异常组织为止。

【病理所见】　肉眼所见为表面灰红色，质地硬。镜下见病灶由囊壁和囊内容物组成，囊壁分外囊及内囊。囊周由于有类上皮细胞、异物巨细胞、嗜酸性粒细胞浸润，可见大片状坏死，坏死物中可见均质淡染粉皮样物。棘球蚴角皮质和生发层呈红染的平行板层结构（图3-9-2）。

【病理诊断】　囊性棘球蚴病。

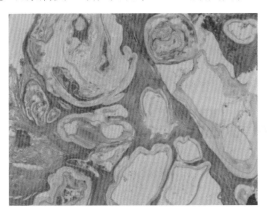

图3-9-2　胸椎囊壁组织，HE染色，×40

【影像诊断思路】

1. 诊断线索　MRI平扫可见第4～7胸椎椎体及椎旁软组织异常信号，T_1WI以稍低信号为主（图3-9-1C），其内可见斑片状等信号；T_2WI以稍高信号为主（图3-9-1A，图3-9-1B，图3-9-1E，图3-9-1F），周边可见环绕、厚薄均匀的囊壁，囊壁在T_2WI上呈稍低信号，脂肪抑制序列呈混杂稍高信号（图3-9-1D），病变内可见多个小囊泡状混杂长T_2信号。

2. 读片思路

（1）定位诊断：一是确定病灶位于什么部位；二是明确病灶可能来源于什么组织结构。对于本病例来说，软组织肿块主要位于第4～7胸椎椎体及椎旁软组织，累及范围较广。

（2）定性诊断：胸椎的病变种类较多，有脊柱外伤、结核、感染、肿瘤及免疫系统疾病等。本病例无外伤史、无肿瘤史、无相关免疫系统疾病，结合患者既往史可发现患者有肝棘球蚴病病史多年，合并肺部转移，且多次治疗。因此，结合棘球蚴血清免疫学检查及既往史可判断该患者很有可能为胸椎棘球蚴病。

【诊断要点与鉴别诊断】

1. 诊断要点　本病例的特点为有棘球蚴病流行地区接触史、易感动物接触史或身体其他部位发生棘球蚴病。棘球蚴血清免疫学试验阳性，阴性不能排除本疾病。MRI平扫T_1WI呈低信号（图3-9-1C），T_2WI呈高信号（图3-9-1A，图3-9-1B，图3-9-1E，图3-9-1F），大囊内可见多个小囊及分隔的MRI特征具有诊断意义。增强扫描不强化或囊壁轻度强化。

2.鉴别诊断

（1）椎体结核：脊柱结核可由血行、蛛网膜下腔和直接扩散而来，血行播散最常见。实验室检查结核菌素试验阳性。脊柱结核可发病于任何年龄，以青壮年多见，其次为儿童。最好发于胸腰椎交接处。CT常表现为椎体骨质破坏、有死骨、椎间隙变窄或消失、冷脓肿形成及椎体前部压缩性骨折、后突，椎管狭窄等。MRI表现为椎体或椎体边缘呈长 T_1 长 T_2 混杂信号（图3-9-3A，图3-9-3B），病变椎体因骨质破坏吸收或继发压缩性骨折而呈楔形变或破裂，信号更加不均匀，随着病程进展，椎间盘逐渐变窄，甚至消失，相邻椎体融合，病变椎体周围软组织肿胀，并出现异常软组织信号，周围软组织广泛脓肿，呈长 T_1 长 T_2 信号改变，并易向椎管内突出，压迫硬脊膜囊（图3-9-3C，图3-9-3D）。

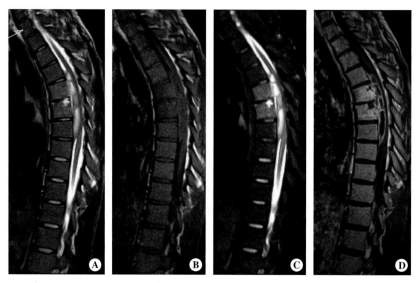

图3-9-3　第5、6胸椎椎间隙变窄，椎体内可见骨质破坏，相应层面椎管内可见脓肿形成

（2）椎体布氏杆菌感染：人类主要通过接触被布氏杆菌感染的家畜或食用其肉、乳制品而感染，从而引起多种病变，其中以脊柱炎最多见。疾病早期，感染从血供丰富的椎体终板内发生，随后快速漫延至整个椎体。实验室检查布氏杆菌凝集试验阳性。CT表现为椎体骨质破坏，增生硬化，多位于椎体边缘，椎小关节可受累表现为骨性强直，无死骨，椎间盘破坏，椎旁脓肿与椎体破坏区相连，边界清晰，骨膜增生、肥厚、钙化。MRI表现为早期发现骨髓、周围软组织内异常信号，椎间盘破坏，炎性肉芽组织突入椎管，椎旁脓肿壁厚而不规则强化（图3-9-4）。

（3）椎体转移瘤：脊柱是骨转移最常见的部位，最常见于胸椎。任何恶性肿瘤均可转移至骨内，因此诊断时病史可提供大量信息。CT表现常为局灶性骨质破坏或缺损、弥漫性或局部斑片状密度增高，病灶呈跳跃式分布，易累及椎弓根，骨质破坏可造成椎体塌陷并可形成局限性软组织肿块，增强有强化。MRI表现为高含水量的转移灶与正常脂肪有很强的对比性，呈骨髓水肿征，增强扫描后有强化。成骨性病灶在 T_1WI 和 T_2WI 上均为低信号（图3-9-5A～图3-9-5C），增强扫描后可为轻度或无强化（图3-9-5D）。

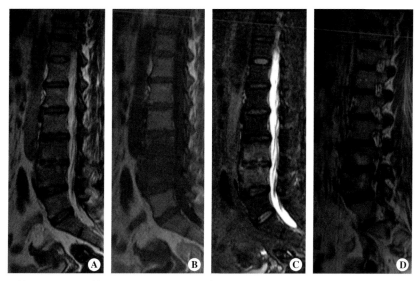

图 3-9-4 第 3、4 腰椎椎体内可见骨质破坏，椎体形态尚可，边缘可见硬化带，椎旁脓肿不明显

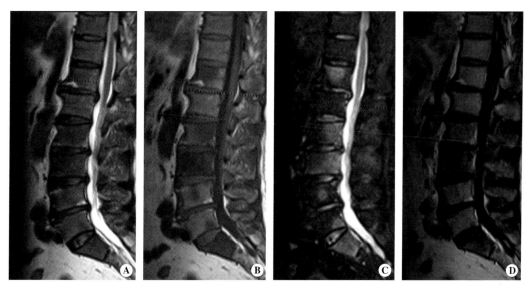

图 3-9-5 第 12 胸椎至第 1 骶椎椎体内可见跳跃性分布的多发类圆形或斑片状异常信号，T_1WI 及 T_2WI 均呈低信号，增强扫描后可为轻度或无强化

（4）椎体泡型棘球蚴病感染：CT 表现为病灶呈软组织密度肿块或结节，内部可见点状或颗粒状钙化，这由小囊泡内的囊壁退行性变并钙盐沉积所致，增强扫描多呈明显不规则环形强化。MRI 表现为类圆形实性结节病灶，在 T_1WI 上呈等信号，在 T_2WI 上常呈低信号，内部可夹杂大小不等的高信号小囊泡（图 3-9-6A，图 3-9-6C），这种 T_2WI 上独有的信号特点同脑泡型棘球蚴病的特征性表现类似，增强扫描后多呈环形及不规则的边缘强化。

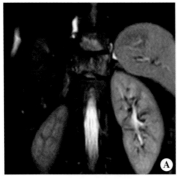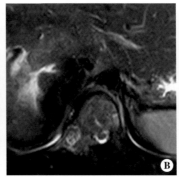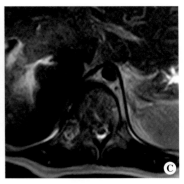

图 3-9-6　腰椎及附件骨质内可见类圆形实性结节，T_2WI 呈低信号，内部夹杂大小不等的高信号小囊泡

（5）神经源性肿瘤：是指来源于后纵隔交感神经节、副神经节、末梢神经的肿瘤，是后纵隔最常见的肿瘤。CT 表现为脊柱旁沟内可见类圆形肿块，如果肿块部分位于椎管内，则呈哑铃状肿块，并见椎间孔扩大。肿块内脂质含量较多，平扫呈等或稍低密度，增强扫描实性成分呈中度强化。部分肿块内有囊变区。肿瘤周围的肋骨、胸椎皮质受压变薄。MRI 表现为脊柱周围实质性肿块，T_1WI 呈等信号（图 3-9-7A），与肌肉相似，T_2WI 略高于肌肉（图 3-9-7B），部分信号不均匀，T_2 脂肪抑制序列呈高信号，轻至中度强化（图 3-9-7C，图 3-9-7D）。

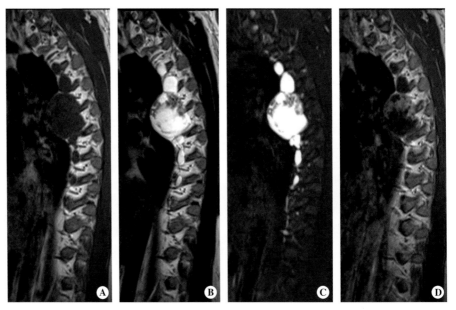

图 3-9-7　胸椎右侧椎间孔区可见囊实性占位灶，增强扫描实性成分呈中度强化，囊性成分未强化

（邢　惠　姜春晖　王　俭）

参 考 文 献

刘海燕，张凤翔，张芳，2019. MRI 在布氏杆菌脊柱炎和脊柱结核鉴别诊断中的价值 . 内蒙古医科大学学报，41（6）：645-649.

刘佳佳，刘岭岭，张家伟，等，2020. 布氏杆菌性脊柱炎的 CT 和 MRI 表现 . 放射学实践，2：223-227.

蒲鹏，刘丽，王国俊，2019. 脊柱泡型包虫病的影像特征分析 . 临床放射学杂志，38（11）：5.

病 例 3-10

【临床病史】 女性，9 岁，间断腹痛 2 月余。

【专科查体】 2 个月前无明显诱因出现每日夜间间断脐周痛，每次痛 1 小时左右，热敷后缓解，无其他部位放射痛，否认白天腹痛、否认发热，饮食二便可。

【脊柱 MRI 检查】 仰卧位，以矢状位扫描为主，扫描层厚为 4mm，层间隔 0.5mm，包括 T_1WI、T_2WI 及 T_2WI 脂肪抑制序列，扫描范围包括所需脊柱范围；辅以冠状位 T_2WI，轴位 T_2WI 脂肪抑制序列，按需行增强检查，对比剂用量为 0.2ml/kg。

【影像图片】 见图 3-10-1。

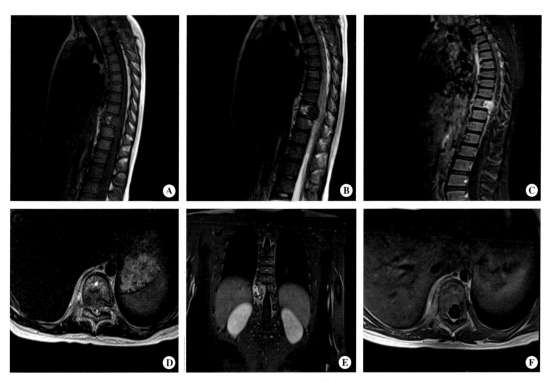

图 3-10-1 第 10、11 胸椎椎体右侧缘、右侧椎弓根区及右侧椎旁软组织内可见不规则信号，增强扫描后上述病变呈明显欠均匀强化，部分层面椎管受压

【问题】 根据以上临床资料与 MRI 表现特点，该病例最可能的诊断为下列哪一项？

A.嗜酸性肉芽肿 B.骨母细胞瘤

C.骨巨细胞瘤 D.动脉瘤样骨囊肿

【答案】 B

【手术所见】 病灶位于第 10、11 胸椎节段棘突右侧，竖脊肌深面，质地坚韧，血供丰富，紧贴椎板后方棘突右侧，与肌肉组织粘连紧密。

【病理所见】 镜下可见丰富的成骨细胞，丰富的骨样组织互相连接呈条索状，其中有不同程度的钙盐沉积形成骨小梁，骨小梁排列规则，间质有丰富的血管（图 3-10-2）。

【病理诊断】 骨母细胞瘤。

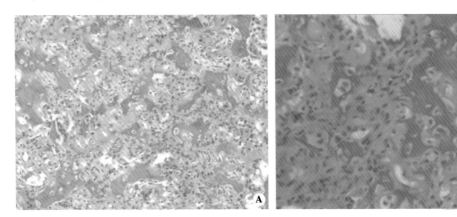

图 3-10-2 第 12 胸椎椎体病变组织，HE 染色，×40

【影像诊断思路】

1. 诊断线索 MRI 平扫于第 10、11 胸椎椎体右侧缘及右侧椎弓根区可见不规则等 T_1 稍短 T_2 信号（图 3-10-1A ～图 3-10-1D），部分呈斑片状稍长 T_2 信号，并可见小斑片状稍短 T_1 信号，脂肪抑制序列呈混杂稍高信号，第 9 ～ 11 胸椎椎体水平右侧椎旁软组织内可见梭形混杂长 T_2 信号，增强扫描后上述病变呈明显欠均匀强化，部分层面椎管受压（图 3-10-1E ～图 3-10-1F）。

2. 读片思路

（1）定位诊断：一是确定病灶位于什么部位；二是明确病灶可能来源于什么组织结构。对于本病例来说，肿块位于第 10、11 胸椎椎体及右侧椎弓根，因此可以排除来源于脊髓及周围软组织的肿瘤性病变。

（2）定性诊断：脊柱肿瘤病变种类多，常见的良性肿瘤有血管瘤、骨巨细胞瘤、成骨细胞瘤、骨软骨瘤、骨样骨瘤；常见的恶性肿瘤有转移瘤、脊索瘤、骨髓瘤、淋巴瘤；常见的肿瘤样病变有嗜酸性肉芽肿、动脉瘤样骨囊肿、骨纤维异常增殖症。本病例可采用排除法诊断，首先，本病例是 9 岁患儿，可基本排除转移瘤、脊索瘤、骨髓瘤、淋巴瘤等。其次，病灶内部无液液平面，无矿化成分，无成骨反应，可基本排除动脉瘤样骨囊肿。该病例周围有硬化边，而骨巨细胞瘤多发生于骨端，呈膨胀性骨破坏，周围无骨质增生硬化，内有较多残留骨嵴，典型者呈"皂泡样"改变，可排除骨巨细胞瘤。最后，需要在成骨细胞瘤、骨样骨瘤之间进行鉴别诊断。两者无论在病理上还是在影像学上都极为相似，两者均可表现为病变周围伴硬化带，病变内部有钙化，增强扫描肿瘤明显强化。主要的不同是成骨细胞瘤硬化骨相对较少，但向外扩张生长明显，并可形成软组织肿块。成骨细胞瘤发展快，病变区钙化较骨样骨瘤少，而且密度较低，周围骨质反应性硬化较骨样骨瘤轻，部分病例局部皮质没有膨胀；骨样骨瘤的钙化多见，周围骨质反应性硬化明显。除此之外，骨样骨瘤临床表现有一定特异性，表现为局部疼痛并有夜间加重的特点，服用水杨酸后可缓解。

【诊断要点与鉴别诊断】

1. 诊断要点　本病例的特点为年轻女性患者。第 10、11 胸椎椎体右侧缘及右侧椎弓根区肿物，在 MRI 图像上，肿瘤于 T_1WI 上呈等信号（图 3-10-1A）；于 T_2WI 上常呈较混杂信号（图 3-10-1B，图 3-10-1D），但病变主体多呈稍高信号或等信号；肿瘤内部钙化及周围硬化缘于 T_1WI 和 T_2WI 上均呈极低信号；增强扫描病变均呈明显欠均匀强化（图 3-10-1C，图 3-10-1E，图 3-10-1F）。

2. 鉴别诊断

（1）动脉瘤样骨囊肿：分为原发性和继发性，后者占 29% ～ 35%，是在原有骨病变的基础上发生的。原发性动脉瘤样骨囊肿好发于 20 岁以下。病变多累及长管状骨的干骺端。病理上最突出的表现是肿物由充满血液的囊腔构成，腔隙内表面无内皮细胞，囊腔间有纤维性间隔，间隔中的纤维组织常骨化形成围绕囊壁分布的新生骨小梁，小梁较规则。影像学表现：病变呈边缘清楚的膨胀性分叶状改变，其内无明确的骨样组织沉积，无成骨反应，但可见分房的骨嵴。MRI T_2WI 上显示"液液平面"为动脉瘤样骨囊肿的特征性表现（图 3-10-3）。

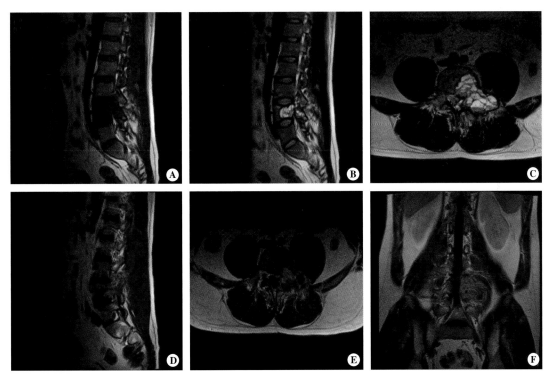

图 3-10-3　第 4 腰椎椎体及附件骨质内可见囊性占位，内可见多发液液平面，增强扫描呈不均匀环形强化，内夹杂分隔样强化

（2）骨巨细胞瘤：是一种良性侵袭性肿瘤，好发于 20 ～ 40 岁人群，单发多见。病理上骨巨细胞瘤的主要成分是间质细胞和多核巨细胞，间质细胞为卵圆形或短梭形单核细胞，形态规则，大多排列稀疏；多核巨细胞比较均匀地分布在间质细胞中央，巨细胞核从数个到数十个不等，呈球形、椭圆形或梭形。好发于椎体，主体很少位于附件，偏心性生长较

多见，扇贝征出现频率较高，内有较多残留骨嵴，典型者呈"皂泡样"改变（图 3-10-4），其内无钙化和骨化，病灶边缘清晰锐利，很少见硬化边，上部骶椎（第 1～3 骶椎）多见。

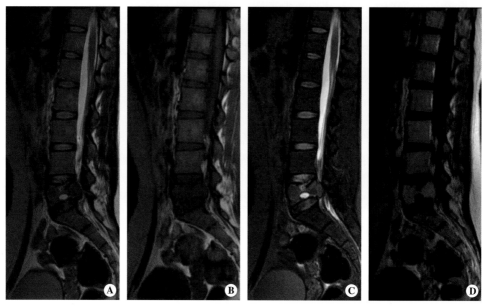

图 3-10-4　第 5 腰椎椎体楔形变扁并可见膨胀性骨质破坏，内可见囊泡样长 T_1 长 T_2 信号，增强扫描呈明显欠均匀性强化

（黄　瑞　姜春晖　王　俭）

参 考 文 献

王东侠，白宇翔，崔平，等，2018. 脊柱骨母细胞瘤影像学特征分析 . 海南医学，29（14）：1994-1997.

曾雪伟，秦杰，谢于雯，等，2018. 误诊脊柱骨母细胞瘤的影像征象分析 . 实用放射学杂志，34（4）：630-632.

第四章 心 胸

病 例 4-1

【临床病史】 女性，53 岁。无明显诱因胸闷气短 4 月余。

【专科查体】 望诊：心前区无隆起。触诊：心尖搏动位置正常，在左第 5 肋间锁骨中线内 1.0cm。无抬举样搏动，未触及震颤，未触及心包摩擦感。其他部位无异常搏动。叩诊：相对浊音界增大。听诊：心率 106 次 / 分，心律齐，A2 > P2，未闻及额外心音，未闻及奔马律，各瓣膜听诊区未闻及杂音，未闻及心包摩擦音。

【胸腹盆 CT 检查】 仰卧位，横断位扫描，扫描范围自胸廓入口至耻骨联合下缘，扫描层厚为 5mm，层间距 5mm；平扫后行横断位增强扫描。

【PET/CT 检查】 仰卧位，扫描范围自颅底至股骨上段，其中预先 CT 扫描，层厚 3.75mm，螺距 1.25，然后开始 PET 采集，每个床位采集 2.5 分钟，共采集 6 ～ 7 个床位。在图像信息收集结束后运用 CT 数据特征对 PET 图像行衰减校正。采用有序子集最大期望值迭代法重建后分别取得冠状位、矢状位和横断位的 CT、PET 及 PET/CT 融合图像。

【影像图片】 见图 4-1-1。

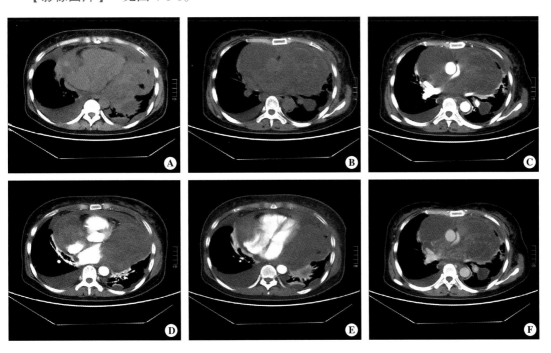

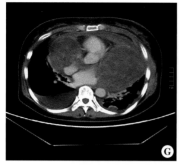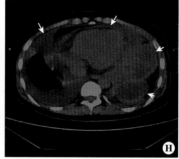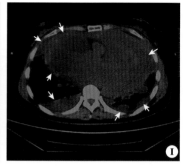

图 4-1-1　心包周围可见混杂密度肿块，其内密度不均匀，增强扫描不均匀强化，心腔及肺动脉受压。
PET/CT 示肿块不均匀性放射性分布增高影

【问题】　根据临床资料与 CT 表现特点，该病例最可能的诊断为下列哪一项？

A. 心脏继发性恶性肿瘤　　　　　　　B. 心包恶性间皮瘤

C. 卵黄囊肿瘤　　　　　　　　　　　D. 心包滑膜肉瘤

E. 副神经节瘤　　　　　　　　　　　F. 淋巴瘤

【答案】　　D

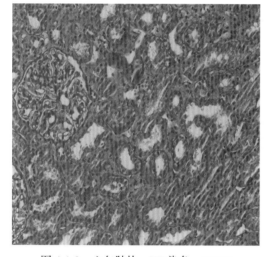

图 4-1-2　心包肿块，HE 染色，×200

【手术所见】　穿刺活检。

【病理所见】　（心包肿块）结合免疫组化及肿瘤细胞形态，符合滑膜肉瘤（图 4-1-2）。免疫组化结果：CD34（血管＋）、Bcl-2（部分＋）、STAT6（－）、Ki-67（305+）、SMA（－）、CD99（部分＋）、S-100（－）、Desmin（－）、Calponin（＋）、EMA（局灶＋）、WT1（－）、Myogenin（－）、MyoD1（－）；补：AE1/AE3（散在＋）、CAM5.2（－）、TLE1（＋）、E-cadherin（＋）。

【病理诊断】　心包滑膜肉瘤。

【影像诊断思路】

1. 诊断线索　CT 平扫见心影明显增大，心包膜明显不规则增厚且其内密度不均，可见线样及条状致密灶（图 4-1-1A，图 4-1-1B），增强扫描后上述病灶明显不均匀强化，其内实性成分明显强化，囊性成分未见明确强化；心腔轻度受压变小，肺动脉及主动脉亦受压变窄，邻近肺组织受压不张（图 4-1-1C ～图 4-1-1G）。

PET/CT 见心包腔不规则混杂密度肿块，病灶上缘始于第 6 胸椎椎体水平，右侧位于右心房旁并向右侧延伸，邻近肺组织呈盘状不张，左侧位于左心房并向后下延伸，邻近肺组织亦受压不张，心脏结构向右侧推移，肺动脉显示不清，升主动脉及各心腔呈不同程度受压狭窄，PET/CT 示肿块处不均匀性放射性分布增高影，SUVmax 为 5.58；心包增厚，心包腔多发液性密度影并部分包裹（图 4-1-1H ～图 4-1-1I）。

2. 读片思路

（1）定位诊断：一是确定病灶位于什么部位；二是明确病灶可能来源于什么组织结构。对于本病例来说，软组织肿块主要位于心包腔内，心房及心室受累，可基本排除来源于心房、心室的滑膜肉瘤累及心包。

（2）定性诊断：心包肿瘤大致可分为发生在心包内的肿瘤（原发性心包肿瘤）和转移至心包的肿瘤（继发性心包肿瘤）。虽然根据定义，继发性心包肿瘤是恶性的，但原发性心包肿瘤可以是良性的，也可以是恶性的。一般来说，转移性疾病累及心脏或心包远比原发肿瘤累及更常见。在晚期癌症患者中，心脏受累的比例高达14%。恶性过程累及心包可以通过几种重要途径影响心功能，如心包积液（有或没有心包积液）。即使是良性肿瘤，由于其大小、位置或数目也可能大到足以引起血流动力学的损害。心包肿瘤可能有广泛的临床表现，从无症状、偶然诊断到猝死。心包有明显肿瘤负担的患者可能出现呼吸困难、疼痛、水肿，甚至咯血。临床检查可发现紫癜、静脉扩张、肝大、胸腔或心包积液（远处心音或摩擦）、杂音或心电图改变。本病例可采用排除法诊断，首先，本病例特点为中年女性患者，无其他原发肿瘤，可基本排除心包转移瘤的诊断；其次，该肿瘤边界不清，密度不均，可基本排除卵黄囊肿瘤的诊断；再次，原发性心包淋巴瘤通常很大，可以填满心包间隙，通常表现为沿着内脏心包延伸的灰白色肿块，与本例不符，因此可基本排除心包淋巴瘤的诊断；此外，副神经节瘤通常沿房室沟蔓延至心房内，靠近大血管的根部，因此可基本排除神经节瘤诊断；最后，需要在心包滑膜肉瘤与心包恶性间皮瘤之间进行鉴别诊断。两者之间的鉴别诊断存在一定的困难，因为两者均好发于中老年患者，但对于心包恶性间皮瘤，心包增厚较明显，肿瘤可包裹心脏结构，通常弥漫性累及心包并完全包裹心脏。这些隐匿性肿瘤倾向于沿着心包和胸膜生长，很少引起一系列继发性并发症，恶性间皮瘤可能是局灶性发现，也可能表现为分化良好的乳头型，预后较好。

【诊断要点与鉴别诊断】

1. 诊断要点　本病例的特点为中年女性患者，主要症状为胸闷气短，心脏显著增大，心包腔多发囊实性肿物，病变边界不清，增强扫描后肿瘤明显不均匀强化，心包积液，相邻大血管受侵。

2. 鉴别诊断

（1）心脏继发性恶性肿瘤：又称为心脏转移瘤，是指涉及心脏任何结构、成分的继发性恶性肿瘤。它代表了原发性肿瘤通过淋巴、血行或血管内途径的传播，或者可能是从邻近组织直接蔓延侵犯。心包转移是心包肿块的最常见原因，因此任何心包肿块的发现都应仔细评估潜在的恶性肿瘤。心包最常见的转移性恶性肿瘤是肺癌和乳腺癌。心包受累在白血病/淋巴瘤中也不少见。胃肠道、泌尿生殖系统和妇科恶性肿瘤及心外肉瘤的转移也可能发生。心包转移性病变具有非特异性的影像学表现，常被诊断为原发性非心脏肿瘤。影像学表现包括渗出，心包不规则增厚或结节，以及明显的心包肿块（图4-1-3A～图4-1-3C），增强扫描后肿块不均匀强化（图4-1-3D～图4-1-3F）。恶性心包积液的存在是预后不良的一个征兆，大多数患者在确诊后不到一年就死于该疾病。

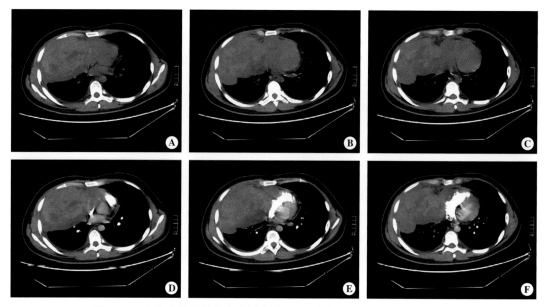

图 4-1-3　心包右缘肿块突向右侧胸腔，增强扫描后肿块明显不均匀强化

（2）心包恶性间皮瘤：是一种恶性、肿瘤性间皮细胞增生，主要发生在心包。恶性间皮瘤是心包最常见的原发性恶性肿瘤，但在原发性心包肿瘤中所占比例不到 5%，这证明了良性肿瘤的共性。与胸膜对应物不同，心包间皮瘤与石棉暴露没有紧密的联系，只有14% 的病例报告有相关暴露史。临床症状通常是填充物狭窄或渗出的结果。CT 和 MRI 显示心包增厚，心包肿块不均匀强化（图 4-1-4A，图 4-1-4B），并进一步显示肿瘤侵犯心脏的范围。心包间皮瘤可包裹心脏结构，可在超声心动图和 MRI 上显示狭窄的生理表现。恶性心包间皮瘤通常弥漫性累及心包并完全包裹心脏（图 4-1-4C）。这些隐匿性肿瘤倾向于沿着心包和胸膜生长，并引起一系列继发性并发症。

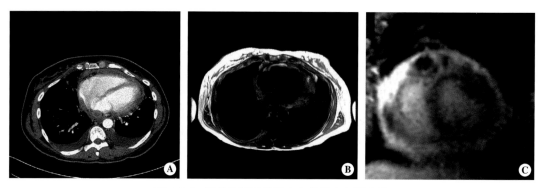

图 4-1-4　肿块弥漫性累及心包并完全包裹心脏

（3）卵黄囊肿瘤：前纵隔是性腺外生殖细胞肿瘤最常见的部位。虽然它们的好发部位不是心包，但也有少数卵黄囊肿瘤生长于心包内，即使是那些出现在心包外的纵隔生殖细胞肿瘤，通常也会因其邻近而累及心包。生殖细胞肿瘤可细分为多种肿瘤，包括畸胎瘤、精原细胞瘤、胚胎癌、卵黄囊肿瘤和绒毛膜癌。发生在心包内的肿瘤通常是畸胎瘤或卵黄

囊肿瘤，前者在男性中更常见，后者在年轻女性中更常见。在成人的横断面影像上，生殖细胞肿瘤通常是边界清楚（图 4-1-5）、不均匀的多房性肿块，伴有钙化和脂肪，通常位于前纵隔。那些出现在心包内的血管通常位于心脏底部的大血管区域。无论是 CT 还是 MRI，肿瘤的各种成分决定了影像学上的表现。临床上，这些肿瘤可被偶然发现或因心血管和呼吸系统受累而被发现；影像学可显示潜在的具有血流动力学意义的心包积液。

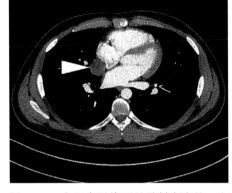

图 4-1-5　右心房后缘可见稍低密度灶，边界清楚

（4）心包淋巴瘤：原发性心包淋巴瘤是一种结外淋巴瘤，所有（或大部分）肿瘤位于心包内。男性心脏淋巴瘤的发病率是女性的 2 倍，通常发生在老年人中。尽管不常见，但与免疫功能受损有关，其发病率呈上升趋势。这些病变的临床症状就像大多数其他心包肿瘤一样，具有很高的变异性。心律失常、心力衰竭症状都有报道。在 CT 成像上，这些肿瘤通常很大，可以填满心包间隙。对比剂增强扫描后可呈低密度、不均匀强化（图 4-1-6）。和 CT 成像一样，心脏 MRI 可以显示心包增厚、积液，和增强扫描后不均匀的延迟强化模式。病变通常表现为沿着心包延伸的灰白色肿块，大部分心脏淋巴管位于心包内。组织学上，病变因淋巴瘤类型不同而不同，但弥漫性大 B 细胞淋巴瘤是最常见的，占已发表报道的 75% 以上。然而，系统性淋巴瘤，如小淋巴细胞性淋巴瘤 / 慢性淋巴细胞白血病，也可能出现并导致原发性心包疾病。

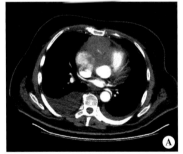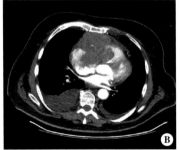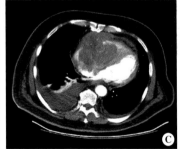

图 4-1-6　心包肿块突向右心房及右心室

（5）副神经节瘤：是一种罕见的心脏肿瘤，由副神经节细胞组成。此病变被认为是由心脏副神经节引起的，病灶沿着房室沟分布于心房内，靠近大血管的根部（图 4-1-7）。大约 5% 的肿瘤位于心包本身。患者可能没有症状或有儿茶酚胺分泌物的临床证据，在这种情况下，其有时被称为心脏嗜铬细胞瘤。后一种肿瘤可能发生在多发性内分泌肿瘤综合征的背景下。可产生儿茶酚胺的肿瘤会引起头痛、心悸、胸痛、心绞痛和呼吸急促的临床症状。这些肿瘤为富血供肿瘤，增强扫描后表现为明显强化。有时可观察到继发于坏死的低密度中心区。有时血管造影可发现供血血管，可作为诊断线索。肉眼检查，这些肿瘤通常发生在心房，并且往往边界不清。在切片上，它们呈均匀的棕黄色，略显均匀。组织学

上，它们与心脏外长出的细胞完全相同，由排列成网状索和小梁的上皮样细胞巢组成。虽然这些病变被认为是良性的，但也可能发生恶变。

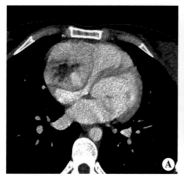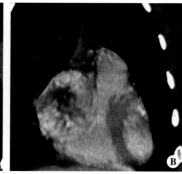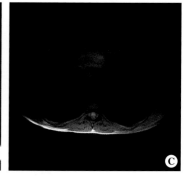

图 4-1-7　心包肿块，血供丰富，右心房及右心室明显受压

（刘　倩　古丽娜·阿扎提　邢　艳）

参 考 文 献

Duran-Moreno J，Kampoli K，Kapetanakis EI，et al，2019. Pericardial synovial sarcoma：case report，literature review and pooled analysis. In Vivo，33（5）：1531-1538.

Khan HR，Ansari MI，Thain AP，et al，2018. Mediastinal monophasic synovial sarcoma with pericardial extension causing hemodynamic instability. Oxf Med Case Reports，5：5.

Maleszewski JJ，Anavekar NS，2017. Neoplastic pericardial disease. Cardiol Clin，35（4）：589-600.

Ozmen E，Kayadibi Y，Samanci C，et al，2015. Primary pericardial synovial sarcoma in an adolescent patient：magnetic resonance and diffusion-weighted imaging features. J Pediatr Hematol Oncol，37（4）：e230-233.

病　例　4-2

【临床病史】　男性，11 岁。反复发热及颈部包块，抗感染治疗效果不佳；既往确诊为骨髓增生异常综合征。

【专科查体】　发育正常，营养良好，表情自如，贫血面容，双侧颈部可触及肿大淋巴结，在右颈部可见 2.00cm×2.00cm 的陈旧性瘢痕。

【实验室检查】　血常规、肝肾功能、电解质、凝血功能正常。T-SPOT、G/GM 试验均为阴性。心电图、心脏超声未见明显异常。双侧腋窝、腹股沟浅表淋巴结 B 超未见明显肿大淋巴结回声。

【胸部 CT 检查】　仰卧位，横断位扫描，行胸部扫描，扫描范围自胸廓入口水平至膈肌水平，扫描层厚为 2mm，层间隔 2mm，行局部高分辨扫描。

【影像图片】　见图 4-2-1。

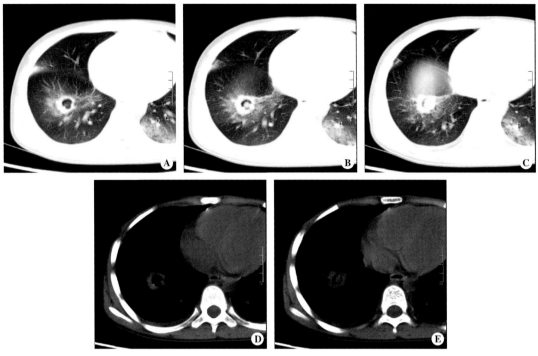

图 4-2-1　右肺下叶厚壁空洞，内可见壁结节，周围见渗出影

【问题】　根据临床资料与 CT 表现特点，该病例最可能的诊断为下列哪一项？

A.肺脓肿　　　　　　　　　　　　　B.肺结核

C.支气管肺炎　　　　　　　　　　　D.肺曲霉菌病

【答案】　　D

【手术所见】　气管及支气管黏膜广泛充血，水肿，黏膜表面粗糙糜烂，触之易出血，表面广泛附着有灰白色豆渣样坏死物，管壁多处见肉芽组织增生。

【病理所见】　肺的结节样病灶为干酪样坏死灶，坏死区中央可见大量有隔分枝的菌丝样菌体，呈浅蓝色的空隙样，干酪样坏死物中混有破裂的细胞核和一些红细胞、淋巴细胞及单核细胞（图 4-2-2）。

【病理诊断】　肺曲霉菌病。

【影像诊断思路】

1. 诊断线索　CT 扫描见右肺下叶后基底段及左肺下叶背段厚壁空洞，空洞内见结节样高密度灶，右肺下叶病灶较大，约 2.64cm×2.44cm，病灶周围见斑片样渗出影（图 4-2-1A～图 4-2-1C），右肺下叶可见索条影，左肺下叶外基底段可见直径约 0.35cm 的淡薄密度结节，边界模糊。

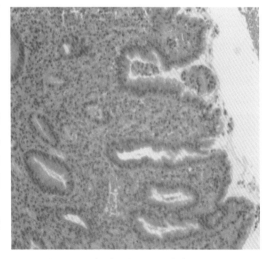

图 4-2-2　右肺组织，HE 染色，×200

2. 读片思路

（1）定位诊断：一是确定病灶位于什么部位；二是明确病灶可能来源于什么组织结构。对于本病例来说，引发肺曲霉菌病的原因有两种，第一是吸入含有大量真菌孢子的泥土或其他物质，在局部造成了原发性肺部感染，这类原因在现代的生活中比较少见；第二是继发于其他疾病，如白血病、重度感染等。在治疗过程中，长期使用大剂量的抗生素，虽然有效地抑制了细菌的生长，但是对抗生素相对不敏感的真菌借此大量繁殖，肺真菌病因此产生，肺曲霉菌病就是其中一种较为严重的疾病。曲霉球是真菌的一种形态学表现，由真菌菌丝和细胞外基质构成，在肺曲霉菌病的影像学诊断中具有特征性，能够在 CT 检查中观察到其存在。肺曲霉菌病病情变化快，往往迅速导致呼吸衰竭，抗真菌治疗时机难把握，药费高且疗程长，毒副作用大。此例患者初始抗菌治疗效果不佳，结合患者病史及胸部 CT 影像学特点给予经验性抗真菌药物治疗。

（2）定性诊断：两肺出现空洞、多发球形病变及多发斑片影的疾病分别包括肺脓肿、肺结核及支气管肺炎等，但曲霉球在 CT 上通常表现为薄壁空洞或空腔内的孤立球形灶，边缘光滑锐利，大小数毫米至数厘米不等，通常可见空气半月征。仰卧位、俯卧位扫描，曲菌球总处于近地侧。部分曲霉球也可表现为不规则形状，其周围有气体环绕。曲菌球呈软组织密度，有时可见钙化。在感染早期，有的患者肺部出现结节或者肿块状实变影，其周围可出现晕轮征，即在结节或者肿块病灶周围可见环绕的磨玻璃样密度区域，其密度介于结节与正常肺组织间。本病例的诊断思路可以用排除法，患者以反复发热及颈部包块就诊，并明确诊断为骨髓增生异常综合征，患者肺部影像检查虽然出现空洞样表现，但未出现大量浓痰咳出、腥味及痰中带血，以及 CT 上空洞内可见气液平或液液平等表现，可排除肺脓肿的诊断。虽然曲霉球和结核球均好发于上叶，且前者常继发于愈合性结核空洞，但真菌球疏松、密度较低，可随体位在腔内移动，而后者密度较高，常呈近心端溶解，空腔边缘欠整齐，病灶内钙化，周围卫星灶可借以鉴别，因此可以排除肺结核。此例患者 CT 表现为曲霉球及空洞，并且患者初始抗菌治疗效果不佳，因此可以排除支气管肺炎。

【诊断要点与鉴别诊断】

1. 诊断要点　本病例的特点为患者为男性，反复发热及颈部包块，血常规、肝肾功能、电解质、凝血功能正常。T-SPOT、G/GM 试验均为阴性，抗感染治疗效果不佳；影像学表现为可见团片样高密度影，右肺下叶后基底段及左肺下叶背段见厚壁空洞，空洞内见结节样高密度灶；既往确诊为骨髓增生异常综合征。

2. 鉴别诊断

（1）肺脓肿：影像学表现为空洞内可见气液平面或液液平面，可以区分两者（图 4-2-3）。

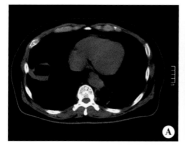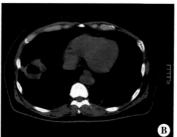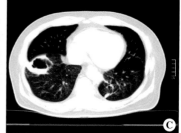

图 4-2-3　右肺下叶空洞，内可见气液平面

（2）肺结核：结核球密度较高，常呈近心端溶解，空腔边缘欠整齐，病灶内钙化（图4-2-4）。

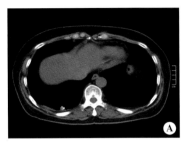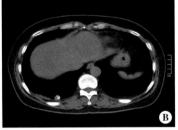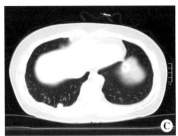

图 4-2-4 右肺下叶结节，内可见钙化

（3）支气管肺炎：CT表现可见多发斑片状影，但未见曲霉球及空洞等影像学表现（图4-2-5）。

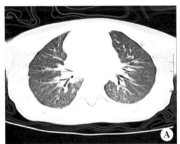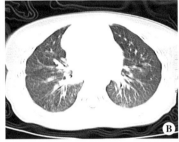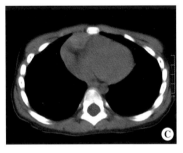

图 4-2-5 两肺可见沿肺纹理分布的结节

（伊力亚·阿洪江　古丽娜·阿扎提　邢　艳）

参 考 文 献

贾莅彦，张剑，何朝晖，2017.CT在小儿支原体肺炎和链球菌属感染肺炎的诊断价值比较.检验医学与临床，14（18）：2718-2719.

吕利英，吕哲昊，吕祎梅，等，2017.126例不同年龄段儿童支原体肺炎的胸部CT影像学特征.临床肺科杂志，22（2）：294-298.

杨云，王卫中，田静，等，2017.小儿肺炎链球菌肺炎治疗后临床效果和影像学特点.河北医药，39（21）：3261-3264.

病 例 4-3

【临床病史】　男性，54岁。反复咳嗽、咳痰、气喘4年，加重6个月。

【专科查体】　全身浅表淋巴结未触及肿大，胸廓无畸形，胸部局部无隆起或凹陷，无胸骨压痛，无胸骨叩痛，左侧呼吸运动减弱，呼吸节律均匀整齐，呼吸频率正常，肋间隙正常，左侧语颤减弱，无胸膜摩擦感，无皮下捻发音，左侧叩诊略浊音，余肺叩诊呈清音。肺下界（肩胛下角线）：右，第10肋间，左，第9肋间。移动度：左，4.00cm，右，6.00cm。左肺呼吸音减弱，右肺呼吸音可，未闻及啰音，未闻及胸膜摩擦音，无呼气延长，语音传导不对称，左侧减弱。

【胸部 CT 检查】　仰卧位，横断位扫描及冠状位重建，横断面扫描包括平扫及增强扫描。64 排螺旋 CT 常规层厚 5mm、薄层重建 1.25mm，增量 2mm。增强扫描，采用高压注射器经肘静脉注射非离子型对比剂碘海醇（300mg/ml），依据体型和体重选择剂量 80 ～ 100ml，注射流率为 3 ～ 4ml/s。

【影像图片】　见图 4-3-1。

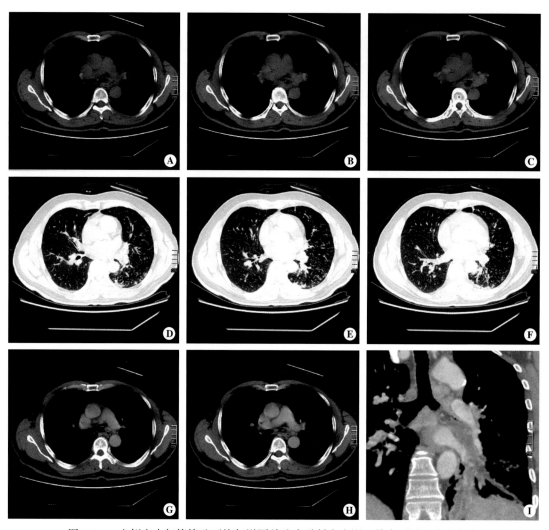

图 4-3-1　左侧主支气管管壁不均匀增厚并腔内稍低密度影，其内可测及脂肪密度

【问题】　根据临床资料与 CT 表现特点，该病例最可能的诊断为下列哪一项？

A. 中央型肺癌　　　　　　　　　B. 支气管错构瘤

C. 支气管结核　　　　　　　　　D. 支气管腺瘤

E. 支气管异物　　　　　　　　　F. 支气管息肉

【答案】　B

【手术所见】　左主支气管腔、上叶及下叶支气管腔内可见结节样病变，大小为 2.50cm×2.00cm×1.00cm，质地中等，表面黏膜光滑，局限于管腔内，病变呈淡粉色，部分附包膜，切面呈淡黄色，见散在灰白区似钙化。

【病理所见】 （左主支气管）不整组织，大小为 2.50cm×2.00cm×1.00cm，呈淡粉色，部分附包膜，切面呈淡黄色，见散在灰白区似钙化，质中。高倍镜下可见脂肪细胞、纤维黏液组织、涎腺型上皮细胞、化生骨、少许软骨细胞；（左主支气管活检）组织学形态符合错构瘤（图 4-3-2）。

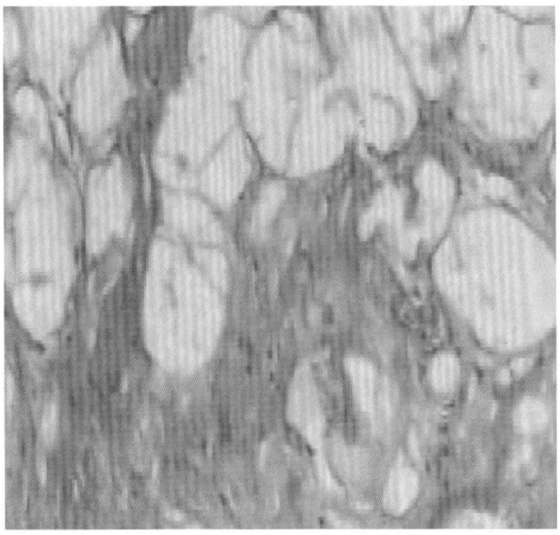

【病理诊断】 错构瘤。

【影像诊断思路】

1. 诊断线索 本病例的特点为中年男性患者，

图 4-3-2 左主支气管组织，HE 染色，×200

以"反复咳嗽、咳痰、气喘 4 年，加重 6 个月"就诊，CT 平扫左主支气管管壁不均匀增厚，腔内可见稍低密度影，其内可测及脂肪密度（图 4-3-1A～图 4-3-1C），增强扫描后轻度强化（图 4-3-1G～图 4-3-1I）。左下肺远段支气管增粗，管腔内见低密度灶，左肺内可见沿支气管分布的细小结节（图 4-3-1D～图 4-3-1F）；纵隔内淋巴结肿大。

2. 读片思路

（1）定位诊断：影像学显示本病例左主支气管管壁不均匀增厚，腔内可见稍低密度灶，病灶局限于支气管管腔内，向支气管管腔内突出，表面光整，窄基底与支气管壁相连，说明病灶来源于支气管。

（2）定性诊断：发生于支气管内的病变种类较多，支气管内感染性病变包括支气管结核；肿瘤性病变包括乳头状瘤和腺瘤、纤维瘤、平滑肌瘤、软骨瘤、脂肪瘤等；支气管内其他病变包括支气管息肉、支气管异物等。本病例的特点为老年男性患者，反复咳嗽、咳痰、气喘，左主支气管管壁不均匀增厚，腔内可见稍低密度灶，增强扫描后不均匀强化，远段阻塞性肺炎改变，很容易误诊为肺癌。但是，本病例病灶内可测及脂肪密度，且局限于支气管管腔内，边缘较清晰，考虑支气管腔内含脂肪成分的良性肿瘤，相对比较常见的是错构瘤，其次是脂肪瘤。

【诊断要点与鉴别诊断】

1. 诊断要点 肺错构瘤的发病率约为 0.25%，占肺部良性肿瘤的 75%～77%。支气管内错构瘤是肺错构瘤的特殊类型，仅占肺错构瘤的 1.4%～10.0%。错构瘤是一种间叶性良性肿瘤，起源于支气管黏膜下未分化间叶组织，除有增生的支气管黏膜成分外，还可见到由原始间叶组织化生形成的骨、软骨、脂肪及平滑肌等，错构瘤至少含有两种组织，根据其主要成分的不同，又分为软骨瘤型、平滑肌瘤型、腺纤维瘤型、纤维平滑肌瘤型等。本病可发生于任何年龄，以 40～60 岁居多，男性多见。支气管内错构瘤生长缓慢，病程较长。支气管内错构瘤的症状根据瘤体大小及肿瘤部位的不同而表现不一，早期瘤体小，可无任何症状及体征，随着病情发展，患者可有不同程度的呼吸困难，可有反复咳嗽、咳痰、发热及胸痛等不适，因其血供不丰富，故咯血少见。影像学上支气管内错构瘤多位于气管、较大的支气管，呈息肉样向腔内生长，边缘光整，支气管壁结构完整且未受侵犯。由于瘤体阻塞气道，常出现不同程度阻塞性肺炎、肺不张及远端支气管扩张等，钙化是支气管内错构瘤的一个重要 CT 征象，然而典型的爆米花样钙化发生率为 20% ~ 60%。脂肪密度是支气管内错构瘤的另一个特征性 CT 表现。由于不典型的临床症状及影像学表现，本病易被误诊为肺癌、慢性阻塞性肺疾病、支气管哮喘、肺炎等。

2. 鉴别诊断

（1）早期中央型肺癌：支气管内错构瘤为良性肿瘤，生长缓慢，极少恶变，不侵及支气管壁，增强扫描后无明显强化或呈轻中度强化，出现钙化或脂肪密度对确诊有一定价值。而中央型肺癌病程较短，症状进行性加重，早期中央型肺癌是指局限在支气管壁内生长，可以侵犯支气管外膜，但不侵及邻近肺实质，同时无局部淋巴结转移。其表现为支气管壁局限性增厚、内壁不规则、管腔狭窄、单支亚段支气管内黏液栓等；可有阻塞性改变（图 4-3-3）。

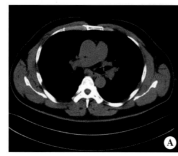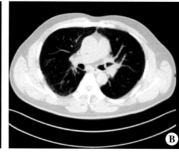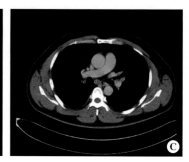

图 4-3-3　左主支气管壁局限性增厚、内壁不规则

（2）支气管结核：支气管内错构瘤边缘光滑，多层螺旋 CT（MSCT）较易显示斑点状钙化及脂肪，支气管壁未见受累。支气管结核 CT 多表现为支气管壁不规则增厚、扭曲，范围较广，支气管腔狭窄与扩张相间隔，支气管壁内斑点状钙化较常见，管腔内息肉样肿物极少见，肺部常伴有结核播散病灶，临床上出现结核中毒症状等，痰涂片检查有助于鉴别（图 4-3-4）。

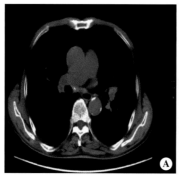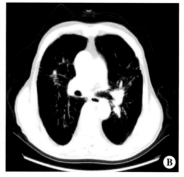

图 4-3-4　左主支气管壁不规则增厚、扭曲，内有斑点状钙化

（3）支气管异物：有明显异物吸入史。当错构瘤大部分钙化时易误诊为异物（图 4-3-5）。

（4）发生于支气管内的其他良性肿瘤：良性上皮来源肿瘤包括孤立性乳头状瘤和腺瘤等；良性间叶性肿瘤包括纤维瘤、平滑肌瘤、血管瘤、软骨瘤、脂肪瘤等；神经源性肿瘤包括神经鞘瘤、副神经节细胞瘤、神经纤维瘤等，均极罕见，影像诊断困难。含有脂肪成分的脂肪瘤很难与以脂肪成分为主的错构瘤鉴别，但后者较前者发病率高。影像定性有局限性，纤维支气管镜有助于诊断，确诊需依赖病理结果。

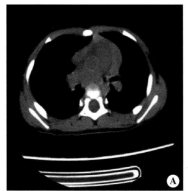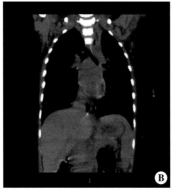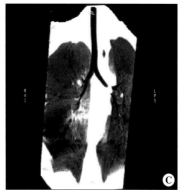

图 4-3-5　左主支气管内可见稍高密度结节

（辛　娟　古丽娜·阿扎提　邢　艳）

参 考 文 献

李嫣，杨琴，夏黎明，2018.气管支气管少见原发肿瘤的影像分析.放射学实践，33（11）：1156-1161.

Hon C，O'Hara CJ，Litle VR，2017. Endotracheal hamartoma case report：two contrasting clinical presentations of a rare entity. Int J Surg Case Rep，38：98-101.

Mertoğlu A，Tellioğlu E，Yücel N，2017. Multiple endobronchial hamartoma. Clin Respir J，11（2）：263-266.

Xiang Z，Ai Z，Zhong G，et al，2017. Diagnostic value of using multiplanar reformation images：case report for rare endotracheal hamartomas. Medicine，96（40）：e8231.

病　例　4-4

【临床病史】　女性，28岁。发现皮肤瘀斑10日；既往有子宫腺肌症病史。

【专科查体】　于患者左侧及右侧腰背部、左侧大腿内侧、右侧大腿内侧、足部等多处可见大片青紫色瘀斑。

【胸腹盆CT检查】　仰卧位，横断位扫描，行胸腹盆部增强扫描，扫描范围自胸廓入口水平至耻骨联合水平。扫描层厚为5mm，层间隔5mm；平扫后进行动脉期、静脉期、延迟期三期扫描；将原始图像重建成层厚1.25mm，间隔为1.0mm的薄层图像，并将薄层图像传入后处理工作站，进行多平面重建。

【影像图片】　见图4-4-1。

【问题】　根据临床资料与MRI表现特点，该病例最可能的诊断为下列哪一项？

A.静脉系统血栓　　　　　　　　B.血管内平滑肌瘤

C.血管内平滑肌肉瘤　　　　　　D.恶性癌栓

【答案】　B

【手术所见】　下腔静脉管腔中可见条索样延伸状肿物，上行延伸至右心房，病灶表面光滑，局部呈结节状。

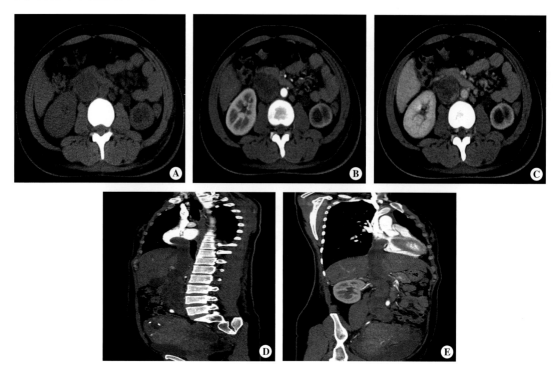

图 4-4-1　下腔静脉增粗，下腔静脉至右心房内可见软组织密度占位，增强扫描后呈中等不均匀强化

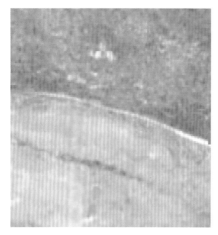

图 4-4-2　下腔静脉内肿物, HE 染色, ×150

【病理所见】　下腔静脉肿物质地偏软，有明显的血管壁结构作为分隔，切面呈灰粉色，质地均匀，表现为由相对较一致的梭形细胞组成，细胞内胞质略嗜酸，细胞核呈钝圆形或梭形，染色质细腻、核仁小、核分裂象少见（图 4-4-2）。

【病理诊断】　静脉内平滑肌瘤。

【影像诊断思路】

1. 诊断线索　CT 检查显示下腔静脉及右心房内充盈缺损，增强扫描后呈中等不均匀强化。病灶沿着下腔静脉通路向上生长，下腔静脉内可见不均匀强化连续性充盈缺损，呈条带状，形似"香肠"。病变有的延伸至右心房，表现为头大尾小、上缘游离、下缘与下腔静脉相延续，似"拐杖头"或"蛇头"样改变。

MRI 检查软组织分辨率高，能清晰显示静脉内肿块与邻近脏器的关系，静脉、右心房内的肿瘤在 MRI 图像上表现为等 T_1, 稍长 T_2 同一信号，受累静脉增粗，流空效应部分或全部消失。静脉内平滑肌瘤病为良性，一般生长缓慢，随着下腔静脉湍流的冲击，肿瘤表面往往是不规则的，可以看到许多平行于肿瘤长轴的裂隙，而血液可以通过这些裂隙。因此，有文献报道，在 MRI 影像上这种肿瘤与小血管混合在一起的生长模式使静脉内平滑肌瘤病在 T₂WI 横轴位上呈典型的"筛孔"状改变，在 T₂WI 冠状位上呈"丝瓜瓤"样改变。

2. 读片思路

（1）定位诊断：一是确定病灶位于什么部位；二是明确病灶可能来源于什么组织结构。对于本病例来说，软组织肿块主要位于下腔静脉及右心房内，而且患者有子宫腺肌症，病变可能来源于子宫。

（2）定性诊断：临床上对累及心脏的静脉内平滑肌瘤病缺乏充足的认知，临床误诊率较高；下腔静脉内病变有静脉系统血栓、血管内平滑肌瘤、血管内平滑肌肉瘤、恶性癌栓等；静脉内血栓，在增强 CT 中病灶无强化，而该病变在增强扫描后呈不均匀强化，可排除；恶性癌栓，癌栓在临床上多有恶性肿瘤病史，而此患者并无恶性肿瘤病史，可排除；血管内平滑肌肉瘤，肿瘤与静脉壁粘连，早期两者在影像上不易鉴别，当平滑肌肉瘤浸润和侵袭周围结构时，诊断变得更简单。有研究表明平滑肌肉瘤坏死较常见，腔内型下腔静脉平滑肌肉瘤的特征性表现为边缘强化，静脉内平滑肌瘤只发生在女性，平滑肌肉瘤男性也可发病，总之，对于早期的血管平滑肌肉瘤与平滑肌瘤难以进行最后的诊断。

【诊断要点与鉴别诊断】

1. 诊断要点　本病例的特点为患者女性，既往有子宫腺肌症病史；下腔静脉及右心房内见稍低密度充盈缺损，增强扫描后病变不均匀强化，病灶呈条带状，并延伸至右心腔。

2. 鉴别诊断

（1）静脉系统血栓：静脉内血栓在增强 CT 中病灶无强化，可以明确区分两者（图 4-4-3）。

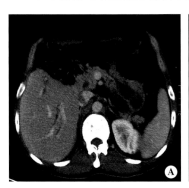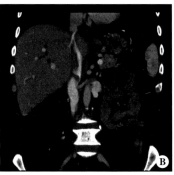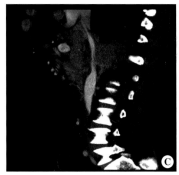

图 4-4-3　下腔静脉内充盈缺损，增强 CT 中病灶无强化

（2）血管内平滑肌肉瘤：肿瘤与静脉壁粘连，早期两者在影像上不易鉴别，当平滑肌肉瘤浸润和侵袭周围结构时（图 4-4-4），诊断变得更简单。有研究表明，平滑肌肉瘤坏死较常见，腔内型下腔静脉平滑肌肉瘤的特征性表现为边缘强化。静脉内平滑肌瘤只发生在女性，平滑肌肉瘤男性也可发病。

（3）恶性癌栓：癌栓在临床上多有恶性肿瘤病史，肝癌或肾癌常见。肝癌的癌栓常表现为轻度强化，而肾癌的癌栓常不强化（图 4-4-5，患者有肝恶性肿瘤病史）。

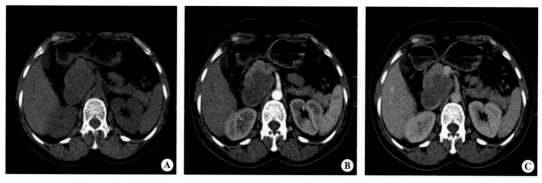

图 4-4-4　下腔静脉内肿块，突出于腔静脉轮廓外

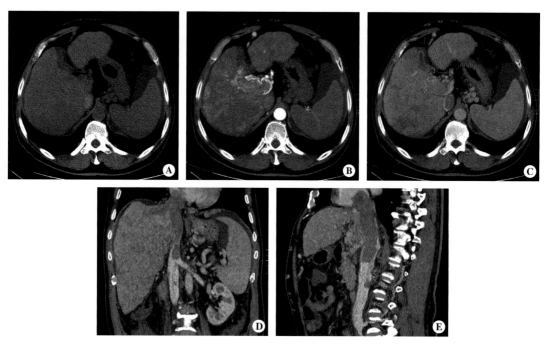

图 4-4-5　下腔静脉充盈缺损，延续至肝静脉，增强扫描呈轻度强化

（王亚娟　叶　梅　邢　艳）

参 考 文 献

付稳，商建峰，陈东，等，2018.静脉内平滑肌瘤病及伴心脏受累病的临床病理分析.心肺血管病杂志，37（1）：9-11.
郭玉峰，范淼，朱俊峰，等，2018.静脉内平滑肌瘤延伸到下腔静脉和心脏的 CT 诊断.中国 CT 和 MRI 杂志，6：3-5.
Cui Y，Li M，Guo H，et al，2017. Case report of intravenous leiomyoma with intracaval and intracardiac extension. Intl J Gynecol Obstet，137（2）：1131-1138.

病　例　4-5

【临床病史】　女性，59 岁。咳嗽、咳痰、痰中带血 3 个月。

【专科查体】　生命体征平稳，一般状况好。全身浅表淋巴结未触及。双肺叩诊音清，双肺呼吸音清，右下肺呼吸音稍低，未及干湿啰音。心脏、腹部查体未见明显异常。未见杵状指（趾）。

【辅助检查】　血常规、肝肾功能、电解质、凝血功能正常。肿瘤标志物、T-SPOT、G/GM 试验均为阴性。心电图、心脏超声未见明显异常。双侧颈部、腋窝、腹股沟浅表淋巴结 B 超未见明显肿大淋巴结回声。增强 CT：右肺下叶见类圆形软组织密度占位，大小约 4.40cm×4.30cm，边缘较光整，增强扫描明显不均匀强化，周围可见片状高密度影。左侧胸膜局限性略增厚。

【影像图片】　见图 4-5-1。

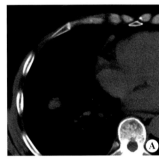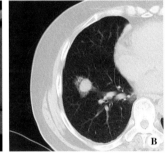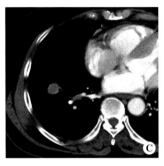

图 4-5-1　右肺下叶边界清楚的孤立性结节，密度不均匀

【问题】　根据临床资料与 CT 表现特点，该病例最可能的诊断为下列哪一项？

A. 肺囊性棘球蚴病　　　　　　　　B. 周围型肺癌

C. 炎性假瘤　　　　　　　　　　　D. 肺硬化性肺泡细胞瘤

E. 错构瘤

【答案】　D

【手术所见】

（1）右下肺切除标本，大小约 3.60cm×4.30cm×3.85cm，距支气管断端 5.00cm，距胸膜 4.00cm，可见一灰黄色肿物，最大面积约 3.85cm×3.55cm，肿物切面灰黄、质软，周围可见包膜。

（2）5 组淋巴结：灰黄脂肪一堆，大小约 1.50cm×1.00cm×0.50cm，内检出淋巴结样物数枚，直径为 0.30～0.40cm，切部分病灶送快速冰冻病理检查。

【病理所见】　周围肺组织淤血，肺泡腔内有大量吞噬含铁血黄素的组织细胞聚集，间质淋巴细胞浸润（图 4-5-2）。免疫组化结果：AE1/AE3（－）、EMA（－）、TTF-1（－），CK7（＋）、Ki-67（2%＋），Vim（＋）。

【病理诊断】　（右肺下叶）肺硬化性肺泡细胞瘤。

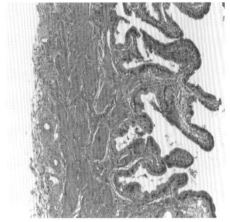

图 4-5-2　右肺下叶肺组织，HE 染色，×200

【影像诊断思路】

1. 诊断线索   本病好发于女性，以中老年女性多见，40～60岁为发病高峰，肿瘤内类固醇性激素受体的表达特别是黄体激素受体的表达解释了硬化性肺泡细胞瘤好发于女性的原因。

CT多表现为肺内边界清楚的孤立性结节或肿块（图4-5-1A），平均直径约为2.80cm，较大者直径达11.00cm，多数小于4.00cm。病灶密度与肌肉相仿，30%可见结节样或点状钙化。

CT征象：晕征、空气新月征、肺动脉主征、尾征、贴边血管征、假包膜征、囊变、钙化（图4-5-1D）。

CT薄层扫描见瘤体内有界线清晰的高密度区与低密度区，密度不均匀，而且增强扫描高密度区增强明显，低密度区基本不增强，表现为点状或局灶样低密度（图4-5-1B，图4-5-1C）。

2. 读片思路

（1）定位诊断：一是确定病灶位于什么部位；二是明确病灶可能来源于什么组织结构。对于本病例来说，右肺下叶病灶位于肺实质内，其来源可能为肺泡细胞、支气管黏膜细胞等。

（2）定性诊断：本病例特点为59岁女性，无任何肺部相应症状及体征，在体检时偶尔发现，从影像学表现来看良性病变征象较多，但是患者年龄较大，所以也不能完全排除不典型恶性病变的可能性。如为良性病变，有可能是炎性假瘤、结核球等。因此，本病例术前正确诊断有一定难度。

【诊断要点与鉴别诊断】

1. 诊断要点   本病例的特点为中老年女性患者，无肺部相关临床症状。CT上可见右肺下叶病灶，表现为边缘光滑的类圆形软组织占位，周边伴有浅分叶，增强扫描后病灶均呈持续中度强化，CT值增加了31HU，提示病灶内部的血供较为丰富。从临床表现结合影像学发现病变良性征象较多，首先，边缘清晰，无明显的毛刺征象，无胸膜牵拉征；其次，增强扫描后病灶周边多发血管影，可见血管包绕征象，并且与下肺静脉关系密切，所以来源于血管的可能性大。因此，综合分析也应想到肺硬化性血管瘤的可能性。

2. 鉴别诊断

（1）周围型肺癌：多发于中老年人，发生于肺段支气管开口以远的肺癌，占1/4；CT表现为肺内孤立性结节或肿块（图4-5-3A）。

形态特征：深分叶、短毛刺、棘突。

内部征象：密度、空泡、支气管充气征、空洞、钙化（图4-5-3B，图4-5-3C）。

周围征象：胸膜凹陷、牵拉、血管集中征、胸膜下脂肪消失（图4-5-3D）。

（2）炎性假瘤：临床上30～40岁多见，多数无临床症状。病理为炎性细胞组成的肉芽肿。病灶常呈三角形、楔形或类圆形，边界清楚，多无分叶及短毛刺，少数可有长毛刺（图4-5-4A，图4-5-4B），增强扫描后明显强化（图4-5-4C，图4-5-4D）；约5%可为多发。

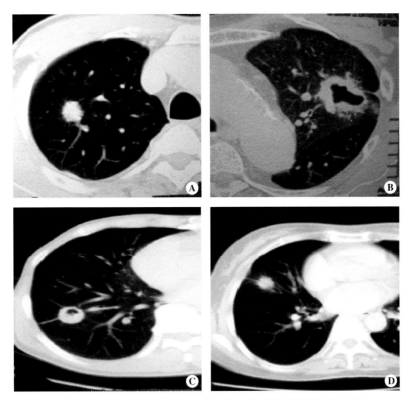

图 4-5-3　两肺结节及肿块，形态不规则，部分病灶内可见空洞

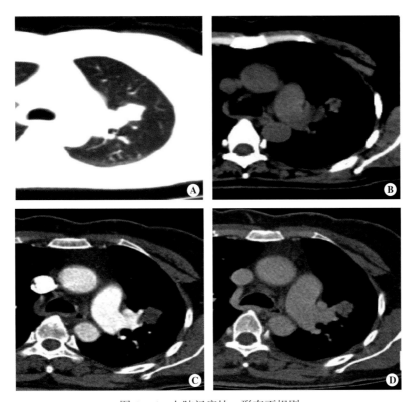

图 4-5-4　左肺门病灶，形态不规则

（3）错构瘤：是最常见的肺内良性肿瘤，40～60岁多见，多见于男性；包含肺的所有成分，根据成分、排列和分化的不同，分为软骨型和纤维型。CT表现为肺实质结节，边界清楚，可有浅分叶，脂肪密度和"爆米花"钙化特征（图4-5-5）；增强扫描后呈不均匀轻度强化。

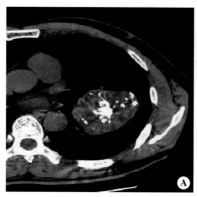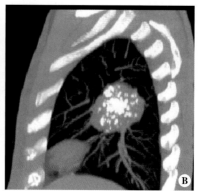

图4-5-5　左肺肿块，内见散在钙化灶

（郁耀辉　叶　梅　邢　艳）

参 考 文 献

陈真伟，腾晓东，2016. 2015版WHO肺肿瘤组织学分类解读. 中华肿瘤防治杂志，23（1）：60-64.

李正军，董宝明，蔡定萍，等，2016. 肺硬化性肺泡细胞瘤的CT表现与病理对照研究. 使用放射学杂志，32（10）：1525-1528.

刘禄，夏涌然，罗启翅，等，2018. 硬化性肺泡细胞瘤临床特点及病理特征分析. 临床医药实践，27（1）：51-53.

马晓燕，白云，王星越，等，2019. 硬化性肺泡细胞瘤术中冰冻误诊分析及文献回顾. 现代肿瘤医学，27（6）：77-81.

姚丰，陈海玲，杨杰，等，2019. 硬化性肺细胞瘤8例临床病理分析. 现代肿瘤医学，27（3）：424-428.

病　例　4-6

【临床病史】　男性，26岁。间断性咳嗽3周，伴胸闷气短，加重10天。

【专科查体】　胸廓无畸形，胸骨无压痛，胸部局部无隆起或凹陷，胸壁无静脉曲张，无皮下气肿。呼吸运动正常，呼吸节律均匀整齐，呼吸频率正常，肋间隙正常，右侧语颤减弱，无胸膜摩擦感，无皮下捻发感，双肺叩诊呈清音，右上肺呼吸音减弱，左侧正常，未闻及啰音、胸膜摩擦音，无呼气延长，语音传导对称。

【胸部CT检查】　仰卧位，横断位扫描，行胸部CT平扫＋增强＋三维重建，层厚5mm，层间隔5mm。

【影像图片】　见图4-6-1。

【问题】　根据临床资料与CT表现特点，该病例最可能诊断为下列哪一项？

A.周围型肺癌　　　　　　　　　B.炎性假瘤

C.肺母细胞瘤　　　　　　　　　D.原发性肺肉瘤

【答案】　C

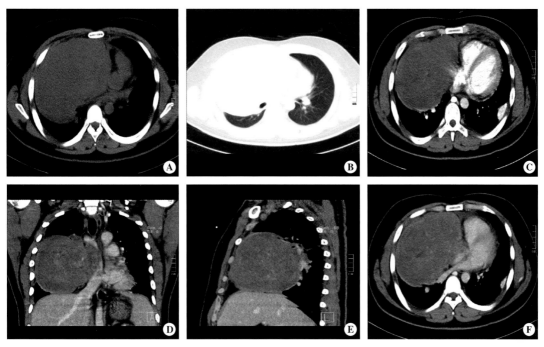

图 4-6-1 右侧胸腔巨大软组织占位，增强扫描呈不均匀强化

【病理所见】 （右肺）条索组织 4 条，长 0.5 ~
1.2cm（图 4-6-2）。免疫组化结果：PAS（-），CK（上
皮 +），Vim（+），SMA（间质 +），Des（灶 +），
CAM5.2（上皮 +），CD38（-），CD138（灶 +），
EMA（灶 +），CEA（部分上皮 +），CgA（-），
S-100（灶 +）。

【病理诊断】 肺母细胞瘤。

【影像诊断思路】

1. 诊断线索 CT 平扫：右侧胸腔内可见一巨大
类圆形软组织占位（图 4-6-1A，图 4-6-1B），病灶突
入纵隔，邻近肺组织及大血管受压，上腔静脉、右心房、
右肺动脉主干明显受压、移位（图 4-6-1D），边界清晰，

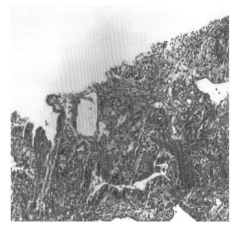

图 4-6-2 右肺占位组织，HE 染色，×200

内见斑点状低密度影，较大层面大小约为 17.09cm×8.05cm，CT 值为 25 ~ 45HU，增强
扫描呈不均匀强化，病灶周围可见盘状不张肺组织，右肺上叶支气管受压，右肺中叶支气
管呈截断征，远端未见明确显示（图 4-6-1C，图 4-6-1E，图 4-6-1F）。

2. 读片思路

（1）定位诊断：一是确定病灶位于什么部位；二是明确病灶可能来源于什么组织结构。
对于本病例来说，软组织肿块主要位于胸腔内。

（2）定性诊断：肺内单发，体积一般大于 5.00cm，多位于肺周边胸膜下或近叶间胸膜处，呈圆形或卵圆形孤立肿块，边界清，边缘光滑，无明显分叶或毛刺，多有假包膜，增强扫描后呈明显强化。病灶较大时可发生液化坏死，晚期可累及邻近血管、胸膜和纵隔。

【诊断要点与鉴别诊断】

1. 诊断要点　本病例的特点：青年男性患者，间断性咳嗽，右侧胸腔内巨大占位，边界清，邻近气管及血管受压，增强扫描后肿瘤较明显强化，血供较丰富。

2. 鉴别诊断

（1）炎性假瘤：好发于 45 岁以上，男性多于女性；表现为肺实质内以炎性增生性肉芽组织为主的肿瘤样病变；CT：好发于中下叶、肺野中外带，邻近胸膜或靠近叶间裂的结节或肿块，呈软组织密度（图 4-6-3A，图 4-6-3B），增强扫描呈明显强化（图 4-6-3C，图 4-6-3D）；典型征象为"桃尖征""平直征""方形征"。

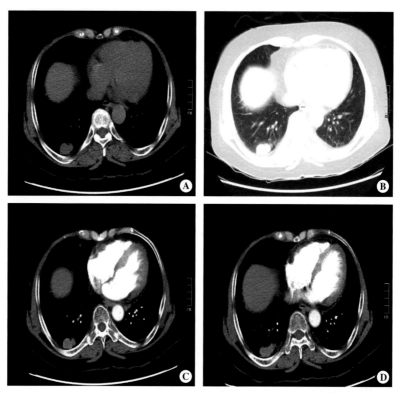

图 4-6-3　右肺下叶后基底段结节，形态不规则，增强扫描呈明显强化

（2）周围型肺癌：发生于肺段以下支气管的肺癌，以腺癌多见，早期症状为咳嗽、胸痛及咯血等；CT：软组织密度占位，边缘呈深分叶，毛刺细短密集，可见空泡征、血管集束征、胸膜凹陷征（图 4-6-4A，图 4-6-4B）；占位内密度不均，内可见细小钙化，病灶较大时可伴有坏死，出现厚壁空洞，增强扫描后呈不均匀强化（图 4-6-4C，图 4-6-4D）。

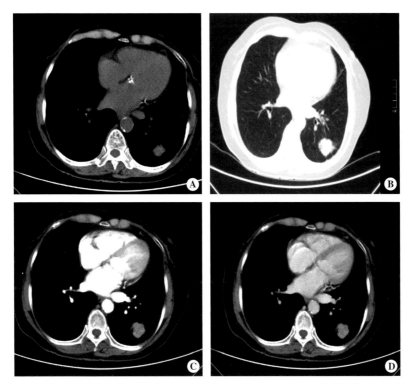

图 4-6-4　左肺下叶后基底段类圆形结节，分叶状，边缘可见空泡，增强扫描后呈不均匀强化

（3）原发性肺肉瘤：生长迅速，具有侵袭性。CT 表现：肿块较大，直径一般大于 5.00cm，边缘清楚，有假包膜，少有小分叶（图 4-6-5A～图 4-6-5C），增强扫描后明显强化（图 4-6-5D～图 4-6-5F）；肿块内多有钙化；多为局限性侵犯及血管转移，极少有淋巴结转移。

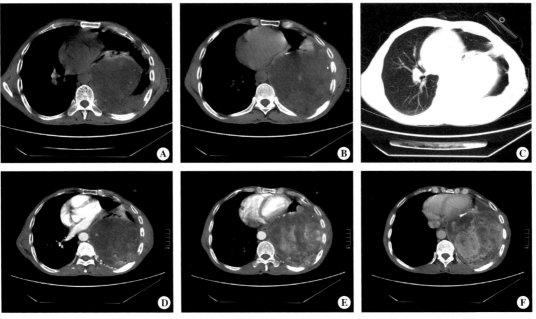

图 4-6-5　左肺下叶较大肿块，增强扫描后明显强化

（齐海成　叶　梅　邢　艳）

参 考 文 献

罗若谷，赵静儒，徐泉，等，2019. 4 例儿童胸膜肺母细胞瘤的临床疗效分析 . 临床小儿外科杂志，18（12）：1081-1083.

张旭，曾骐，张娜，等，2020. 儿童胸膜肺母细胞瘤 38 例诊治分析 . 临床小儿外科杂志，19（1）：63-68.

赵菁，陈莲，马阳阳，等，2019. 儿童胸膜肺母细胞瘤 13 例临床病理及分子遗传学特征分析 . 临床与实验病理学杂志，3（8）：911-915.

第五章 乳　腺

病　例　5-1

【临床病史】　女性，45 岁。发现左乳包块 4 个月。

【专科查体】　左乳外上象限可扪及包块，大小约为 2cm×1.5cm，质硬，边界欠清晰，无压痛，包块表面皮肤正常，乳头未见凹陷及溢液，区域淋巴结未扪及肿大。

【影像图片】　X 线检查：左乳 CC 位及左乳 MLD 位，见图 5-1-1。

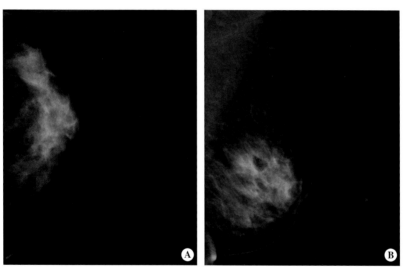

图 5-1-1　左乳外上象限肿块，边界欠清晰

【问题】　根据临床资料与上述影像表现特点，该病例最可能的诊断为下列哪一项？

A. 乳腺癌　　　　　　　　　　B. 乳腺纤维腺瘤

C. 乳腺腺病　　　　　　　　　D. 导管内乳头状瘤

【答案】　C

【手术所见】　术中见包块位于左乳外上象限，一枚，大小约为 1.5cm×1.0cm，质硬，表面不光滑，形态不规则，基底宽，与周围腺体无界线，表面皮肤正常。

【病理所见】　冰冻后石蜡切片显示（左乳）腺病，伴普通型导管上皮增生；镜下所见：小叶内导管上皮增生。腺泡增多，腺小叶增大，小叶互相融合，小叶结构紊乱甚至小叶形态消失，小叶内及小叶间纤维组织增生（图 5-1-2）。免疫组化结果：CK5/6（＋），SMA（多数导管周围＋），P63（多数导管周围＋），CD10（间质及部分导管周围＋），PR（＋，约 50%），Ki-67 极低表达。

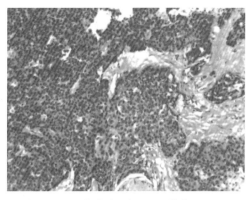

图 5-1-2　左乳乳腺组织，HE 染色，×100

【病理诊断】　（左乳）腺病伴普通型导管上皮增生。

【影像诊断思路】

1. 诊断线索　X 线检查表现为左乳外上象限肿块（图 5-1-1），边界欠清晰，局部腺体不对称，未见明确可疑钙化灶。腋下未见异常肿大淋巴结影。

2. 读片思路

（1）定位诊断：对于本病例来说，病灶较小，肿块位于左乳腺外上象限，其来源可能为乳腺上皮细胞或非上皮细胞等。

（2）定性诊断：本病例为中年女性，查体发现左乳外上象限肿块，形态欠规则，边界欠清，活动度欠佳，影像学检查证实其为肿块，直径较小，初步考虑纤维腺瘤、小乳腺癌及触诊为肿块的乳腺腺病。再仔细观察具体征象，与乳腺纤维腺瘤边缘光滑锐利不符，故首先排除乳腺纤维腺瘤；而乳腺癌和乳腺腺病边缘均可不规整，因此鉴别困难，极易误诊，最终确诊仍需组织病理学检查。

【诊断要点与鉴别诊断】

1. 诊断要点　乳腺腺病表现形式可多样，X 线检查表现为边界清楚的圆形或椭圆形肿块、钙化、不对称致密或结构扭曲。腺病伴钙化的主要特点为模糊不定形钙化呈簇或区域分布。硬化性腺病最常见的钙化特点是不定形钙化呈簇分布，多形性或点状钙化呈簇分布亦多见；非硬化性腺病的钙化特点是细点状呈簇分布，模糊不定形钙化，区域分布。

致密影以单纯腺病多见，结构扭曲以腺病伴不同类型导管增生常见。腺病表现为结构扭曲时呈"黑影"，即结构扭曲灶中心未见异常密度增高影。

MR 平扫 T_1WI 呈等信号，与正常腺体组织信号相仿，边界不明确；T_2WI 脂肪抑制序列呈等或稍高信号，无明显特征表现。动态增强扫描后动脉早期表现多样，可表现为肿块样强化，也可表现为非肿块样强化，如弥漫性分布、区域性、节段性的强化，亦可表现为点状强化，可能与乳腺腺病的病理分期或各期之间的转归有关。

TLC 多表现为流入型和平台型，ADC 图多为高信号。

2. 鉴别诊断

（1）浸润性导管癌：硬化性腺病是乳腺腺病的一种特殊类型，病理上以小叶内纤维结缔组织间质增生为主，小管受压变形，与周围乳腺组织分界不清，使其部分病例在影像及病理表现上易与乳腺癌相混淆。

鉴别要点：浸润性导管癌临床表现以乳头凹陷、皮肤粘连为主。浸润性导管癌在影像学上最直接、最典型的表现为肿块和钙化（图 5-1-3）。局灶性密度增高或结构紊乱是除了肿块与微钙化之外的另一重要征象，常见于较早期的病变。浸润性导管癌在 MRI 上表现为 T_1WI 呈低或等信号，T_2WI 上肿瘤多呈高信号，MRI 增强时，病灶呈明显强化。

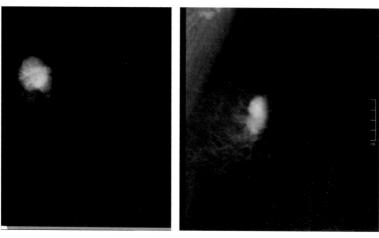

图 5-1-3　左乳外上象限不规则肿块，高密度，短毛刺，其内多发可疑钙化

（2）乳腺纤维腺瘤：中年女性好发，圆形或类圆形肿块（图 5-1-4），可有粗大钙化；MRI 多表现为圆形或卵圆形分叶状肿瘤，病灶内部信号多变，约 64% 病灶内可出现特征性的条形不强化低信号分隔，病灶小时两者难以区分，两者可伴发。

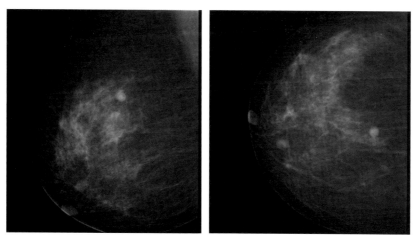

图 5-1-4　右乳内多发类圆形边界清晰肿块

（张天瑞　高文怡　姚　娟）

参 考 文 献

陈海平，包凌云，俞丽芳，2019. 超声对乳腺硬化性腺病诊断价值. 浙江中西医结合杂志，29（8）：673-675.

徐维敏，陈卫国，廖昕，等，2015. 乳腺腺病 X 线特点分析及鉴别诊断. 医学影像学杂志，25（9）：1596-1603.

张丽，韩立新，曹慧霞，等，2017. 3.0T 磁共振扩散加权成像和 VIBRANT 动态增强在鉴别乳腺腺病与乳腺癌中的价值. 临床放射学杂志，36（3）：342-346.

张亚平，董光，耿海，等，2017. DCE-MRI 和 DWI 对乳腺腺病和乳腺癌的诊断价值. 实用放射学杂志，33（4）：533-553.

Tan H，Zhang H，Lei Z，et al. 2019. Radiological and clinical findings in sclerosing adenosis of the breast. Medicine，98（39）：1-8.

病　例　5-2

【临床病史】　女性，55 岁。6 个月前出现右乳肿块，近来增长迅速。

【专科查体】　右侧乳房内下象限可扪及包块，单个，质硬，形态规则，边界清晰，无压痛，包块表面皮肤正常，乳头未见凹陷及溢液，区域淋巴结未扪及肿大。

【影像图片】　X 线检查：右乳 CC 位及右乳 MLD 位，见图 5-2-1。

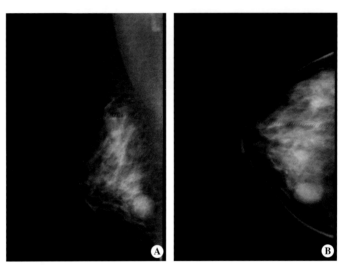

图 5-2-1　右乳内下象限类圆形肿块，边界清晰，略有分叶

【问题】　根据临床资料与上述影像表现特点，该病例最可能的诊断为下列哪一项？

A.纤维腺瘤　　　　　　　　　　　B.髓样癌

C.叶状肿瘤　　　　　　　　　　　D.黏液癌

【答案】　C

【手术所见】　术中见包块位于右乳内下象限，一枚，大小约 2.2cm×2.1cm。质韧，切面呈棕褐色，表面不光滑，形态规则，与周围腺体界线清晰。

【病理所见】　组织病理结果显示基质细胞增生伴有上皮成分，核分裂象少（图 5-2-2）。

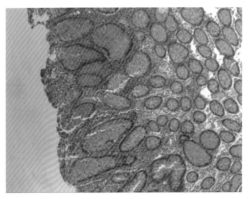

图 5-2-2　乳腺组织，HE 染色，×200

【病理诊断】　（左乳）叶状肿瘤 I 级。

【影像诊断思路】

1.诊断线索　X 线检查表现为右乳内下象限类圆形肿块，边界清晰，密度高，略有分叶，肿块边缘可见"晕圈征"（图 5-2-1）。

2.读片思路

（1）定位诊断：对于本病例来说，病灶近期增大，位于右侧乳腺内下象限，其来源可能为乳腺上皮细胞或非上皮细胞等。

（2）定性诊断：本病例为中年女性，应考

虑边界清楚而呈分叶状肿块的诊断与鉴别诊断。该病例肿块影像特点：病灶近期增大，边缘呈分叶状，边界清楚，未见钙化，密度较均匀，未见腋下淋巴结转移。结合患者年龄及近来肿块增长迅速的病史，应首先考虑叶状肿瘤，最终确诊需依据组织病理学检查。乳腺叶状肿瘤在临床上较少见，主要由上皮和间质成分构成，组织学上分为三种：良性、交界性和恶性，良性可反复发作，恶性容易发生远处转移。临床上以中年女性多见，病变多表现为单发的、无痛性肿块，少数伴有轻微疼痛。

　　X 线检查表现依其大小而异，较小的病变多表现为类圆形或类椭圆形软组织肿块影，较大者表现为分叶状软组织肿块，密度较高，边界清晰，部分肿块边缘可见"晕圈征"，考虑多数叶状肿瘤呈膨胀性生长，病变周围的正常腺体组织受压推移，形成"包膜"，X 线检查表现为环形低密度。组织病理学发现该包膜主要成分为受压的乳腺间质，并非真的包膜。病灶多为单发，位于外上象限的病灶居多，其次为乳晕后区。多数肿瘤边缘清晰、锐利，少数边缘与腺体重叠，显示不清。未见明确的毛刺、乳头内陷、皮肤增厚、腋窝淋巴结肿大等恶性征象。肿瘤内钙化少见，主要是因为肿瘤生长较快，但也有报道称其内见粗大钙化灶，类似于纤维腺瘤。

　　MRI 多表现为圆形或分叶状肿块，病变边界清楚，T_1WI 呈低信号，T_2WI 信号表现多样，良性病变 T_2 信号较均匀，恶性病变 T_2 信号混杂，可能与其生长较快有关，增强扫描后病变呈不均匀强化，其内可见囊变、坏死，时间 - 信号曲线多呈平台型或流出型。

【诊断要点与鉴别诊断】

1. 诊断要点　　本病例特点为中年女性，肿块近期增大，边缘呈分叶状，边界清楚，未见钙化，密度较均匀，未见腋下淋巴结转移。结合患者年龄及近来肿块增长迅速的病史，应首先考虑叶状肿瘤，最终确诊需依据组织病理学检查。

2. 鉴别诊断

（1）纤维腺瘤：纤维腺瘤以圆形、类圆形为主（图 5-2-3），边缘可伴或不伴分叶，即使出现分叶，以浅分叶常见；而叶状肿瘤多呈卵圆形肿块伴边缘分叶，深分叶更常见。纤维腺瘤直径多为 1 ～ 3cm，而叶状肿瘤瘤体常较大，> 5cm 者应高度怀疑。钙化在纤维腺瘤中常见，而在叶状肿瘤中少见。如果肿块内有囊变，则支持叶状肿瘤的诊断。MRI 提

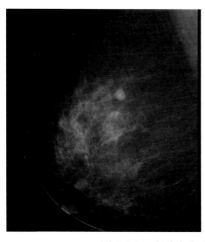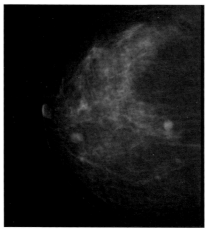

图 5-2-3　右乳内多发类圆形边界清晰肿块

示了支持肿瘤为恶性的功能信息，如流出型时间 - 信号强度曲线，提示叶状肿瘤。纤维腺瘤最常见于 15 ～ 35 岁的年轻女性，发病年龄较叶状肿瘤小 10 岁左右。另外，叶状肿瘤生长较纤维腺瘤迅速，有长期稳定的乳腺肿块短时间内迅速增大或有多次手术复发的"纤维腺瘤"也应考虑为叶状肿瘤。

（2）髓样癌：也可表现为边界清楚的分叶状肿块，但多见于近绝经期或绝经后期，影像上表现为密度不均匀（图 5-2-4），病灶内常可见钙化灶，常伴腋下淋巴结转移，而叶状肿瘤几乎不伴腋下淋巴结转移；髓样癌多呈环形强化，伴或不伴内部分隔样强化，而叶状肿瘤多呈不均匀强化伴内部无强化的低信号纤维分隔；髓样癌多呈平台型或流出型时间 - 信号强度曲线，几乎不出现流入型时间 - 信号强度曲线，而叶状肿瘤，三型中的任何一型时间 - 信号强度曲线都可以出现。

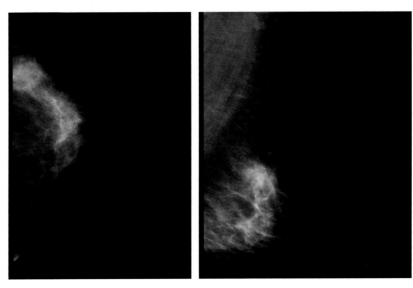

图 5-2-4　左乳外上象限不规则肿块

（高文怡　张天瑞　姚　娟）

参 考 文 献

谷红玉，罗松，邓小毅，等，2019. 不同病理级别的乳腺叶状肿瘤 MRI 成像分析 . 临床放射学杂志，38（7）：1194-1197.

李莉，李春花，丁伟伟，等，2019. 乳腺叶状肿瘤的 X 线表现 . 影像研究与医学应用，3（14）：68-69.

刘叶秋，于韬，王浩天，等，2019. 乳腺叶状肿瘤的影像学特征分析 . 辽宁医学杂志，33（4）：10-12.

Strode M，Khoury T，Mangieri C，et al，2017. Update on the diagnosis and management of malignant phyllodes tumors of the breast. The Breast，33：91-96.

Yan Z，Gudi M，2017. A large benign phyllodes tumour of the breast：a case report and literature review. International Journal of Surgery Case Reports，39：192-195.

病 例 5-3

【临床病史】　女性，47 岁。发现左乳肿物 3 年。

【专科查体】　左乳外上象限触及一约 2.0×1.5cm 肿物，质地硬，边界欠清晰，无压痛，活动度可。

【影像图片】 X线检查：左乳CC位及左乳MLD位，见图5-3-1。

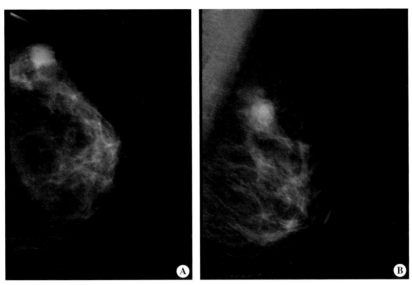

图5-3-1 左乳外上象限类圆形肿块，边界部分遮蔽，密度高，部分边缘毛糙

【问题】 根据临床资料与上述影像表现特点，该病例最可能诊断为下列哪一项？

A. 囊性增生病 B. 乳腺表皮样囊肿

C. 黏液癌 D. 纤维腺瘤伴黏液变性

【答案】 C

【手术所见】 行左乳肿物切除术，手术大体标本见肿物大小约为2.0cm×1.5cm，边界欠清晰，质地硬。

【病理所见】 （左乳）黏液癌，大小约为2.5cm×1.5cm×2.0cm，送检腋窝淋巴结（12枚）及腋窝脂肪组织均未见肿瘤。镜下所见：肿瘤细胞漂浮在黏液湖中，并有纤维分隔（图5-3-2）。免疫组化结果：ER（70%～80%+），PR（50%～60%+），Her-2（1+），Ki-67（3%～5%+），CK5/6（+）。

【病理诊断】 （左乳）黏液癌。

【影像诊断思路】

1. 诊断线索 X线检查表现为左乳外上象限类圆形肿块，边界部分遮蔽，密度高，部分边缘毛糙（图5-3-1）。

2. 读片思路

（1）定位诊断：本例左侧乳腺病灶定位明确，位于左乳外上象限。

（2）定性诊断：乳腺黏液癌又称为乳腺胶样癌，是一种少见的特殊类型的浸润性乳腺癌，发病率为1.82%～5.2%；病理上以大量细胞外

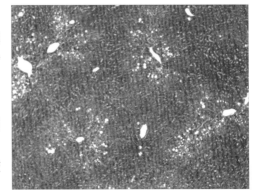

图5-3-2 乳腺组织，HE染色，×100

黏液中漂浮簇状增生的细胞为特征；肿瘤外形不规则，无真正的包膜，边界清楚；黏液癌属于生存率高和预后好的组织类型；临床上常见于绝经后妇女；病程长，肿瘤生长缓慢，体积大，多为膨胀性生长，边界清晰，浸润性不强，易误诊为良性肿瘤。组织病理学中，乳腺黏液腺癌可分为单纯型和混合型两个亚型，两者的预后具有显著差异，其治疗方式也不同，前者可采用乳腺区段切除或单纯切除，后者常采用根治或改良根治术。X 线检查主要表现为边缘光滑，密度中等，可有钙化，也可形态不规则，边缘可有毛糙。MRI 上 T_2WI 呈明显高信号，DWI 呈明显高信号，ADC 值高于正常腺体，动态增强表现为不均匀强化或边缘强化，时间 - 信号强度曲线表现为渐增型、平台型、流出型。对于疑为黏液腺癌的中老年女性患者，若肿瘤在 T_2WI 上表现为高信号，肿块边缘较光滑，呈类圆形，增强早期呈环形或不均匀强化，并呈持续性强化模式，弥散加权 ADC 值较高，则倾向于单纯型黏液腺癌的诊断；若肿瘤在 T_2WI 上表现为混杂信号，肿块边缘不光整、形态不规则，且实质部分早期明显强化，呈流出型时间 - 信号强度曲线，ADC 值较低，则倾向于混合型黏液腺癌的诊断。

【诊断要点与鉴别诊断】

1.诊断要点　X 线摄影见左乳外上象限类圆形肿块，边界部分遮蔽，密度高，部分边缘毛糙（图 5-3-1）。

2.鉴别诊断　纤维腺瘤伴黏液变性：良性肿瘤，边界清晰，可见钙化（图 5-3-3），动态增强扫描后肿物强化较为均匀，时间 - 信号强度曲线多为渐增型，而黏液癌动态增强扫描后表现为边缘强化，可有浸润性生长特征。

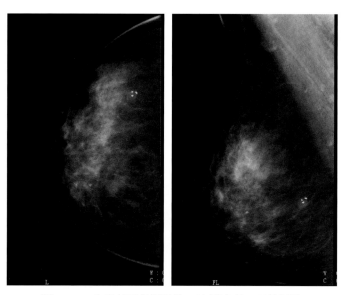

图 5-3-3　右乳外下象限肿块，边界清晰，可见钙化

（张天瑞　高文怡　姚　娟）

参 考 文 献

吴超，徐靖，郭俏俏，2014.X 线乳腺摄影与超声检查对乳腺黏液腺癌的诊断比较.医学影像学杂志，24（12）：2210-2212.

钟琪，崔凤，2016.乳腺 MRI 对不同类型黏液腺癌的诊断价值.中国临床医学影像杂志，27（2）：94-97.

Yao R，Pan B，Sun Q，et al，2016. Prognosis of subtypes of the mucinous breast carcinoma in Chinese women：a population-based study of 32-year experience（1983– 2014）. Cancer Research，76（4）：38864-38875.

Zhang H，Qiu L，Peng Y，2018. The sonographic findings of micropapillary pattern in pure mucinous carcinoma of the breast. World Journal of Surgical Oncology，16（1）：151.

病 例 5-4

【临床病史】 女性，63 岁。外院体检发现乳腺内钙化。该患者乳腺无疼痛，无皮肤红肿，腋下无肿块、无乳晕或乳头糜烂。

【专科查体】 无异常。

【影像图片】 X 线检查：右乳 CC 位及右乳 MLD 位，见图 5-4-1。

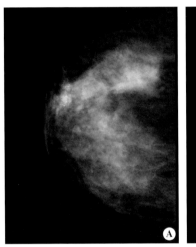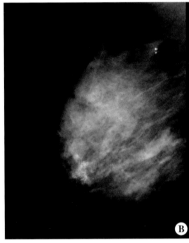

图 5-4-1 右乳中央区可见细小簇状钙化

【问题】 根据临床资料与上述影像表现特点，该病例最可能的诊断为下列哪一项？

A. 不典型增生
B. 导管内乳头状瘤

C. 浸润性导管癌
D. 导管原位癌

【答案】 D

【病理所见】 镜下所见：细胞核中度异型性，细胞以实性为主，伴有灶性筛状结构（图 5-4-2）。免疫组化结果：ER 80%（＋），PR 50%（＋），C-erbB-2（导管内 1+），Ki-67（15%+），SMA（大部 ＋，少数细胞 －），P63（局部不连续 ＋），CK5/6（＋）。

【病理诊断】 （右乳）导管原位癌（中-高级别）。

【影像诊断思路】

1.诊断线索 导管原位癌（DCIS）是局限于乳腺导管内的早期癌变，未突破基底膜，常

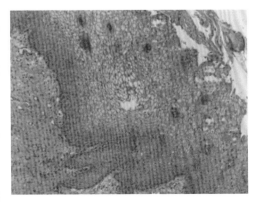

图 5-4-2 乳腺组织，HE 染色，×200

见于临床无症状行常规筛查的女性，在乳腺癌中的比例为 5%～20%，通常被认为是浸润性乳腺癌的前兆，但 14%～53% 的 DCIS 不会发展为浸润性乳腺癌。

DCIS 钼靶 X 线检查典型表现为不伴肿块的簇状钙化（图 5-4-1A，图 5-4-1B），目前认为 DCIS 是沿着 1 个导管束发展的，由于病变部位的不同，可位于近乳头的大导管或远离乳头的小导管。因此，在钼靶影像上钙化分布范围可能相差较大。钙化分布呈 V 形，提示肿瘤可能来源于近乳头的大导管；如果肿瘤位于远离乳头的小导管，因导管分布如同分叉的树枝，因此在钼靶 X 线片上钙化分布范围可以呈现不同的改变，即圆形或不规则形状，甚至分散分布，呈多个小簇状，但不管其成何形状，总位于某一象限内，提示肿瘤来源于一个导管束。因此，对没有肿块的单纯钙化灶，如果钙化灶分布呈 V 形，对 DCIS 的诊断是很具特征性的，对位于某一象限内的没有肿块的圆形、不规则形状，甚至分散分布，呈多个小簇状的钙化也提示为 DCIS。

2. 读片思路

（1）定位诊断：钙化分布呈 V 形，提示肿瘤可能来源于近乳头的大导管；如果肿瘤位于远离乳头的小导管，因导管分布如同分叉的树枝，因此在钼靶 X 线片上钙化分布范围可以呈现不同的改变，即圆形或不规则形状，甚至分散分布，呈多个小簇状，但不管其成何形状，总位于某一象限内，提示肿瘤来源于一个导管束。

（2）定性诊断：DCIS 在乳腺 X 线片上的典型表现为不伴肿块的簇状钙化，目前认为 DCIS 是沿着一个导管束发展的，由于病变部位的不同，可位于近乳头的大导管或远离乳头的小导管。因此，在乳腺 X 线摄影上钙化分布范围可能相差较大。钙化分布呈 V 形，提示肿瘤可能来源于近乳头的大导管；如果肿瘤位于远离乳头的小导管，因导管分布如同分叉的树枝，因此在乳腺 X 线片上钙化分布范围可以呈现不同的改变，即呈圆形或不规则形状，甚至分散分布，呈多个小簇状，但不管其成何形状，总位于某一象限内，提示肿瘤来源于一个导管束。因此，对于没有肿块的单纯钙化灶，如果钙化灶分布呈 V 形，乳腺 X 线摄影对 DCIS 的诊断是很具特征性的，对位于某一象限内的没有肿块的圆形、不规则形状，甚至分散分布呈多个小簇状的钙化也提示为 DCIS。

【诊断要点与鉴别诊断】

1. 诊断要点　　对于 DCIS，乳腺 X 线摄影的典型表现为不伴肿块的簇状钙化，对于没有肿块的单纯钙化灶，如果钙化灶分布呈 V 形，对 DCIS 的诊断是很具特征性的，对位于某一象限内的没有肿块的圆形、不规则形状，甚至分散分布，呈多个小簇状分布的钙化也提示为 DCIS。

2. 鉴别诊断

（1）浸润性导管癌：占所有乳腺癌的 65%～80%，临床检查乳房多可扪及肿块。根据其所含纤维量的不同而在乳腺 X 线摄影上表现不一，多呈软组织肿块，可伴或不伴钙化，肿块边界多不规则或不清晰，密度较高（图 5-4-3）；也可呈不规则边界的星状影，皮肤可以增厚，乳头有内陷。乳腺 MRI 表现为不规则或星芒状肿块，强化明显，时间 - 信号强度曲线常呈流出型或平台型，部分与高级别 DCIS 不易鉴别。

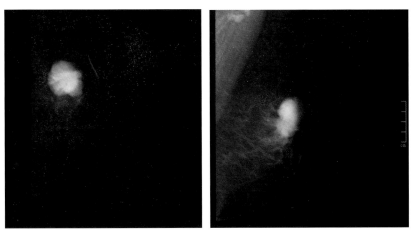

图 5-4-3　左乳外上象限不规则肿块，密度较高，短毛刺，其内多发可疑钙化

（2）不典型增生：被认为是一种肿瘤性病变，相当于低级别的导管原位癌。乳腺导管不典型增生在 X 线片上的主要特征是钙化、非对称型致密影（图 5-4-4）、局部结构扭曲、结节或肿块。微钙化伴或不伴肿块是不典型增生最常见的 X 线检查表现，部分病灶内可见杆状钙化，与恶性病变鉴别困难。

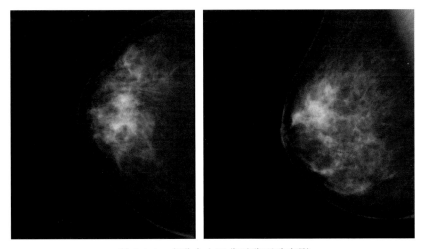

图 5-4-4　右乳中央区非对称型致密影

（3）导管内乳头状瘤：周围型导管内乳头状瘤最常表现为圆形、类圆形边界清晰的肿块，少数表现为边缘模糊或部分边界被遮蔽，可伴有钙化，偶伴簇状钙化（图 5-4-5）。

（4）浸润性小叶癌：由于其特殊的生长方式易多中心生长，临床及乳腺 X 线摄影检查均较难发现，假阴性可达 46%，乳腺 X 线摄影检查有显示则多呈星状影改变，很少伴有钙化（图 5-4-6）。

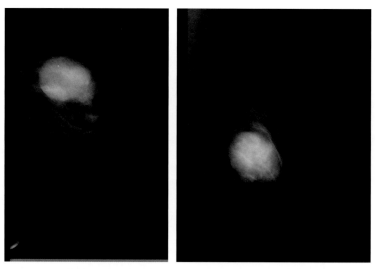

图 5-4-5　左乳外上象限边界清晰类圆形肿块

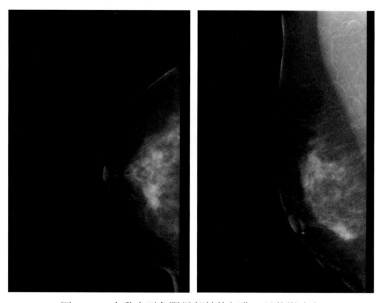

图 5-4-6　右乳内下象限局部结构扭曲，星状影改变

（张天瑞　高文怡　姚　娟）

参 考 文 献

姜婷婷，顾雅佳，彭卫军，等，2013.乳腺导管原位癌的 MRI 表现与病理分级的关系 . 中国癌症杂志，23（8）：631-636.

苏晓慧，林青，崔春晓，等，2018. 数字乳腺断层合成摄影、X 线摄影及超声检查对乳腺非钙化导管原位癌的诊断价值 . 中华放射学杂志，52（1）：15-19.

杨昂，肖学红，王志龙，等，2015. 特发性肉芽肿性乳腺炎与导管原位癌的影像鉴别诊断 . 临床放射学杂志，34（8）：1215-1218.

庄珊，赵玉年，陈骏，等，2019. X 线摄影、三维断层摄影和磁共振对乳腺导管原位癌的诊断价值比较 . 中国肿瘤外科杂志，11（5）：354-357.

Punglia RS，Bifolck K，Golshan M，et al，2018. Epidemiology，biology，treatment，and prevention of ductal carcinoma *in situ*（DCIS）. JNCI Cancer Spectr，2（4）：4.

病　例　5-5

【临床病史】　女性，54 岁。右乳乳头、乳晕湿疹伴瘙痒 1 年。

【专科查体】　双侧乳房发育正常，大小对称，无局限性隆起或凹陷，未见静脉曲张，未见橘皮样改变，两侧乳头位于同一水平，右乳乳头、乳晕湿疹样红斑，伴有明显瘙痒；否认乳、头乳晕溃烂、渗出及结痂。双侧乳腺未触及明显肿大包块，轻挤双侧乳头未见溢液，双侧腋窝未触及明显肿大淋巴结。胸壁无水肿，无皮下气肿，无肿块，无回流方向异常。

【乳腺 X 线摄影检查】　右乳乳头、乳晕处皮肤增厚，不均匀，乳头形态失常，乳腺腺体内未见明确肿块，未见可疑钙化。

【影像图片】　X 线检查：右乳 CC 位及右乳 MLD 位，见图 5-5-1。

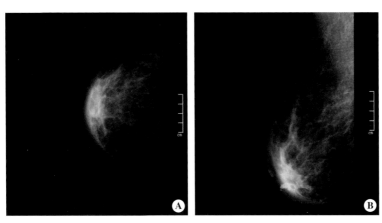

图 5-5-1　右乳乳头 - 乳晕复合体的下方皮肤增厚，乳头变形

【问题】　根据临床资料与乳腺 X 线摄影表现特点，该病例最可能的诊断为下列哪一项？

A. 浸润性导管癌　　　　　　　　　　B. 乳头湿疹

C. 接触性皮炎　　　　　　　　　　　D. Paget 病

【答案】　D

【病理所见】　镜下：Paget 细胞体积较大，有大量透明胞质、不典型细胞核和粗大核仁（图 5-5-2）。免疫组化结果：CK7（＋），S-100（－），E-cadherin（＋），ER（－），PR（－），Her（－），HmB45（－）。

【病理诊断】　乳腺 Paget 病。

【影像诊断思路】

1. 诊断线索　右乳乳头 - 乳晕复合体的下方皮肤增厚，乳头变形（图 5-5-1）。

2. 读片思路

（1）定位诊断：约 60% 病变位于中央区

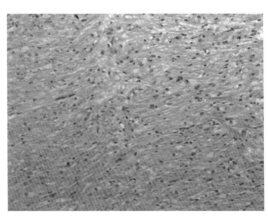

图 5-5-2　右乳组织，HE 染色，×200

乳头 - 乳晕复合体的下方，30% ～ 40% 为多中心肿瘤。

（2）定性诊断：乳腺 Paget 病最常发生于 50 岁以上妇女，患者乳头、乳晕区多呈湿疹样外观，有乳头溢液或乳腺肿块，其中 67% ～ 100% 的患者伴有原位癌或浸润性癌。

【诊断要点与鉴别诊断】

1. 诊断要点　乳腺 Paget 病又称为湿疹样癌或癌性湿疹，约占女性乳腺癌的 1.4%。其临床表现是乳头血性溢液，乳头、乳晕处湿疹样变，乳头反复糜烂、结痂，可有皮肤发硬。有些患者在乳晕下可扪及肿块。少数患者单纯表现为乳房肿块，而无乳头、乳晕区皮肤异常改变。

（1）X 线检查表现：乳头、乳晕皮肤增厚，并可见乳头变形。乳晕后方腺体见纤维索条与乳晕后方相连，有时乳晕后方形成致密三角形阴影，尖端向后，乳头底部内陷形成漏斗征（图 5-5-1）。乳头下一支或数支乳导管阴影增密、增粗、边缘粗糙，并指向癌灶方向。导管造影可见导管僵直，内壁毛糙，粗细不均。有时管内癌向导管分支蔓延或已向管外浸润，却仍见不到癌灶肿块，仅见乳腺实质结构紊乱。易发生钙化，可以是沙粒样、成簇或成片，沿乳晕后大导管方向分布的钙化为本病特征。部分可见肿块，典型征象是乳晕后肿块或密度增高区伴周围组织明显的纤维组织增生，在乳晕后面脂肪间隙内形成条状或带状致密影。部分有乳头溢液者可行乳腺导管造影，有助于发现未扪及肿块的临床隐匿型病例。

（2）MRI 表现：患侧乳头不对称性明显强化，乳晕及其周围皮肤受累时也可出现明显强化，少部分 MRI 表现正常。动态增强的时间 - 信号强度曲线多呈平台型和流出型，表观扩散系数降低，扩散受限，但乳腺 Paget 病的扩散受限区面积多明显小于异常强化范围。

2. 鉴别诊断

（1）浸润性导管癌：临床表现以乳头凹陷、皮肤粘连为主。浸润性导管癌在影像学上最直接、最典型的表现为肿块和钙化（图 5-5-3）。局灶性密度增高或结构紊乱是除了肿块与微钙化之外的另一种重要征象，常见于较早期的病变。浸润性导管癌在 MRI 上表现为 T_1WI 呈低或等信号，在 T_2WI 上肿瘤多呈高信号，MRI 增强时，病灶呈明显强化。

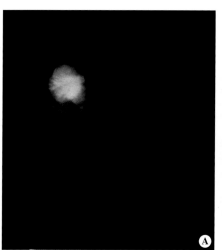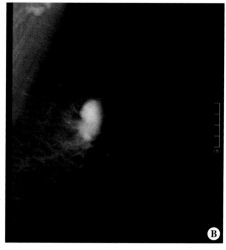

图 5-5-3　左乳外上象限不规则肿块，密度较高，其内多发可疑钙化

（2）乳头湿疹：临床症状多变化，根据发病过程中的皮损表现不同，分为急性、亚急性和慢性三种类型。急性湿疹初期为红斑，自觉灼热、瘙痒。继之在红斑上出现散在或密集的丘疹或小水疱，搔抓或摩擦之后，破溃而形成糜烂、渗液面。日久或治疗后急性炎症减轻、皮损干燥、结痂、有鳞屑，从而进入亚急性期。慢性湿疹是由急性、亚急性反复发作不愈演变而来，或开始时即呈现慢性炎症，常以局限于某一相同部位经久不愈为特点，表现为皮肤逐渐增厚，皮纹加深、浸润，色素沉着等。主要自觉症状是剧烈瘙痒。Paget病只见于单侧，乳头凹陷，而乳头湿疹多见于双侧，乳头不变形，触之软，无乳房肿块。

（3）浸润性小叶癌：由于其特殊的生长方式且易多中心生长，通过临床及钼靶 X 线检查表现均较难发现，假阴性可达 46%，乳腺 X 线摄影有显示则多呈星状影改变，很少伴有钙化（图 5-5-4）。

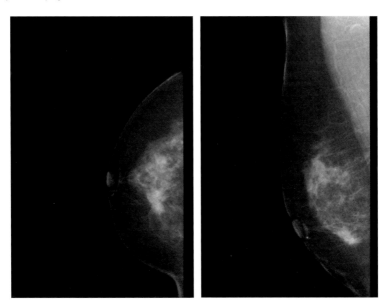

图 5-5-4　右乳内下象限局部结构扭曲，星状影改变

（高文怡　张天瑞　姚　娟）

参 考 文 献

陈明宏，卢简言，2012.乳腺 Paget 病的 X 线诊断（附 32 例分析）.现代医学影像学，21（6）：359-361.

李宇明，陆莲娣，2005.乳腺 Paget 病的 X 线表现与临床分析.江苏医药杂志，31（1）：8.

邵牧民，2006.乳腺内外 Paget 病的形态学特征及病理诊断.安徽医药，10（7）：511-513.

史军华，朱婷婷，张体江，等，2018.乳腺 Paget 病的 X 线与 MRI 表现.临床放射学杂志，37（2）：219-222.

张弛，段学宁，2013.乳腺 Paget 病诊断及治疗.中国实用外科杂志，33（3）：184-186.

第六章　腹腔与腹膜后

病　例　6-1

【临床病史】　女性，24岁，患者自诉于10日前无明显诱因出现右侧腰腹部疼痛不适，呈持续性，无他处放射痛，与体位无关，无食欲缺乏、腹胀、腹泻、嗳气，无发热、寒战及黄疸。

【专科查体】　腹部平坦，呼吸运动正常，未见胃型，未见肠型，未见蠕动波，无腹壁静脉曲张、手术瘢痕；肝脏未触及，胆囊未触及，Murphy征阴性。脾脏未触及，输尿管压痛点阴性，肋脊点阴性，肋腰点阴性。肝浊音界存在，肝上界位于右锁骨中线第5肋间，肝区无叩击痛，移动性浊音阴性，双侧肾区无叩击痛。肠鸣音正常，3次/分，未闻及血管杂音。

【腹部CT检查】　仰卧位，横断位扫描，CT扫描采用美国GE Discovery 750HD能谱CT扫描仪，行上腹部定位平扫及双期增强扫描。层厚设定为5.00mm，层间距设定为5.00mm，重建间隔设定为2.50～5.00mm，螺距设定为0.50～1.50，最大管电压均为120kV，最大管电流均设定为200～260mA。增强扫描时对比剂采用碘伏醇（含碘320mg/ml），以3.5ml/s的流率注射1.5ml/kg，注射完成后以相同流率注射20ml生理盐水。分别延迟20～25秒、45～55秒行动脉期、门静脉期扫描。

【影像图片】　见图6-1-1。

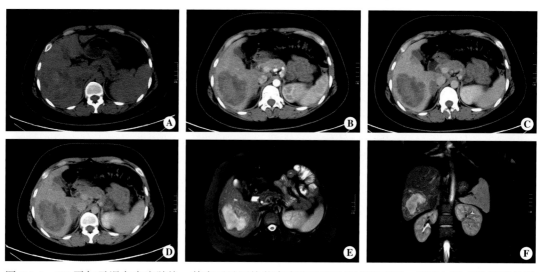

图6-1-1　CT平扫示混杂密度肿块，其内可见团块状高密度及斑片更低密度影；增强扫描动脉期病灶呈不均匀强化，增强扫描在门静脉期及延迟期可见包膜强化；在T$_2$WI上病灶中央以高信号为主，周围呈以高信号为主的混杂信号

【问题】　根据临床资料与影像学表现特点，该病例最可能的诊断为下列哪一项？

A. 肝细胞癌 　　　　　　　　B. 肝细胞腺瘤

C. 肝血管瘤 　　　　　　　　D. 肝转移瘤

E. 肝血管平滑肌脂肪瘤

【答案】　B

【手术所见】　（肝左外叶）不整肝组织 1 块，大小为 11cm×11cm×5.2cm，包膜完整，表面呈灰褐色，肝断端可见灰黄区，大小为 8cm×6.5cm×4cm。（肝右叶 6 段）不整肝组织 1 块，大小为 12.5cm×9cm×6.8cm，表面灰褐色部分附包膜，临床已部分切开。另见不整肝组织 1 块，大小为 10.5cm×8cm×3.5cm，表面呈灰红、灰褐色，切面呈灰红、灰褐色，可见散在灰黄色结节，直径为 0.5～0.7cm。（尾状叶）不整肝组织 2 块，大小为 6.2cm×6cm×3.5cm，表面呈灰褐色，部分附包膜，切面呈灰褐色，质中，可见散在灰黄色结节，直径为 0.4～1.2cm。

【病理所见】　（肝左外叶）切面呈灰黄、灰红色，质中，相连肝组织切面可见散在灰黄色结节，直径为 0.4～1.2cm，周围肝脏灰红色，质中，肝细胞排列紊乱，呈结节状，部分区域见纤维组织增生和大量脂肪细胞（图 6-1-2）；（肝右叶 6 段）切面见一灰红色区，质软，大小为 5cm×4.5cm×4cm，余切面可见散在灰黄色结节，大小为 0.2～1cm，局灶血管扩张、充血，灶区组织梗死。

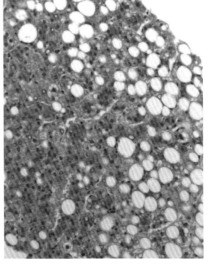

图 6-1-2　肝左外叶组织，HE 染色，×40

【病理诊断】　肝细胞腺瘤（多发）伴脂肪变性。

【影像诊断思路】

1. 诊断线索　CT 肝实质内可见多发低密度结节及肿块，最大者位于肝右叶，病灶内可见团块状高密度及斑片更低密度影，提示病灶内合并出血和液化坏死（图 6-1-1A），增强扫描动脉期病灶呈不均匀强化，增强扫描在门静脉期及延迟期可见包膜强化（图 6-1-1B～图 6-1-1D）；MRI 图像 T_2WI 显示病灶中央以高信号为主，周围呈以高信号为主的混杂信号（图 6-1-1E，图 6-1-1F）。

2. 读片思路

（1）定位诊断：一是确定病灶位于什么部位；二是明确病灶可能来源于什么组织结构。对于本病例来说，病灶位于肝脏，而病灶强化特征及病灶内出血及液化坏死成分可以排除一些富血供肝脏占位性病变。

（2）定性诊断：肝腺瘤是一种少见的肝脏良性肿瘤，好发于中青年女性，与口服避孕药和性激素治疗关系密切。肝腺瘤的影像学表现与其病理表现密切相关，CT 表现具有一定特征性。典型的肝腺瘤 CT 表现为等密度或略低密度，可能与肝腺瘤的瘤细胞同正常肝细胞相似、仅体积略增大有关，病灶边缘光整，有包膜，周围可见 "透明环" 影，这一特异性表现常可提示肝腺瘤，其病理基础一般认为是由瘤周被挤压的肝细胞内脂肪空泡增加所致；肝腺瘤易出血、坏死及脂肪变，急性出血呈高密度，陈旧性出血及坏死为不规则低密度影。三期动态增强扫描表现为动脉期全瘤明显强化，并可见供血动脉，门静脉期强化减退，延迟期呈等密度或稍高密度，这与肝腺瘤主要由动脉供血及对比剂代谢较慢有关，动态增强扫描时在门静脉期及延迟期可见包膜强化。肝腺瘤主要应与多血供的肝癌、局灶性结节样增生相鉴别。典型肝腺瘤的CT表现具有特征性，与肝癌、局灶性结节样增生明显不同，结合病史及生化检查不难做出正确诊断。肝癌患者大部分有肝炎、肝硬化病史，甲胎蛋白（AFP）检测为阳性，CT动态增强表现为"速升速降"型，可资鉴别。目前认为局灶性结节样增生与口服避孕药及类固醇药物无关，无包膜，很少并发自发性出血，很少有钙化，且CT增强扫描具有延迟强化的特点，动脉期强化程度较肝腺瘤明显且瘢痕内可见供血动脉，与典型肝腺瘤的表现明显不同，可与之鉴别。对于影像学表现不典型的肝腺瘤，常需与肝脏其他局灶性病变相鉴别。综上所述，当肝腺瘤具有典型影像学表现时，结合病史及生化检查，一般不难做出诊断。

【诊断要点与鉴别诊断】

1. 诊断要点　本病例的特点为年轻女性患者，CT平扫表现为多发稍低密度病灶，较大病灶内可见出血坏死区，增强扫描动脉期为全瘤明显不均匀强化，门静脉期呈略高或等密度影，延迟期主要表现为等密度，与肝腺瘤内血供丰富，仅由周围肝动脉供血，缺乏门静脉供血有关，这种"快进慢出"表现与肝癌的"快进快出"明显不同。

2. 鉴别诊断

（1）肝细胞肝癌：是最常见的肝原发性恶性肿瘤，与乙型肝炎关系密切，50%～90%合并肝硬化，39%～50%肝硬化并发肝癌，主要由肝动脉供血，易发生出血、坏死、胆汁淤积和癌细胞的脂肪变性，易侵犯血管及胆道，可在肝内外转移。其影像学征象为肝内软组织密度肿块，动脉期明显不均匀强化，其内可见迂曲走行的肿瘤血管，病灶伴有液化坏死时，表现为不均匀强化，增强扫描门静脉期病灶强化幅度进一步提高，门静脉期可更清楚地观察血管受侵情况，平衡期肿瘤及肝实质内密度下降，两者之间对比减小，病灶呈低密度或等密度，肝细胞肝癌影像学特征可以概括为"速升速降"（图6-1-3）。

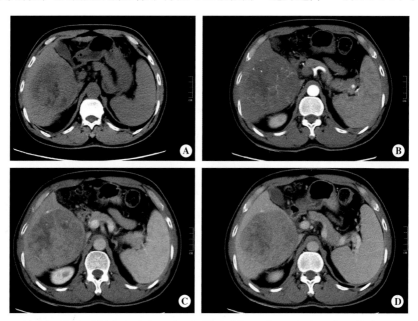

图6-1-3　CT平扫示肝右叶稍低密度肿块，增强扫描动脉期呈明显不均匀强化，其内可见迂曲走行的肿瘤血管，可见假包膜征

（2）局灶性结节样增生：是较常见的富血供良性病变，并非真正的肿瘤，实体部分由肝细胞、库普弗细胞、血管、胆管组成，但肝小叶正常排列结构消失；其影像学特征是CT平扫表现为低密度或等密度肿块，增强扫描动脉期病灶呈明显尚均匀性强化，病灶中央星芒状稍低密度纤维瘢痕组织未见肯定强化，增强扫描动脉期病灶边缘可见供血血管走行，增强扫描门静脉期及延迟期病灶强化幅度提高并呈等密度或稍高密度，病灶中央的瘢痕组织呈渐进性强化（图6-1-4）。

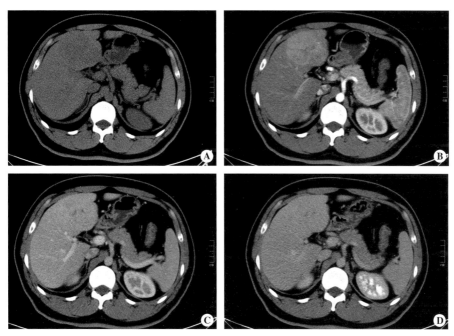

图6-1-4　CT平扫示肝右前叶低密度肿块，增强扫描病灶中央星芒状稍低密度纤维瘢痕组织未见肯定强化，增强扫描门静脉期及延迟期病灶强化幅度提高并呈等密度，病灶中央的瘢痕组织呈渐进性强化

（3）肝血管瘤：起源于中胚叶，为中心静脉和门静脉的发育异常所致，肿瘤由大小不等的血窦组成；可见于任何年龄，50岁以上人多见；该病影像学特征典型，90%以上可通过CT增强扫描来确诊；CT平扫可见圆形或类圆形低密度灶，边界清晰，密度均匀，病灶大于4cm时，往往病灶中央出现更低密度区，呈裂隙状、星形或不规则；增强扫描动脉期病灶，从边缘呈结节状及斑片状强化，增强扫描门静脉期及延迟期病灶强化幅度进一步提高并向病灶中央填充，呈"早出晚归"影像学特征（图6-1-5）。

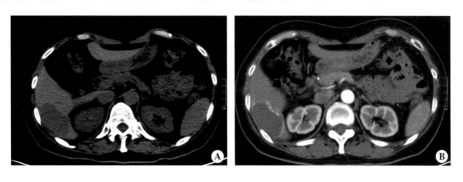

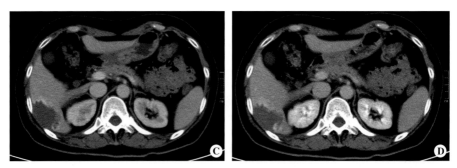

图 6-1-5　CT 平扫示肝右后叶低密度灶，增强扫描动脉期病灶，从边缘呈结节状及斑片状强化，增强扫描门静脉期及延迟期病灶强化幅度进一步提高并向病灶中央填充

（4）肝转移瘤：最常见的恶性肿瘤，以门静脉转移者多见，消化道转移占首位，其次为肺、乳腺。AFP 多为阴性；消化道转移者，CEA 可升高；其影像学特征为 CT 平扫表现为多发或单发大小不一的类圆形低密度灶，病灶边缘清晰，密度均匀，增强扫描使病灶边缘更清楚，增强扫描门静脉期病灶边缘强化，典型者呈"靶征"或"牛眼征"（图 6-1-6）。

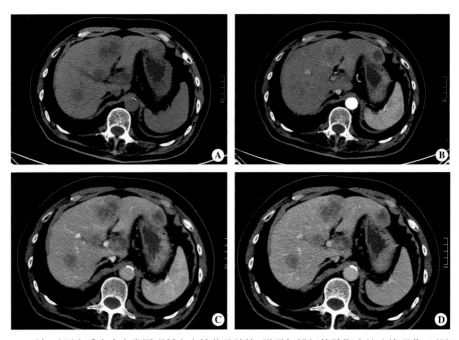

图 6-1-6　CT 平扫示肝实质内多发类圆形低密度结节及肿块，增强扫描门静脉期病灶边缘强化，可见"牛眼征"

（艾尔肯·帕提曼　刘文亚）

参 考 文 献

汪热华，2009. 螺旋 CT 增强扫描与肝肿瘤的诊断及鉴别诊断的关系. 中国现代药物应用，14：48-49.

王佳，王鑫坤，叶慧义，2012. 肝细胞腺瘤的 CT 和 MRI 影像诊断. 中华全科医师杂志，9：645-647.

王龙胜，2019. 肝细胞腺瘤的 MRI 诊断——2019 年读片窗（11）. 安徽医学，11：1300-1301.

张绪翠，华冰，曲宝俊，2016. 肝细胞腺瘤的 MRI 诊断价值. 肝脏，11：956-959.

病　例　6-2

【临床病史】　患者自述 3 年前体检时行腹部 B 超检查，提示为肝脏占位性病变，肝包虫可能，否认肝区疼痛；给予阿苯达唑脂质体治疗后，定期复查腹部 B 超，病灶未见明显缩小；1 年来患者无明显诱因出现间断性右上腹痛，伴右肩放射痛，可自行缓解，疼痛伴恶心、呕吐，呕吐物为胃内容物。实验室检查示血常规、肝肾功能、凝血三项、肝炎系列均正常，AFP、CA199、癌胚抗原（CEA）均为阴性。

【腹部 CT 检查】　CT 扫描采用美国 GE Discovery 750HD 能谱 CT 扫描仪，行上腹部定位平扫及双期增强扫描。层厚设定为 5.00mm，层间距设定为 5.00mm，重建间隔设定为 2.50 ～ 5.00mm，螺距设定为 0.50 ～ 1.50，最大管电压均为 120kV，最大管点电流均设定区间为 200 ～ 260mA。增强扫描对比剂采用碘伏醇（含碘 320mg/ml），以 3.5ml/s 的流率注射，注射（1.5ml/kg）完成后以相同流率注射 20ml 生理盐水，分别延迟 20 ～ 25 秒，45 ～ 55 秒行动脉期、门静脉期扫描。

【影像图片】　见图 6-2-1。

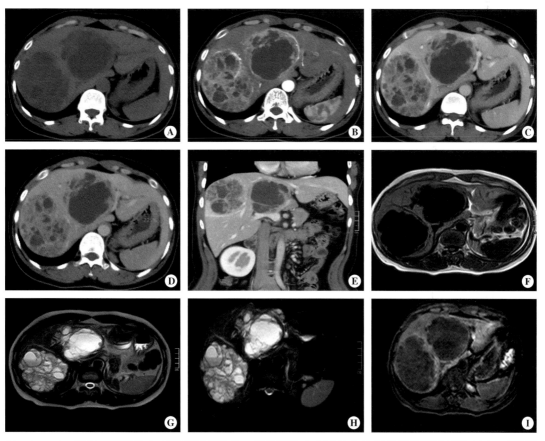

图 6-2-1　CT 平扫示肝实质内多发低密度肿块，部分病灶中央可见点片状更低密度坏死囊变区，动脉期均呈轻至中度强化，门静脉期及延迟期持续强化，与周围肝实质相比呈等或低密度，坏死区均无强化

【问题】　根据临床资料与 CT 表现特点，该病例最可能的诊断为下列哪一项？

A. 原发性肝细胞肝癌　　　　　　　　　B. 肝内胆管细胞癌

C. 纤维板层型肝癌　　　　　　　　　　D. 肝脏转移瘤

E. 肝脏神经内分泌肿瘤

【答案】　E

【手术所见】　切除肝脏组织的横切面显示 1.5cm 大的孤立结节，切面呈灰红色，质软，部分呈囊性，囊腔直径为 5cm，切开后囊内流出血性液体（图 6-2-2A）。

【病理所见】　组织病理 HE 染色：瘤细胞呈巢状、菊形团样排列，血管丰富；细胞大小较一致，胞质呈细颗粒状，双染性或嗜酸性；核居中，核染明显，核分裂象可见（图 6-2-2B）。免疫组化结果：AE1/AE3（核旁点 +），CD8（+），CK18（+），Hepa（-），Arg-1（-），GPC-3（-），Syn（+），CgA（散在 +），CD56（+），CD34（血管 +），Ki-67（8%+）。

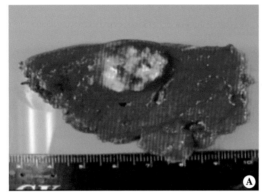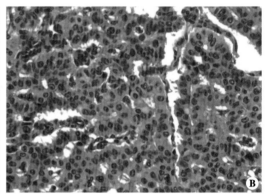

图 6-2-2　切除病灶肝组织，HE 染色，×100

【病理诊断】　结合组织学形态及免疫表型，符合神经内分泌肿瘤（G2）。

【影像诊断思路】

1. 诊断线索　CT 平扫病灶均表现为肝内低密度肿块，边界清楚，形态规则，部分病灶中央可见点片状更低密度坏死囊变区，动脉期均呈轻至中度强化，门静脉期及延迟期持续强化，与周围肝实质相比呈等或低密度，坏死区均无强化。肝门区及腹腔未见肿大淋巴结（图 6-2-1A ～ 6-2-1F）；MRI 上病变呈长 T_1 混杂长 T_2 异常信号（图 6-2-1F 和图 6-2-1G），脂肪抑制序列呈高信号（图 6-2-1H），增强扫描后呈不均匀强化，坏死区无强化（图 6-2-1I）。

2. 读片思路

（1）定位诊断：一是确定病灶位于什么部位；二是明确病灶可能来源于什么组织结构。对于本病例来说，肿块位于肝右叶，容易考虑为起源于肝细胞或胆管上皮细胞的肝脏原发肿瘤。

（2）定性诊断：肝脏内肿瘤性病变种类较多，常见的良性肿瘤如肝海绵状血管瘤、肝细胞腺瘤、肝局灶性结节性增生等，常见的恶性肿瘤有肝细胞肝癌、肝内胆管细胞癌、肝转移瘤等，还有不常见的恶性肿瘤，如纤维板层型肝癌等。本病例可采用排除法诊断，首先，本病例特点为临床上没有明确的肝病史且不存在 AFP 的明显升高，结合肝细胞肝癌"快进快出"的强化方式，以及可能合并门静脉癌栓形成的影像学特点，可基本排除原发性肝细胞肝癌的诊断；其次，结合该患者病史及其他临床检查，明确没有其他部位原发肿瘤病史，且转移瘤多呈边缘环形强化，典型者呈"牛眼征"，基本可以排除肝脏转移瘤的诊断；再次，患者实验室检查未见明确 CA199 升高，且影像上未见肿瘤远端的肝内胆管局限性扩张，即使肿瘤合并有延迟强化，应当排除肝内胆管细胞癌的诊断，但是当肝脏神经内分泌肿瘤出现肝包膜凹陷及延迟强化时，与肝内胆管细胞癌难以鉴别；总而言之，原发性肝神经内分泌肿瘤罕见，临床表现无明显特异性，掌握典型的肝脏原发性神经内分泌肿瘤的 CT 和 MRI 特征，可以为临床的诊断和鉴别诊断提供一定的帮助。

【诊断要点与鉴别诊断】

1. 诊断要点　肝右叶可见团块状混杂低密度影，边界清晰，周围似见不完整包膜，其内可见散在斑片状及囊状低密度区。增强扫描动脉期病变大部分明显强化，门静脉期及延迟期密度减低，其内低密度区未见明显强化；平扫 + 增强 MRI：肝右叶见肿块，呈稍长 T_1 稍长 T_2 为主的混杂信号，动脉早期病灶明显不均匀强化，其内可见多个无强化低信号区，延迟期病灶信号减低，可见周边包膜强化。

2. 鉴别诊断

（1）原发性肝细胞肝癌：多有肝硬化病史，AFP 是确诊的重要指标之一，常伴有门静脉瘤栓，CT 增强表现为早期强化，动脉期明显强化，在门静脉期及延迟期对比剂轮廓清晰（图 6-2-3）。原发性肝细胞肝癌 CT 动脉期强化方式与组织学类型及肿瘤分化程度有关，其中分化好的肿瘤细胞可接受门静脉、肝动脉或其双重供血，高分化肝细胞肝癌以门静脉期肿瘤实质强化及动脉期无明显强化为主，而低分化肝细胞肝癌以门静脉期强化程度降低，以及动脉期明显强化为主。

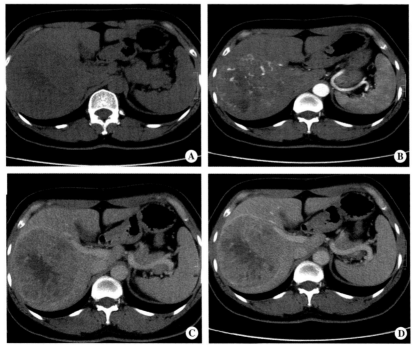

图 6-2-3　CT 平扫示肝右叶稍低密度肿块，边界不清，密度不均，其内可见更低密度坏死区，CT 增强扫描动脉期呈明显强化，在门静脉期及延迟期对比剂轮廓清晰，呈假包膜征

（2）肝内胆管细胞癌：发病与肝内胆管结石、病毒性肝炎等有关，可有AFP、CA199升高，多伴有胆管扩张、肝内不规则钙化、肝包膜凹陷、皱缩等，CT增强动脉期示病灶周边轻中度强化，门静脉期及延迟期出现延迟强化，对比剂逐渐向中心填充强化（图6-2-4）。

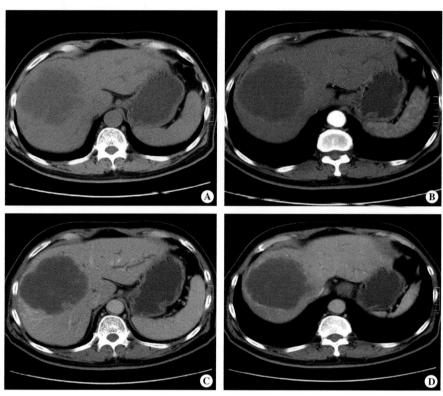

图6-2-4　CT平扫示肝右叶低密度肿块，边界较清，伴肝内多发胆管扩张，增强扫描动脉期示病灶周边轻中度强化，门静脉期及延迟期出现延迟强化，对比剂逐渐向中心填充强化

（3）肝转移瘤：多有原发恶性肿瘤病史，肝内病灶呈多发性，多呈边缘环形强化，典型者呈"牛眼征"。伴有神经内分泌分化胃肠胰腺癌肝转移瘤的CT增强影像多表现为动脉期呈环周强化（病灶强化区域以环周为主，中央区强化低于环周或无强化），门静脉期呈流出型（病灶强化低于动脉期）强化（图6-2-5）。

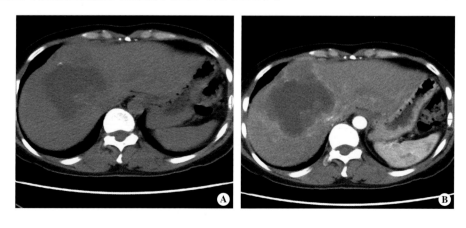

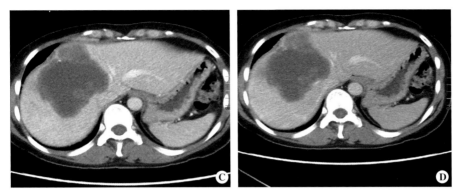

图 6-2-5　CT 平扫示肝右叶团片状低密度灶，CT 增强扫描动脉期病灶呈环周强化，
病灶强化门静脉期低于动脉期

（王晓睿　刘晓晨　刘文亚）

参 考 文 献

高伟华，向晓星，2019. 原发性肝脏神经内分泌肿瘤最新研究. 胃肠病学和肝病学杂志，2：121-125.

杨薇霖，陈卫霞，2017. 肝脏神经内分泌肿瘤与肝细胞癌的 CT 影像学特征分析. 中国普外基础与临床杂志，12：1524-1531.

Li R，Tang CL，Yang D，et al，2016. Primary hepatic neuroendocrine tumors：clinical characteristics and imaging features on contrast-enhanced ultrasound and computed to-mography. Abdom Radiol（NY），41（9）：1767-1775.

病 例　6-3

【临床病史】　女性，44 岁。间断性右上腹痛 1 月余。

【专科查体】　腹部平坦，呼吸运动正常，未见胃型，未见肠型，未见蠕动波，无腹壁静脉曲张，未见手术瘢痕，无疝，无腹肌紧张，有右上腹压痛，无反跳痛，未触及腹部包块，肝未触及，胆囊未触及，Murphy 征阴性，脾未触及，输尿管压痛点阳性，肋脊点阴性，肋腰点阴性，肝浊音界存在，肝上界位于右锁骨中线第 5 肋间，肝区无叩击痛，移动性浊音阴性，双侧肾区无叩击痛，肠鸣音正常，约 5 次 / 分，未闻及血管杂音。

【腹部 CT 检查】　仰卧位，横断位扫描，扫描范围自肝顶至盆底，CT 扫描采用美国 GE Discovery 750HD 能谱 CT 扫描仪，层厚设定为 5.00mm，层间距设定为 5.00mm，重建间隔设定为 2.50 ～ 5.00mm，螺距设定为 0.50 ～ 1.50，最大管电压均为 120kV，最大管点电流均设定为 200 ～ 260mA。增强扫描对比剂采用碘伏醇（含碘 320mg/ml），以 3.5ml/s 的流率注射，注射（1.5ml/kg）完成后以相同流率注射 20ml 生理盐水。分别延迟 20 ～ 25 秒，45 ～ 55 秒行动脉期、门静脉期扫描。

【影像图片】　见图 6-3-1。

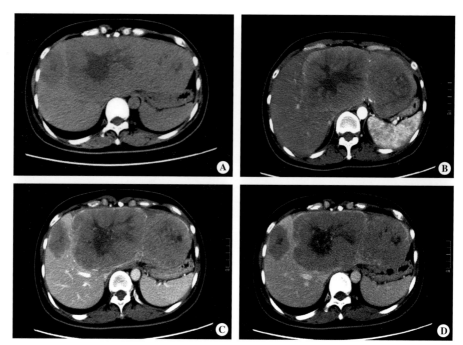

图 6-3-1　CT平扫示肝左叶及肝右前叶低密度肿块影，可见分叶，中央瘢痕可见边界清楚、不规则更低密度影，增强扫描动脉期示肿瘤实质均匀强化，门静脉期肿瘤实质强化减退快，密度较周围肝组织密度低，中央低密度瘢痕在动脉期及门静脉期未见明确强化

【问题】　根据临床资料与 CT 表现特点，该病例最可能的诊断为下列哪一项？

A. 纤维板层肝癌　　　　　　　　　　　　B. 肝腺癌

C. 局灶性结节样增生　　　　　　　　　　D. 肝癌

【答案】　A

【手术所见】　肿块呈分叶状，切面呈灰黄色，见放射状纤维组织深入肿块内部，分隔肿块多呈结节状，纤维组织融合成纤维瘢痕，位于肿块中心，肿块内见点状坏死区，周围肝组织未见异常改变。

【病理所见】　镜下见肿瘤呈大小不等、形状不规则的细胞巢，巢内细胞为嗜酸细胞，呈索状排列，被层状的纤维组织分隔，巢周见血窦（图 6-3-2A）。肿瘤细胞分化良好，伴神经内分泌化，有丝分裂少见，细胞质丰富，呈颗粒状，细胞核增大，其内见巨大核仁，细胞巢之间见大量平行排列的板层状宽大胶原束并相互吻合，其中含有较多小血管（图 6-3-2B）。

【病理诊断】　纤维板层肝癌。

【影像诊断思路】

1. 诊断线索　CT 平扫为低密度肿块影，边缘清晰，可见分叶。中央瘢痕呈边界清楚的星状或不规则更低密度影，可见少许斑点状钙化，增强扫描后的肿瘤实质部分血供丰富，在动脉期呈肿瘤实质均匀强化，门静脉期肿瘤实质强化消退快，密度较周围的肝组织低。中央低密度瘢痕在动脉期及门静脉期大多无明确强化，可能是少量中央瘢痕内含有血管间质成分所致（图 6-3-1）。

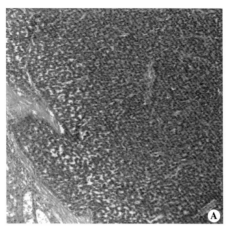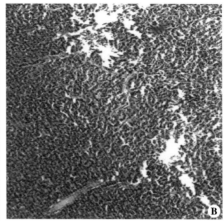

图 6-3-2　肝组织切块，HE 染色，10×10

2. 读片思路

（1）定位诊断：一是确定病灶位于什么部位；二是明确病灶可能来源于什么组织结构，对于本病例来说，病灶位于肝脏，因此首先考虑肝脏来源的占位性病变。

（2）定性诊断：肝脏的占位性病变种类繁多，常见的良性肿瘤为肝血管瘤、肝局灶性结节性增生、肝囊肿，常见的恶性肿瘤有肝癌、胆管细胞癌、肝转移瘤等，本病例病灶边界欠清晰，病灶强化幅度不均，其内可见斑片状低强化区，可以排除强化均匀的肝腺瘤，增强扫描后病灶动脉期明显强化，门静脉期强化幅度减低，不符合良性病灶强化方式，因此可以排除，最后在肝癌的诊断下进行细化鉴别。

【诊断要点与鉴别诊断】

1. 诊断要点　纤维板层肝癌（FL-HCC）是一种罕见的、与原发性肝癌相独立的疾病，发病原因不明。纤维板层是指层状纤维组织分割肿瘤细胞并可合并形成中央瘢痕，是该病特征性的改变。FL-HCC 发病率仅占肝脏恶性肿瘤的 1% ～ 2%，主要见于中青年患者，65% ～ 85% 的 FL-HCC 见于 40 岁以下者。该病有如下特征：①青年人多见，女性多于男性（1.07 : 1）；②血清 HBV 标志物多为阴性；③血清 AFP 阴性；④不伴肝硬变；⑤肿瘤常为单个，多位于肝左叶，瘤灶中心有瘢痕和钙化灶；⑥分化程度好，生长缓慢；⑦切除后患者生存期长，平均为 32 ～ 68 个月。该型肝癌在我国少见，在肝癌低发的某些西方国家多见。

2. 鉴别诊断

（1）肝细胞肝癌：主要见于老年患者并常伴有肝炎、肝硬化病史及 AFP 水平升高，而 FL-HCC 常见于中青年，多无肝炎、肝硬化病史，AFP 水平正常；平扫显示为不均匀密度肿块，增强扫描动脉期呈明显强化并显示肿瘤血管，小肝癌病灶在肝静脉期及延迟期迅速廓清；大病灶则因为门静脉参与肿瘤供血而呈持续不均匀强化，可见假包膜征（图 6-3-3）。

（2）肝腺瘤：常见于年轻女性，有口服避孕药史，多为单发的肝脏良性肿瘤。平扫呈类圆形、边界尚清晰的稍低密度灶（图 6-3-4），增强扫描后动脉期肝腺瘤实性成分部分呈明显均匀强化，门静脉期及延迟期呈等密度或略低密度，部分呈稍高密度。

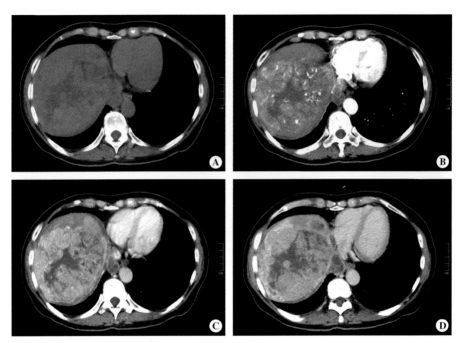

图 6-3-3　CT 平扫示肝右叶不均匀密度肿块，边界欠清楚，密度不均，其内可见更低密度的坏死区，增强扫描动脉期呈明显强化，其内可见迂曲走行的肿瘤血管，增强扫描门静脉期病灶强化幅度进一步提高，平衡期肿瘤强化幅度减低，可见假包膜征

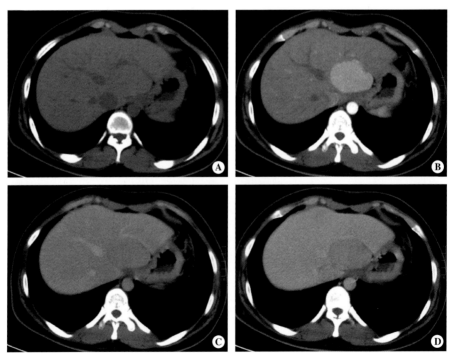

图 6-3-4　CT 平扫示肝左叶近肝门处类圆形、边界尚清晰的稍低密度灶，增强扫描后动脉期呈明显均匀强化，门静脉期及延迟期呈等密度

（3）局灶性结节样增生：由正常肝细胞增生形成，因此与正常肝组织在平扫时密度相差不大，多表现为等密度或稍低密度，与正常肝组织密度相近，部分病例在平扫时结节中央可显示条状或星芒状低密度瘢痕组织。典型的局灶性结节样增生在动脉期有较明显的特征性，局灶性结节样增生是富血供的肿瘤样病变，并且多由中央向周围均匀增强，表现为除中央瘢痕外全瘤明显均匀性强化，强化高于同层正常肝组织而接近同层腹主动脉，有时病灶的中央可见到增粗迂曲的供血动脉；门静脉期局灶性结节样增生则迅速下降到与同层正常肝组织呈等密度或稍高于同层正常肝组织，病灶的周边有时会见到增粗的引流静脉（图 6-3-5）。

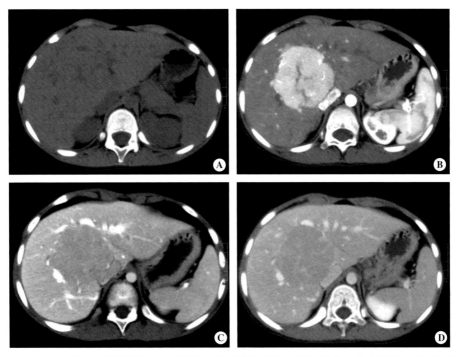

图 6-3-5　CT 平扫示肝右叶等密度肿块，增强扫描动脉期病灶呈明显强化，中央可见星芒状低密度未强化区，门静脉期病灶强化迅速下降

（苗周霖　刘晓晨　刘文亚）

参 考 文 献

陈虎，2018. 周围神经鞘瘤的 CT、MRI 检查分析 . 影像研究与医学应用，2（24）：176，177.

胡井泉，张玉峰，黄国，等，2018. 良恶性周围神经鞘瘤的 CT 分析 . 现代仪器与医疗，24（6）：26-27，34.

Agard H，Parekh N，Clark C，et al，2020. Intermediate follow-up and management of previously reported malignant peripheral nerve sheath tumor of the penis. Urology，135：133-135.

Thacker PG，Hull NC，2019. Subperiosteal hemorrhage：A rare complication in neu-rofibromatosis which may mimic malignant peripheral nerve sheath tumor. Radiology Case Reports，14（11）：1389-1393.

病　例　6-4

【临床病史】　男性，62 岁，2 周前体检发现肝区占位性病变，偶有发热、食欲缺乏、恶心等症状，曾接受中药治疗，以"原发性肝癌"诊断入院。既往史：患糖尿病 14 年，规律用药；磺胺类药物过敏史；30 年前行颈部"脂肪瘤切除术"。

【专科查体】　腹软，肝、胆未触及，肝浊音界存在，未闻及血管杂音。

【腹部 CT 检查】　电压：120kV。电流：100 ～ 750mA。探测器的准直器：32 或 64× 探测器宽度。X 线管旋转 1 周时间：0.5 ～ 0.8 秒。螺距：1.375 ～ 1.500。重组层厚：常规 5mm，薄层重组 0.625 ～ 1.000mm。重组间隔：常规 5mm，薄层间隔 0.625 ～ 1.000mm。FOV：35cm×35cm 至 40cm×40cm。矩阵：512×512。扫描范围：膈顶至肝下缘。

【影像图片】　见图 6-4-1。

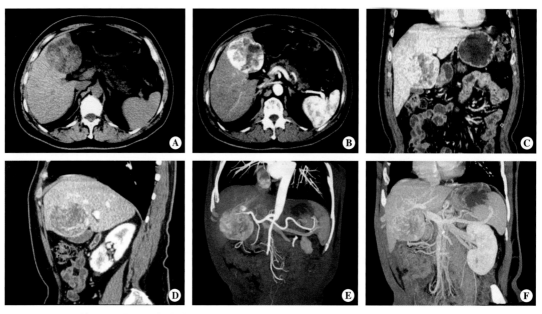

图 6-4-1　CT 平扫示肝类圆形低密度肿块，密度不均，增强扫描示肿块实质部分呈明显强化，边缘可见强化畸形血管，静脉期病灶持续强化

【问题】　根据临床资料与 CT 表现特点，该病例最可能的诊断为下列哪一项？

A.肝细胞癌　　　　　　　　　　B.肝局灶结节性增生

C.肝细胞腺瘤　　　　　　　　　D.肝脏血管周上皮样细胞肿瘤

E.肝血管瘤

【答案】　D

【手术所见】　肝脏大小、形态未见明显异常，在充分游离肝脏后，肝左叶内可见一占位灶，侵犯第一肝门，胆道可能受侵，大小约为 7cm×7cm，与胆囊粘连，胆囊与周围网膜及肠管粘连，以电刀及 CUSA 刀仔细切除肝脏病变部分，送检后提示交界性肿瘤。

【病理所见】　（肝方叶占位）结合免疫组化结果及肿瘤细胞形态，符合血管周上皮样细胞肿瘤，伴有胆固醇结晶形成（图 6-4-2）。
免疫组化结果：CK8（−）、CK18（−）、CK19
（−）、Hepa（−）、Vim（+）、HmB45（+）、
S-100（+）、A103（+），SMA（−）、Des（−）、
CD117（−）、Ki-67（10%+）、CD34（−）、
TFE3（−）、CD31（局灶 +）、CD163（−）、
CD68（组织细胞 +）。

【病理诊断】　（肝方叶占位）形态符合血
管周上皮样细胞肿瘤。

【影像诊断思路】

1. 诊断线索　CT 平扫，大多数原发性肝脏
血管周上皮样细胞肿瘤是轮廓清晰的包膜下低
密度肿块，多为类圆形，密度不均（图 6-4-1A）；
增强 CT 检查时，肿块实质部分在肝背景下明
显强化，伴出血、坏死、脂肪组织时则表现为

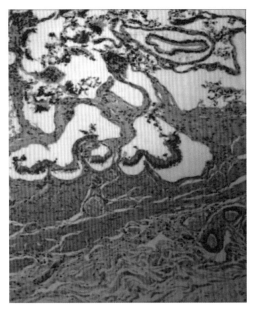

图 6-4-2　肝组织切块，HE，×100

不均匀强化或轮辐分隔状强化（图 6-4-1B），中心或边缘可见强化畸形血管；静脉期病
灶持续强化或强化程度稍下降，延迟扫描则常呈等密度。冠状面显示病灶源于肝脏而非胆
囊（图 6-4-1C，图 6-4-1D）；CTA 显示病灶由肝动脉供血（图 6-4-1E），局部门静脉明显受
压（图 6-4-1F）。

MRI 诊断：大多边缘明确的肿块，在 T_1 加权 MRI 显示低信号区，T_2 加权 MRI 呈高信
号，而在脂肪抑制 T_2WI 和 DWI 图像上仍然呈高信号。增强扫描中，病变在动脉期成像期
间显示出均匀增强。

2. 读片思路

（1）定位诊断：一是确定病灶位于什么部位；二是明确病灶可能来源于什么组织结构。
对于本病例来说，以无创检查明确病变部位，大致判断组织结构成分。冠状面清楚显示肿块
位于胆囊邻近的肝质，呈界境清楚的类圆形占位，可大致判断肿块可能为良性或交界性肿瘤。

（2）定性诊断：肝脏部位疾病众多，良性肿瘤以肝细胞腺瘤、肝局灶结节性增生、肝
血管瘤等为多，恶性肿瘤以肝细胞癌、胆管细胞性肝癌等为多，还有不常见的恶性肿瘤，
如肝血管肉瘤、肝上皮样血管内皮瘤等。大部分肝原发性血管周上皮样细胞肿瘤属于有恶
变潜质的良性肿瘤，较为罕见且不具有典型诊断标准，可根据经验排除常见病种。肝细胞
癌好发于有慢性肝脏疾病的中老年男性，且增强扫描时表现出"快进快出"的特殊征象，
以及 AFP 持续升高等相关实验室检查、假包膜延迟强化也是特征之一，由此可明确诊断。
肝血管瘤"快进慢出"且由边缘向中心持续强化和慢性生长可基本排除诊断。肝局灶性结
节样增生以年轻女性居多，动脉期明显强化，随后持续降低，中央纤维瘢痕组织多延迟强化。
肝细胞腺瘤增强特征和好发人群与局灶性结节样增生类似，但根据服用避孕药史、易出血、
易恶变、可有脂肪变也可排除诊断。由于肝脏血管周上皮样细胞肿瘤的强化特征不典型且
方式多样，故难以根据单一检查方式明确诊断，需以实验室检查及病理活检辅助诊断。

【诊断要点与鉴别诊断】

1. 诊断要点　本病例的特点为肝脏形态及大小正常，肝缘光整，肝裂不宽，平扫示肝实质密度不均匀，肝左叶见以稍低密度为主的混杂密度占位，边界尚清晰，病灶局部突出于肝轮廓之外，增强扫描后明显不均匀强化。大小约为 7.63cm×6.72cm，门静脉期病灶强化程度较前稍减低，延迟期强化幅度持续减低。

2. 鉴别诊断

（1）肝细胞癌：肿瘤多发于中年男性，一般是指起源于肝细胞或肝内胆管细胞的恶性肿瘤，多合并肝硬化，是较为多见且预后不良的肿瘤。病灶可存在于整个肝区，甚至以肝细胞和胆管细胞的混合型出现，但以肝右叶最为常见。病理学上表现为恶性，有巨块型、弥漫型、结节型、小肝癌等多种体态，肿瘤偶以假性包膜所局限，呈膨胀性生长，常产生压迫相关临床症状；但也可呈弥漫性生长，具有浸润性，大多在早期即引起肝内转移，但也可经血行和淋巴转移至肺和肝门淋巴结。其 CT 影像的直接征象为肝区低密度肿块（图 6-4-3A），瘤内若有坏死或囊变可呈低密度，伴有出血则密度高，有假性包膜者边界清晰，增强扫描存在"快进快出"特殊征象（图 6-4-3B，图 6-4-3C），假性包膜有延迟强化征象。MRI 扫描病灶在 T_1WI 多呈边界不清的低信号，T_2WI 信号多高于肝组织，若合并瘤内出血、变性、坏死囊变则信号不均，瘤周水肿时表现较清晰（图 6-4-3D）。

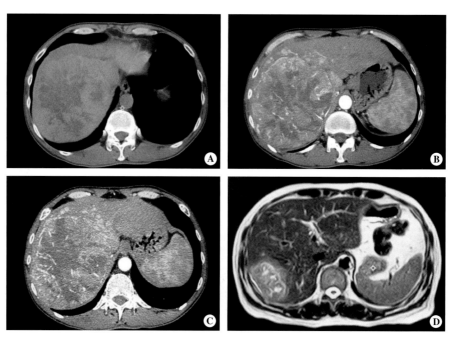

图 6-4-3　CT 平扫示肝右叶低密度肿块，密度不均，其内可见更低密度坏死区，增强扫描动脉期呈明显不均匀强化，其内可见迂曲走行的肿瘤血管，增强扫描门静脉期病灶强化幅度进一步提高，可见假包膜征

（2）肝血管瘤：约占肝良性肿瘤的 84%，好发于 30～60 岁青年女性，肿瘤血管大部分来源于肝固有动脉，以海绵状血管瘤最为多见。病理上多表现为大小不等的囊状血管，其间的纤维组织间隔和血窦内可见血栓或静脉石。其 CT 影像表现为约 30HU 的界清的类

圆形低密度灶（图6-4-4A），增强扫描时多有由肿瘤边缘向中心逐渐强化，三期呈现"快进慢出"征象（图6-4-4B～图6-4-4D）。在 T_1WI 上肿瘤呈类圆形的均匀低信号肿块，海绵状血管瘤内的血窦充满缓慢流动的血液，在 T_2WI 上表现颇具特征性，在肝实质的低信号背景下呈边缘锐利的明显高信号，称为"灯泡征"。

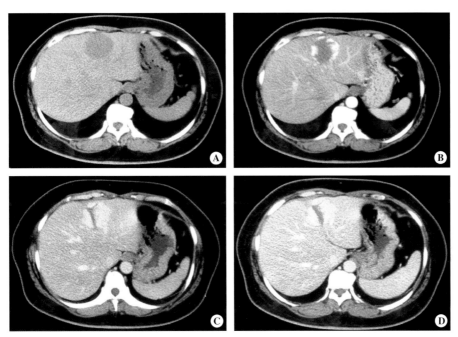

图6-4-4 CT平扫见肝方叶类圆形低密度灶，增强扫描动脉期病灶边缘呈结节状及斑片状强化，增强扫描门静脉期及延迟期病灶强化幅度进一步提高并向病灶中央填充

（3）肝细胞腺瘤：女性患者多有服用避孕药史，为较少见的肝源性肿瘤，与正常肝细胞类似，病理上可见细胞内较多脂质和糖原。其CT影像表现为肝区类圆形边界清晰的等密度肿块，可有出血坏死；31%～66%的肿瘤可见假性包膜；增强扫描动脉期呈明显强化（图6-4-5A）；门静脉期和延迟期呈等或稍低密度（图6-4-5B）。由于细胞内病理学表现，肿瘤在MRI化学位移反相位图像上的信号减低。

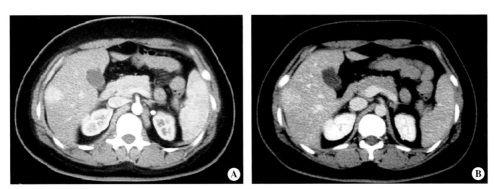

图6-4-5 CT平扫示肝后叶包膜下结节状低密度灶，增强扫描动脉期呈明显强化，门静脉期强化幅度下降

（4）肝脏局灶性结节样增生：发病率仅次于海绵状血管瘤的良性肿瘤，避孕药为可能诱因，女性多发。病理学切片有特征性星芒状瘢痕，仅由动脉供血，而缺乏中心静脉和门静脉。CT 平扫上可见等或低密度肿块，由于肿瘤存在供血动脉和周围肝组织的引流静脉和血窦，增强扫描动脉期明显强化，但中心线状瘢痕强化不明显（图 6-4-6A），门静脉期强化快速衰退趋近等密度（图 6-4-6B）；肿瘤在 MRI 上 T_1WI 呈等或稍低信号，T_2WI 呈等或稍高信号，信号均匀，典型者中央瘢痕 T_1WI 呈低信号，T_2WI 呈高信号也是其特征性表现之一。

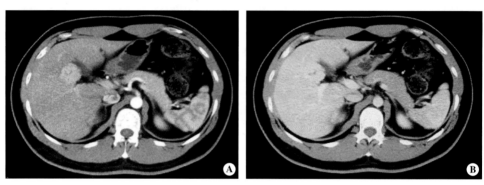

图 6-4-6　CT 平扫示肝右叶近肝门处结节状等密度灶，增强扫描动脉期明显强化，中心线状瘢痕强化不明显，门静脉期病灶强化快速衰退趋近等密度

（李宇轩　王　静　刘文亚）

参 考 文 献

王红霞，杨聪颖，聂艳红，等，2018.肝脏血管周上皮样细胞肿瘤四例临床病理特点.中华肝胆外科杂志，24（3）：204-206.

Kirnap M，Ozgun G，Moray G，et al，2018. Perivascular epithelioid cell tumor outgrowth from the liver. Int J Surg Case Rep，53：295-298.

Ma Y，Huang P，Gao H，et al，2018. Hepatic perivascular epithelioid cell tumor（PEComa）：analyses of 13 cases and review of the literature. Int J Clin Exp Pathol，11（5）：2759-2767.

Nie P，Wu J，Wang H，et al，2019. Primary hepatic perivascular epithelioid cell tumors：imaging findings with histopathological correlation. Cancer Imaging，19（1）：32.

病　例　6-5

【临床病史】　女性，5 岁，半年前因腹痛不适，B 超检查提示肝占位，当时给予定期随访 B 超。现 B 超提示肝实性占位，范围逐渐增大。患儿未见明显腹痛、腹胀等不适，否认呕吐及发热等症状。

【专科查体】　腹部平坦，呼吸运动正常，未见胃型，未见肠型，未见蠕动波，未见腹肌紧张，无压痛、反跳痛，未触及液波震颤，未闻及震水声；肝脏触诊不满意，未触及胆囊，Murphy 征阴性。肝浊音界存在，肝区无叩击痛，移动性浊音阴性。

【腹部 CT 检查】　采用 Siemens Sensation 64 层 CT。扫描范围均从膈顶至盆腔水平，层厚 3mm，层间距 3mm，螺距 1.4，管电压 120kV，FOV 500.00；患者首先进行平扫，后行三期增强扫描，对比剂碘海醇 350mg/ml，对比剂剂量为 3ml/kg，高压注射器经肘静脉注射，注射速率 2ml/s，动脉期延迟时间 20～25 秒，门静脉期 60～65 秒，延迟期 3～5 分钟。

【影像图片】　见图 6-5-1。

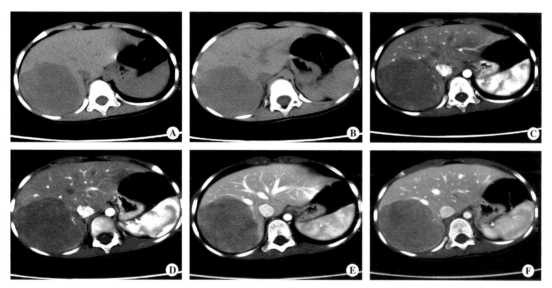

图 6-5-1　CT 平扫示肝右叶类圆形囊性低密度肿块，边界清晰，其内密度欠均匀，见厚薄不均间隔及实性成分，增强扫描示肿块间隔及实性成分明显强化，囊内容物不强化

【问题】　根据临床资料与 CT 表现特点，该病例最可能的诊断为下列哪一项？

A.肝错构瘤　　　　　　　　　　　　B.肝母细胞瘤

C.胆管囊腺瘤　　　　　　　　　　　D.神经内分泌肿瘤

E.未分化胚胎肉瘤

【答案】　A

【手术所见】　肝右后叶可见一 10cm×8cm 肿块，与网膜粘连明显，与膈肌炎性粘连，松解粘连，彻底松解肝组织周边韧带，将肝右后叶完整暴露视野，超声刀在肿瘤边界正常肝组织处切开肝脏，遇到胆道系统均结扎，游离肝脏血管，完全切除肿块。

【病理所见】　肝脏肿物表面呈灰红色，包膜完整，边界清晰。镜检汇管区不规则分布，胆管增生，伴纤维组织增生（图 6-5-2）。免疫组化结果：HBeAg（-），HBcAg（-），CD34（血管 +），CK20（-），CKB（肝细胞 +），CK18（肝细胞 +），Ki-67（74%+），AFP（-），HmB45（-），SMA（间质 +）。

【病理诊断】　肝错构瘤。

【影像诊断思路】

1.诊断线索　CT 平扫示肝右叶类圆形囊性低密度肿块，边界清晰，其内密度欠均匀，见厚薄不均间隔及实性成分（图 6-5-1A，图 6-5-1B），增强扫描示肿块间隔及实性成分明显强化，囊内容物不强化（图 6-5-1C ～图 6-5-1F），肝门及腹膜后未见肿大淋巴结。

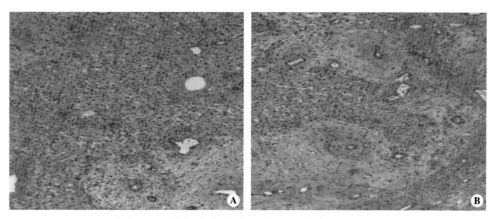

图 6-5-2   肝右后叶肝组织切块，HE 染色，40×40

2. 读片思路

（1）定位诊断：一是确定病灶位于什么部位；二是明确病灶可能来源于什么组织结构。本病例病灶位于肝脏，为边界清楚的以囊性为主的囊实性肿块，可大致判断肿块为良性或交界性。

（2）定性诊断：儿童肝脏囊性肿瘤种类较多，常见的有胆管囊腺瘤、肝母细胞瘤、间叶错构瘤、肝脏未分化性胚胎肉瘤等。胆管囊腺瘤多见于儿童，表现为边缘光整或分叶状的、单腔或多腔的水样密度肝内肿块，含有多腔者可见间隔，间隔和囊壁有时可见钙化，增强扫描时间隔和囊壁可见强化，单纯从影像上胆管囊腺瘤难以与肝脏间叶组织错构瘤相鉴别；肝母细胞瘤表现为肝脏巨大、混杂密度肿块，多单发，少数累及全肝，多见多发颗粒状、结节状或斑片状钙化，增强扫描呈不均匀、中度甚至明显强化，本例形态学不符合，可基本排除；肝脏未分化胚胎性肉瘤表现为近似水样的低密度肿块，周边见软组织成分，并延伸至肿瘤中央，增强扫描示肿瘤实性成分部分强化，单纯从影像学上与本病较难鉴别；总之，本病例在术前难以在胆管囊腺瘤、肝间叶性错构瘤及肝未分化性胚胎肉瘤三者间进行最后诊断。

【诊断要点与鉴别诊断】

1. 诊断要点　本病例的特点为儿童患者，肝右叶囊性占位，边界清晰，邻近肝内胆管未见扩张，增强扫描时病灶实性成分及线样分割可见强化，内部囊内容物未见强化，肝门部未见肿大淋巴结。

2. 鉴别诊断

（1）肝母细胞瘤：好发于 2 ～ 3 岁幼儿，是儿童最常见的肝恶性肿瘤，来自间叶组织，高度恶性，易转移，AFP 明显升高；CT 平扫（图 6-5-3A）肿块多为单发巨块，呈圆形或不规则，边界较清楚，密度不均，可有低密度囊变坏死区。50% 瘤体内可见钙化，呈弧形、细条状或结节状；CT 增强扫描（图 6-5-3B ～图 6-5-3D）示肿块强化不如正常肝实质，呈不均质强化，可见条纹状增强分隔，坏死区不强化，动脉期包膜可明显强化。

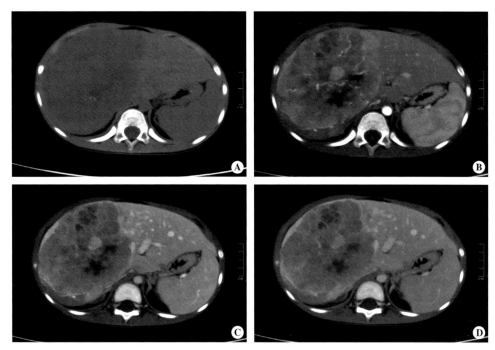

图 6-5-3　CT 平扫示肝右叶低密度肿块，边界较清楚，增强扫描动脉期呈明显不均匀强化，增强扫描门
静脉期及延迟期强化幅度略减低，其内低密度坏死区显示更加清楚

（2）胚胎性未分化肉瘤：是一种发生于儿童和青少年（5 ～ 20 岁）的恶性肿瘤，通常单发，呈边界清晰的球形肿块，偶尔可见假包膜；病理切面上呈多种色彩（肿瘤内因成分不同会显示出多种颜色）而富有光泽，常伴大小不等的囊变区，其内常含有坏死碎屑、血性液体、出血或凝胶状物质，囊性肿物比实性肿物更加常见。胚胎性肉瘤 CT 平扫表现为囊性低密度肿块，类似于肝内陈旧性出血或胆汁瘤，钙化少见（图 6-5-4A）。在囊性内常可见线性分割（图 6-5-4B ～图 6-5-4D），其病理基础为肿瘤的实质部分；CT 增强扫描后如果有假包膜，可表现为囊样肿块的周边部薄层致密环，40% 的肿瘤可见周边实性部分强化。

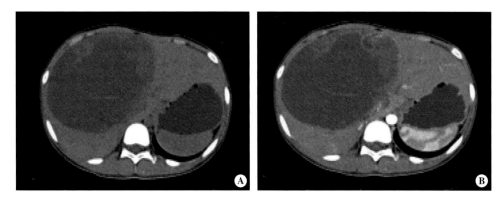

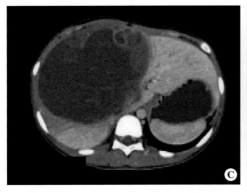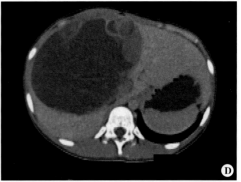

图 6-5-4　CT 平扫示肝右叶巨大囊性低密度肿块，边界清晰，其内可见线样分割，增强扫描线样分割呈
轻度强化，囊性内容物未见明显强化

（庞育辉　王　静　刘文亚）

参 考 文 献

刘芳，张帅，向梦琴，等，2019. 儿童肝母细胞瘤的影像学诊断价值. 当代医学，25（10）：99-102.

农星民，陈建彪，2016. 肝脏未分化胚胎性肉瘤 MSCT 分析. 现代医用影学，25（3）：515-517.

石静，仲卿雯，朱铭，等，2012. 回顾性分析小儿肝脏间叶性错构瘤的 CT 表现及病理对照. 中国临床医学影像杂志，23（5）：322-326.

朱黎，赵新湘，李迎春，等，2018. 肝脏间叶性错构瘤 CT 及 MRI 表现. 临床放射学杂志，37（8）：1320-1324.

Chung K，van Vliet C，de Boer B，2020. Adult mesenchymal hamartoma of liver：a case report and discussion of associated molecular abnormalities. Pathology，52（Supl.1）S69-S70.

Rahadiani N，Stephanie M，Putra J，2018. Recurrent hepatic mesenchymal hamartoma with osseous metaplasia. Liver international：official journal of the International Association for the study of the liver. 38（10）：1875.

病 例 6-6

【临床病史】　女性，13 岁，发现右上腹包块 2 月余。

【专科查体】　右上腹可触及一包块，大小约 6cm×6cm，质韧，活动性差，有压痛。

【腹部 CT 检查】　仰卧位，横断位扫描，扫描范围自肝顶至盆底，CT 扫描采用美国 GE Discovery 750HD 能谱 CT 扫描仪。层厚设定为 5.00mm，层间距设定为 5.00mm，重建间隔设定为 2.50～5.00mm，螺距设定为 0.50～1.50，最大管电压均为 120kV，最大管点电流均设定区间在 200～260mA。增强扫描对比剂采用碘伏醇（含碘 320mg/ml），以 3.5ml/s 的流率注射 1.5ml/kg，注射完成后以相同流率注射 20ml 生理盐水。分别延迟 20～25 秒，45～55 秒行动脉期、门静脉期扫描。

【影像图片】　见图 6-6-1。

【问题】　根据临床资料与 CT 表现特点，该病例最可能的诊断为下列哪一项？

A. 胰腺实性假乳头状瘤　　　　　　　B. 十二指肠间质瘤

C. 腹膜后神经源性瘤　　　　　　　　D. 胰头恶性肿瘤

【答案】　A

【手术所见】　十二指肠中段、胰头部见一类圆形肿瘤，约为 8cm×8cm。

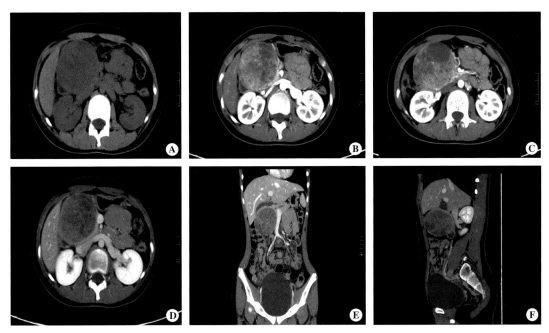

图 6-6-1　CT 平扫见胰头区边界清晰的圆形实性肿块，向周围膨胀性生长，邻近脏器受压推移，增强扫描动脉期呈不均匀强化，门静脉期和平衡期强化程度逐渐增加，呈渐进性强化，但强化幅度不及正常胰腺组织

【病理所见】　结合 HE 形态学及免疫表型结果，符合胰腺实性假乳头状肿瘤（图 6-6-2），肿物大小约为 7cm×6cm×4cm，肿物位于十二指肠下方胰腺内，两侧肠切缘未见肿瘤累及，周围淋巴结未见肿瘤转移（0/1）。免疫组化结果：AE1/AE3（-），CD68（少+），CAM5.2（-），CK8（+），CD10（+），Vim（+），β-catenin（+），Syn（-），CgA（-），CD56（+），Ki-67（+8%），S-100（-），SMA（-），CD34（血管+）。

【病理诊断】　胰腺实性假乳头状瘤。

【影像诊断思路】

1. 诊断线索　CT 平扫可见边界清晰的圆形实性肿块，位于胰腺头部区域，向腹腔相对空虚部位生长，邻近脏器受压推移（图 6-6-1A），增强扫描动

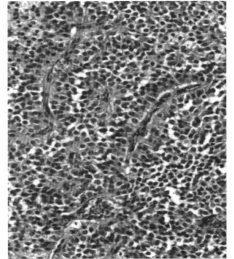

图 6-6-2　十二指肠中段、胰头部切块，HE 染色，100×100

脉期病灶内血供相对比较丰富，动脉期呈不均匀强化（图 6-6-1B，图 6-6-1C），门静脉期和平衡期强化程度逐渐增加，呈渐进性强化，但强化幅度不及正常胰腺组织（图 6-6-1D～图 6-6-1F）。

2. 读片思路

（1）定位诊断：一是确定病灶位于什么部位；二是明确病灶可能来源于什么组织结构。对于本病例来说，首先需要鉴别肿块来源。该病变位于胰头区、十二指肠及后腹膜交汇处，

因此可排除来源于肠道及后腹膜的肿瘤性病变。器官包埋征：当肿块压迫邻近的弹性器官（如胃肠道、下腔静脉）时，器官变形呈新月形；相反，当部分器官被肿瘤包埋时，肿块与邻近的器官紧密接触，接触面由于促结缔组织生成反应而出现硬化，偶尔接触面出现溃疡。器官包埋征出现，提示肿块起源于被侵犯的器官。鸟嘴征：当肿块破坏一个器官的边缘，呈鸟嘴状；而邻近的器官有一个钝性的边缘，说明肿块压迫器官而不是起源于该器官。

（2）定性诊断：胰腺实质病变常见的恶性肿瘤有胰腺癌、胰腺囊腺瘤（癌）、导管内黏液性肿瘤等，本病例可采用排除法诊断，首先，本病例特点为年轻女性患者，发病较为隐匿，缺乏特征性症状或体征，没有黄疸临床表现，所以良性病变可能性较大；其次，该肿瘤边界较清楚，可以与邻近的十二指肠及后腹膜的良性病变进行区分；再次，该肿瘤主要位于胰头实质内，肿块起源于一个器官，呈器官包埋征，该病变胰头边缘呈"C"形样改变。结合上述征象考虑为胰腺实性假乳头状瘤。

【诊断要点与鉴别诊断】

1. 诊断要点　本病多见于年轻女性，发病较为隐匿，缺乏特征性症状或体征，主要表现为轻微的腹痛或腹胀感、腹部包块，或体检时偶然发现。胰颈部右侧可见一类圆形囊实性占位，较大截断面大小约为7.58cm×6.93cm，病灶边界清晰光滑，压迫胰头及胆总管下段，继发主胰管及胆总管扩张，部分层面与十二指肠分界不清并将十二指肠降段向外侧推移；病灶内密度欠均匀，增强扫描病灶明显不均匀强化，其内可见多发结节影及片状低密度影，肠系膜上动脉分支参与病灶供血，门静脉期病灶强化程度较前减低。

2. 鉴别诊断

（1）胃肠道间质瘤（GIST）：肿瘤多呈圆形或类圆形，恶性程度低，单发多见，当肿块体积大时容易坏死、囊变，甚至向周围侵犯或远处转移。研究认为，可明确诊断的GIST，当肿块直径＞5cm并出现"牛眼征"时认为其为恶性。GIST容易发生坏死，坏死部分与胃肠道相通时，可有气体进入肿块内部，甚至可见液平影，形成"假肠腔征"，准确认识此征象对于本病与胃肠道癌性病变的真肠腔有一定的鉴别意义，或可认为是GIST的CT特征之一；GIST多数病灶血供丰富，增强扫描后实质部分一般表现为明显强化，且静脉期强化高于动脉期（图6-6-3），部分病灶内见条状、簇状肿瘤血管影，在一定程度上有助于鉴别诊断，可能为GIST的特征之一；GIST存在一些少见的CT征象：GIST少有钙化，钙化多呈斑点状、环状或弧形；不易形成腹水，一般中度及以上恶性者常见；不易引起肠梗阻征象，也不易引起淋巴结转移，具有一定的特征性；依据肿块与肠壁的关系可分为腔外型（向腔外生长）、腔内型（向腔内生长）及混合型（向腔内、外同时生长），以腔外生长为主。此病例应当和十二指肠的向腔外生长的间质瘤相鉴别。

（2）腹膜后神经源性肿瘤：好发于脊柱旁交感神经链、盆腔骶前区及肾脏内侧等神经组织较丰富的部位，部分肿瘤与腰大肌、髂腰肌关系密切；常有包膜，可伴有出血、囊变及钙化；CT表现为密度不均匀，增强扫描后典型表现为进行性延迟强化（图6-6-4）。副节细胞瘤的CT平扫密度较高，近似于软组织密度影，瘤内呈斑片、大片状囊变，出血及坏死较常见；有学者认为这些征象是由于瘤内血窦丰富及纤维血管性间质所致。节细胞神经瘤CT平扫呈大致均匀低密度影，而瘤内细胞成分、胶原纤维及黏液基质成分的比例差异决定了其密度高低。神经母细胞瘤CT平扫呈不规则较大软组织肿块，边界不清，呈浸润生长，无明显包膜，易囊变、坏死或出血。

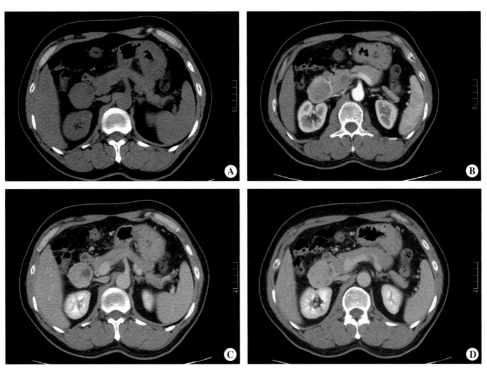

图 6-6-3　CT 平扫示十二指肠水平部类圆形肿块，边界清晰，密度欠均匀，增强扫描示实质部分呈明显
强化，且静脉期强化高于动脉期

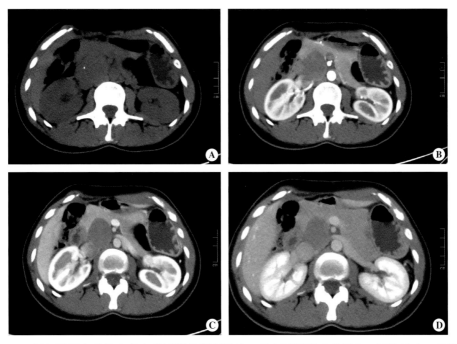

图 6-6-4　CT 平扫示腹主动脉右前方类圆形低密度肿块，其内可见斑点状钙化，胰头及十二指肠受压向
前方移位，增强扫描示病灶呈进行性延迟强化

（3）胰腺恶性肿瘤：中老年人多见，CT平扫显示大部分患者呈低密度影，少数患者呈等密度影，CT增强扫描时无明显强化或轻度强化（图6-6-5），易侵犯周围脂肪间隙及血管，胰头癌易侵犯胰管及胆总管导致胰胆管明显扩张，胰尾癌易侵犯脾；早期间接征象有胰、胆管扩张，胰腺体尾部出现萎缩，且胰腺的轮廓发生了变化，胰周脂肪间隙出现模糊的情况，少部分患者发生了继发性潴留囊肿。

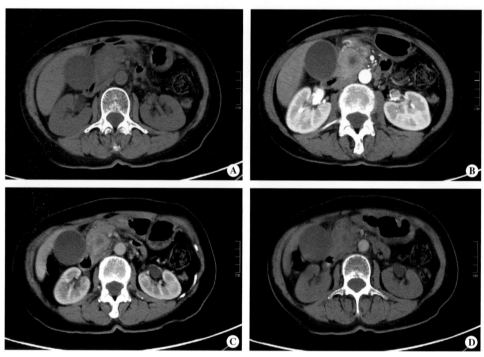

图6-6-5　CT平扫示胰头形态失常，见软组织密度肿块，边缘不清，与正常胰腺及周围组织分界不清，周围正常脂肪间隙消失，CT增强扫描呈轻度强化

（4）胰腺囊腺瘤（癌）：中老年女性多见，病变以囊性成分为主，呈蜂窝状或多房样结构，病变中央可见钙化，内部可见分隔及壁结节，CT增强扫描分隔及壁结节可见强化（图6-6-6）。

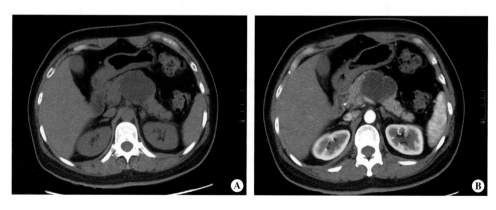

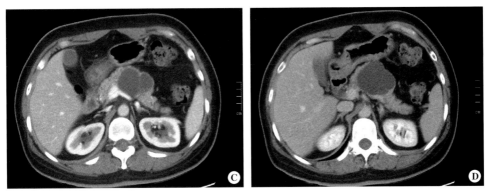

图 6-6-6　CT 平扫示胰腺钩突部囊性占位，边界清晰，可见房性间隔，病灶周围脂肪间隙清晰，CT 增强
扫描分隔及壁结节可见强化

（5）肾脏错构瘤：典型的肾脏错构瘤因发现瘤内富脂肪成分而确诊；不典型错构瘤为
瘤内缺乏脂肪或无脂肪、瘤体含单一成分（如平滑肌、脂肪、上皮组织）及瘤内合并囊
变出血、坏死，当错构瘤具有少量脂肪组织和丰富的血管时，在增强扫描后，病灶延迟
强化，强化特点呈"快进快出"型或者不均匀强化，实质部分呈较明显持续强化（图 6-6-7），
需要与胰尾部的实性假乳头状瘤相鉴别。

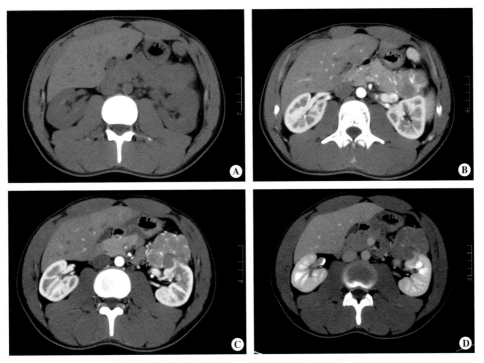

图 6-6-7　CT 平扫示左肾前缘分叶状稍低密度肿块，局部与肾皮质相连，增强扫描呈不均匀强化，实质
部分呈明显持续强化，囊变坏死成分未见强化

（樊　霞　帕提曼　刘文亚）

参 考 文 献

郭明凤，卫莎莎，2019.多层螺旋CT诊断胃肠间质瘤的价值及影像学表现.深圳中西医结合杂志，29（4）：89，90.

李娴，王林省，张丽红，等，2020.胰腺实性假乳头状瘤的不典型CT表现.济宁医学院学报，43（1）：44-48.

林炳权，许乙凯，冯婕，2012.腹膜后副神经节瘤CT诊断.放射学实践，27（1）：65-67.

林钱森，陈自谦，吴清清，2013.腹膜后神经源性肿瘤的分类及多模态影像学分析.功能与分子医学影像学（电子版），2（3）：33-37.

Bhatnagar R，Olson MT，Fishman EK，et al，2014. Solid-pseudopapillary neoplasm of the pancreas：cytomorphologicfindings and literature review. Acta Cytol，58（4）：347-355.

病　例　6-7

【临床病史】　男性，29岁。外伤后左侧腰部疼痛20天。

【专科查体】　左侧肾区叩击痛；输尿管点压痛阴性，肋脊点压痛阴性，肋腰点压痛阴性。视诊：腹部无瘢痕，双肾区无隆起，耻骨上区无隆起。触诊：双肾未触及，肋脊点、肋腰点压痛阴性，季肋点、上输尿管点、中输尿管点压痛阴性。膀胱位于耻骨下，触痛阴性、压痛阴性。叩诊：右肾区叩痛，左肾叩痛阳性。听诊：双肾动脉血管杂音阴性。

【腹部CT检查】　CT扫描采用美国GE Discovery 750HD能谱CT扫描仪，行上腹部定位平扫及双期增强扫描。层厚设定为5.00mm，层间距设定为5.00mm，重建间隔设定为2.50～5.00mm，螺距设定为0.50～1.50，最大管电压均为120kV，最大管点电流均设定区间为200～260mA。增强扫描对比剂采用碘伏醇（含碘320mg/ml），以3.5ml/s的流率注射（1.5ml/kg），注射完成后以相同流率注射20ml生理盐水，分别延迟20～25秒、45～55秒行动脉期、门静脉期扫描。

【影像图片】　见图6-7-1。

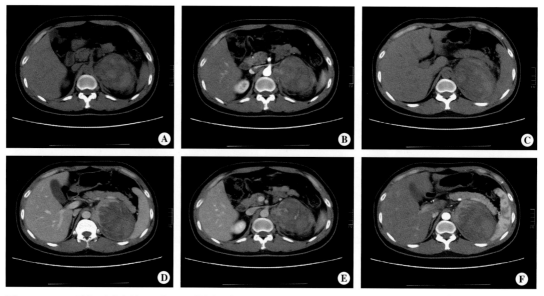

图6-7-1　CT平扫示左侧肾上腺区一类圆形软组织肿块，边界较清，其内密度欠均匀，可见少许稍高密度灶，病灶前方胰腺呈推挤受压改变，增强扫描病变呈轻-中度不均匀强化，其平扫见少许稍高密度灶，增强扫描后未见明显强化

【问题】　根据临床资料与 CT 表现特点，该病例最可能的诊断为下列哪一项？

A. 肾上腺皮脂腺瘤　　　　　　　　　　B. 嗜铬细胞瘤

C. 肾上腺转移瘤　　　　　　　　　　　D. 肾上腺滑膜肉瘤

E. 肾上腺畸胎瘤

【答案】　D

【手术所见】　于左肾上方可见左肾上腺区肿瘤。

【病理所见】　肉眼所见：（左肾上腺肿瘤）破碎组织一堆，大小为 10cm×9cm×4cm，大部分似凝血块，切面呈灰黄色，可见少许残存肾上腺组织，灰黄区似脂肪组织。

【病理诊断】　结合组织形态及免疫组化标记，符合滑膜肉瘤。镜检：间叶源性恶性肿瘤，结合组织形态及免疫组化标记，符合滑膜肉瘤伴出血（图 6-7-2），肾上腺组织未见明确组织累及。免疫组化结果：CK7（−），CK19（−），CD99（＋），h-caldesmon（−），S-100（−），Ki-67（40%＋），CD34（−），CgA（−），Syn（＋/−），CK（−），Calponin（＋），Vim（＋），SMA（−），HmB45（−），A103（−）。

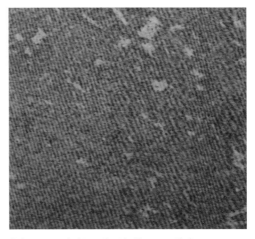

图 6-7-2　左肾上腺区切块，HE 染色，10×10

【影像诊断思路】

1. 诊断线索　本例 CT 表现为左侧肾上腺区一类圆形软组织肿块，边界较清，其内密度欠均匀，可见少许稍高密度灶，无明显钙化或液化坏死，周围腹膜后脂肪间隙浑浊，病灶前方胰腺呈推挤受压改变（图 6-7-1A，图 6-7-1B），增强扫描病变呈轻 - 中度不均匀强化，其平扫见少许稍高密度灶，增强扫描未见明显强化（图 6-7-1C ~ 图 6-7-1F），提示病变合并出血。

2. 读片思路

（1）定位诊断：一是确定病灶位于什么部位，二是明确病灶可能来源于什么组织结构。对于本病例来说，软组织肿块主要位于左肾上腺区，且与肾上腺关系密切，通过冠状位、矢状位 CT 影像表现基本可以明确病变位置，因此可以排除与肾上腺周围包括肾、脾及腹膜后等相关的疾病。

（2）定性诊断：肾上腺常见的病变有肾上腺腺瘤、肾上腺皮脂腺癌、肾上腺嗜铬细胞瘤等，较少见的肿瘤有肾上腺髓样脂肪瘤、肾上腺转移瘤、肾上腺母细胞瘤等。首先，从密度上来说，本病例密度接近肌肉，边界清楚，基本可排除肾上腺腺瘤、肾上腺髓样脂肪瘤等；其次，结合患者其他临床病史可知，本病不存在其他原发恶性肿瘤，且肾上腺转移瘤一般为双侧，可排除肾上腺转移瘤的可能；再次，肾上腺皮质腺癌、肾上腺嗜铬细胞瘤密度不均匀，且两者均具有一定的内分泌功能，结合患者的实验室检查未发现相关的指标异常；最后，肾上腺母细胞瘤一般多发生于小儿，其内可见坏死囊变、钙化等，该患者年龄及临床表现不符合。本病例术前明确诊断较困难，但是分析影像学表现可以排除常见的疾病而有可能考虑为肾上腺滑膜肉瘤。诊断还是要依赖病理学检查，尤其是其往往具有较清晰的边界，生长相对缓慢，很容易被误诊为良性病变，因此诊断时要相当慎重。

【诊断要点与鉴别诊断】

1.诊断要点　本病例的特点为青年男性患者，外伤后左肾区疼痛，左肾上腺区的类圆形软组织肿块，密度欠均匀，边界较清，周围腹膜后脂肪间隙浑浊，病灶前方胰腺以推挤受压改变为主，提示病灶位于腹膜后且与左侧肾上腺关系密切，增强扫描病灶呈不均匀轻 - 中度强化，推断病灶为来源于左侧肾上腺的恶性肿瘤。

2.鉴别诊断

（1）肾上腺腺瘤：多为有功能腺瘤，按照临床表现的不同，分为 Cushing 腺瘤、Conn 腺瘤和无功能腺瘤。肿块一般单发，呈类圆形，边界清晰，密度均匀，接近于水，直径一般较小，不超过 3cm，增强扫描呈轻度强化（图 6-7-3）。

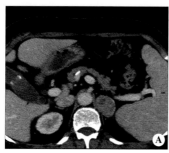
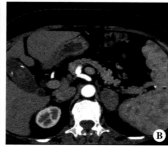
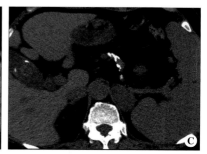

图 6-7-3　CT 平扫示左侧肾上腺区稍低密度肿块，边界清晰，密度均匀，增强扫描呈轻度强化

（2）肾上腺皮脂腺癌：少见，50% 具有内分泌功能，典型者有 Cushing 综合征、闭经等临床表现。CT 表现不具有特征性，肿块通常较大，呈分叶状或不规则，病灶密度不均，内可有坏死或陈旧性出血所致的低密度影，少数肿瘤内可有散在的钙化影（图 6-7-4A），增强扫描动脉期呈不均匀强化（图 6-7-4B，图 6-7-4C）。

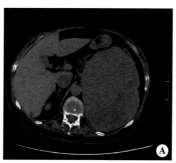
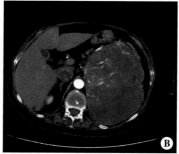
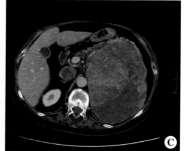

图 6-7-4　CT 平扫示左侧肾上腺区巨大软组织密度肿块，呈分叶状，病灶密度不均，可见半片状液化坏死区，增强扫描动脉期呈不均匀强化，可见多发迂曲走行血管，静脉期病灶呈持续强化，其内低密度坏死区未见强化

（3）肾上腺嗜铬细胞瘤：为发生于肾上腺髓质的肿瘤，大多数为良性，一般发生于 20 ～ 40 岁，临床上常有高血压、头痛、心悸等表现，24 小时儿茶酚胺代谢产物测定明显

高于正常值。肿块一般单发，呈圆形或类圆形，直径多为 3 ～ 5cm，少数可达 20cm，边界清楚，密度近似或略低于肌肉，肿块一般具有薄的一层完整的包膜，肿瘤较大者易发生坏死、出血、囊变，致肿瘤内部密度不均（图 6-7-5A），增强扫描示实性成分明显强化（图 6-7-5B，图 6-7-5C）。

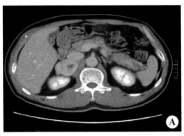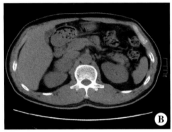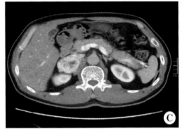

图 6-7-5　CT 平扫示右侧肾上腺软组织密度结节，边界清晰，密度不均，可见低密度坏死区，增强扫描示实性成分呈明显强化，囊变坏死区未见强化

（4）肾上腺转移瘤：临床上原发灶以肺癌及乳腺癌最为常见，CT 影像学表现为双侧或单侧肾上腺软组织肿块或结节，较大者常见坏死、囊变及出血，罕见钙化，增强扫描呈不同程度强化，较大者常呈不均匀强化；直接侵犯肾上腺者可见肾、胃、胰腺、肝及腹膜后肿瘤征象（图 6-7-6）。

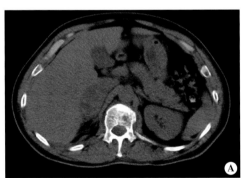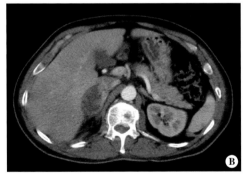

图 6-7-6　CT 平扫示右侧肾上腺区软组织肿块，边界欠清，密度不均，可见低密度坏死，增强扫描呈不同程度强化

（赵梦飞　王　静　刘文亚）

参 考 文 献

康英杰，詹松华，黄炎文，等，2020. 肾上腺肿瘤的影像诊断思维 . 影像诊断与介入放射学，29（1）：78-80.

林凯，朱达东，2011. 肾上腺肿瘤的螺旋 CT 诊断 . 江西医药，5：465-466.

林丽芳，吴建伟，吕毛估，等，2018. 原发性肾上腺滑膜肉瘤 1 例 . 临床肿瘤学杂志，8：766-768.

Bao YY，Wang QY，Zhou SH，et al，2013. Poor outcome of comprehensive therapy in a case of laryngeal synovial sarcoma. Radiology and Oncology，47（2）：111-118.

Harisankar C N，John J，Gangadharan K，2015. Fluoro deoxyglucose positron emission tomography-computerized tomography in primary staging and response assessment of a rare case of primary pleural synovial sarcoma. Indian Journal of Nuclear Medicine，30（1）：62-64.

病　例　6-8

【临床病史】　　男性，47 岁。乏力、食欲缺乏、腹胀 7 月余。

【专科查体】　　皮肤黏膜、巩膜轻度黄染。腹部膨隆、腹肌紧张、移动性浊音阳性。呼吸运动正常，未见胃型、肠型、蠕动波，无腹壁静脉曲张，无压痛，无反跳痛，未触及液波震颤，未闻及振水声，未触及腹部包块。肝胆未触及，Murphy 征阴性。脾未触及，输尿管压痛点阴性，肋脊点阴性，肋腰点阴性。肝浊音界存在，肝上界位于右锁骨中线第 5 肋间，肝区无叩击痛，移动性浊音阴性，双侧肾区无叩击痛。肠鸣音正常，4 次 / 分，未闻及血管杂音。

【腹部 CT 检查】　　仰卧位，横断位扫描，扫描层厚为 5mm，层间隔 0.5mm，管电压 120kV，矩阵为 512×512；先进行常规平扫，再采用对比剂增强扫描，扫描过程中患者需闭气，三期进行扫描：动脉期、门静脉期、延迟期。

【影像图片】　　见图 6-8-1。

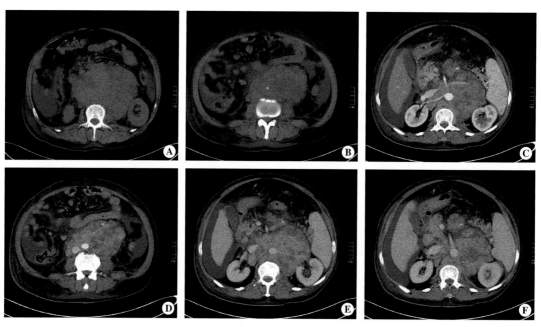

图 6-8-1　CT 平扫示腹膜后巨大不规则软组织密度肿块，边界不清，密度不均，增强扫描呈明显不均匀强化，腹腔干、双肾动静脉、腹主动脉及下腔静脉被包绕，并可见肝胃间隙及腹膜后多发大小不等淋巴结

【问题】　　根据临床资料与 CT 表现特点，该病例最可能的诊断为下列哪一项？

A. 淋巴瘤　　　　　　　　　　　　B. 淋巴结转移瘤

C. 巨淋巴结增生症　　　　　　　　D. 腹膜后纤维化

【答案】　　A

【手术所见】　　腹膜后见一大小约 9.8cm×7.2cm 的肿块，肿块伴出血，邻近腹膜呈灰暗色，已被侵犯。

【病理所见】 （骨髓）条索状组织 1 条，长 0.4cm，直径 0.2cm，呈灰白色，质中。（骨髓）镜下见骨小梁间大量组织细胞、浆细胞及嗜酸性粒细胞浸润，其间散在分布"RS"样细胞，造血细胞散在分布（图 6-8-2）。特殊染色结果：网状纤维（－），PAS（－），Fe（－）。免疫组化结果：MPO（粒系＋），CD61（－），CD235a（红系＋），CD3（散在＋），CD38（散在＋），Kappa（散在＋），Lambda（＋）。（右侧颈部淋巴结）结节样物 1 枚，呈淡粉色、质中。免疫组化结果：CD20（背景 B 淋巴细胞＋），CD3（背景 T 淋巴细胞＋），CD30（肿瘤细胞＋），CD23（B 细胞＋），CD57（背景 T 细胞＋），EMA（弱＋），Pax-5（＋），Bob-1、OCT-2（背景 B 淋巴细胞＋），MUM1（＋），Ki-67（＋）。

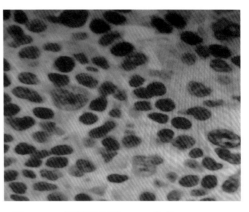

图 6-8-2 腹膜后切块，HE 染色，100×100

【病理诊断】 霍奇金淋巴瘤。

【影像诊断思路】

1. 诊断线索 CT 平扫示腹膜后巨大不规则软组织密度肿块，自右肾上极水平向下延续至左侧髂窝及左侧腹股沟（图 6-8-1A，图 6-8-1B），增强扫描呈明显不均匀强化，腹腔干、双肾动静脉、腹主动脉及下腔静脉被包绕，并可见肝胃间隙及腹膜后多发大小不等的淋巴结（图 6-8-1C ～图 6-8-1F）。

2. 读片思路

（1）定位诊断：一是确定病灶位于什么部位；二是明确病灶可能来源于什么组织结构。对于本病例来说，病灶来源于腹膜后，因此可以排除来源于腹腔各脏器的病变。

（2）定性诊断：腹膜后肿瘤包括原发腹膜后肿瘤和转移瘤。前者是指来自腹膜后间隙的脂肪、肌肉、纤维、淋巴、神经等组织的肿瘤。后者是来源于腹膜后间隙以外全身不同器官和组织的肿瘤。恶性淋巴瘤是全身性疾病，可首先或单独累及腹膜后淋巴结，也可之后扩散至腹膜后淋巴结。腹膜后肿瘤种类较多，原发性腹膜后良性肿瘤为脂肪瘤、畸胎瘤及神经源性肿瘤等，原发性腹膜后恶性肿瘤有脂肪肉瘤、平滑肌肉瘤、神经母细胞瘤等。还有不常见的腹膜后病变，如腹膜后转移瘤、腹膜后纤维化、巨淋巴结增生症等。本病例影像表现不似常见的霍奇金淋巴瘤由多个淋巴结融合而成，加之内部密度不均匀，增加了定性的难度。诊断可采用排除法，首先，本病例特点为中年男性患者，可基本排除神经母细胞瘤；其次，该肿瘤边界尚清楚，内部坏死不明显，未发生囊性变，也并未测及脂肪性低密度灶，可基本排除脂肪肉瘤、平滑肌肉瘤、脂肪瘤、畸胎瘤的诊断；再次，该肿瘤增强扫描后呈明显不均匀强化，但其强化程度不如活动期腹膜后纤维化，腹腔内多发大小不等淋巴结，基本可以排除腹膜后纤维化；从次，该肿瘤增强扫描明显不均匀强化，但是强化程度并未与主动脉同步，故基本也可以排除局部淋巴结增生症；最后，需要与腹膜后转移瘤进行鉴别诊断，该患者未发现明确的原发病史，虽然增强扫描腹腔干、双肾动静脉、腹主动脉及下腔静脉受包绕，呈现所谓的"主动脉淹没症"，但是尚不能排除腹膜后转移瘤，这需要进一步穿刺活检证实。

【诊断要点与鉴别诊断】

1. 诊断要点　本病例的特点为中年男性患者，腹膜后至左侧盆壁软组织密度肿块，病灶边界尚清，增强扫描明显不均匀强化，腹腔干、双肾动静脉、腹主动脉及下腔静脉受包绕，肝胃间隙及腹膜后多发大小不等的淋巴结。

2. 鉴别诊断

（1）腹膜后转移瘤：身体各部位的恶性肿瘤均可转移至腹膜后间隙，就腹膜后肿瘤而言，淋巴结转移瘤要多于原发肿瘤，原发瘤部位不同，其淋巴转移途径和腹膜后淋巴结受累情况也不同。其在影像学上最常见两种表现，即实性肿块或淋巴结肿大。实性肿块表现多样，没有一定的特征性。淋巴结转移多位于腹主动脉旁淋巴结，淋巴结可单一或融合成块，推移或包绕大血管，增强扫描呈轻度不均匀（图 6-8-3）乃至明显均匀或不均匀强化。

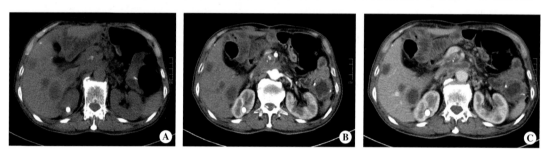

图 6-8-3　CT 平扫示腹膜后多发大小不等软组织密度结节，部分呈融合趋势，增强扫描呈轻度不均匀强化；肝实质内可见多发大小不等低密度结节，增强扫描门静脉期呈环形强化

（2）腹膜后常见肿瘤：腹膜后脂肪肉瘤可分为实体型、假囊肿型及混合型，其中混合型表现密度不均并含有脂肪性低密度；平滑肌肉瘤易发生坏死及囊变，其内有广泛而不规则的低密度影；神经母细胞瘤常有斑点状钙化，并易发生于婴幼儿及儿童。增强扫描多呈不均匀强化（图 6-8-4）。

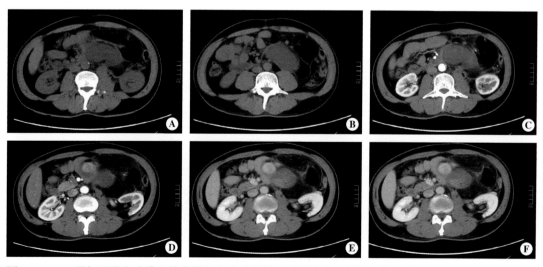

图 6-8-4　CT 平扫示腹主动脉左前方软组织密度肿块，边界清晰，周围肠管呈推挤前移改变，增强扫描呈不均匀强化

（3）腹膜后纤维化：是一种不常见的疾病，其病因不明，可能与自身免疫或某些药物有关，如甲基麦角类或某些感染如结核等。组织学上由纤维细胞、炎性细胞及胶原组成，病理特征为沿腹膜后间隙的后部有纤维组织增殖，并包绕大血管及输尿管，使其受压狭窄，产生梗阻。影像学上 CT 表现多无特异性，病灶局限在脊柱旁，多位于肾水平下方，并向下达髂总动脉水平，病变呈片状、板状及边界不清的软组织密度肿块，包绕腹主动脉、下腔静脉及输尿管（图 6-8-5）。增强扫描病变强化程度与其活动性有关，活动期病变由于含有丰富的毛细血管网而明显强化，静止期则强化不明显，腹主动脉及下腔静脉能被清楚显示，可有受压表现，但是通常无明显向前移位。

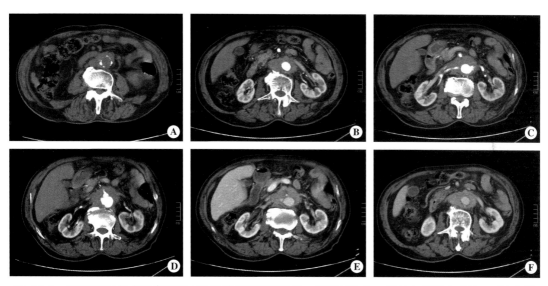

图 6-8-5　CT 平扫示肾水平脊柱前方片状软组织密度肿块，密度较均匀，病灶包绕腹主动脉、下腔静脉

（杨娜娜　帕提曼　刘文亚）

参考文献

陈前程，李莉，2019. 腹膜后肿瘤及肿瘤样病变 CT 与 MRI 影像特征分析. 实用癌症杂志，34（10）：1673-1676.

刘明标，郭威，刘芸，2017. 螺旋 CT 在原发性腹膜后占位性病变鉴别诊断中的应用价值. 中国现代医生，4：116-118.

杨艺，彭锐，郑敏文，等，2018. 肠道弥漫性大 B 细胞淋巴瘤的 CT 表现. 中华消化病与影像杂志，8（5）：197-202.

叶笑寒，范丽，林敏，2019. 原发性腹膜后弥漫性大 B 细胞淋巴瘤 1 例. 中华卫生应急电子杂志，4：241-243.

病　例　6-9

【临床病史】　女性，28 岁。1 个月前无意间触及右下腹肿物，间断胀痛不适 1 周。

【专科查体】　右侧中下腹部可触及一大小约 5cm×5cm 肿物，质韧，无触痛，无腹肌紧张，无压痛，无反跳痛，未触及液波震颤，未闻及振水音，双侧肾区无叩击痛，肠鸣音正常，4 次／分，未闻及血管杂音。

【腹部 CT 检查】　仰卧位，横断位扫描，包括平扫及三期增强扫描及冠状位、矢状位三维重建，扫描范围自膈肌至耻骨联合以下，扫描层厚为 5mm，层间隔 0.5mm。

【影像图片】　见图 6-9-1。

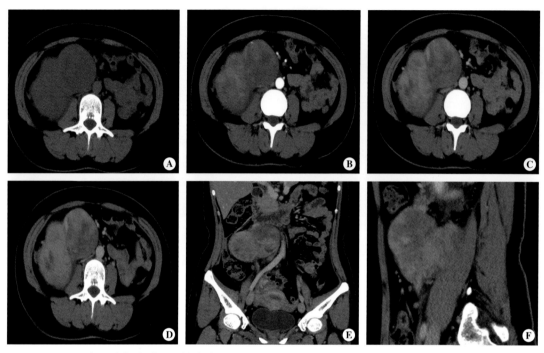

图 6-9-1　CT 平扫示右侧腹膜后区较大分叶状肿块，以实性为主，可见囊变、坏死区，增强扫描后肿瘤
实性成分较肌肉呈相对高密度，其内低密度坏死区未见强化

【问题】　根据临床资料与 CT 表现特点，该病例最可能的诊断为下列哪一项？

A. 腹膜后平滑肌肉瘤　　　　　　　　　　B. 腹膜后脂肪肉瘤

C. 腹膜后畸胎瘤　　　　　　　　　　　　D. 腹膜后转移瘤

E. 腹膜后血肿　　　　　　　　　　　　　F. 胃肠道间质瘤

【答案】　A

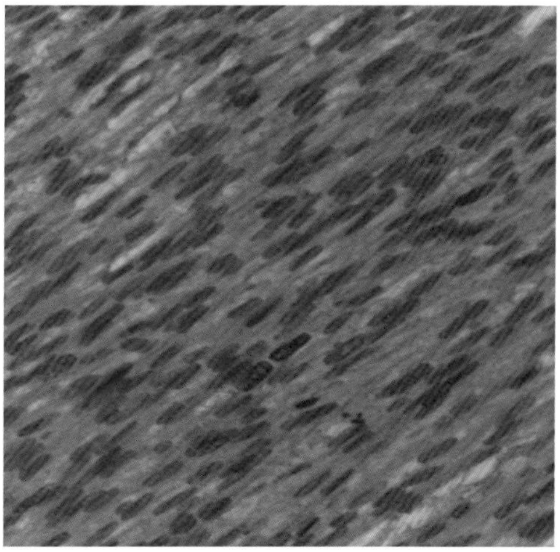

图 6-9-2　腹膜后切块，HE 染色，×100

【手术所见】　可见腹膜后直径约 16cm 肿块，位于右肾下极下方、回盲部下方，并向上推移升结肠，左侧挤压输尿管，毗邻右侧腰大肌，肿块质硬，固定，有完整的包膜，肿块表面可见多发曲张的静脉血管，肿块大部分切除后，仔细结扎肿瘤滋养血管，送快速冰冻病理检查。

【病理所见】　腹膜后肿物，包膜完整，表面呈灰红色，切面呈灰黄色、灰白色，质韧，病理诊断结合 HE 形态及免疫表型，符合平滑肌肉瘤（图 6-9-2），局灶伴坏死，核分裂象为 10 ~ 37 个/HPF。免疫组化结果：CK-Vim（＋），PR（＋），S-100（－），CD117（－），Desmin（灶＋），SMA（＋）， h-Caldsmon（－），Ki-67（40%+），MyoD1（－），CD34（－），STAT6（－）。

【病理诊断】　腹膜后平滑肌肉瘤。

【影像诊断思路】

1. 诊断线索　CT 示右侧腹膜后区较大分叶状肿块，以实性为主，可见囊变、坏死区；增强扫描后大部分肿瘤实性成分较肌肉呈相对高密度（图 6-9-1）；几乎所有的病例均呈不均匀强化；合并坏死（28%～38%）时呈不规则低密度区；钙化少见；侧支循环多见。

2. 读片思路

（1）定位诊断：一是确定病灶位于什么部位；二是明确病灶可能来源于什么组织结构。对于本病例来说，腹膜后肿瘤定位并不困难，软组织肿块主要位于右侧，邻近腹主动脉及腹腔脏器受压向周围移位。

（2）定性诊断：腹膜后肿瘤较少见，占全身肿瘤的 0.1%～0.2%，其中 75% 为恶性，而腹膜后平滑肌瘤为腹膜后第二常见恶性肿瘤，主要表现以实性为主，可见囊变、坏死区；增强扫描后大部分肿瘤实性成分较肌肉呈相对高密度；几乎所有病例均呈不均匀强化。最常见的腹膜后恶性肿瘤：①脂肪肉瘤，CT 上表现为以脂肪密度为主的腹膜后肿块，与本病易于鉴别；②淋巴瘤，该肿瘤影像表现为边界清晰、无坏死、钙化，轻度均匀强化，无血管侵犯等；③转移瘤，影像表现与原发肿瘤相似，主要转移至淋巴结，临床表现为有原发性恶性肿瘤病史；④神经纤维瘤，主要表现为密度均匀并均匀强化肿块；⑤腹膜后畸胎瘤，主要表现为肉眼可见脂肪、钙化、脂液平面等；⑥腹膜后血肿，主要表现为有外伤史，平扫呈高密度，增强扫描无强化等；⑦腹膜后纤维化，主要表现为腹主动脉及腹腔干周围体积减小征象，包埋主动脉、输尿管内移等。以上腹膜后病变借助 CT、MRI 扫描及结合临床病史，均不难诊断。

【诊断要点与鉴别诊断】

1. 诊断要点　本病例的特点为青年女性患者，右侧腹膜后软组织密度肿块，肿块边界较清晰，其内密度不均，可见液化坏死，增强扫描示肿瘤实性部分呈明显不均匀强化，血供较丰富，与邻近结构分界不清。

2. 鉴别诊断

（1）腹膜后脂肪肉瘤：是最常见的腹膜后肿瘤。本病发病年龄多为 55～75 岁，老年男性略多于女性，症状出现较晚，临床特点主要为腹痛、腹胀、便秘、食欲下降等非特异性症状，肾或输尿管移位受压时，可引起肾积水、肾盂肾炎等；膀胱受压时，可产生尿频、尿急等症状。增强 CT 检查为腹膜后脂肪肉瘤的首选检查，其分辨率高，可清晰显示肿瘤部位、边界（图 6-9-3），以及肿瘤与周边脏器的关系，同时对肿瘤的定性有一定的参考价值，高分化的脂肪肉瘤均呈脂肪密度，强化时提示血运不丰富，强化不明显，去分化脂肪肉瘤为软组织密度，强化时提示血运丰富，MRI 检查与 CT 检查有相似的诊断价值，尤其在鉴别肿瘤侵犯重要血管结构时，有重要作用。

（2）腹膜后淋巴瘤：淋巴瘤是起源于淋巴结和淋巴组织的恶性肿瘤，可发生于身体的任何部位，临床表现多样，该病亦可侵犯鼻咽部、胃肠道、骨骼和皮肤等结外器官引起相应器官受损，常伴有发热、消瘦、盗汗等全身症状。主要表现为单一或多发的肿块相互融合、类圆形或分叶状腹膜后肿块，呈均匀密度肿块，并呈均匀强化，少数病灶密度不均，增强扫描后呈环形强化或不均匀强化，多发淋巴结肿大融合可包埋肠系膜血管、腹主动脉及下腔静脉等，形成"血管包埋征"（图 6-9-4）。大多数患者合并有肝脾大。

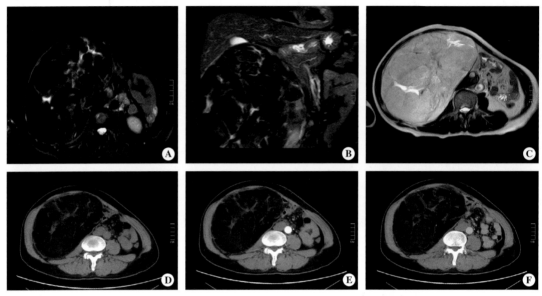

图 6-9-3　CT 平扫示右侧腹膜后巨大脂性占位，其内可见条形软组织密度，病灶边界尚清，腹部肠管受压向左侧移位，增强扫描病灶实性成分呈轻度强化；T_2WI 上病灶呈高信号，T_2WI 脂肪抑制序列呈低信号

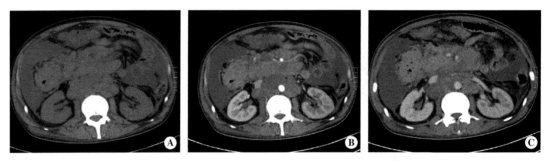

图 6-9-4　CT 平扫示腹膜后多发软组织密度肿块，部分融合，少数病灶密度不均，增强扫描呈不均匀强化，病灶包埋肠系膜血管、腹主动脉及下腔静脉，形成"血管包埋征"

（3）腹膜后畸胎瘤：为儿童期腹膜后常见肿瘤，多数腹膜后畸胎瘤因无意中或查体发现腹部包块而就诊，腹膜后畸胎瘤临床症状少且不典型。肿瘤压迫邻近脏器时可出现腹胀，推挤膈肌可出现呼吸困难，当瘤体与消化道相通时可出现异常粪便，瘤体还可发生感染引起感染症状。CT 表现为腹膜后混杂密度肿块（图 6-9-5），含有钙化、脂肪、囊性、软组织密度成分，边界清晰，CT 及 MRI 检查除对肿瘤定性有指导意义以外，对肿瘤与周围血管关系也有重要参考价值。

（4）腹膜后血肿：为腰腹部损伤的常见并发症，可因直接或间接暴力造成。最常见的原因为脊柱及骨盆骨折，其次为肝脾破裂伤等，因其常合并严重复合伤、出血性休克等，死亡率可达 35% ～ 45%。CT 扫描表现为腹膜后高密度肿块，增强扫描未见强化（图 6-9-6），能清楚显示出血肿与其他组织的关系。

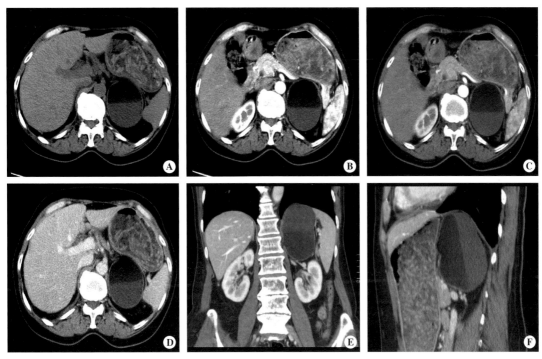

图 6-9-5　CT 平扫示左侧腹膜后类圆形混杂密度肿块，其内可见脂肪及囊性密度成分，并可见清晰的脂液界面，增强扫描后病灶包膜呈轻度强化

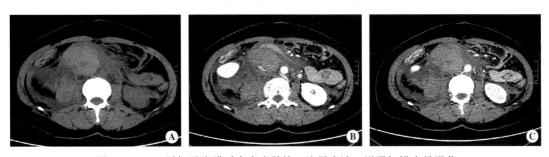

图 6-9-6　CT 平扫示腹膜后高密度肿块，边界尚清，增强扫描未见强化

（赵亚飞　刘晓晨　刘文亚）

参 考 文 献

席伟，娄俭茹，2015. 腹膜后平滑肌肉瘤的 CT 诊断影像学特征分析. 新疆医科大学学报，38：1170-1173，1181.

周湘兰，李慧敏，邓雪英，2019. 原发常见腹盆腔、腹膜后肿瘤 CT 诊断及鉴别诊断. 影像研究与医学应用，3（15）：41-43.

Rajiah P，Sinha R，Cuevas C，et al，2011. Imaging of uncommon retroperitoneal masses. Radio Graphics，31（4）：949-976.

Turker A，Mustafa H，Serkan G，et al，2015. Cross-sectional imaging features of primary of retroperitoneal tumors and their subsequent treatment. Journal of Clinical Imaging Science，5（2）：1-10.

病　例　6-10

【临床病史】　女性，43 岁。体检发现腹膜后占位 12 天。

【专科查体】 腹部平坦，呼吸运动正常，未见胃型，未见肠型，未见蠕动波，无腹壁静脉曲张，下腹部可见一条形约 8cm×1cm 的陈旧性手术瘢痕，无疝，无腹肌紧张，无压痛，无反跳痛，未触及液波震颤，未闻及振水声，未触及腹部包块。肝胆未触及，Murphy 征阴性。脾未触及，输尿管点压痛阴性，肋脊点压痛阴性，肋腰点压痛阴性。肝浊音界存在，肝上界位于右锁骨中线第 5 肋间，肝区无叩击痛，移动性浊音阴性，双侧肾区无叩击痛。肠鸣音正常，3 次 / 分，未闻及血管杂音。

【腹部 CT 检查】 仰卧位，横断位扫描，扫描层厚为 5mm，管电压 120kV，矩阵为512×512；先进行常规平扫，再采用对比剂增强扫描，扫描过程中患者需闭气，三期进行扫描：动脉期、门静脉期、延迟期，所得图像行冠状位和矢状位多平面重建（MPR）以进行分析。

【影像图片】 见图 6-10-1。

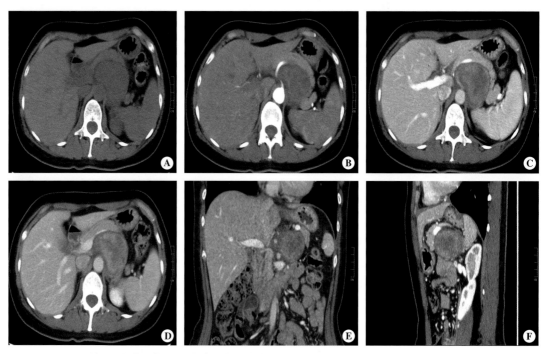

图 6-10-1 CT 平扫示腹膜后软组织肿块，密度尚均匀，肿块与相应水平腹后部分界不清，但与周围脏器分界清晰，胰腺受推压向前上方移位，肿块与左侧肾上腺分界不清，增强扫描后病灶呈不均匀性渐进性轻 - 中度强化

【问题】 根据临床资料与 CT 表现特点，该病例最可能的诊断为下列哪一项？

A. 脂肪肉瘤　　　　　　　　　B. 神经纤维瘤

C. 淋巴瘤　　　　　　　　　　D. 神经鞘瘤

E. 平滑肌肉瘤　　　　　　　　F. 恶性周围神经鞘膜瘤

【答案】 F

【手术所见】 腹膜后肿物，肿块位于胰体后方，质韧，固定，包膜完整，肿块周围可触及明显血管搏动，予以切除，送快速冰冻病理检查。

【病理所见】 腹膜后肿物切面呈灰白色，质地中等。镜下可见瘤细胞以梭形细胞为主（图 6-10-2），纵横交织，伴坏死，见淋巴细胞反应。免疫组化结果：CK（−）、SMA（灶＋），Des（＋/−），h-caldesmon（＋/−），CD117（散在＋），Dog-1（−），S-100（＋），CD34（灶＋），CD57（＋），Ki-67（15%＋），ER（−），PR（−），CgA（−），Syn（−），CD56（＋）。

【病理诊断】 恶性周围神经鞘膜瘤。

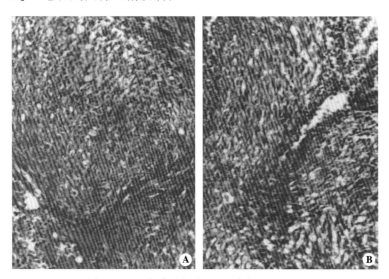

图 6-10-2 腹膜后切块，HE 染色，40×40

【影像诊断思路】

1. 诊断线索 CT 平扫可见腹膜后软组织肿块，密度尚均匀，肿块与相应水平腹后部分界不清，但与周围脏器分界清晰，胰腺受推压向前上方移位，肿块与左侧肾上腺分界不清（图 6-10-1A），增强扫描后，上述病灶呈不均匀性渐进性轻 - 中度强化（图 6-10-1B～图 6-10-1F）。

2. 读片思路

（1）定位诊断：一是确定病灶位于什么部位；二是明确病灶可能来源于什么组织结构。对于本病例来说，软组织肿块主要位于腹膜后，与周围脏器未见明显粘连，因此可以排除实质脏器来源的病变。

（2）定性诊断：腹膜后病变种类较多，常见的良性肿瘤为脂肪瘤、平滑肌瘤、畸胎瘤、异位嗜铬细胞瘤、神经鞘瘤、神经纤维瘤等，常见的恶性肿瘤有脂肪肉瘤、平滑肌肉瘤、恶性纤维组织细胞瘤、神经纤维肉瘤等。本病例可采用排除法诊断，首先，本病例特点为中年女性患者，可基本排除恶性纤维组织细胞瘤的诊断；其次，该肿瘤边界较清楚，内部坏死不明显，肿块内部密度均匀，血供不丰富，可基本排除平滑肌肉瘤的诊断；再次，该肿瘤内部未测及脂肪密度，可基本排除含脂肪成分的脂肪肉瘤；最后，需要在无脂肪的腹膜后脂肪肉瘤和恶性周围神经鞘膜瘤之间进行鉴别诊断。两者之间的鉴别诊断存在一定的困难，因为两者可发生于任何年龄，无脂肪的腹膜后脂肪肉瘤多表现为黏液样组织中或实性肿物中出现分隔且强化的软组织肿块，增强扫描强化信号可均匀或不均匀，延迟扫描的信号一般均匀；肿物信号不均匀，其内多伴坏死或血管影；而恶性周围神经鞘膜瘤的 CT 表现与本病相似，因此，该病变的诊断也有可能为恶性周围神经鞘膜瘤。总而言之，术前难以在无脂肪的腹膜后脂肪肉瘤和恶性周围神经鞘膜瘤之间进行最后的诊断。

【诊断要点与鉴别诊断】

1. 诊断要点　本病例的特点为中年女性患者，体检发现腹膜后肿物，密度尚均匀，肿块与相应水平腹后部分界不清，但与周围脏器分界清晰，胰腺受推压向前上方移位，肿块与左侧肾上腺分界不清，增强扫描后，上述病灶呈不均匀性渐进性轻 - 中度强化。

2. 鉴别诊断

（1）脂肪肉瘤：是一种少见的恶性肿瘤，但是起源于腹膜后间叶组织中最常见的恶性肿瘤，以脂肪组织、纤维性和黏液性组织不同比例混合存在为特征，好发于肾周脂肪组织，肿瘤常包绕肾脏和肾蒂，可见于任何年龄及性别的人群，但以中老年男性多见。组织学上多起源于肾周脂肪，常沿筋膜和组织器官间隙生长，有"见缝就钻"的特点，累及范围广泛，较轻推压周围结构。其影像学直接征象为含脂肪组织成分肿块，其内可测及脂肪成分，本例未测及脂肪成分，主要与无脂肪的腹膜后脂肪肉瘤相鉴别，无脂肪的腹膜后脂肪肉瘤内多为实性区、坏死区，增强扫描多可见强化；钙化和骨化的出现会提示患者的预后较差。文献报道，黏液性脂肪肉瘤的 CT 表现有一定特点，多表现为黏液样组织中或实性肿物中出现分隔且强化的软组织肿块，增强扫描强化信号可均匀或不均匀，延迟扫描的信号一般均匀；肿物信号不均匀，其内多伴坏死或血管影（图 6-10-3）。

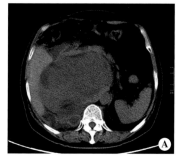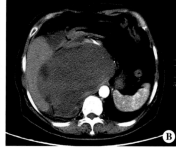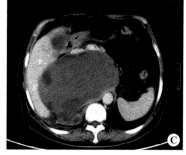

图 6-10-3　CT 平扫示右侧腹膜后黏液样低密度区，边界尚清，密度不均，对周围组织产生推压改变

（2）恶性纤维组织细胞瘤：是发病率居第三位的腹膜后肉瘤，约 19%；多见于 50 ～ 60 岁的患者，男性多见。其影像学表现无特异性，瘤体较小时，边缘光整、密度均匀；肿瘤较大时，形态不规则、密度不均匀，常伴大片坏死、出血，增强扫描呈中高度不均匀强化。有 7% ～ 20% 的病变边缘可见钙化，钙化可用于鉴别恶性纤维组织细胞瘤与平滑肌肉瘤。

（3）平滑肌肉瘤：是发病率居第二位的腹膜后肉瘤（达 28%），多见于 50 ～ 60 岁的患者，且女性多见。瘤体通常较大，形态不规则，其内坏死、囊变、出血多见，坏死区较其他肿瘤大，钙化罕见；血供丰富，强化明显（图 6-10-4）。有研究报道称，CT 显示的肿瘤中心星芒状强化是其特征性表现；易侵犯周围结构，患者预后多不良。

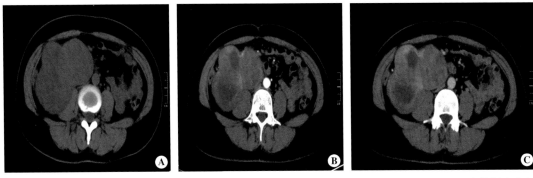

图 6-10-4 CT 平扫示右侧腹膜后区分叶状软组织密度肿块，边界清晰，密度不均，可见斑片状低密度坏死，增强扫描病灶强化明显，低密度坏死区未见强化

（4）神经鞘瘤：腹膜后神经鞘瘤来自脊神经鞘细胞，故好发于脊柱旁、肾脏内侧和盆腔骶前区等神经组织丰富的部位，与腰大肌及髂腰肌关系密切，可发生于任何年龄，好发年龄为 20 ~ 50 岁，腹膜后神经鞘瘤大多数有完整包膜，呈膨胀性生长，边界清晰，形态较规则，呈圆形或类圆形，肿瘤平扫时均呈囊实性包块，密度不均匀，增强扫描示实性部分轻 - 中度强化（图 6-10-5），部分病例呈索条状及片絮状强化，包膜轻度强化，部分呈典型"靶征"，部分病灶内及边缘可见多发斑点状钙化灶，有文献报道称腹膜后神经鞘瘤发生钙化应考虑恶性。

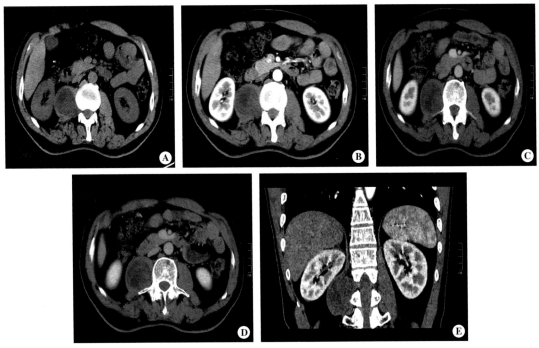

图 6-10-5 CT 平扫右肾水平脊柱旁可见稍低密度肿块，边缘光滑，密度不均匀，可见低密度坏死区，增强扫描示实性部分轻 - 中度强化

（许文瑶 刘晓晨 刘文亚）

参 考 文 献

陈虎，2018. 周围神经鞘瘤的 CT、MRI 检查分析 . 影像研究与医学应用，2（24）：176-177.

胡井泉，张玉峰，黄国，等，2018. 良恶性周围神经鞘瘤的 CT 分析 . 现代仪器与医疗，24（6）：26-27，34.

Agard H，Parekh N，Clark C，et al，2020. Intermediate follow-up and management of previously reported malignant peripheral nerve sheath tumor of the Penis. Urology，135：133-135.

Thacker PG，Hull NC，2019. Subperiosteal hemorrhage：a rare complication in neurofibromatosis which may mimic malignant peripheral nerve sheath tumor. Radiology Case Reports，14（11）：1389-1393.

病 例   6-11

【病例】   男性，56 岁。左下腹间断针刺样疼痛 2 月余，持续约 1 小时，无明显缓解因素。无恶心呕吐，无发热寒战，无皮肤黏膜黄染，饮食正常，两便未见异常，体重未见明显减低。

【专科查体】   患者下腹部略膨隆，左下腹触及可疑占位。无明显腹膜炎征象，移动性浊音阴性。

【腹部 CT 检查】   仰卧位，横断位 CT 平扫及增强扫描，扫描层厚为 5mm；后处理图像层厚为 1.25mm，重建冠状位、矢状位图像。

【影像图片】   见图 6-11-1。

【问题】   根据临床资料与 CT 表现特点，该病例最可能的诊断为下列哪一项？

A. 囊腺类肿瘤   B. 神经源性肿瘤

C. 异位精原细胞瘤   D. 黏液性脂肪肉瘤

E. 囊性畸胎瘤

【答案】   D

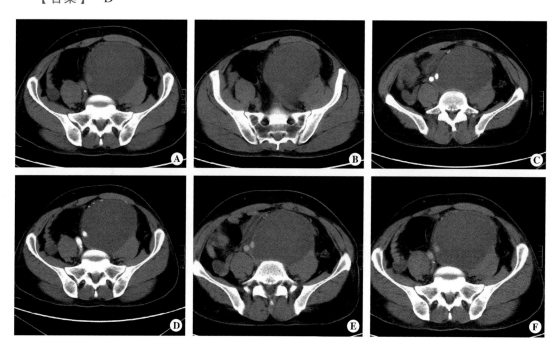

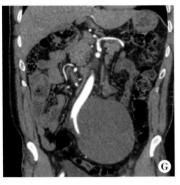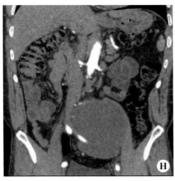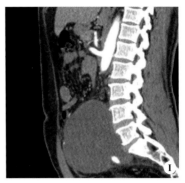

图 6-11-1 CT 平扫见腹膜后区一低密度占位影，边界清晰，包膜完整，密度略欠均匀，较正常脂肪密度高，增强扫描后其内软组织成分明显强化，病变与邻近组织分界不清

【手术所见】 腹膜后见一巨大占位，呈球形，包膜完整，张力较大，目测直径为12～15cm，病灶邻近的血管、肠管及脂肪组织呈受压改变，病灶后方与左侧腰大肌分界不清，周围结构略紊乱，呈炎性渗出改变，切除病灶，包膜内见大量果冻样坏死组织，术中切除大部分瘤体，连同病灶包膜一并切除，送快速冰冻病理检查。

【病理所见】 （腹膜后肿物）不整组织一块，大小约 12cm×8cm×6cm，包膜完整，表面呈灰红色，切面呈灰黄色、灰白色，质韧。镜下所见如图 6-11-2 所示。免疫组化结果：CK（－），Vim（＋），ER（－），PK（＋），S-100（－），CD117（－），Dog-1（－），Desmin（灶＋），SMA（＋），h-Caldsmon（－），Ki-67（40%＋），MyoD1（－），CD34（－），STAT6（－）。

【病理诊断】 黏液性脂肪肉瘤。

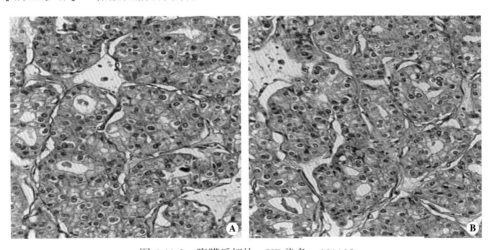

图 6-11-2 腹膜后切块，HE 染色，10×10

【影像诊断思路】

1.诊断线索 CT 平扫见腹膜后区一低密度占位影，病灶边界清晰，包膜完整，病变密度略欠均匀，CT 值为 –20～40HU，较正常脂肪密度高（图 6-11-1A，图 6-11-1B）；增强扫描后其内软组织成分明显强化，病变与邻近组织分界不清，尤以左侧腰大肌为甚。另病灶周围见散在淋巴结影，较大者直径约为 1.09cm，增强扫描后强化欠均匀（图 6-11-1C～图 6-11-1I）。

2. 读片思路

（1）定位诊断：一是确定病灶位于什么部位；二是明确病灶可能来源于什么组织结构。对于本病例来说，肿块主体位于腹膜后区，与周围骨质结构未见明显关系，因此可以排除来源于周围骨质结构的肿瘤性病变。

（2）定性诊断：腹膜后区病变种类较多，良性肿瘤较为少见，主要为脂肪瘤、平滑肌瘤、良性畸胎瘤、异位嗜铬细胞瘤、神经纤维瘤、神经鞘瘤及淋巴管瘤等，恶性肿瘤常见，以肉瘤（如脂肪肉瘤、平滑肌肉瘤、纤维肉瘤、横纹肌肉瘤、纤维组织细胞肉瘤、血管肉瘤等）及恶性畸胎瘤等最常见。本病例肿瘤边界较清楚，包膜完整，内部以低密度为主（较正常脂肪密度略高），呈胶冻样，增强扫描后病灶内低密度成分未见明显强化，CT 值稍高的软组织成分呈轻-中度强化，病灶周围及腹主动脉旁见散在淋巴结，部分可疑增大；周围组织受压改变，左侧腰大肌周围有少许炎性渗出改变；综上所述，恶性肿瘤可能较良性肿瘤大，后腹膜区恶性肿瘤又以肉瘤最为常见，本病例占位 CT 值密度较低，故首先考虑脂肪肉瘤。

【诊断要点与鉴别诊断】

1. 诊断要点　本病例的特点为腹部巨大占位，边界显示清晰，病灶密度较低（略高于正常脂肪密度），增强扫描后病灶呈轻-中度欠均匀强化。

2. 鉴别诊断

（1）平滑肌肉瘤：占原发性后腹膜肿瘤的第二位，多见于中年和老年人；病理由细长或轻度肥大细胞组成；有时呈束状生长，排列类似纤维肉瘤。多形性平滑肌肉瘤的形态与恶性纤维组织细胞瘤相似。肿瘤常巨大，直径 ≥ 5cm，呈圆形或结节状，假包膜，边界清晰，易出血、坏死和囊变。平滑肌肉瘤的影像学表现为巨大肿块，并有广泛坏死（图 6-11-3）；与其他腹膜后肿瘤的不同之处在于平滑肌肉瘤边缘较清楚，形态较规则，比其他恶性肿瘤更容易坏死、囊变。

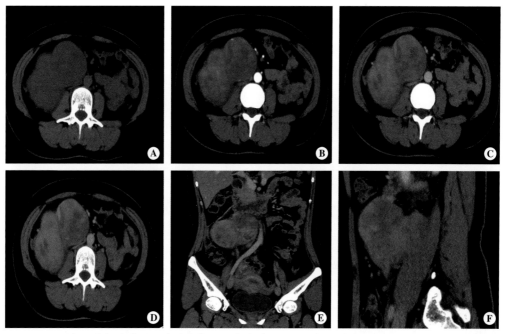

图 6-11-3　CT 平扫示右侧腹膜后区分叶状软组织密度肿块，边界清晰，密度不均，可见斑片状低密度坏死，增强扫描病灶较肌肉密度高，低密度坏死区未见强化

（2）神经源性肿瘤：原发性神经源性肿瘤是比较常见的腹膜后肿瘤，可源于腹膜后任何神经结构。神经鞘瘤、神经纤维瘤、恶性神经鞘瘤和神经纤维肉瘤大多数来自脊神经鞘细胞，故好发于脊柱旁、肾脏内侧和盆腔骶前区等神经组织丰富的部位，与腰大肌关系密切，神经纤维瘤可沿脊柱中线向周围呈分叶多房性发展。神经鞘瘤和神经纤维瘤：CT 扫描显示肿块沿神经走行分布，肿块呈卵圆形或梭形，边缘清晰；神经鞘瘤密度多不均匀，瘤内可含有脂类成分，密度低于肌肉密度，瘤体大者可见坏死、囊变区，偶见钙化灶。增强扫描示实性成分呈轻度强化（图 6-11-4）或明显强化，但强化不均匀，发生囊变时呈环形强化，坏死、囊变区无强化。

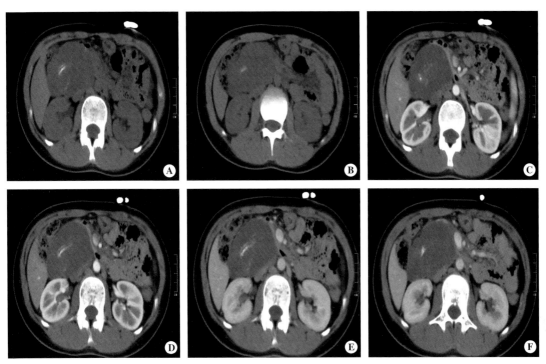

图 6-11-4　CT 平扫示右肾前方腹膜后区低密度肿块，其内密度不均，可见斑片状钙化及囊变坏死区，增强扫描示实性成分呈轻度强化

（3）腹膜后淋巴瘤：常表现为腹、盆腔淋巴结受侵，呈散在或融合团块分布，边缘较清楚，密度较均匀（图 6-11-5），血管虽位于其中但不被破坏，呈"热狗征"，常合并全身其他部位淋巴结肿大。

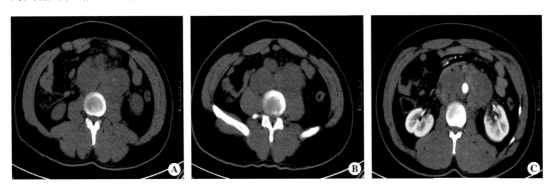

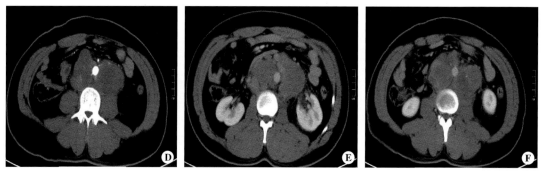

图 6-11-5　CT 平扫示腹主动脉周围多发软组织密度结节，部分融合，密度较均匀，增强扫描呈轻度强化，其内可见斑片状未强化低密度坏死区

（4）转移瘤：表现为腹主动脉、下腔静脉周围多发结节或孤立团块，可均匀或不均匀强化（图 6-11-6），伴有原发恶性病变的表现、腹水及腹腔淋巴结转移，转移淋巴结多来自消化道。

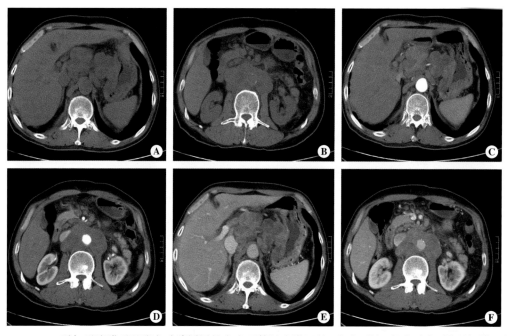

图 6-11-6　CT 平扫示腹膜后及腹主动脉周围的大小不等肿大淋巴结，密度不均，部分融合，增强扫描呈轻 - 中度不均匀强化，腹主动脉被包绕

（张晶晶　丛庆典　刘文亚）

参 考 文 献

胡建红，韩树高，2013. CT、MR 对腹膜后原发肿瘤诊断临床价值分析 . 医学影像学杂志，23（8）：1254-1257.

李绪斌，侯岩，叶兆祥，2013. 黏液性脂肪肉瘤的 CT、MRI 表现 . 中国医学影像技术，29（4）：628-631.

Rizer M，Singer D，Edgar M，et al，2016. The histological variants of liposarcoma：predictive MRI findings with prognostic implications，management，follow-up，and differential diagnosis. Skeletal Radiol，45（9）：1193-1204.

Wortman JR，Tirumani SH，Jagannathan JP，et al，2016. Primary extremity liposarcoma：MRI features，histopathology，and clinical outcomes. Journal of Computer Assisted Tomography，40（5）：791-793.

第七章 消化系统

病 例 7-1

【临床病史】 男性，38 岁。间断腹泻半年。

【专科查体】 阴性。

【腹部 CT 检查】 行腹盆腔平扫及双期增强扫描。扫描范围为膈顶至耻骨联合下缘。CT 扫描参数：层厚 5.00mm，层间距 5.00mm，螺距 0.984，最大管电压均为 120kV，电流使用智能毫安调节，球管旋转 0.8 秒 / 圈；重建参数：以标准算法将原始图像以 1.25mm 层厚、1.25mm 间隔重建；以 3.5～4.5ml/s 的流率静脉团注（剂量 1.5ml/kg）非离子型对比剂，分别延迟 20～25 秒、45～55 秒行动脉期及门静脉期扫描。

【影像图片】 见图 7-1-1。

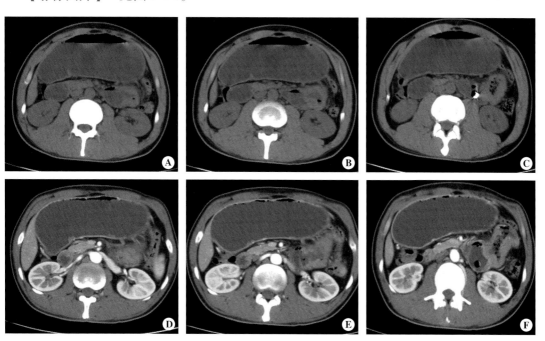

图 7-1-1 空肠近端局限性肠壁明显增厚及软组织肿块，管腔狭窄，增强扫描后管壁呈中度强化

【问题】 根据临床资料与 CT 表现特点，该病例最可能的诊断为下列哪一项？

A. 空肠腺癌 　　　　　　　　　　B. 空肠神经内分泌肿瘤

C. 空肠间质瘤 　　　　　　　　　D. 空肠淋巴瘤

E. 克罗恩病 　　　　　　　　　　F. 空肠腺癌

【答案】 A

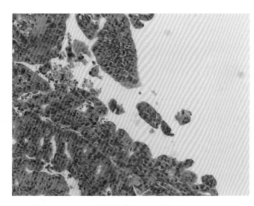

图 7-1-2　空肠肿物，HE 染色，×200

【手术所见】　空肠起始部可见一大小约 5.00cm×5.00cm 肿瘤，突破浆膜层，肿瘤可移动，大网膜广泛粘连于腹壁和侧腹壁及肝脏表面。

【病理所见】　肉眼所见为一段肠管，管径 2.50～3.00cm，距一切缘约 0.50cm，距另一切缘 7.50cm 处可见一隆起样肿物，大小约为 7.80cm×6.80cm×1.50cm，灰白色，质脆，浸润性生长，侵及全层（图 7-1-2）。免疫组化结果：MLH1（+），MSH2（+），MSH6（+），PMS2（+），P53（+）。

【病理诊断】　空肠中分化腺癌（隆起型）。

【影像诊断思路】

1. 诊断线索　CT 平扫示左侧腹腔内空肠起始部肠管壁明显增厚及软组织肿块，管腔狭窄（图 7-1-1A～图 7-1-1C），增强扫描后管壁呈中度强化（图 7-1-1D～图 7-1-1F），病变近端十二指肠及胃腔明显扩张积液，腹膜后未见明显肿大的淋巴结影。

2. 读片思路

（1）定位诊断：一是确定病灶位于什么部位；二是明确病灶可能来源于什么组织结构。对于本病例来说，沿着扩张的十二指肠腔追踪发现，空肠近端局部管壁明显增厚，管腔狭窄，所以定位明确，病变主要位于空肠近端。

（2）定性诊断：小肠疾病虽然占整个消化系统疾病的小部分，但是病变种类不少，有小肠肿瘤、炎性疾病、免疫性疾病、血管性疾病等。小肠原发性肿瘤的发生率仅占胃肠道肿瘤的 1%～5%，分为良性肿瘤与恶性肿瘤，且恶性肿瘤多于良性肿瘤。良性肿瘤有腺瘤、间质瘤、血管瘤、脂肪瘤等；恶性肿瘤有腺癌、淋巴瘤、恶性间质瘤、类癌等。炎性疾病常见的有克罗恩病、肠结核等。本病例可采用排除法诊断，病变部位在空肠近段且范围局限，不是克罗恩病和肠结核的好发部位，所以首先考虑小肠的肿瘤性病变。本病例肠壁呈明显增厚伴有管腔不规则狭窄，CT 提示恶性肿瘤可能性大。在小肠恶性肿瘤中腺癌是最常见的组织学类型。因此本病首先考虑小肠腺癌可能性大。

【诊断要点与鉴别诊断】

1. 诊断要点　本病例的特点是患者间断腹泻，CT 表现病变在空肠近段，呈单发，边界清楚，空肠管壁明显增厚，管腔不规则狭窄，病变近段的十二指肠及胃腔明显扩张且有积液，增强扫描后呈中度及以上强化。

2. 鉴别诊断

（1）小肠淋巴瘤：起源于肠壁黏膜下淋巴组织，可多源性发生，向外侵及浆膜层、肠系膜、淋巴结，向内侵及黏膜。病变好发于回肠，影像学表现为肠壁增厚，范围多较广，管壁柔软，可伴有腹膜后淋巴结肿大；管壁增厚的肠段不狭窄反而扩张；可形成向腔内或腔外突出的肿块，不易引起肠梗阻，当肿块较大时，可以包埋肠管、肠系膜，呈"夹心面包征"或"三明治征"，增强扫描时强化相对较轻。

（2）克罗恩病：多见于年轻人，是一种伴有溃疡和纤维化的非特异性炎症。影像学表现可累及肠道各段，多见于回肠末端，多呈节段性分布，以系膜侧为主；肠管壁增厚，活动期以炎性水肿为主，强化明显（图 7-1-3A，图 7-1-3B，图 7-1-3D，图 7-1-3E）；系膜血管增多，炎症活动期呈"梳征"（图 7-1-3C，图 7-1-3F），易发生窦道和肠梗阻等并发症。

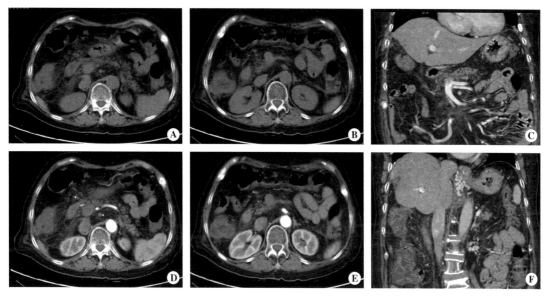

图 7-1-3　右半结肠管壁增厚，系膜血管增多，炎症活动期呈"梳征"

（3）小肠间质瘤：部分小肠间质瘤可表现为息肉状或菜花状软组织肿块（图 7-1-4A ～图 7-1-4C），但病变主体一般位于腔外，甚至仅表现为浆膜外肿块，增强扫描表现为伴有低密度（代表出血、坏死或囊性变）的明显强化肿块（图 7-1-4D ～图 7-1-4F），静脉期的强化高于动脉期，有助于与腺癌的强化特点区别，肿瘤呈均匀密度者少见。因病变常为肠腔外肿块，所以即使肿块很大也很少发生梗阻。

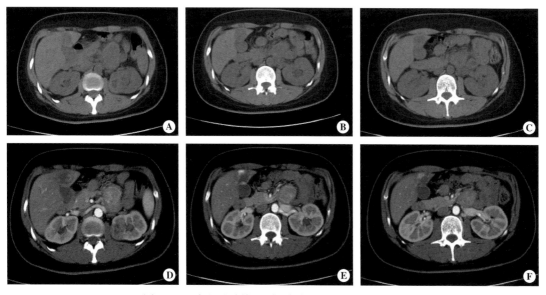

图 7-1-4　小肠壁肿块，增强扫描呈明显不均匀强化

（4）小肠神经内分泌肿瘤：是起源于小肠黏膜或黏膜下层神经内分泌细胞的一类恶性或潜在恶性肿瘤。本病的好发年龄为 50～60 岁，临床表现无特异性，可表现为腹部隐痛、腹胀、恶心、黄疸、消化道出血等。病变位于空肠、回肠者可有肠梗阻或肠粘连表现。有类癌综合征表现者不足 10%，极少数患者还可继发心脏病变。病变形态主要分为 3 型，分别为结节或肿块型、局限性肠壁增厚型、肿块伴局部肠壁增厚型。影像学表现：平扫多为与肠壁相似的均匀软组织密度，有时可见小片状稍低密度，钙化少见。增强扫描时病变强化方式多表现为动脉期明显强化，门静脉期强化减低；也可表现为动脉期中度强化，门静脉期稍增高。前一种表现在病灶较小的结节或肿块型病变中非常明显。

（何元林　张铁亮　马　华）

参考文献

梁汉欢，彭可雨，陈华栋，2009. 小肠腺癌的螺旋 CT 诊断 . 海南医学，20（8）：37-39

娄启田，钱海峰，2010. 小肠淋巴瘤与小肠腺癌的多层螺旋 CT 诊断及鉴别诊断 . 实用医学杂志，26（24）：4553-4555.

杨红兵，刘小琨，温从香，等，2019. MSCT 在小肠肿瘤影像诊断中的价值探讨 . 中国医学计算机成像杂志，25（1）：47-52.

张厚宁，孙风涛，盛佳曦，等，2019. 探讨 MSCTE 诊断小肠类癌的应用价值 . 临床放射学杂志，38（2）：286-289.

病　例　7-2

【临床病史】　男性，46 岁。便血 1 个月，加重 2 周。

【专科查体】　阴性。

【腹部 CT 检查】　行腹盆腔平扫及双期增强扫描。扫描范围自膈顶至耻骨联合下缘。CT 扫描参数：层厚 5.00mm，层间距 5.00mm，螺距 0.984，最大管电压均为 120kV，电流使用智能毫安调节，球管旋转 0.8 秒 / 圈。重建参数：以标准算法将原始图像以 1.25mm 层厚、1.25mm 间隔重建；以 3.5～4.5ml/s 的流率静脉团注（剂量 1.5ml/kg）非离子型对比剂，分别延迟 20～25 秒、45～55 秒行动脉期及门静脉期扫描。

【影像图片】　见图 7-2-1。

【问题】　根据临床资料与 CT 表现特点，该病例最可能的诊断为下列哪一项？

A. 直肠神经内分泌癌　　　　　　　　B. 直肠淋巴瘤

C. 直肠腺癌　　　　　　　　　　　　D. 溃疡性结肠炎

【答案】　A

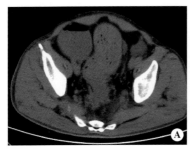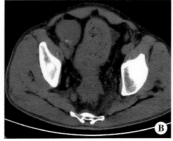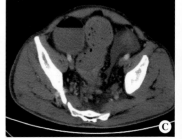

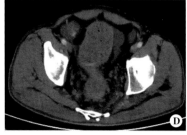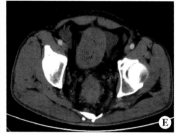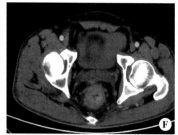

图 7-2-1　直肠与乙状结肠交界区肠壁明显增厚，肠腔狭窄，增强扫描后明显强化

【手术所见】　腹腔内少量淡黄色腹水，肿瘤位于直肠，周围多发肿大淋巴结侵犯盆壁，盆壁呈实性固定。

【病理所见】　肉眼所见（直肠）小渣组织 4 块，呈淡粉色，质中（图 7-2-2）。免疫组化结果：AE1/AE3（＋），CDX2（＋），Ki-67（80%＋），Syn（＋），CgA（＋）。

【病理诊断】　神经内分泌癌。

【影像诊断思路】

1. 诊断线索　本例患者 CT 平扫示直肠与乙状结肠交界区肠壁明显增厚，肠腔狭窄，浆

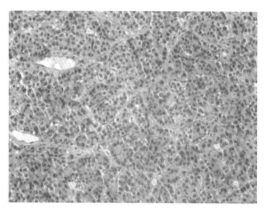

图 7-2-2　直肠组织，HE 染色，×200

膜面毛糙，周围多发小淋巴结（图 7-2-1A，图 7-2-1B），增强扫描后增厚的管壁明显强化（图 7-2-1C ～图 7-2-1F），病灶部位以上的结肠肠管明显扩张、积液、积气，并可见数个长短不一的气液平面。

2. 读片思路

（1）定位诊断：一是确定病灶位于什么部位；二是明确病灶可能来源于什么组织结构。对于本病例来说，病变部位明确位于直肠与乙状结肠交界区，继发近端肠管梗阻。

（2）定性诊断：直肠、结肠好发病变较多，良性病变有结直肠息肉、溃疡性结肠炎、克罗恩病等；恶性病变有直肠癌、淋巴瘤和间质瘤等。本病例可采用排除法诊断，本病例发生于直肠与乙状结肠交界处，克罗恩病主要发生于右半结肠，很少累及直肠，溃疡性结肠炎病变范围较大、肠壁增厚可出现分层现象，提示黏膜水肿，所以上述炎性疾病可排除。肠壁局限性增厚、周围多发淋巴结，首先考虑恶性肿瘤性病变，发生在结直肠的淋巴瘤较少见，最常见的是结直肠癌，以腺癌最多见，直肠神经内分泌肿瘤在胃肠神经内分泌肿瘤中的发病率最高。结直肠腺癌与直肠神经内分泌肿瘤的影像学表现非常相似，很难区分，本病例需依赖病理学检查确诊。

【诊断要点与鉴别诊断】

1. 诊断要点　本病例的临床特点为便血并加重，CT 表现为直肠和乙状结肠交界区肠壁局限性增厚，肠腔狭窄，周围脂肪间隙浑浊，增强扫描后肿瘤呈明显强化，本病继发肠梗阻。

2. 鉴别诊断

（1）淋巴瘤：以胃最多见，其次是小肠，食管和结肠较少见。影像学表现主要是肠壁环形增厚，轮廓较光整，保持一定柔软度，少有周围浸润表现，肠管扩张，肠梗阻不明显，为本病特点。常伴腹腔、盆腔及腹膜后淋巴结肿大，并可融合成团。

（2）直结肠癌：是常见的胃肠道恶性肿瘤，发病率仅低于胃癌与食管癌，发病部位以直肠与乙状结肠多见，占70%，发病年龄多在40～60岁，但30岁以下的青年大肠癌并不少见，男性多见。CT表现为肠壁不均匀增厚或见软组织影突入直肠腔内（图7-2-3A，图7-2-3B），增强扫描动脉期明显强化（图7-2-3C，图7-2-3D），门静脉期、延迟期持续强化。如果病变肠壁外缘光滑锐利，表明肿瘤局限于肠壁内，如肿瘤突破肠壁表现为病灶边缘毛糙，周围脂肪间隙模糊或系膜内有索条、结节，周围淋巴结肿大。

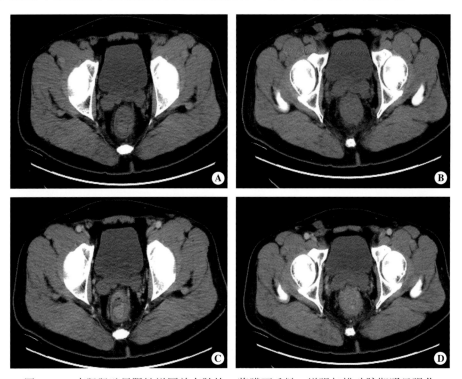

图7-2-3　直肠肠壁局限性增厚并有肿块，浆膜面毛糙，增强扫描动脉期明显强化

（3）溃疡性结肠炎：是发生在结直肠黏膜层的一种弥漫性炎性疾病，可发生在结直肠的任何部位，以直肠和乙状结肠最为常见，好发于青壮年，临床表现为腹痛、腹泻、黏液脓血便等。CT表现：肠壁对称、连续、均匀性增厚（图7-2-4A，图7-2-4B），增强扫描以黏膜及黏膜下层强化为主（图7-2-4C，图7-2-4D），出现分层现象，表现为"靶征"；急性期系膜密度增高，系膜血管束边缘模糊；病变肠管缩短、管腔变细，结肠袋变浅、消失等；可出现穿孔、中毒性巨结肠等并发症；沿系膜走行可有增大淋巴结，但无融合倾向。

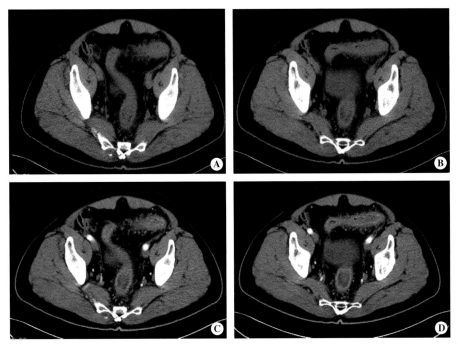

图 7-2-4　直肠、乙状结肠管壁对称、连续、均匀性增厚，增强扫描以黏膜及黏膜下层强化为主

（何元林　张铁亮　马　华）

参 考 文 献

黄颖秋，2016. 消化系统神经内分泌肿瘤的诊断和治疗现状. 世界华人消化杂志，24（17）：2625-2636.

蒋梦捷，2016. 结直肠神经内分泌肿瘤的临床病理特征及预后相关性研究（硕士学位论文）. 杭州：浙江大学.

李宣龙，2013. 消化道神经内分泌肿瘤 82 例临床分析（硕士学位论文）. 济南：山东大学.

刘娜、崔凤珍、张哲，等，2018. 多层螺旋 CT 平扫及三期动态增强扫描对直肠癌的诊断价值研究. 解放军医药杂志，30（6）：22-24.

病　例　7-3

【临床病史】　女性，72 岁。左上腹不适 8 个月。

【专科查体】　阴性。

【腹部 CT 检查】　行腹盆腔平扫及双期增强扫描。扫描范围自膈顶至耻骨联合下缘。CT 扫描参数：层厚 5.00mm，层间距 5.00mm，螺距 0.984，最大管电压均为 120kV，电流使用智能毫安调节，球管旋转 0.8 秒 / 圈；重建参数：以标准算法将原始图像以 1.25mm 层厚、1.25mm 间隔重建；以 3.5～4.5ml/s 的流率静脉团注（剂量 1.5ml/kg）非离子型对比剂，分别延迟 20～25 秒、45～55 秒行动脉期及门静脉期扫描。

【影像图片】　见图 7-3-1。

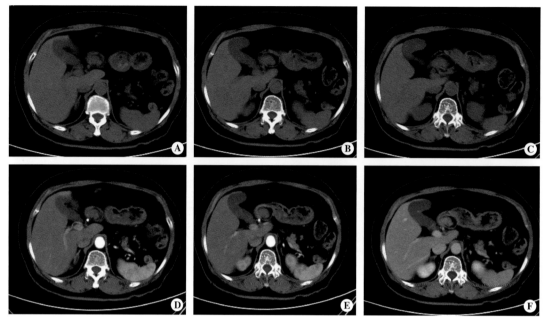

图 7-3-1　十二指肠球部内类圆形混杂密度灶，增强扫描后不均匀强化

【问题】　根据临床资料与 CT 表现特点，该病例最可能的诊断为下列哪一项？

A. 十二指肠间质瘤　　　　　　B. 十二指肠平滑肌瘤

C. 十二指肠腺癌　　　　　　　D. 无功能胰岛细胞瘤

E. 十二指肠肠腺腺瘤

【答案】　E

【手术所见】　肿物位于十二指肠球部，来源于黏膜下层，未浸透浆膜，游离度良好，大小约为 4.00cm×3.00cm，质软，油腻。

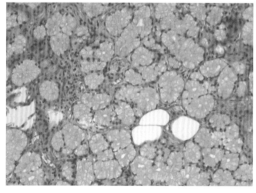

图 7-3-2　十二指肠组织，HE 染色，×200

【病理所见】　肉眼所见（十二指肠肿瘤）不整组织 2 块，大小为 6.50cm×2.50cm×2.00cm，表面呈灰红色、灰黄色，切面呈灰黄色，质软，油腻（图 7-3-2）。免疫组化结果：AE1/AE3（＋），Ki-67（2%＋）。

【病理诊断】　十二指肠肠腺腺瘤。

【影像诊断思路】

1. 诊断线索　本病例为老年女性，左上腹疼痛，CT 表现为十二指肠球部内可见一类圆形混杂密度灶，其内可测得软组织密度及脂肪密度（图 7-3-1A ～图 7-3-1C），较大层面大小约为 4.3cm×2.2cm，边缘尚清晰，增强扫描后不均匀强化（图 7-3-1D ～图 7-3-1F）。

2. 读片思路

（1）定位诊断：一是确定病灶位于什么部位；二是明确病灶可能来源于什么组织结构。对于本病例来说，肿块位于十二指肠球部，定位明确。因此可考虑来源于十二指肠的占位性病变。

（2）定性诊断：十二指肠病变种类较多，常见的良性肿瘤为胃肠道间质瘤、平滑肌瘤、脂肪瘤、腺瘤、错构瘤等，常见的恶性肿瘤有腺癌、恶性间质瘤、平滑肌肉瘤、淋巴瘤等。本例患者的 CT 表现趋向于良性，因此首先考虑良性占位性病变。十二指肠良性肿瘤中以腺瘤多见，一般无明显症状或有轻微疼痛不适。组织学上分为息肉样腺瘤、乳头状腺瘤和十二指肠肠腺腺瘤。十二指肠肠腺腺瘤少见，特点是男性患者占绝大多数，常单发，呈有蒂息肉状，很少恶变。组织学上主要由分化较成熟的十二指肠腺体组成。

【诊断要点与鉴别诊断】

1. 诊断要点 本病例的特点为老年女性患者，左上腹疼痛，CT 提示十二指肠球部占位性病变，边缘尚清晰光整，密度不均匀，对邻近脏器没有侵犯，考虑良性占位可能性大。

2. 鉴别诊断

（1）十二指肠间质瘤：间质瘤可发生在食管至直肠的消化道的任何位置，可发生于任何年龄段，以 50 岁中老年人多见，男女发病率相近。CT 表现为肿瘤呈圆形或类圆形，少数呈不规则或分叶状，向腔内、腔外或同时向腔内外突出生长（图 7-3-3A ～图 7-3-3C），增强扫描后呈中等或明显强化（图 7-3-3D ～图 7-3-3F），有坏死囊变者肿瘤周边实体部分强化明显。所有的胃肠道间质瘤包括十二指肠间质瘤都存在潜在恶性风险，以下 CT 征象有助于判断病变的危险程度：①腔外生长、边界不清的较大肿瘤，CT 平扫密度不均匀，肿瘤内、肿瘤周围血管增粗，与胃肠道相通，如果出现肠系膜、腹膜及肝脏的转移病灶，则明确提示为高度危险性；② CT 表现为腔内生长、边界清晰的软组织肿块，最大径≤ 5.00cm，平扫密度均匀或不均匀，少数有丰富血管，不会与胃肠道相通，提示为低度危险性；③ CT 表现大多数为腔外生长的不规则肿块，通常体积大（最大径＞ 5.00cm），增强扫描后强化不均匀，并见丰富血管影，部分肿块形成溃疡，与胃肠道相通，提示为中高度危险性。

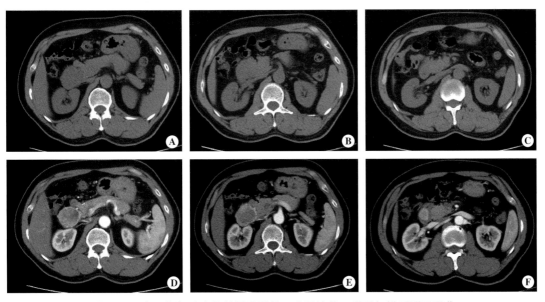

图 7-3-3 十二指肠壁生长的圆形肿块，边界清楚，增强扫描后明显强化

（2）平滑肌瘤：发病率较间质瘤低，常向腔内凸出或向腔外同时生长，出血坏死相对少见，鉴别比较困难，主要靠病理免疫组化不表达 CD34 和 CD117 以鉴别。

（3）十二指肠腺癌：腺癌多沿肠壁浸润性生长，CT 表现为肠管肿块，肿块内常可见液化坏死，肠腔明显狭窄，易引起肠梗阻；局部中等密度肿块伴肠壁环形增厚或局部增厚，伴或不伴肠腔狭窄；仅可见肠壁局限性增厚和相应肠管狭窄。增强扫描后呈中等及以上程度强化。门静脉期肿瘤实质部分强化最显著，溃疡区不强化。

（4）无功能胰岛细胞瘤：CT 增强扫描示肿瘤实性部分强化，动脉期、门静脉期肿瘤强化程度均高于胰腺实质，肿瘤的坏死部分呈低密度，这与十二指肠间质瘤的强化特点近似，很难鉴别；MPR 有助于最大限度地显示肿瘤与周围组织的关系，以及肿瘤的定位，对于鉴别是十二指肠来源肿瘤、胰腺来源肿瘤还是腹膜后神经源性肿瘤有帮助。

（5）十二指肠神经内分泌肿瘤：胃肠道神经内分泌肿瘤是罕见的起源于弥散的神经内分泌系统的肿瘤，占所有胃肠道肿瘤的 1.2% ～ 1.5%。十二指肠神经内分泌肿瘤占胃肠道神经内分泌肿瘤的 11.2%，常位于十二指肠降部，通常 CT 表现为圆形或卵圆形，肿块直径较小，常呈均匀明显强化，常不伴有肿瘤内部的坏死囊变及钙化，出现较小坏死体积比例时也要适当考虑神经内分泌肿瘤。

（何元林　张铁亮　马　华）

参 考 文 献

高赟，解骞，梁宗辉，2018. 小肠实质性肿物的诊断思维 . 影像诊断与介入放射学，27（6）：487-488.

韦璐，陈刚，许彪，等，2012. 原发性小肠肿瘤的 CT 诊断价值探讨 . 中国临床医学影像杂志，23（4）：270-272.

邹海华，宋佳成，李燕，等，2017. 十二指肠神经内分泌肿瘤和间质瘤的多排 CT 表现及对照研究 . 临床放射学杂志，36（3）：368-372.

病　例　7-4

【临床病史】　　男性，67 岁。间断性便血 1 个月。

【专科查体】　　直肠指检距离肛门 1cm 处可触及质硬肿物，指套染红，活动度差。

【腹部 CT 检查】　　行腹盆腔平扫及双期增强扫描。扫描范围自膈顶至耻骨联合下缘。CT 扫描参数：层厚 5.00mm，层间距 5.00mm，螺距 0.984，最大管电压均为 120kV，电流使用智能毫安调节，球管旋转 0.8 秒 / 圈。重建参数：以标准算法将原始图像以 1.25mm 层厚、1.25mm 间隔重建；以 3.5 ～ 4.5ml/s 的流率静脉团注（剂量 1.5ml/kg）非离子型对比剂，分别延迟 20 ～ 25 秒、45 ～ 55 秒行动脉期及门静脉期扫描。

【影像图片】　　见图 7-4-1。

【问题】　　根据临床资料与 CT 表现特点，该病例最可能的诊断为下列哪一项？

A. 直肠癌　　　　　　　　　B. 直肠恶性黑色素瘤

C. 间质瘤　　　　　　　　　D. 淋巴瘤

E. 神经内分泌肿瘤

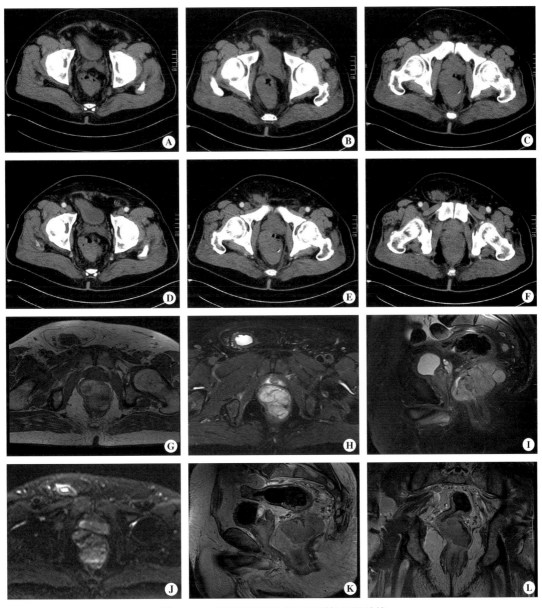

图 7-4-1 直肠壁增厚并有不规则软组织肿块

【答案】 B

【手术所见】 手术野 1 点钟位距肛缘 5.00cm 处见巨大肿块，呈分叶状，质硬，表面可见红色活动性渗血。

【病理所见】 肉眼所见（直肠）肠管一段，长 20.00cm，管径 3.50cm，相连肛门长 3.00cm，管径 4.50cm，齿状线见一灰黑区，大小约为 1.50cm×1.00cm×0.20cm，灰黑色，质中，检出肠周淋巴结数枚，直径为 0.20～2.10cm（图 7-4-2）。免疫组化结果：HmB45（弱＋），S-100（＋），A103（＋），Ki-67（10%＋），AE1/AE3（－），CD68（组织细胞＋），Syn（－），CgA（－），CD56（－）。

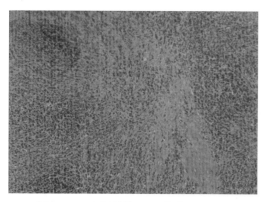

图 7-4-2　直肠肿物，HE 染色，×200

【病理诊断】　（直肠）恶性黑色素瘤。

【影像诊断思路】

1. 诊断线索　本例 CT 表现为直肠下端管壁增厚并见不规则的稍低密度软组织肿块，管腔狭窄，浆膜面毛糙，周围脂肪间隙模糊（图 7-4-1A ～图 7-4-1C），局部见短棒状致密影，增强扫描可见轻度强化（图 7-4-1D ～图 7-4-1F），周围见肿大淋巴结；MRI 表现为直肠下段扩张，其内及周围见一形态欠规整的以稍长 T_1 稍长 T_2 信号为主的混杂异常信号（图 7-4-1G ～图 7-4-1I），其内可见条片状稍短 T_1 短 T_2 信号，弥散序列呈混杂稍高信号（图 7-4-1J）；增强扫描后病灶呈显著欠均匀强化（图 7-4-1K，图 7-4-1L），肿块与前列腺后方包膜黏附，前列腺受压，肿块侵犯右侧肛门括约肌复合体。

2. 读片思路

（1）定位诊断：一是确定病灶位于什么部位；二是明确病灶可能来源于什么组织结构。对于本病例来说，病灶主要位于直肠下端，病灶前方与前列腺黏附，且肿块侵犯右侧肛门括约肌复合体，推断病灶为来源于直肠的恶性肿瘤。

（2）定性诊断：常见直肠恶性肿瘤为直肠癌，较为常见的肿瘤性病变有间质瘤、淋巴瘤、神经内分泌肿瘤，罕见的恶性肿瘤有直肠恶性黑色素瘤。本病例采用排除法，病灶表现为直肠壁偏心性增厚并软组织肿胀，病灶较为局限且管腔狭窄，可排除淋巴瘤；间质瘤多向直肠腔内外生长，对周围组织主要产生推挤压迫，较大者容易囊变坏死，基本可排除；直肠恶性黑色素瘤较为罕见，好发于直肠肛管交界处，CT 表现缺乏特异性，典型的直肠恶性黑色素瘤具有特征性 MRI 表现，黑色素的顺磁性物质缩短 T_1、T_2 时间，T_1WI 呈高信号，T_2WI 呈低信号，诊断较为容易；但对于不典型黑色素瘤，由于黑色素含量不同及肿瘤是否伴有出血，其 MRI 表现多样，T_1WI 及 T_2WI 均可表现为不均匀的略高或等低信号，肠壁增厚或局部结节、肿块的影像学表现与直肠癌、直肠神经内分泌肿瘤难以鉴别。

【诊断要点与鉴别诊断】

1. 诊断要点　本病例的特点为老年男性患者，间断性便血 1 个月，MRI 表现为直肠下段扩张，其内及周围见一形态欠规整的以稍长 T_1 稍长 T_2 信号为主的混杂异常信号，其内可见条片状稍短 T_1 及短 T_2 信号，弥散序列呈混杂稍高信号；增强扫描后病灶呈显著欠均匀性强化，肿块与前列腺后方包膜黏附，前列腺受压，肿块侵犯右侧肛门括约肌复合体，推断其为来源于直肠的恶性肿瘤。

2. 鉴别诊断

（1）直肠癌：是我国最常见的恶性肿瘤之一，主要是腺癌，表现为肿块、恶性溃疡、弥漫浸润及分泌多量黏液，好发于 50 岁以上人群。临床表现为便血、便频、便细、疼痛、里急后重及邻近结构侵犯。CT 主要表现为直肠内圆形或不规则肿块，或管壁不对称性增厚（> 0.60cm），明显强化；常有直肠外侵犯，表现为外缘不规则、周围脂肪间隙浑浊。

（2）直肠淋巴瘤：原发直肠淋巴瘤占所有原发直肠肿瘤的 0.1% ～ 0.4%，大多为 B 细胞起源或起源于黏膜相关淋巴组织，常见于 50～60 岁男性，可表现为息肉样肿块，黏膜见弥漫结节或肠壁环形增厚，病变范围一般较广，病变肠管扩张，很少引起肠梗阻，常伴有淋巴结肿大。T_1WI 呈等信号，T_2WI 呈稍高信号，增强扫描呈轻 - 中度均匀强化。

（3）直肠间质瘤：表现为直肠壁或直肠周围软组织肿块，肿瘤与直肠壁关系密切；肿块主要向直肠腔内外生长，对周围组织产生推挤压迫，直肠呈不同程度的受压、变窄（图 7-4-3）；小的肿瘤边缘规整无分叶，较大的肿瘤常有分叶，直径达 5.0cm 以上者常有囊变坏死。

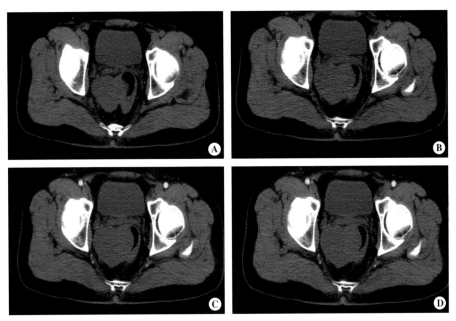

图 7-4-3　直肠壁生长的软组织肿块，边缘光滑锐利，直肠受压、变窄

（庞育辉　张铁亮　马　华）

参 考 文 献

曹奔奔，严循成，杨志勇，等，2020. MSCT 及高场强 MRI 检查在直肠癌术前分期诊断中的应用价值对比. 中国 CT 和 MRI 杂志，18（5）：49-51.

陈伟棠，赵继泉，2019. 肛管直肠恶性黑色素瘤 MRI 与 CT 表现的 1 例研究. 现代医用影像学，28（9）：2012-2013.

McQuade C，Waters PS，O'Brien C，et al，2018. Colorectal intussusception secondary to primary rectal melanoma：a novel case report. International Journal of Surgery Case Reports，44：78-81.

病　例　7-5

【临床病史】　女性，62 岁。发热，伴全身乏力 3 周。

【专科查体】　腹部平坦、对称，有腹肌紧张，有压痛、反跳痛。

【腹部 CT 检查】　行腹盆腔平扫及双期增强扫描。扫描范围自膈顶至耻骨联合下缘。CT 扫描参数：层厚 5.00mm，层间距 5.00mm，螺距 0.984，最大管电压均为 120kV，电流使用智能毫安调节，球管旋转 0.8 秒 / 圈。重建参数：以标准算法将原始图像以 1.25mm

层厚、1.25mm 间隔重建；以 3.5 ～ 4.5ml/s 的流率静脉团注（剂量 1.5ml/kg）非离子型对比剂，分别延迟 20 ～ 25 秒、45 ～ 55 秒行动脉期及门静脉期扫描。

【影像图片】 见图 7-5-1。

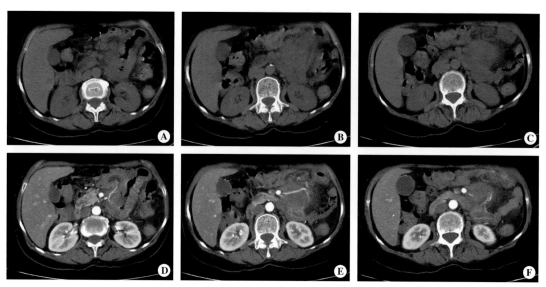

图 7-5-1 左上腹不规则软组织肿块与小肠分界不清且肠壁明显增厚，增强扫描呈不均匀强化

【问题】 根据临床资料与 CT 表现特点，该病例最可能的诊断为下列哪一项？

A. 小肠淋巴瘤
B. 腹肠系膜血肿
C. 小肠间质瘤
D. 肠系膜淋巴瘤

【答案】 D

【手术所见】 小肠 Treitz 韧带起始处小肠系膜见大小约为 6.00cm×7.00cm 肿瘤，肿瘤固定导致空肠起始处肠管受压狭窄。

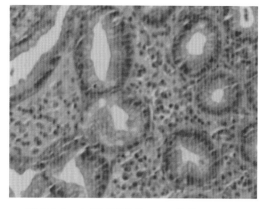

图 7-5-2 小肠系膜肿物，HE 染色，×200

【病理所见】 肉眼所见（小肠系膜肿物）结节 2 枚，大者体积约为 2.20cm×1.80cm×0.80cm，表面呈灰红色，似覆包膜，切面呈灰红色，质中，小者体积约为 1.50cm×1.10cm×0.60cm，表面呈灰红色，似覆包膜，切面呈灰红色，质中（图 7-5-2）。免疫组化结果：CD3（＋），CD20（－），EMA（－），CD30（＋），Ki-67（50%＋），AE1/AE3（－），CAM5.2（－），ALK（普通－），CK7（－），CK20（－），CDX2（－），CD2（＋），MUM1（＋），Pax-5（－）。

【病理诊断】 ALK 阴性的间变性大细胞肠系膜淋巴瘤。

【影像诊断思路】

1.诊断线索 本例 CT 表现为左上腹可见不规则的软组织肿块，与邻近小肠分界不清，且小肠管壁明显增厚，范围较广且管腔扩张，周围可见多发大小不等淋巴结，病灶周围脂肪间隙浑浊（图 7-5-1A ～图 7-5-1C），增强扫描病变呈轻 - 中度不均匀强化（图 7-5-1D ～图 7-5-1F），并可见肠系膜上动脉分支参与血供，供血血管主要呈被病灶包绕改变，未见明显充盈缺损。

2. 读片思路

（1）定位诊断：一是确定病灶位于什么部位；二是明确病灶可能来源于什么组织结构。对于本病例来说，左上腹腔的肿块与局部肠管关系密切，考虑病灶可能来源于小肠或小肠系膜。

（2）定性诊断：来源于左上腹小肠及小肠系膜的软组织肿块，肠管未见明显梗阻，周围多发大小不等淋巴结，且供血血管呈包绕改变，未见明显受侵，符合此征象的常见疾病有淋巴瘤，至于是发生于小肠的淋巴瘤还是小肠系膜的淋巴瘤，做出准确诊断往往比较困难。原发性肠系膜肿瘤临床较少见，大多为恶性肿瘤，其中恶性淋巴瘤最常见，由于小肠系膜不受解剖的限制，系膜淋巴瘤即使体积较大，肠梗阻也可不明显，因此最后的诊断还需依靠术后及病理诊断。

【诊断要点与鉴别诊断】

1. 诊断要点 本病例的特点为老年女性患者，发热伴全身乏力，CT 表现为左上腹部不规则的软组织肿块，与邻近小肠分界不清，且小肠管壁明显增厚、范围较广且管腔扩张，周围可见多发大小不等淋巴结，病灶周围脂肪间隙浑浊，增强扫描病变呈轻 - 中度不均匀强化，供血血管呈被病灶包绕改变，综合影像学表现，诊断来源于小肠或小肠系膜的淋巴瘤可能性大。

2. 鉴别诊断

（1）小肠淋巴瘤：表现为分叶状软组织肿块，密度均匀，增强扫描呈轻 - 中度强化；累及肠壁呈阶段性及弥漫性增厚，肠腔扩张呈"夹心面包征"；肿大淋巴结包绕肠系膜血管及周围脂肪；长（病变范围长）、多（病变累及多段肠管）、均（CT 扫描密度均匀）为其特点。

（2）小肠间质瘤：肠道内外生长的软组织肿块（图 7-5-3A ～图 7-5-3C），肠道间质瘤体积较大时，容易坏死囊变，形态不规则，周围肠系膜淋巴结肿大少见。病灶可呈均匀混杂密度，增强扫描强化程度不一，大多数呈明显强化（图 7-5-3D ～图 7-5-3F）。

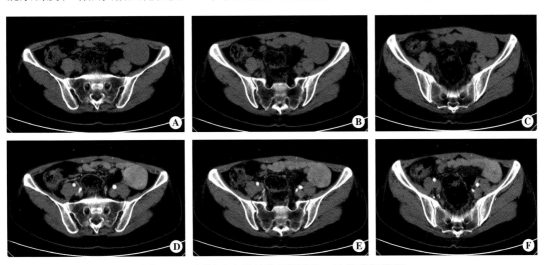

图 7-5-3 回肠壁生长的软组织肿块，边缘光滑锐利

（3）肠系膜血肿：急性期为肠系膜或大网膜区域块状高密度灶，边界清楚或模糊，局部脂肪密度增高，多发，呈索条状，亚急性期密度减低，周边较明显，慢性期呈囊状低密度；增强扫描时亚急性期及慢性期可见包膜强化，邻近肠管及肠系膜血管移位，外伤者可合并其他脏器损伤征象。

（庞育辉　张铁亮　马　华）

参 考 文 献

陈芳莹，赵雪松，严嘉仪，等，2019.原发性小肠淋巴瘤的不典型计算机断层扫描表现及分析.中华消化杂志，9：626-629.

肖洋洋，2018.肠系膜非霍奇金淋巴瘤 1 例.世界最新医学信息文摘，18（3）：168.

Nakamura S，Yamada T，Nojima T，et al，2019. A case of spontaneous mesenteric hematoma successfully diagnosed and treated with aggressive imaging. International Journal of Surgery Case Reports，65：124-126.

病 例 7-6

【临床病史】　男性，42 岁。上腹部疼痛 9 个月，加重 3 个月，饭后明显，腹泻与便秘交替。

【专科查体】　阴性。

【腹部 CT 检查】　行腹盆腔平扫及双期增强扫描。扫描范围自膈顶至耻骨联合下缘。CT 扫描参数：层厚 5.00mm，层间距 5.00mm，螺距 0.984，最大管电压均为 120kV，电流使用智能毫安调节，球管旋转 0.8 秒 / 圈。重建参数：以标准算法将原始图像以 1.25mm 层厚、1.25mm 间隔重建；以 3.5～4.5ml/s 的流率静脉团注（剂量 1.5ml/kg）非离子型对比剂，分别延迟 20～25 秒、45～55 秒行动脉期及门静脉期扫描。

【影像图片】　见图 7-6-1。

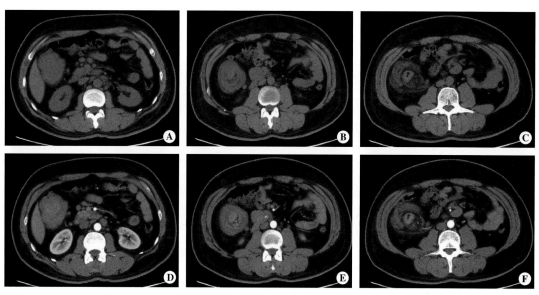

图 7-6-1　右半结肠肠壁环形增厚并可见"靶征"，肠腔轻度狭窄

【问题】 根据临床资料与 CT 表现特点，该病例最可能的诊断为下列哪一项？

A. 单纯肠套叠
B. 结肠癌继发肠套叠
C. 淋巴瘤继发肠套叠
D. 肠结核继发肠套叠

【答案】 C

【手术所见】 升结肠近肝曲可扪及一肿块，质硬，可见回肠末端套叠入回盲部及升结肠，大小约 5.00cm×5.00cm，肿瘤可移动，周围见肿大的淋巴结。

【病理所见】 肉眼所见（右半结肠血管部及淋巴结）肠管一段，长 30.00cm，直径为 2.00 ~ 5.00cm，呈暗红色，沿肠管长轴剪开，距回肠断端 15.00cm，距结肠断端 11.00cm 处见一隆起型肿物，肿物切面灰白，质脆，侵及全层（图 7-6-2）。查及肠旁淋巴结 13 枚，均可见肿瘤累及。免疫组化结果：CD3（散在＋），Pax5（＋），CD5（＋），Cyclin D1（＋），CD43（＋），CD10（－），Bcl-6（－），CD23（滤泡＋），Bcl-2（＋），Ki-67（20%＋）。

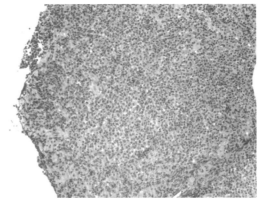

图 7-6-2 右半结肠，HE 染色，×200

【病理诊断】 套细胞性淋巴瘤。

【影像诊断思路】

1. 诊断线索 本例 CT 表现为右半结肠肠壁环形增厚并可见"靶征"，又称为同心圆征，周围见多发小淋巴结，相应肠腔轻度狭窄，周围脂肪间隙浑浊（图 7-6-1A ～图 7-6-1C），腹主动脉右前方见多发大小不等淋巴结，部分融合，增强扫描病变呈中度强化（图 7-6-1D ～图 7-6-1F），肿大的淋巴结均匀强化。

2. 读片思路

（1）定位诊断：一是确定病灶位于什么部位；二是明确病灶可能来源于什么组织结构。对于本病例来说，病变位于右半结肠，致使相应肠管轻度狭窄，但未见明显梗阻征象，病灶周围及腹主动脉周围见多发大小不等淋巴结。

（2）定性诊断：右半结肠常见病变有结肠癌、淋巴瘤、肠套叠、肠结核等。本病例采用排除法诊断，病变除了表现为肠套叠的"靶征"，还有局部肠壁环形增厚，累及范围较长，肠腔轻度狭窄，周围及其腹主动脉右前方多发大小不等淋巴结，部分融合。根据此影像学特点，基本可排除单纯肠套叠及肠结核；结肠癌常表现为肠壁增厚及软组织肿块，相应肠腔狭窄常见，往往引起继发性肠梗阻，而淋巴瘤较少引起肠梗阻，此外，淋巴瘤常引起病灶周围及腹腔、腹膜后多发淋巴结肿大，且肿大的淋巴结容易融合，而结肠癌引起的淋巴结肿大常局限；结肠淋巴瘤较为常见，但往往术前容易误诊为结肠癌。CT 检查能较准确地显示肠管的浸润及与周围组织的关系，有利于定位病变部位，是一种有价值的检查方法。病灶周围淋巴结个数、最大淋巴结的短径及受累肠管的长度对鉴别结肠淋巴瘤与结肠癌有一定价值，而 CT 增强扫描动脉期及门静脉期强化程度差异、管壁增厚程度间的差异并不能较好地对两者进行鉴别。

【诊断要点与鉴别诊断】

1. 诊断要点 本病例的特点为中年男性患者，上腹部疼痛数月，饭后明显，腹泻与便秘交替，影像学表现为右半结肠壁环形增厚，肠腔轻度狭窄，周围脂肪间隙浑浊，病灶周围及腹主动脉右前方多发大小不等淋巴结，部分融合，增强扫描后病变呈中度强化，肿大的淋巴结强化均匀。

2. 鉴别诊断

（1）结肠癌：好发于老年患者，临床表现为出血、排便习惯改变、消瘦、疼痛及 CEA 增高等；CT 主要表现为结肠壁增厚及局部软组织肿块，管腔狭窄（图 7-6-3A～图 7-6-3C），也可为息肉状、扁平状、分叶状肿物，增强扫描强化明显（图 7-6-3D～图 7-6-3F），向周围侵犯时见结肠周围索条或结节影，脂肪界面消失及密度增高，常并发肠梗阻。

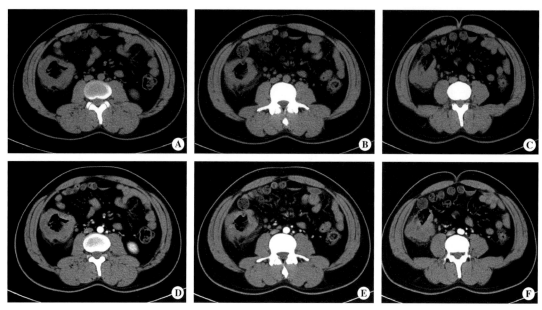

图 7-6-3　升结肠壁局限性增厚并见不规则软组织肿块，管腔狭窄，增强扫描强化明显

（2）肠套叠：为一段肠管顺行或逆行套入其他相连的肠管所致。原发者常见于婴幼儿，继发者常见于老年人。最常见的类型为回肠 - 回肠型，结肠 - 结肠型较少见。临床表现为腹痛、呕吐、血便或黏液血便、腹区包块、肠梗阻等征象。CT 主要表现为腹区靶状肿块，外层为套鞘、内层为套入肠管，二者之间为套入的肠系膜脂肪及血管，病变以上肠管扩张、积液、积气，原发病灶为肿瘤者可见肿块。

（3）肠结核：常见病变以回盲部为中心，肠壁多为轻度增厚，病变累及范围常较大；亦可见增生型肠结核形成的肿块，其中可见肠内气体；在口服对比剂时，回盲部常不能获得较好的充盈；也可显示为肠系膜淋巴结增大、钙化等腹腔内结核征象。

（庞育辉　张铁亮　马　华）

参 考 文 献

崔小木，曾焕华，黄灿斌，等，2019. 空气灌肠、经腹壁彩超与 CT 平扫对小儿肠套叠的诊断及临床应用价值分析 . 中国 CT 和 MRI 杂志，17（10）：124-126.

万承凤，张萍萍，曾炳亮，2018. CT 小肠造影对克罗恩病与肠结核的鉴别诊断价值 . 实用临川医学，19（10）：66-69.

翁天丹，章顺壮，毛旭道，2017. CT 在结肠淋巴瘤和结肠低分化腺癌鉴别诊断中的应用价值 . 现代实用医学，29（6）：767-769，841.

颜小杭，张义，2018. 原发性肠道淋巴瘤、克罗恩病及肠结核的 CT 影像诊断对比研究 . 中国医学前沿杂志（电子版），10（1）：108-111.

Ghai S，Pattison J，Ghai S，et al，2007. Primary gastrointestinal lymphoma：spectrum of imaging findings with pathologic correlation. Radiographics，27（5）：1371-1388.

病 例 7-7

【临床病史】 男性，51 岁。右下腹疼痛 1 月余，超声提示右下腹肿块。

【专科查体】 阴性。

【腹部 CT 检查】 行腹盆腔平扫及双期增强扫描。扫描范围自膈顶至耻骨联合下缘。CT 扫描参数：层厚 5.00mm，层间距 5.00mm，螺距 0.984，最大管电压均为 120kV，电流使用智能毫安调节，球管旋转 0.8 秒 / 圈。重建参数：以标准算法将原始图像以 1.25mm 层厚、1.25mm 间隔重建；以 3.5 ~ 4.5ml/s 的流率静脉团注（剂量 1.5ml/kg）非离子型对比剂，分别延迟 20 ~ 25 秒、45 ~ 55 秒行动脉期及门静脉期扫描。

【影像图片】 见图 7-7-1。

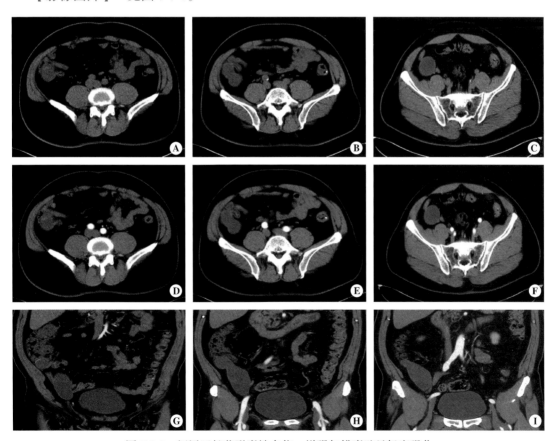

图 7-7-1 阑尾区长茄形囊性占位，增强扫描囊壁呈轻度强化

【问题】　根据临床资料与 CT 表现特点，该病例最可能的诊断为下列哪一项？

A. 阑尾周围脓肿　　　　　　B. 淋巴管瘤　　　　　　C. 阑尾黏液性肿瘤

【答案】　C

【手术所见】　腹腔内有约 10.00ml 淡黄色液体渗出，阑尾位于盲肠后位，长约 6.00cm，浆膜增厚，呈慢性阑尾炎表现，阑尾周围粘连。

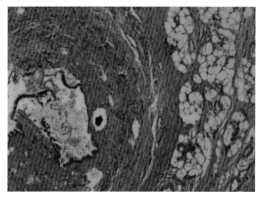

图 7-7-2　阑尾组织，HE 染色，×200

【病理所见】　肉眼所见阑尾囊壁样组织一块，大小约为 7.50cm×6.00cm×1.00cm，囊壁厚 0.20～0.40cm，表面呈灰红色，内壁呈灰白色，质中，上附黏液样物，另见黏液样物一堆，大小约为 3.00cm×2.00cm×1.00cm（图 7-7-2）。

【病理诊断】　（阑尾）形态符合低级别阑尾黏液性肿瘤，伴局灶肌层内钙化。

【影像诊断思路】

1. 诊断线索　本例 CT 表现为阑尾区突向髂窝的长茄形囊性占位，囊壁厚薄不均（图 7-7-1A ～图 7-7-1C），可见点状高密度，增强扫描囊壁呈轻度强化（图 7-7-1D ～图 7-7-1I），周围脂肪间隙尚清晰。

2. 读片思路

（1）定位诊断：一是确定病灶位于什么部位；二是明确病灶可能来源于什么组织结构。对于本病例来说，病灶位于升结肠起始部，局部突入髂窝，通过冠状位、矢状位 CT 影像表现基本可以明确病变位置，病灶与阑尾狭颈相连。

（2）定性诊断：阑尾囊性病变，常见的有阑尾周围脓肿，不常见的有阑尾黏液性肿瘤。本病例可采用排除法缩小诊断范围，进而尽可能明确诊断。从密度上来说，本病例为囊性占位，边界清楚，病灶周围的脂肪间隙清晰可见，患者无发热症状，基本可排除阑尾周围脓肿；阑尾黏液性肿瘤的临床发病率较低，临床中将阑尾黏液性肿瘤分为黏液性囊肿、黏液性囊腺瘤及黏液性囊腺癌，阑尾黏液性囊肿的 CT 表现为管状类圆形、分节状囊性肿块影，囊内密度均匀，未见明显分隔，囊壁无明显钙化，增强扫描后未见强化；阑尾黏液性囊腺瘤的 CT 表现为阑尾区长管状、类圆形囊性肿块影，边界清楚，部分病例囊腔内可见厚薄较均匀的分隔或壁结节，增强扫描后囊壁或壁结节可见强化；阑尾黏液性囊腺癌的 CT 表现多不典型，阳性符合率较低。总而言之，阑尾黏液性肿瘤罕见，根据影像学表现排除较常见的阑尾相关疾病相对容易，但明确诊断相对困难，由于其往往具有较清晰的边界，生长相对缓慢，很容易误诊为普通囊性病变，主要依赖于病理学诊断。

【诊断要点与鉴别诊断】

1. 诊断要点　本病例的特点为中年男性患者，右下腹疼痛，右侧升结肠起始部突向髂窝的长茄形囊性占位，囊壁厚薄不均，可见点状高密度，增强扫描囊壁呈轻度强化，周围脂肪间隙尚清晰，病灶局部与阑尾狭颈相连，推断为来源于阑尾的囊性占位。

2. 鉴别诊断

（1）阑尾周围脓肿：多继发于阑尾炎，临床表现为高热、白细胞计数明显升高等；阑尾壁水肿增厚明显、无壁结节，增强扫描后呈明显环形强化，周围渗出明显。

（2）淋巴管瘤：通常很大，具有跨区域生长的趋势，形态不规则，病灶呈单房或多房性，以多房多见。CT 平扫时表现为较大的多囊状低密度肿物，密度均匀，淋巴管瘤较容易出血，导致肿瘤内呈高密度或混杂密度。肿物多为浸润性生长或随周围结构塑形，多数边界清晰；肿块内可见囊壁或分隔，增强扫描肿物内容物无强化，囊壁可有轻度强化，这是其特征性表现。

（庞育辉　张铁亮　马　华）

参 考 文 献

利进琴，2017.阑尾黏液性肿瘤 CT 征象特征及诊断价值分析.临床医学工程，24（7）：907-908.

刘奕仕，黄冬玲，陈协辉，2020.阑尾黏液囊肿的 CT 影像诊断特点及临床分析.影像研究与医学应用，4（5）：13-15.

苏永祥，王春茂，孟凡强、等，2019.47 例阑尾肿瘤临床资料的回顾性分析.中国医刊，54（5）：510-512.

第八章　泌尿生殖系统

病　例　8-1

【临床病史】　男性，79 岁。检查发现右肾占位性病变 2 周。

【专科查体】　视诊：腹部无瘢痕，双肾区无隆起，耻骨上区无隆起。触诊：双肾未触及，肋脊点、肋腰点压痛阴性，季肋点、上输尿管点、中输尿管点压痛阴性，膀胱位于耻骨下，触痛阴性，压痛阴性。叩诊：左肾区叩诊阴性，右肾区叩痛阴性。听诊：双肾动脉血管杂音阴性。

【泌尿系统 CT 检查】　仰卧位，横断位扫描，行泌尿系统 CT 平扫，冠状位、矢状位及三维重建加增强扫描（GE64 排 CT 机）。增强扫描采用高压注射器经肘静脉注射非离子型碘对比剂，总量 85ml，流速 3.0 ～ 3.5ml/s，于注射后 30 秒、70 ～ 80 秒，3 ～ 5 分钟行皮髓质期、实质期、排泄期增强扫描。

【影像图片】　见图 8-1-1。

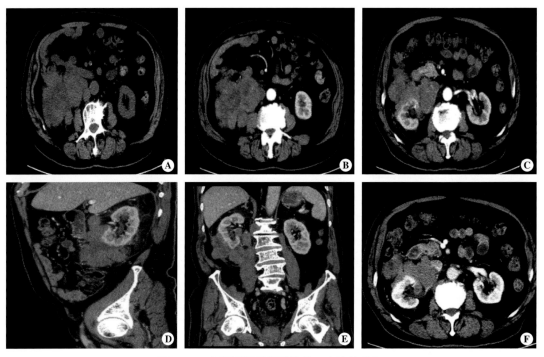

图 8-1-1　右肾周围不规则肿块，密度较均匀

【问题】　根据临床资料与 CT 表现特点，该病例最可能的诊断为下列哪一项？

A. 肾乳头状癌　　　　　　　　　B. 转移瘤

C. 急性肾盂肾炎　　　　　　　　D. 后腹膜平滑肌肉瘤

E. 肾淋巴瘤

【答案】　E

【手术所见】　麻醉生效后，患者取俯卧位，常规消毒铺巾，在 B 超引导下，可见肾下极多发混合回声。超声引导下对肾下极占位灶进行穿刺，取 4 针活检组织。

【病理所见】　肉眼可见（右肾肿物）不整组织 1 块，大小为 0.8cm×0.6cm×0.2cm，呈淡粉色，质中（图 8-1-2）。免疫组化结果: Syn（−），CgA（−），CK（−），CAM5.2（−），MyoD1（−），Myonin（−），SMA（−），CD34（血管+），HmB45（−），Vim（−），Ki-67（90%+），CD10（−），EMA（−）。补 1：CD99（−），WT1（−），Syn（−），CgA（−），Pax-8（+），CD20（+），CD3（−），MPO（−），CD38（−），CD138（−）。 补 2：Pax-5（+），CD43（−），TdT（−），CD5（−），Cyclin D1（−），

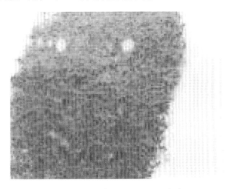

图 8-1-2　右肾肿瘤组织，HE 染色，×100

Bcl-6（+），Bcl-2（弱+），C-myc（40%+），EB 病毒原位杂交（−）。补 3：Mum-1（−）。

【病理诊断】　（右肾肿物穿刺）高侵袭性 B 细胞淋巴瘤，结合免疫组织化学可诊断为弥漫大 B 细胞肾淋巴瘤。

【影像诊断思路】

1. 诊断线索　本病例的特点为老年男性患者，以"检查发现右肾占位性病变 2 周"为主诉就诊，临床无明显不适症状；CT 显示右肾周围不规则软组织肿块，肿块与肾脏交界面模糊，瘤肾互穿插并沿肾包膜爬行生长，增强扫描后病灶内见片状不规则低强化区，周围脂肪间隙浑浊，病变部分层面与下腔静脉分解不清（图 8-1-1）。

2. 读片思路

（1）定位诊断：对于本病来说，病变与右肾关系密切，右肾被不规则软组织密度、占位包裹，下腔静脉明显受压，因此考虑病变来源于肾脏组织。临床上，由于侵犯机制不同，肾淋巴瘤具有多种表现形式，因此其多层螺旋 CT 表现也有多种类型。对肾淋巴瘤的 CT 分型：①多发结节型最常见，典型者为双肾受累，也可单侧受累，可见多发结节状病变，占位效应小；②单发结节型表现为单发肾结节或肿块；③腹膜后浸润型为第二常见类型，典型者呈较大、不规则腹膜后肿块，包绕肾血管，侵犯肾门；④肾周型少见，病变主要位于肾脏周围，形成肿块，肾脏被肿瘤封入，可侵犯或不侵犯肾实质，多数肾脏无受压表现；⑤弥漫浸润型，肿瘤浸润性生长于肾间质，引起肾脏肿大而轮廓保留，通常双侧受累。本病例考虑为肾周型淋巴瘤可能。

（2）定性诊断：肾淋巴瘤应与乏血供肾癌、肾脏转移瘤、肾梗死、肾脏感染性病变等鉴别诊断。①肾脏转移瘤：常多发，以双肾病变多见，可伴出血、坏死，可伴发转移性淋巴结肿大，患者发病年龄较大，原发肿瘤病史有助于鉴别诊断。②乏血供肾癌：乳头状肾细胞癌为常见的乏血供肾癌，多为单肾病变，可表现为单发结节状或不规则浸润性病变，

平扫病变呈软组织密度，增强扫描皮髓期肿瘤多呈轻度强化，常见出血、坏死、囊变，约30%发生钙化，有助于鉴别诊断。③肾脏感染性病变：肾脏肿大，肾皮髓质界线不清，肾实质斑片状低密度灶，边界不清，脓腔形成时呈大小不等液性低密度影，边缘环状强化，肾盂肾盏壁增厚毛糙，尿路感染病史及相应尿常规改变有助于诊断。④浸润型尿路上皮癌：临床多见血尿，肾盂肾盏壁增厚或局部形成软组织肿物，更易继发肾积水。部分病变呈多中心性，有助于鉴别。肾淋巴瘤CT平扫时多数病灶呈等或稍低密度，没有明确边界，病灶显示并不清楚，因此强调增强检查对肾淋巴瘤的显示极其重要，单纯平扫可能遗漏病变。病灶内坏死囊变较少见，钙化亦少见。肾淋巴瘤多伴有局部轮廓改变、膨隆，甚至整个肾脏弥漫性肿大。邻近病灶侵犯肾脏者尚可发现邻近病变，如腹腔、后腹膜肿大融合淋巴结、肾上腺病变等。增强扫描病灶强化模式为肾皮髓交界期及肾实质期低强化，病灶边界不清，均未见假包膜。

【诊断要点与鉴别诊断】

1.诊断要点　肾淋巴瘤的影像表现虽然多样化，但仍存在一些共性，具体如下：①解剖结构相对完整。肾脏位置及形态改变较小，肾实质内可见相对完整的肾皮质，肾动脉被肿瘤包绕时，走行及管径均无明显改变。考虑其原因可能为肾淋巴瘤起源于肾脏间质或肾周淋巴组织，肿瘤多跨越或沿解剖结构呈浸润性生长，因此解剖结构易于存留。②肿瘤密度相对均匀，以软组织密度为主，可见散在斑片状坏死。考虑其原因可能为淋巴瘤以单一细胞为主堆积，细胞密集程度高，密度相对均匀，但如果肿瘤过度生长，血供相对缺乏，则会出现坏死。③增强扫描肿瘤多呈轻中度持续性强化，即乏血供肿瘤。本病例病变符合此特征。考虑其原因可能为淋巴瘤细胞密集堆积于间质，肿瘤血管少而细小，因此多呈乏血供病变。

2.鉴别诊断

（1）肾乳头状癌：是第二常见的肾细胞癌亚型，占总数的10%～15%，多为分化程度较高的肿瘤，故其侵犯周围组织及远处转移少见。肾动脉造影示肿瘤内常无血管或少血管。肿瘤常发生出血、囊变及坏死、钙化等。影像学表现具有特异性，CT平扫多呈等密度，增强扫描呈轻度均匀强化（图8-1-3A～图8-1-3D）。MRI平扫T_1WI上多呈等或低信号，在T_2WI上呈低信号，增强扫描呈持续性较均匀的轻度强化，强化程度低于肾实质，可见假包膜（图8-1-3E～图8-1-3H）。在所有肾细胞癌中，乳头状肾细胞癌强化最不明显，且强化持续时间最长，原因可能为肿瘤间质内毛细血管稀疏，对比剂进入过少，且对比剂廓清缓慢。其为高强化率的肾肿瘤，可基本排除肾乳头状细胞癌。

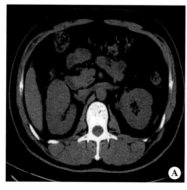
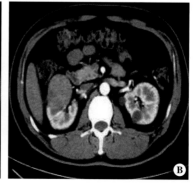

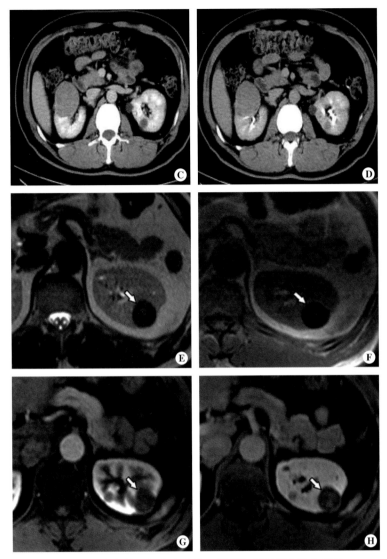

图 8-1-3 右肾软组织密度占位，增强扫描呈轻度均匀强化

（2）肾转移瘤：常与多发肿块型肾淋巴瘤相鉴别，肾转移瘤常有原发肿瘤病史，患者年龄较大，常合并肝转移、后腹膜淋巴转移等；常多发，以双肾病变多见，肿块较小，相对乏血供，可伴出血、坏死。可伴发转移性淋巴结肿大，肿大淋巴结内亦常见坏死（图 8-1-4）。

（3）急性肾盂肾炎：常与弥漫性肾淋巴瘤进行鉴别，是细菌感染引起的累及肾盂、肾间质、肾小管的炎性疾病，原因多为尿道上行性的细菌感染，少数为血源性感染。女性多见，男女发病率为 1 ∶ 10，临床表现为突发寒战、发热、腰痛、排尿困难、尿频、尿急、肾区或腰轻度疼痛，肾区可有轻压痛或叩击痛，尿外观可浑浊，可见脓尿或血尿。实验室检查为尿内大量白细胞，细菌培养阳性，感染性血象。CT 平扫表现为单侧肾脏肿大，肾皮髓质界线不清，肾实质斑片状低密度灶，边界不清，较少由于出血显示为高密度。CT 增强示一个或数个楔形、条纹状的低强化区，从肾乳头到皮质。当肾脏周围炎性浸润时肾周筋膜增厚，可伴淋巴结肿大。肾淋巴瘤可出现较特征性的弥漫肿大肾轮廓内明显血管影并被包埋的征象，并可见肝脾大、腹膜后淋巴结肿大等。

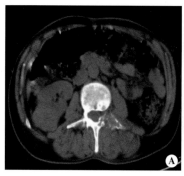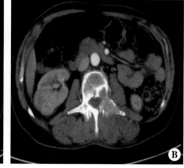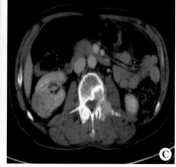

图 8-1-4　右肾不规则肿块，增强扫描呈明显不均匀强化

（4）肾脓肿：多为其他部位化脓性感染经血行播散引起，亦可为急性肾盂肾炎治疗不全并发症；早期肾实质内多发小低密度脓肿，以后可融合成较大脓腔。肾实质脓肿可突破肾皮质，累及肾周、肾旁或背部肌肉，脓肿钙化罕见，无肾盂、输尿管增厚，常有原发感染病史，如皮肤、呼吸道感染等。肾脓肿发病急，有寒战、高热，白细胞计数明显升高，腰部胀痛及叩痛等全身症状明显，可有贫血和体重减轻，但出现尿路刺激征少见。影像学表现：可单发或多发，单发多见，可单侧或双侧发生。脓肿早期平扫为等或略低密度软组织占位性病变，边缘模糊（图 8-1-5A），增强扫描低密度病变可轻度强化，内见小斑片状或点状液性暗区，系坏死部分（图 8-1-5B，图 8-1-5C）；脓肿形成期平扫为类圆形或圆形低密度，边缘清楚，密度均匀，增强扫描中央无强化，密度高于水，病灶周边轻度强化，为脓肿的壁，再向外为低密度的水肿区；慢性期平扫中央呈水样密度，周边密度差异较大，增强中央无强化，周边有宽窄不一的强化环，重者肾周可受累及或累及腰大肌，肾周筋膜常弥漫性增厚，合并产气菌感染时，脓腔内可有气体出现。

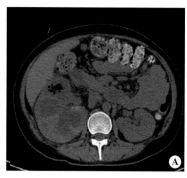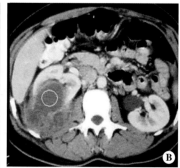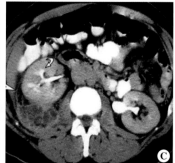

图 8-1-5　右肾不均匀密度占位，增强扫描低密度病变可轻度强化

（5）肾梗死：是肾动脉主干或分支阻塞，血流中断，肾实质缺血坏死，肾梗死分节段性和完全性；一般继发于心脏瓣膜病、附壁血栓、心房颤动、心内膜炎及主动脉硬化等疾病；早期肾细胞缺血水肿，肾体积增大；晚期肾细胞坏死、纤维化，肾体积缩小、轮廓皱缩，当阻塞的肾动脉部分再通或侧支循环形成时，肾功能可有不同程度的恢复。临床表现

为患侧腰部或上腹部疼痛，为持续性疼痛或绞痛，可出现血尿，伴有发热、恶心、呕吐等全身症状，肾大面积梗死时出现少尿、无尿甚至急性肾衰竭，部分患者出现肾性高血压，患侧肾区叩击痛。实验室检查出现镜下血尿，血清乳酸脱氢酶(LDH)24小时内即可增高，持续可达2周。CT增强扫描示病变呈楔形低密度，尖端指向肾门，基底部位于肾边缘，病变边界清晰，肾窦内及肾周脂肪间隙内多无病变累及，合并动脉病变时有助于鉴别（图8-1-6）。

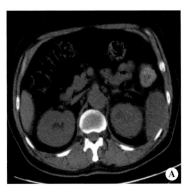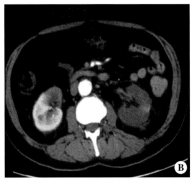

图8-1-6　CT增强扫描示病变呈楔形低密度，边界清晰

（陈雨薇　热娜古力·艾克热木　赵　圆）

参 考 文 献

鲁力，石泓哲，肖泽均，等，2018.肾脏原发性淋巴瘤五例临床诊治分析.中华医学杂志，98（18）：1443-1445.

马洪宇，栗敏，顾志强，等，2016.肾脏淋巴瘤的MRI表现.中国医学影像学杂志，24（2）：157-159.

Chen X，Hu D，Fang L，et al，2016. Primary renal lymphoma：a case report and literature review. Oncol Lett，12（5）：4001-4008.

Min J，Geng H，Yu D，et al，2015. Malignant lymphoma occurring simultaneously in the urinary bladder wall and bilateral renal parenchyma：a case report. Oncol Lett，10（3）：1579-1582.

病　例　8-2

【临床病史】　男性，49岁。检查发现右肾占位20天。

【专科查体】　视诊：腹部无瘢痕，双肾区无隆起，耻骨上区无隆起。触诊：双肾未触及，肋脊点、肋腰点压痛阴性，季肋点、上输尿管点、中输尿管点压痛阴性，膀胱位于耻骨下，触痛阴性，压痛阴性。叩诊：左肾区叩诊阴性，右肾区叩痛阴性。听诊：双肾动脉血管杂音阴性。

【泌尿系统CT检查】　仰卧位，横断位扫描，行泌尿系统CT平扫及增强扫描（GE 64层CT机）。增强扫描采用高压注射器经肘静脉注射非离子型碘对比剂，总量为85～90ml，流速为3.0～3.5ml/s，于注射后30秒、70～80秒、3～5分钟行皮髓质期、实质期、排泄期增强扫描。层厚5mm，层间隔5mm，螺距1。扫描范围自膈顶到髂骨翼水平。

【影像图片】　见图8-2-1。

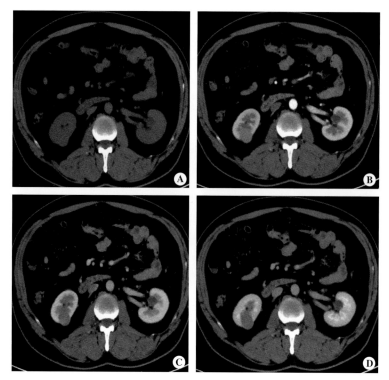

图 8-2-1　右肾下极类圆形等密度占位，边界欠清晰

【问题】　根据临床资料与 CT 表现特点，该病例最可能的诊断为下列哪一项？

A. 肾嗜酸性细胞瘤　　　　　　B. 肾透明细胞癌

C. 乳头状肾细胞癌　　　　　　D. 嫌色细胞癌

E. 乏脂型血管平滑肌脂肪瘤

【答案】　D

【手术所见】　麻醉生效后，留置导尿，取左侧卧位，于腋后线第 12 肋缘下切 2cm 小口，分开皮下、肌层、腰背筋膜，进入腹膜间隙，伸示指于其下，前推腹膜，置入自制气束，充气 700ml，保留 5 分钟后取出。于腋前线第 12 肋缘下，腋中线髂嵴上 2cm，各穿刺置入 0.5cm 及 1.0cm Trocar。于腋后线置入 1.0cm Trocar，缝合皮肤，防止漏气。看清膈肌顶及腰大肌。将肾周筋膜沿腰大肌表面上下推开。靠腰大肌上方打开肾周筋膜。将肾向内侧推离，找到肾动脉，将肾动脉分离出，将肾内侧与腹膜界线分开。在肾下极找到肿瘤，分离表面脂肪，阻断肾动脉，距肿瘤约 0.5cm 处环形切开肾包膜，逐渐切开肾实质，完整切除肿瘤。取出标本，在肾周置引流管一根。

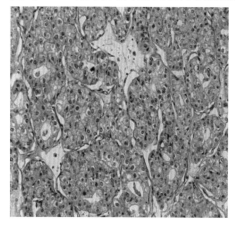

图 8-2-2　右肾肿瘤组织，HE 染色，×200

【病理所见】　（右肾肿瘤）光镜下：瘤组织主要呈实性片状排列，由胞质空亮、细网状排列的嫌色细胞组成（图 8-2-2）。免疫组化结果：CK7（灶＋），

CK（+），P504S（+），CD10（−），Vim（−），E-CAD（+），EMA（+），WT-1（−），CD57（+）。

【病理诊断】　嫌色细胞癌。

【影像诊断思路】

1. 诊断线索　本病例为中年男性，以"检查发现右肾占位 20 天"为主诉入院。CT 可见右肾大小尚可，右肾下极后缘局部隆起，呈等密度改变（图 8-2-1A），增强扫描后皮质期病灶呈中度强化，边界欠清晰（图 8-2-1B），髓质期及排泄期病灶轻度持续强化，呈"轻度进行性强化"的强化方式（图 8-1-1C，图 8-1-1D）。临床上无不适症状。

2. 读片思路

（1）定位诊断：一是确定病灶位于什么部位；二是明确病灶可能来源于什么组织结构。本病例位于右肾下极后缘，肿瘤为类圆形并突出于肾轮廓之外，未侵犯周围组织，未见肾静脉或下腔静脉栓塞及区域淋巴结肿大，没有发生远处转移，符合起源于肾集合管上皮性肿瘤的影像学特点。

（2）定性诊断：肾脏的病变种类较多，常需要与肾嫌色细胞癌鉴别诊断的疾病有肾透明细胞癌、肾乳头状癌、肾嗜酸性细胞瘤、乏脂肪血管平滑肌脂肪瘤等。透明细胞癌大多提示在皮质期 CT 值迅速达到峰值，随扫描时间的推移，病灶密度快速降低，呈"快进快出"征象，且其皮质强化程度比肾嫌色细胞癌和正常的肾皮质明显。肾乳头状癌与嫌色细胞癌两者均可呈轻度进行性强化，鉴别较困难，但前者出血、坏死及囊变相对常见，且双侧、多灶发生率相对较高。嗜酸性细胞瘤和肾嫌色细胞癌诊断和鉴别诊断都存在一定的困难。有文献表明，嗜酸性细胞瘤是富血供的肿瘤，增强特点为"速升缓降"型，即皮髓质期呈中度强化，随后强化 CT 值缓慢下降，实质期呈轻至中度强化，排泄期呈轻度强化，其强化峰值出现在皮髓质期。而嫌色细胞癌是相对乏血供肿瘤，增强特点为进行性强化，即皮髓质期轻度强化，实质期进一步强化，强化峰值出现在实质期，至排泄期强化程度下降。乏脂性肾血管平滑肌脂肪瘤由于瘤壁较厚，且扭曲呈血管瘤样改变，对比剂渗入需要一定时间，呈进行性强化。

【诊断要点与鉴别诊断】

1. 诊断要点　肾嫌色细胞癌属于低度恶性肿瘤，是肾细胞癌的一种少见类型，占 6% ～ 8%，病变起源于肾脏集合小管上皮细胞，表达碳酸酐酶及细胞色素 c，具有独特的组织学特征。根据其嗜酸性细胞及淡染细胞的成分比例分为经典型（淡染细胞＞80%）、嗜酸型（嗜酸性细胞＞80%）及混合型三种亚型。病变多发生于 50 ～ 60 岁患者，男女发病比例为（1.2 ～ 1.8）：1，多为单侧单发，左右侧无明显差异，少数与肾乳头状细胞癌同存于一侧肾脏。一般情况下患者无典型的临床症状，仅少数患者可出现"血尿、腰痛及腹部肿块"三联征，早期诊断主要通过常规体检发现。CT 表现多为圆形 / 类圆形实性占位性病变，肿块边界清晰，密度基本均匀，与肾实质相当或略低于肾实质，包膜多见，体积相对较大，而坏死、囊变相对较少见，淋巴结及远处转移较少见；增强扫描与大多数肾癌不同，密度低于肾实质，病灶皮质期可强化，但强化程度远不及透明细胞癌和正常的肾皮质明显，实质期进一步强化，强化峰值出现在实质期，排泄期强化程度下降，与正常肾实质形成明显密度差。中央瘢痕及轮辐状强化是肾嫌色细胞癌的重要影像学特点，且肿瘤越大发生率越高，考虑可能是肿瘤生长缓慢、长期缺血所致。组织病理学上纤维血管分隔是动态增强呈轮辐状强化的病理基础。同时，肾嫌色细胞癌病灶生长慢，因此合并钙化、出血及坏死囊性变者较少见，CT 显示稍低密度的病灶可能与肿瘤出血、坏死有关，肿块内有时出现的钙化灶可能为肿瘤坏死所致。双期增强扫描后可表现为多种强化方式，且以皮髓交界期中度强化、实质期强化程度轻度下降的轻度进行性强化方式相对较多见，需与肾嗜酸性细胞瘤、乏脂型血管平滑肌脂肪瘤、乳头状肾细胞癌及肾透明细胞癌相鉴别。

2. 鉴别诊断

（1）乳头状肾细胞癌：是第二常见的肾细胞癌亚型，占总数的 10% ～ 15%，多为分化程度较高的肿瘤，故其侵犯周围组织及远处转移少见。肾动脉造影示肿瘤内常无血管或少血管。肿瘤常发生出血、囊变及坏死、钙化等。影像学表现具有特异性，CT 多呈等密度，增强扫描后呈轻度进行性强化，强化程度低于肾实质，可见假包膜。在所有肾细胞癌中，乳头状癌强化最不明显，且强化持续时间最长，原因可能为肿瘤间质内毛细血管稀疏，对比剂进入过少，且对比剂廓清缓慢。MRI 表现为 T_1WI 多呈等或低信号，T_2WI 呈低信号，增强呈持续性较均匀的轻度强化。强化呈高强化率的肾肿瘤可基本排除肾乳头状癌。

（2）肾透明细胞癌：是最常见的肾细胞癌亚型，占总数的 78% ～ 88%，大多数为单发，形态大小不一。多为位于皮质的实性肿块，易发生囊变、坏死、出血及钙化，部分肿瘤可见假包膜生长。恶性程度高，侵犯周围结构，肾静脉癌栓、周围淋巴结转移及远处转移较多见。CT 平扫多呈等、稍低密度（图 8-2-3A），增强扫描动脉期、皮质期病灶呈明显强化，髓质期强化幅度减退，表现为"快进快出"的强化方式（图 8-2-3B ～图 8-2-3D），原因可能在于肿瘤间质内血窦丰富，血管外周间隙增宽，血流通过速度增快，对比剂更容易从血管内进入周围组织间隙。MRI 上病灶信号类型多样，在 T_1WI 上多呈等、稍低信号，在 T_2WI 上多呈稍高、等信号，DWI 呈等、稍高信号，ADC 呈等、稍低信号。

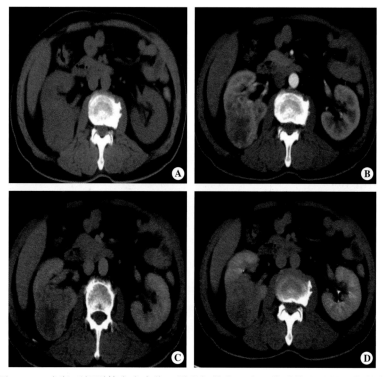

图 8-2-3   右肾不规则等密度占位，增强扫描表现为"快进快出"的强化方式

（3）肾嗜酸性细胞瘤：是一种少见的良性上皮性肿瘤，由 Zippel 于 1942 年首先报道，占肾小管上皮性肿瘤的 5%，本病 60 岁以上患者多见，男女比例约为 2.6 ∶ 1，起源于肾皮质近曲小管上皮细胞，在镜下由致密的嗜酸性细胞组成，其特征为细胞呈实性、巢状或管状生长，细胞间间质透明并缺乏细胞，Hale 胶体铁染色呈阴性。通常无临床症状，常因影像学检查偶然发现，当肿瘤体积较大时，少数患者可有腰痛、血尿或腹部包块等临床表现。CT 平扫示肿块位于肾脏两极肾实质内，边界清晰，包膜完整（图 8-2-4A）；瘤体直径＜ 3cm 时，瘤体密度较均匀，多呈等、稍高密度，出血、坏死、囊变少见；直径＞ 3cm 时，瘤体内密度不均，出血、坏死、囊变较前者多见（图 8-2-4A）；钙化偶见；增强扫描动脉期肿瘤明显强化，随着时间的延长，肿瘤 CT 值逐渐上升，双期增强后表现为进行性强化方式（图 8-2-4B ～图 8-2-4D），但其皮髓质交界区或实质期强化程度明显高于嫌色细胞癌；部分瘤体内可见星芒状瘢痕（图 8-2-4B ～图 8-2-4D），增强扫描瘢痕组织不强化为典型特点，另外较有特征性的影像学表现包括皮髓质交界期辐轮样强化及节段性的强化反转。

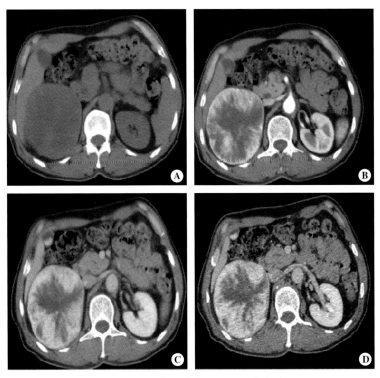

图 8-2-4　右肾肿块内可见星芒状瘢痕

（4）乏脂型肾血管平滑肌脂肪瘤：肾血管平滑肌脂肪瘤是肾脏较为常见的良性肿瘤，常见于 40 ～ 60 岁的女性，病理学上为一种无包膜的组织错构性肿块，由不同比例血管、平滑肌和脂肪组织构成。CT 和 MRI 检查发现肾实质不均质肿块内含有明确脂肪成分，通常不难做出诊断。当脂肪成分比例低于 20% 时影像学不易显示，称为乏脂型肾血管平滑肌脂肪瘤，CT 检出率低，易导致误诊。CT 上可出现杯口征、劈裂征，病灶内无液化坏死，平扫时大部分呈略高密度，肿块大于 4cm 时易出血，钙化少见，常是多中心的（图 8-2-5A）。单侧肾脏多个病灶或双肾病灶均应考虑乏脂型肾血管平滑肌脂肪瘤的可能，瘤壁较厚，且扭曲呈血管瘤样改变，对比剂渗入需要一定时间，呈进行性强化（图 8-2-5B ～图 8-2-5D），与肾嫌色细胞癌鉴别困难。MRI 有利于肿块内脂肪成分的识别。

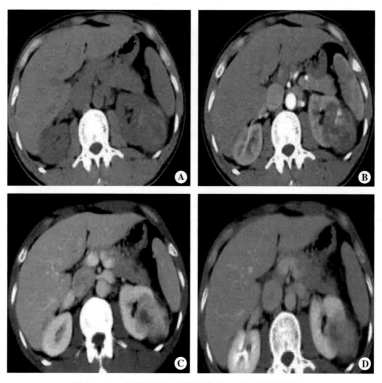

图 8-2-5   右肾不均匀密度占位，呈进行性强化

（陈雨薇   热娜古力·艾克热木   赵   圆）

参 考 文 献

苏衍峰，苏国强，彭湘涛，等，2018. 肾嫌色细胞癌的动态增强 CT 表现 . 医学影像学杂志，28（11）：1876-1878.

王君广，陈俊波，赵红，等，2019. 肾脏嫌色细胞癌与乏脂肪血管平滑肌脂肪瘤的动态增强 CT 特征分析 . 临床放射学杂志，9：44-46.

周耀军，何小舟，夏炜，等，2019. 肾嫌色细胞癌 28 例临床分析并文献复习 . 中国肿瘤外科杂志，11（6）：450-452.

Badowska-Kozakiewicz AM，Budzik MP，Koczkodaj P，et al，2016. Selected tumor markers in the routine diagnosis of chromophobe renal cell carcinoma. Arch Med Sci，12（4）：856-863.

病 例 8-3

【临床病史】   女性，37 岁。检查发现右肾占位 20 天。

【专科查体】   视诊下腹部可见一点状瘢痕，其余为阴性。

【泌尿系统 CT 检查】   仰卧位，横断位扫描，行泌尿系统 CT 平扫，冠状位、矢状位及三维重建加增强扫描（采用 GE64 排 CT 机）。增强扫描采用高压注射器经肘静脉注射非离子型碘对比剂，总量为 85 ～ 90ml，流速为 3.0 ～ 3.5ml/s，于注射后 30 秒、70 ～ 80 秒、

3～5分钟行皮髓质期、实质期、排泄期增强扫描。层厚5mm，层间隔5mm，螺距1。扫描范围自膈顶至髂骨翼水平。

【影像图片】　见图8-3-1。

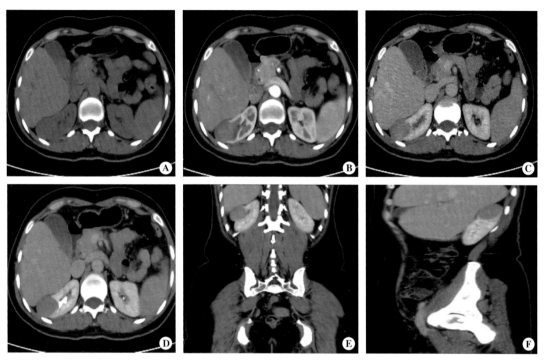

图8-3-1　右肾稍高密度占位

【问题】　根据临床资料与CT表现特点，该病例最可能的诊断为下列哪一项？

A. 肾母细胞瘤　　　　　　　　B. 肾嗜酸性细胞瘤

C. 后肾腺瘤　　　　　　　　　D. 乏血供肾血管平滑肌瘤

E. 乏血供肾癌

【答案】　C

【手术所见】　麻醉生效后，留置导尿管，患者取左侧卧位，于腋后线第12肋下缘切2cm小口，分开皮下、肌层、腰背筋膜，进入腹膜间隙，伸示指于其下，前推腹膜，置入自制气束，充气700ml，保留5分钟后取出。于腋前线第12肋下缘，腋中线髂嵴上2cm，各穿刺置入0.5cm及1.0cm Trocar。于腋后线置入1.0cm Trocar，缝合皮肤，防止漏气。看清膈肌顶及腰大肌，将肾周筋膜沿腰大肌表面上下推开，靠腰大肌上方打开肾周筋膜。将肾向内侧推离，找到肾动、静脉。将肾动、静脉分离出，分离表面及周围淋巴管并电凝切断，同法处理肾静脉周围淋巴管。游离肾周间隙，完全游离肾下极，再由肾下极逐步分离至肾上极，肿瘤位于肾中极，游离肾脏，分出输尿管，将输尿管周围及表面组织分离松解。游离出动脉，并使用动脉夹阻断肾脏血流，距肿瘤约0.5cm处环形切开肾包膜，用超声刀切开分离肾组织，切除肾肿瘤组织，送病理检查。

【病理所见】　（右肾肿瘤）光镜下见肿瘤细胞管状、腺泡状排列，细胞形态一致，

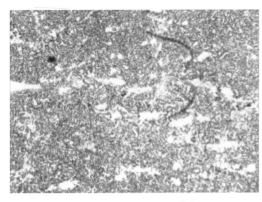

图 8-3-2　右肾肿瘤组织，HE 染色，×200

大小为 5cm×3.5cm×3cm（图 8-3-2）。免疫组化结果：WT1（−），CD57（+），Desmin（−），P504s（−），EMA（−），AE1/AE3（−），CK7（−），CK18（+），Vim（+）。

【病理诊断】　后肾腺瘤。

【影像诊断思路】

1. 诊断线索　本病例 CT 显示右肾中部有一类圆形肿块，边缘欠清，平扫呈等或稍高密度，呈外生性生长（图 8-3-1A），增强扫描皮质期病灶呈轻度强化（图 8-3-1B），髓质期及排泄期呈轻度延迟强化，无周围组织侵犯征象（图 8-3-1C～图 8-3-1F），病变特点为乏血供病变，提示肾良性或低度恶性乏血供肿瘤，结合患者为年轻女性，单肾肿块，应考虑为后肾腺瘤诊断，部分患者合并真红细胞增多症，结合血常规是否合并血红蛋白、红细胞计数增高，可支持诊断。

2. 读片思路

（1）定位诊断：一是确定病灶位于什么部位；二是明确病灶可能来源于什么组织结构。对于本病例来说，病灶位于右侧肾中部，肿块与肾皮质关系密切，组织来源于肾皮质，肾集合系统仅表现为推挤变形，脉管系统无受侵，肾周脂肪清晰。

（2）定性诊断：肾脏的病变种类较多。常见的良性肿瘤有乏血供肾血管平滑肌瘤、肾嗜酸性细胞瘤等。常见的恶性肿瘤：乳头状肾细胞癌、肾母细胞瘤、乏血供肾癌等。本病例可采用排除法诊断。首先，本病例中年女性患者。肾母细胞瘤是儿童期最常见的恶性肿瘤，成人罕见。其次，肾嗜酸性细胞瘤常见于老年人，CT 增强后肿瘤中央星芒状瘢痕或轮辐状强化为其特征性表现。因此，肾母细胞瘤和肾嗜酸性细胞瘤均可排除。再次，典型肾癌具有"快进快出"强化特征，与后肾腺瘤鉴别不难。后肾腺瘤的 CT 表现无特异性，多表现为突出于肾脏表面或位于肾实质内、形态规则、边界清楚、圆形或卵圆形、大小不一的实性或囊实性肿块，增强扫描后肿瘤呈轻度渐进性强化，强化程度低于邻近肾实质，20% 出现钙化，体积较大时可出现出血、坏死。其强化特点与乏血供肾血管平滑肌瘤相似，呈持续、延迟强化特点，易与后肾腺瘤混淆。但乏脂型肾血管平滑肌瘤以平滑肌为主，含有少量血管和微量脂肪时，CT 平扫时很难发现负值成分，可以帮助鉴别。而部分乏血供肾脏肿瘤如乳头状肾细胞癌，增强扫描后呈轻度不均匀或较均匀强化，与后肾腺瘤鉴别困难，尤其在后肾腺瘤基础上合并出现时，确诊必须依靠病理检查。

【诊断要点与鉴别诊断】

1. 诊断要点　后肾腺瘤是来源于生后肾组织的良性肿瘤，又称为胚胎性腺瘤、肾源性肾瘤；最早由 Brisicotti 于 1992 年提出并命名。1998 年 WHO 将其列入肾脏肿瘤病理分型肾腺瘤的一类，肾腺瘤是肾脏上皮源性良性肿瘤，包括肾嗜酸性细胞瘤、肾乳头状腺瘤、后肾腺瘤，以后肾腺瘤最为罕见。2004 年 WHO 将后肾腺瘤、后肾腺纤维瘤及后肾间质瘤归为一类，统称为后肾肿瘤。后肾腺瘤病因不明，任何年龄均可发病，50～60 岁多发，女性多见，男女比约为 1∶2.5，临床症状及体征均不明显，多因其他疾病就诊偶然发现，各项血液生化指标多无异常，有报道约 50% 的后肾腺瘤患者有红细胞增多症。后肾腺瘤可发生于肾脏的任何部位，皮质区多发，有或无包膜，其内可见坏死区或灶性出血。肿瘤较大时可突出肾轮廓之外或向内压迫肾脏集合系统，但极少引起肾盂、肾盏破坏和淋巴结转移。后肾腺瘤特点：①后肾腺瘤直径为 0.3 ～ 20cm，边界清楚，平扫呈等或稍高密度，增强扫描后较正常肾实质密度低。肿瘤平扫密度与肿瘤大小和（或）是否出现灶性坏死有关。②后肾腺瘤钙化少见，钙化形态多为点、片状钙化，此病例无钙化。③后肾腺瘤多为轻中度渐进性均匀或不均匀强化，并有延迟强化特点，后者是本病较为特异性征象。与本病例相符。

2. 鉴别诊断

（1）乳头状肾细胞癌：是第二常见的肾细胞癌亚型，占总数的 10% ～ 15%，多为分化程度较高的肿瘤，故其侵犯周围组织及远处转移少见。肾动脉造影示肿瘤内常无血管或少血管。肿瘤常发生出血、囊变及坏死、钙化等。影像学表现具有特异性，CT 多呈等密度，增强扫描后呈轻度进行性强化，强化程度低于肾实质，可见假包膜。在所有肾细胞癌中，乳头状肾细胞癌强化最不明显，且强化持续时间最长，原因可能为肿瘤间质内毛细血管稀疏，对比剂进入过少，且对比剂廓清缓慢。MRI 表现为 T_1WI 多呈等或低信号，T_2WI 呈低信号，增强呈持续性较均匀的轻度强化。强化呈高强化率的肾肿瘤可基本排除肾乳头状细胞癌。

（2）肾嫌色细胞癌：是肾细胞癌中的一种少见亚型，占肾细胞癌的 6% ～ 11%，病变多位于肾髓质，并向肾皮质及肾窦呈膨胀性生长，多为实质性圆形肿块，体积相对较大，边界清晰，可有浅分叶（图 8-3-3A），钙化较多见，而坏死、囊变相对较少见，30% 可见中央瘢痕，周围多伴有假包膜形成，增强呈"缓慢升高"型（图 8-3-3），可出现辐轮状强化，假包膜增强时显示清晰，且多完整，低度恶性，周围组织结构很少累及，预后较好。

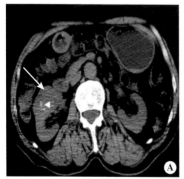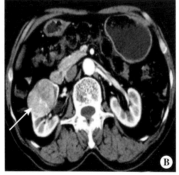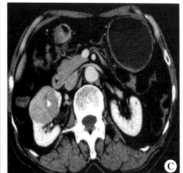

图 8-3-3　右肾不规则肿块，可见钙化

（3）乏脂型肾血管平滑肌脂肪瘤：肾血管平滑肌脂肪瘤是肾脏较为常见的良性肿瘤，常见于 40 ～ 60 岁女性，病理学上为一种无包膜的组织错构性肿块，由不同比例血管、平滑肌和脂肪组织构成。CT 和 MRI 检查发现肾实质不均质肿块内含有明确脂肪成分，通常不难做出诊断。当脂肪成分比例低于 20% 时影像学不易显示，称为乏脂型肾血管平滑肌

脂肪瘤，CT 检出率低，易导致误诊。CT 上可出现杯口征、劈裂征，病灶内无液化坏死，平扫时大部分呈均匀略高密度，肿块大于 4cm 时易出血，钙化少见，常是多中心的单侧肾脏多个病灶或双肾病灶均应考虑乏脂型肾血管平滑肌脂肪瘤的可能，瘤壁较厚，且扭曲呈血管瘤样改变，对比剂渗入需要一定时间，呈进行性强化。MRI 有利于肿块内脂肪成分的识别。

（4）肾嗜酸性细胞瘤：是一种少见的良性上皮性肿瘤，由 Zippel 于 1942 年首先报道，占肾小管上皮性肿瘤的 5%，本病 60 岁以上患者多见，男女比约为 2.6∶1，起源于肾皮质近曲小管上皮细胞，在镜下由致密的嗜酸性细胞组成，其特征为细胞呈实性、巢状或管状生长，细胞间间质透明并缺乏细胞，Hale 胶体铁染色呈阴性。通常无临床症状，常因影像学检查偶然发现，当肿瘤体积较大时，少数患者可有腰痛、血尿或腹部包块等临床表现。CT 平扫示肿块位于肾脏两极肾实质内，边界清晰，包膜完整；瘤体直径＜3cm 时，瘤体密度较均匀，多呈等、稍高密度，出血、坏死、囊变少见；直径＞3cm 时，瘤体内密度不均，出血、坏死、囊变较前者多见；钙化偶见；增强扫描动脉期肿瘤明显强化，随着时间的延长，肿瘤 CT 值逐渐上升，双期增强后表现为进行性强化方式，但其皮髓质交界区或实质期强化程度要明显高于嫌色细胞癌；部分瘤体内可见星芒状瘢痕，增强扫描瘢痕组织不强化为典型特点，另外较有特点的影像学表现包括皮髓质交界期辐轮样强化及节段性的强化反转。

（陈雨薇　热娜古力·艾克热木　赵　圆）

参 考 文 献

郭美琴，易自生，熊敏，等，2019. 后肾腺瘤的 CT 诊断. 实用放射学杂志，35（4）：669-671.
李芳云，莫蕾，唐秉航，等，2020. 后肾腺瘤的 CT 表现及文献复习. 实用放射学杂志，36（2）：255-258.
王宏飞，王庆峰，王东，等，2019. 后肾腺瘤的 MSCT 表现（附 3 例分析）. 医学影像学杂志，29（7）：1247-1249.
张晓辉，陈雪琴，陈萍，等，2019. 后肾腺瘤影像及病理对照分析. 中国临床医学影像杂志，30（5）：328-332.

病　例　8-4

【临床病史】　男性，22 岁。间断头痛 3 年，体检发现膀胱占位 1 月余。

【专科查体】　输尿管压痛点阴性。视诊：腹部无瘢痕，双肾区无隆起。耻骨上区无隆起。触诊：双肾未触及，肋脊点、肋腰点压痛阴性，膀胱位于耻骨下，触痛阴性，压痛阴性。叩诊：双肾区叩痛阴性。听诊：双肾动脉血管杂音阴性。

【泌尿系统 CT 检查】　采用 GE64 排螺旋 CT 扫描仪，扫描方式包括平扫及三期增强扫描，扫描层厚为 5mm，窗宽为 200 ～ 220HU，窗位为 40 ～ 50HU，电压 120kV，电流 280mA，增强扫描采用 300mg/ml 泛影葡胺或优维显静脉注射，注射剂量为 80 ～ 100ml，注药后立即行动脉期扫描，间隔 30 ～ 45 秒后行静脉期扫描，相隔同样时间行延迟期扫描。

【影像图片】　见图 8-4-1。

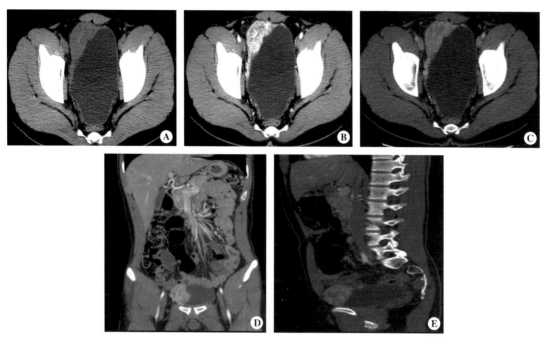

图 8-4-1 膀胱右前壁软组织密度肿块，密度不均匀，增强扫描动脉期病灶呈不均匀强化

【问题】 根据临床资料及影像学特点，该病例最可能的诊断为下列哪一项？

A. 脐尿管癌
B. 膀胱平滑肌瘤
C. 膀胱癌
D. 膀胱神经鞘瘤
E. 膀胱嗜铬细胞瘤

【答案】 E

【手术所见】 结节样物 1 枚，大小为 5.5cm×5cm×4.5cm，表面呈灰黄色，切面呈灰黄色、灰红色，质软。

【病理所见】 大体形态：结节样物 1 枚，大小为 5.5cm×5cm×4.5cm，表面呈灰黄色，切面呈灰黄色、灰红色，质软。镜下肿瘤细胞由多角形或圆形细胞排列，呈腺泡状，细胞质丰富，呈淡染或嗜酸性细颗粒状，细胞周围被毛细血管及纤维组织分隔，核大小不一，部分可见双核（图 8-4-2）。免疫组化结果：Syn（+），Cga（+），CD56（+），Ki-67（2%+）。

【病理诊断】 膀胱嗜铬细胞瘤。

【影像诊断思路】

1. 诊断线索 本病例的特点为年轻男性患者，以"间断头痛 3 年，体检发现膀胱占位 1 月余"为主诉入院。CT 影像表现：膀胱右前壁局部增厚并见软组织密度肿块，密度不均匀，形态欠规整，最大横截面约为 6.90cm×3.20cm，

图 8-4-2 膀胱组织，HE 染色，×200

CT 值约 34HU（图 8-4-1A），增强扫描动脉期病灶呈不均匀强化（图 8-4-1B），第二期病灶强化幅度稍减低，病灶周围可见迂曲小血管（图 8-4-1C）。

2. 读片思路

（1）定位诊断：膀胱嗜铬细胞瘤好发于膀胱三角区和后壁，其次是侧壁。膀胱超声提示，病灶多位于膀胱黏膜下或肌层内，以中低回声为主，外形多呈类圆形，边界清晰，彩色多普勒超声显示病灶内部血流信号极丰富；但超声检查受检查医师手法、经验、膀胱充盈情况等诸多因素影响，导致一些膀胱顶部或前壁小肿瘤漏诊，因此超声检查只作为初步筛查手段。CT 是诊断膀胱嗜铬细胞瘤最重要的检查方法，检出肾上腺及肾上腺外嗜铬细胞瘤的敏感度分别为 94% 及 82%。CT 平扫图像上膀胱嗜铬细胞瘤表现为向腔内外生长的类圆形肿块，密度较均匀，边界清晰（图 8-4-1A）。增强扫描后明显强化，内部可见不均匀密度减低区（图 8-4-1B）。典型 CT 表现为肿瘤出现环形钙化，肿瘤内出现坏死。同时 CT 可以很清楚地显示膀胱黏膜与肌壁的改变及局部侵犯、远处转移情况，为治疗方式选择提供依据。膀胱嗜铬细胞瘤与部分膀胱尿路上皮癌在 CT 表现上并无明显差异，因此 CT 对膀胱嗜铬细胞瘤诊断的特异性并不高。

（2）定性诊断：嗜铬细胞瘤定性诊断的生化指标为血浆和尿中游离儿茶酚胺及代谢产物浓度升高，因此，肾上腺类物质（MNS）和香草基扁桃酸测定可对膀胱异位嗜铬细胞瘤进行定性诊断，其中以血浆中 MNS 测定最为敏感，不受外界因素影响，对嗜铬细胞瘤的敏感度为 97%～99%，特异度为 82%～96%，是目前诊断嗜铬细胞瘤最有效的生化指标。该方法的局限性是隐匿型、无功能型膀胱嗜铬细胞瘤尿儿茶酚胺及其代谢产物可不增高。膀胱镜检查是最直观的定位检查，并可在膀胱镜下行肿瘤活检给予定性诊断。肿瘤在膀胱镜下表现为表面黏膜光滑完整，形态为半球形或椭圆形，基底广，黏膜充血潮红，但膀胱镜检查要小心操作，减少膀胱过度充盈及对肿瘤干扰，避免诱发肾上腺危象，且由于肿瘤多位于膀胱黏膜下或肌层，黏膜活检阳性率低且易出血。因此，膀胱镜下肿瘤活检术不推荐。膀胱放射性同位素碘苄胍（[131]I-MIBG）检查对膀胱异位嗜铬细胞瘤同样有定性及定位诊断作用，膀胱放射性同位素碘苄胍检查可发现直径不小于 0.4cm 的病变，其价值高于 B 超和 CT 检查，是术前定位、定性诊断及术后随访的重要方法。若患者有嗜铬细胞瘤全身症状表现，而 CT 检查在肾上腺区域扫描正常，要考虑膀胱嗜铬细胞瘤可能，要进行膀胱放射性同位素碘苄胍检查。

【诊断要点与鉴别诊断】

1. 诊断要点　嗜铬细胞瘤主要发生在肾上腺髓质，仅 10% 左右发生于肾上腺以外的部位，而膀胱是肾上腺以外的常发部位，占膀胱肿瘤的 0.06%～0.33%。膀胱嗜铬细胞瘤起源于膀胱壁的副神经节细胞，以后壁多见，三角区最少见。膀胱嗜铬细胞瘤为非上皮肿瘤，女性患者多于男性。临床症状为头昏、头痛、心悸、多汗、昏厥、排尿伴休克、视物模糊、无痛性肉眼血尿、阵发性高血压，以及部分女性出现月经持续不净假象，其中间歇性肉眼血尿及排尿时高血压发作加重最为典型。血尿主要由肿瘤表面血管扩张破裂或瘤体出血引起。这些症状可由膀胱充盈、下腹部触诊、排尿或者性交诱发，但也有因首发脑出血经检查确诊为膀胱嗜铬细胞瘤的报道。膀胱嗜铬细胞瘤根据临床表现分为症状型、隐匿型、无功能型。临床需结合儿茶酚胺代谢产物生化指标、CT、放射性同位素碘苄胍扫描、膀胱镜检查做出定性、定位诊断。影像学常表现为膀胱壁上突向腔内的实性肿物，边界较清，基底较宽。CT 平扫多表现为等或稍低密度软组织结节或肿块，出血、坏死、囊变多见，钙化少见。MRI 表现为 T_1WI 呈等信号或等偏高信号，T_2WI 和 T_2 FLAIR 呈稍高或高信号，可见"盐和胡椒样"点状高信号。DWI 呈高或稍高信号，ADC 值为（0.74 ～ 1.06）$\times 10^{-3} mm^2/s$，反映肿瘤组织不同程度扩散受限，增强扫描后病灶明显强化，并且可发现包膜样异常强化。

2. 鉴别诊断

（1）膀胱癌：是泌尿系统最常见的肿瘤。膀胱癌多为移行细胞癌，少数为鳞状细胞癌和腺癌，40 岁以上者多见，高发年龄为 50 ～ 60 岁，好发于成年男性。临床主要表现为无痛性血尿，可伴有尿频、尿急、尿痛等膀胱刺激症状。膀胱癌可发生于膀胱任何部位，以膀胱三角区及膀胱两侧壁多见。肿瘤较大或发生在膀胱颈部时可造成尿流阻塞，排尿困难，甚至出现尿潴留，可引起肾积水，出现腰酸、腰痛、发热等。影像学表现为膀胱腔内的乳头状、结节状病变，或膀胱壁不均匀局限性增厚，5% 的病灶可伴发钙化。MRI 平扫示 T_1MI 上呈稍等信号，T_2WI 上呈等或稍高信号，脂肪抑制序列上呈等或稍高信号。MRI 增强强化早于膀胱壁，增强扫描早期不均匀明显强化（图 8-4-3A ～图 8-4-3D），动态增强早期更易显示较小肿瘤和肿瘤侵犯膀胱壁的深度，MRI 可显示膀胱壁各层次，容易显示肿瘤在膀胱壁内外的侵犯程度、淋巴结转移，对于肿瘤分期更有优势。CT 平扫病灶与正常膀胱壁相比呈等或稍高密度（图 8-4-3E），增强动脉期肿瘤明显强化，强化程度一般高于正常的膀胱壁（图 8-4-3F），分泌期正常膀胱充盈对比剂，肿瘤局部表现为低密度充盈缺损（图 8-4-3H）。晚期肿瘤可突破膀胱壁侵犯周围组织及邻近器官，出现盆腔淋巴结转移。

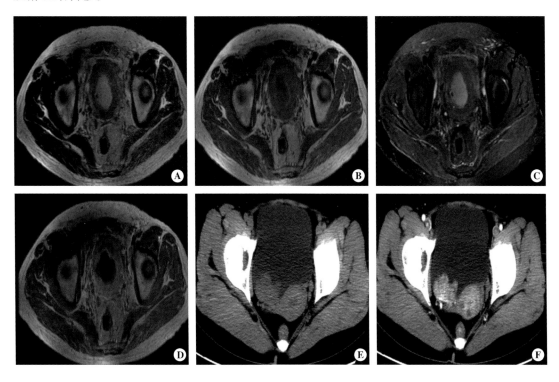

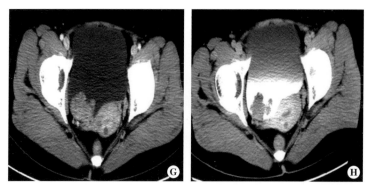

图 8-4-3 膀胱右后壁不规则软组织密度肿块，增强扫描早期不均匀明显强化

（2）脐尿管癌：脐尿管又称为脐正中韧带，是由胚胎早期的排泄器官尿囊退化所形成的一条索条状物，连接膀胱顶部与脐部，位于腹横筋膜与腹膜之间的疏松结缔组织内，即 Retzius 间隙。残存的脐尿管有癌变的可能，慢性炎症的长期刺激可导致脐尿管恶变形成脐尿管癌。作为恶性上皮肿瘤，脐尿管癌发病率极低，占所有膀胱肿瘤的 0.35% ～ 0.7%，好发于膀胱内或近膀胱的脐尿管端，好发年龄为 40 ～ 70 岁，男性多见。早期无症状，当病变突破膀胱黏膜时，可出现血尿、腹痛、尿路刺激症状，部分可伴脐部血性、脓性分泌物。影像学表现：肿块位于膀胱顶部或前壁沿腹中线，可为囊性、囊实性，囊壁厚薄不均，外缘不光整，囊内壁不规则（图 8-4-4A），增强扫描肿瘤实性部分及囊壁多呈中度以上强化，其内可见低密度无强化区，肿瘤常侵犯膀胱壁，致邻近膀胱壁增厚，并向膀胱腔内生长（图 8-4-4B，图 8-4-4C），但肿瘤的主体多位于膀胱腔外；肿瘤中央或周边可见钙化，呈点状、斑点状、条形或弧形；若观察到与病变相连的残存脐尿管多提示脐尿管癌，矢状面可更好地显示残存脐尿管（图 8-4-4D）。

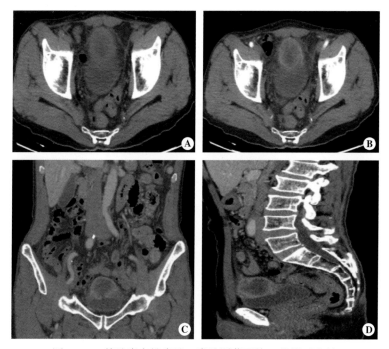

图 8-4-4 前壁囊实性病灶，囊壁厚薄不均，外缘不光整

（3）膀胱平滑肌瘤：是膀胱非上皮来源最常见的良性肿瘤，可发生于任何年龄，

30～50岁多见，女性多见。临床症状表现不一，主要取决于肿瘤的生长部位及大小，最常见的症状是尿路梗阻，其他症状包括尿路刺激及血尿等，少见的表现包括痛经、性交困难、顽固性盆腔痛和肾积水等。膀胱三角区及两侧壁多发，瘤体常呈圆形或椭圆形，膀胱平滑肌瘤根据其发展过程中与膀胱壁的关系分为腔内型、壁间型和腔外型。研究表明，腔内型最为常见，占63%，然后依次为腔外型（30%）和壁间型（7%）。CT平扫可见类圆形软组织密度肿块，膀胱充盈时肿块多突向腔内，多数边界清晰完整、密度均匀，体积较大时中央可见坏死，膀胱壁无浸润表现，膀胱壁走行柔和、自然，且壁周脂肪间隙清晰（图8-4-5A），增强扫描可呈轻、中等或无强化（图8-4-5B），病灶在造影剂充盈的膀胱内呈相对低密度（图8-4-5C）。MRI表现为肿瘤信号与肌肉信号一致，即T_1（图8-4-5D）和T_2（图8-4-5E）均呈低或等信号，具有特征性，T_1脂肪抑制序列（图8-4-5F）病灶呈高信号。当瘤体较大时，可因坏死、囊变而导致信号不均匀，但主体信号仍为肌肉信号。

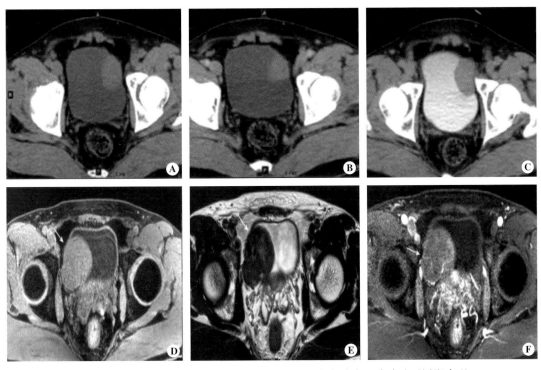

图8-4-5 左前壁类圆形软组织密度肿块，肿块突向腔内，膀胱壁无浸润表现

（4）膀胱神经鞘瘤：原发于膀胱的神经鞘瘤可发生于任何年龄，尤其以40～60岁的中青年居多，无明显性别差异，且多与神经纤维瘤病Ⅰ型有关。肿瘤生长缓慢，多数为良性，鲜有恶变（恶变率＜5%）。肿瘤以单发为主，好发于膀胱两侧壁及顶部，临床上主要以无痛性肉眼血尿为首发症状，或伴有排尿困难，偶有尿频、尿急等尿路刺激表现。出血的原因主要是肿瘤表面扩张的血管破裂，排尿困难则是由于肿瘤处于膀胱出口。影像表现肿瘤多为膀胱内边缘光滑的圆形肿块，突向腔内生长，呈囊性或囊实性，CT平扫呈等或稍低密度，伴多发边界清晰的囊变坏死区，囊变区多位于周围，增强扫描后实质成分呈明显渐进性强化且强化范围逐渐扩大，内可见散在小点状、针尖状强化血管，周围膀胱壁柔软。

（努尔阿米乃姆·努尔买买提 热娜古力·艾克热木 赵 圆）

参 考 文 献

Peng C，Siyuan BU，Xiong S，et al，2015. Non-functioning paraganglioma occurring in the urinary bladder：a case report and review of the literature. Oncol Lett，10（1）：321-324.

Sherwani P，Anand R，Narula MK，et al，2015. Concurrent nonfunctional paraganglioma of the ret-roperitoneum and urinary bladder：a case report with literature review. Indian J Radiol Imaging，25：198-201.

Spessoto LC，Vasilceac FA，Padilha TL，et al，2015. Incidental diagnosis of nonfunctional bladder paraganglioma. Urol Case Rep，17：53-54.

病 例 8-5

【临床病史】 女性，42 岁。盆腔无痛性包块 7 年。

【专科查体】 宫体：前位，如孕 9 周大小，质硬，表面凹凸不平，形态欠规整，活动可，无压痛；双侧附件：左侧附件区触及大小约 6cm 包块，边界清，表面光滑，活动可，无压痛；右侧未触及明显肿块。

【影像学检查】 采用 GE64 排螺旋 CT 扫描仪，扫描方式包括腹盆腔 CT 平扫及增强扫描，扫描层厚为 5mm，窗宽为 200～220HU，窗位为 40～50HU，电压 120kV，电流 280mA，增强扫描采用 300mg/ml 泛影葡胺或优维显静脉注射，注射剂量为 80～100ml，注药后立即行动脉期扫描，间隔 30～45 秒后行静脉期扫描。

【影像图片】 见图 8-5-1。

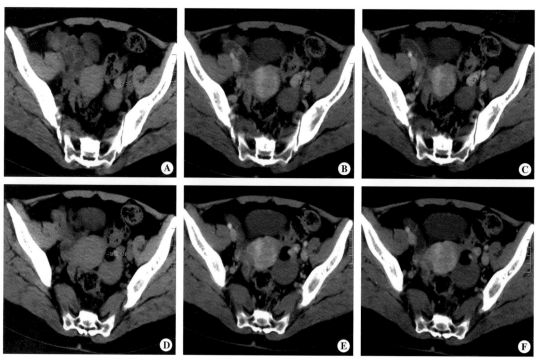

图 8-5-1 盆腔左侧形态不规则的软组织密度肿块，密度不均匀

【问题】 根据临床资料与 CT 表现特点，该病例最可能的诊断为下列哪一项？

A. 输卵管卵巢脓肿   B. 卵巢巧克力囊肿

C. 卵巢甲状腺肿   D. 浆液性囊腺瘤

E. 黏液性囊腺瘤   F. 卵巢囊腺癌

【答案】 C

【手术所见】 子宫前位，如孕9周大小，子宫后壁饱满，左侧卵巢囊性增大，大小约7cm×6cm×6cm，与同侧盆壁及部分肠管、网膜粘连，双侧输卵管及右侧卵巢外观正常。用穿刺吸引器刺入囊肿，见咖啡色囊液流出，吸净囊液，剥除囊壁，见囊肿为多房状，囊腔内另见子囊，子囊液呈稀薄淡黄色油脂样。

【病理所见】 （左侧卵巢囊肿）囊壁样组织一堆，大小为2.5cm×2cm×0.8cm，壁厚0.1～0.2cm，内外壁光滑，呈淡粉色，质韧。（左侧卵巢囊肿底部）不整组织一块，大小为1.4cm×1cm×0.8cm，似有包膜（图8-5-2），表面呈灰红色，切面呈灰黄色，质中。

【病理诊断】 （左侧卵巢囊肿底部）卵巢甲状腺肿。

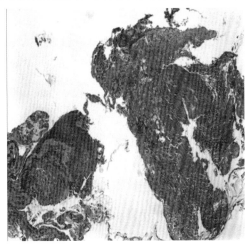

图8-5-2 左侧卵巢组织，HE染色，×40

【影像诊断思路】

1. 诊断线索 本病例为中年女性，以"盆腔无痛性包块7年"就诊。CT影像表现为盆腔左侧形态不规则的软组织密度肿块（图8-5-1A～图8-5-1D），密度不均匀，内部见类圆形脂肪密度区（图8-5-1D），其邻近区域见一结节状稍高密度影（图8-5-1A），增强扫描后不均匀强化（图8-5-1B，图8-5-1C），病变邻近的左侧卵巢静脉增粗（图8-5-1F），病灶与左侧附件关系密切。查体：左侧附件区触及包块。

2. 读片思路

（1）定位诊断：对于本病例来说，该病灶位于盆腔左侧，与子宫及邻近肠管分界清晰，子宫及邻近肠管边界光整，左侧卵巢静脉增粗，左侧卵巢显示不清，故基本可定位肿块来源于左侧附件区。

（2）定性诊断：卵巢甲状腺肿是一种罕见的卵巢肿瘤，是一种高度分化的单胚层畸胎瘤，发病率占卵巢肿瘤的0.1%～0.3%，占卵巢畸胎瘤的2.7%～3.0%，大多数卵巢甲状腺肿为良性肿瘤，恶变率几乎不到5%。卵巢甲状腺肿的病理诊断标准：①肿瘤完全以甲状腺组织构成；②肿瘤超过50%的成分由甲状腺组织构成；③肿瘤内的甲状腺组织小于50%，但临床症状出现甲状腺功能亢进，并且排除颈部甲状腺肿因素所致；④肿瘤标本中肉眼可见甲状腺组织，如滤泡等。卵巢甲状腺肿的年龄范围大多数发生于生育期，高峰年龄为45岁。患者多因月经不调、绝经后流血、腹痛不适等非特异性症状就诊，肿瘤常因体检发现盆腔包块就诊，临床上易误诊，部分患者会出现假Meigs综合征（Meigs syndrome），甚至伴血清CA125、CA199升高，但胸腔积液、腹水的出现并不一定提示为恶性肿瘤，此症状在肿瘤切除后迅速消失。功能性卵巢甲状腺肿的发生机制尚不明确，有学者认为可能与肿瘤中散在分布的高柱状甲状腺上皮细胞无关，而与促甲状腺素受体（TSHR）的表达相关。TSHR抗体刺激肿瘤内的甲状腺组织，导致甲状腺功能亢进。在卵巢甲状腺肿患者切除的卵巢标本中，镜下可见典型的甲状腺滤泡，免疫组化染色显示TSHR表达阳性。功能性甲状腺肿组织可摄取^{131}I、^{99m}Tc，切除肿瘤后，卵巢高摄取及甲状腺功能亢进症状也会随之消失。

【诊断要点与鉴别诊断】

1. 诊断要点

（1）多为单侧、边界清晰的分叶状或椭圆形肿块（图8-5-1D）。

（2）肿块密度以囊性为主，呈囊实性（囊性为主）或多囊性，纯实性少见；多囊性灶的各囊之间有分隔并有密度差异，但其分隔及囊壁光整、多均匀，很少出现不规则增厚或壁结节；其密度差异指病灶内有高密度囊腔（图8-5-1A），这与滤泡内富含的甲状腺球蛋白及甲状腺激素有很强衰减X线的能力有关；囊性部分见高密度区及实性成分中伴有钙化是卵巢甲状腺肿的典型CT表现。

（3）增强扫描实性成分（包括囊壁与分隔）有不同程度强化或呈甲状腺组织样明显强化（图8-5-1B）；病理上这些实性成分由成熟的甲状腺组织、大量血管和纤维组织组成。

（4）T_2WI上极低信号区和实性成分明显强化是卵巢甲状腺肿的两个典型MRI表现。

（5）卵巢甲状腺肿不含脂肪成分，如影像学发现脂肪成分，一般合并有皮样囊肿。

（6）临床症状不典型，识别CT、MRI影像特征，结合临床和实验室检查，有望提高诊断准确率，减少误诊。

2. 鉴别诊断

（1）卵巢子宫内膜异位囊肿又称为卵巢巧克力囊肿，可发生于单侧或双侧卵巢，常合并子宫腺肌症。大部分发生于育龄期妇女，26～40岁多见。20%无症状，多数表现为继发性渐进性痛经，也可表现为月经失调、不孕等。卵巢巧克力囊肿的主要病理变化为异位的子宫内膜随卵巢的功能变化，周期性出血和周围纤维化，使卵巢增大而逐渐形成单个或多个囊肿。因为囊肿内含有暗褐色黏稠陈旧性出血，状似巧克力液体。卵巢巧克力囊肿常伴有其周围组织的粘连。CT表现：①一侧或双侧卵巢附件区单囊或多囊性肿块（图8-5-3A～图8-5-3H），增强扫描"卵巢静脉征"提示病灶来源于卵巢；②囊肿可大可小，多囊者大小不一，囊肿簇拥聚集，典型表现为"卫星囊"样改变；③多数囊肿密度较高，部分为水样密度（图8-5-3A～图8-5-3C）或新鲜出血密度（图8-5-3D，图8-5-3E），多囊者由于囊内为不同时期出血，各囊之间密度高低不一，典型者囊肿内可见液液平面（图8-5-3D），上低下高，增强扫描示各期囊内均无强化（图8-5-3E）；④囊肿边缘清楚或模糊不清，囊内密度较高致内壁显示不清，增强扫描各期囊壁呈持续性强化，囊壁显示变清，囊壁均匀较厚；⑤肿块与子宫紧贴，并可与邻近肠管、膀胱、盆壁等粘连，常合并子宫腺肌病、子宫肌瘤，有时可见盆腔积液。卵巢巧克力囊肿的MRI表现多样，主要取决于出血量、子宫内膜细胞量及基质量、平滑肌增殖及纤维化等；MRI表现为囊壁厚薄不均匀、大囊肿周围伴小囊肿的"卫星囊"（图8-5-3F～图8-5-3I）、多序列中高信号、"囊壁缺口征"、部分囊肿因反复出血与周围组织粘连而呈现特征性的"尖角征"。T$_2$WI 序列上黑点征（图 8-5-3G）多为慢性出血的特异性征象。

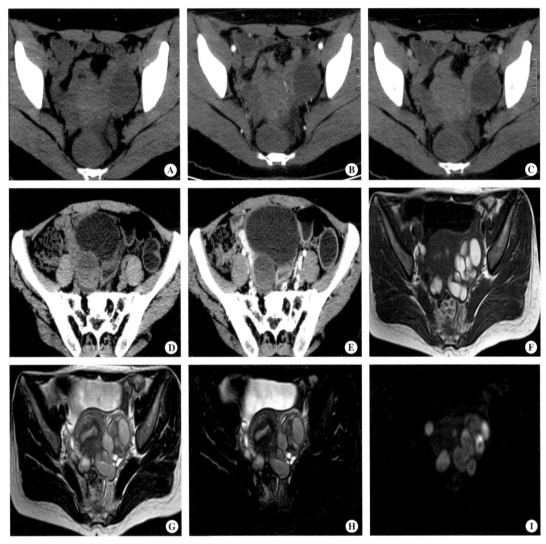

图 8-5-3 左侧卵巢附件区多囊性肿块，大小不一囊肿簇拥聚集，典型表现为"卫星囊"样改变

（2）盆腔脓肿或输卵管卵巢脓肿：常有腹痛、发热及白细胞计数升高等表现，抗感染治疗常有效；其 CT 表现为盆腔附件区多房或单房囊性为主的肿物（图 8-5-4A），输卵管卵巢脓肿为厚壁包绕（图 8-5-4B），囊壁呈分层状增强，边缘轮廓模糊（图 8-5-4B，图 8-5-4C），与周围结构粘连等征象显著高于良性肿瘤，而卵巢甲状腺肿多表现为边缘锐利的薄壁囊肿，轮廓清晰，与周围结构较少发生粘连。结合因炎症水肿及纤维增生造成的子宫骶骨韧带增厚，直肠周围、骶前间隙脂肪层密度增高及临床感染迹象有助于与卵巢甲状腺肿的鉴别。

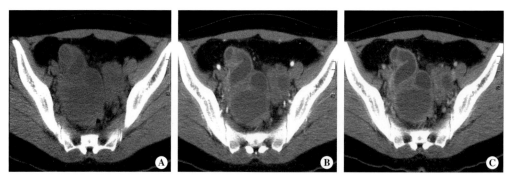

图 8-5-4   盆腔附件区多房肿物，厚壁包绕

（3）卵巢囊腺瘤：为良性卵巢肿瘤，生长缓慢，早期可无症状，瘤体增大可有盆腹部包块、腹部不适或隐痛及压迫症状，分为黏液性囊腺瘤和浆液性囊腺瘤。黏液性囊腺瘤好发于 25 ~ 40 岁的育龄期妇女。影像学表现：多呈单发、多房，各房大小不一，囊壁薄而不均匀，囊液黏稠，囊液内含蛋白质较多，各房之间的黏稠度也不一致，因此 CT 表现为子囊间密度差异可接近，也可很大（图 8-5-5A ~图 8-5-5D），囊壁或间隔可出现线样钙化，若出现一些小囊簇拥在大囊侧壁的征象，对诊断黏液性囊腺瘤有帮助，囊内可见子囊是黏液性囊腺瘤的特征性表现（图 8-5-5B ~图 8-5-5D），MRI 检查黏液性囊腺瘤由于黏蛋白的缘故在 T_1 加权上呈高信号，在 T_2 加权像上为更高信号，脂肪抑制序列上呈高信号（图 8-5-5E ~图 8-5-5G），使用 Gd-DTPA 后，囊壁及壁结节呈中等增强（图 8-5-5H ~图 8-5-5J）。浆液性囊腺瘤占卵巢良性肿瘤的 25%，常见于 30 ~ 40 岁，囊内充满淡黄色液体，囊壁光滑，多单侧，也可双侧，多不超过 10cm，其中单纯型多为单房，囊壁光滑，乳头型常为多房，囊内可见乳头，恶变率为 35% ~ 50%。影像学表现：囊壁及间隔薄而光整，囊液多呈水样密度，部分肿瘤囊壁可见乳头状结构，乳头中可见颗粒样钙化，增强扫描囊壁及间隔无明显强化，若乳头强化明显，多考虑恶变。

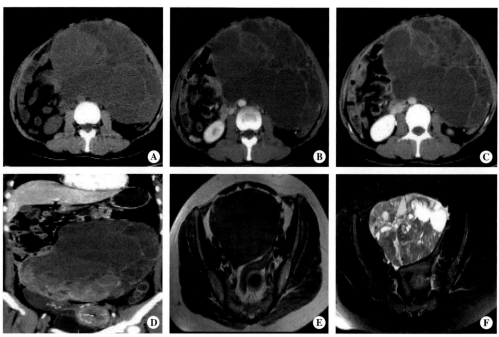

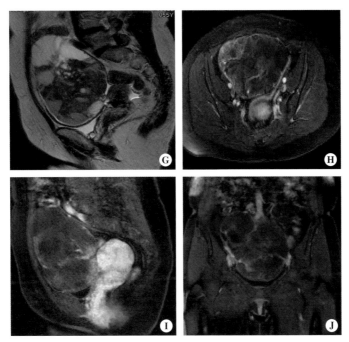

图 8-5-5　囊内可见子囊，子囊间密度有差异

（4）卵巢囊腺癌：好发于老年患者，多呈囊实性，囊壁或间隔不规则增厚，实性成分形态不规则，囊性区边界不光滑、锐利，临床表现为腹部迅速生长的肿块，合并有压迫症状，常伴血性腹水、消瘦、贫血、乏力、淋巴结增大等，CA125 明显增高，CT 及 MRI 表现为腹盆腔不规则肿块（图 8-5-6），内见多发不规则囊性部分，间隔、囊壁厚薄不均，可见明显的软组织密度成分（图 8-5-6A），增强扫描示囊壁、间隔和实性成分明显强化（图 8-5-6B），

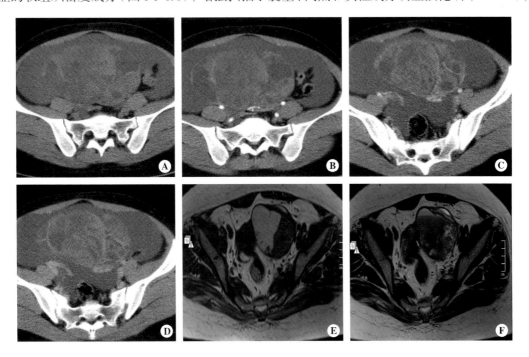

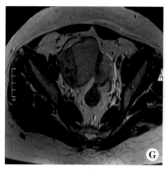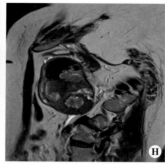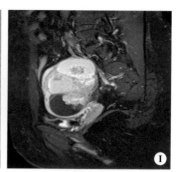

图 8-5-6　腹盆腔不规则肿块，内见多发不规则囊性部分，间隔、囊壁厚薄不均

肿瘤周围可见直接侵犯、腹膜腔种植、淋巴结转移、腹水等表现（图 8-5-6A ～图 8-5-6G）；
而卵巢甲状腺肿间隔光滑，多数不伴腹水，CA125 正常。

（帕热旦木·艾合麦提　热娜古力·艾克热木　赵　圆）

参考文献

林娜，熊美连，方如旗，等，2018. 卵巢甲状腺肿 MRI 和 CT 表现. 中国医学影像技术，34（5）：84-87.

Jin C，Dong R，Bu H，et al，2015. Coexistence of benign strumao varii pseudo-Meigs' syndrome and elevated serum CA125：case report and review of the literature. Oncol Lett，9（4）：1739-1742.

Lamblin G，Gallice C，Bournaud C，et al，2016. Benign strumao varii：report of 7 cases and review of the literature. Gynecol Obstet Fertil，44（5）：263-268.

Sitasuwan T，Hanamornroongruang S，Peerapatdit T，et al，2015. Coexistence of Graves disease and unilateral functioning struma ovarii：a case report. BMC Endocr Disord，15：68.

病　例　8-6

【临床病史】　男性，13 岁。尿频、尿急、排尿困难 10 余天。

【专科查体】　直肠指检：前列腺Ⅰ度增大，压痛阴性，无结节，表面光滑。

【影像学检查】　腹盆腔 CT 检查：仰卧位，扫描范围自膈顶至外生殖器，包括平扫及增强检查，层厚 5mm，层间距 5mm，矩阵 512×512；前列腺 MRI 检查：仰卧位，横断位扫描，包括 T_1WI、DWI、T_2WI 及 T_2WI 脂肪抑制序列，扫描层厚为 3mm，层间隔为 0.5mm，矩阵 512×512；辅以冠状位 T_2WI，矢状位 T_2WI 脂肪抑制序列，平扫后行横断位、冠状位及矢状位增强扫描。

【影像图片】　见图 8-6-1。

【问题】　根据临床资料与影像学表现特点，该病例最可能的诊断为哪一项？

A. 前列腺增生　　　　　　　　　　B. 前列腺肉瘤

C. 前列腺癌　　　　　　　　　　　D. 前列腺脓肿

E. 膀胱癌

【答案】　B

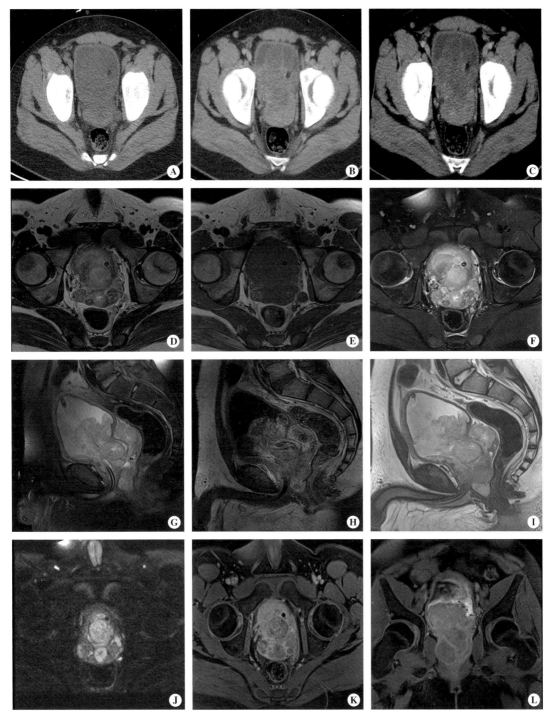

图 8-6-1 前列腺增大，形态异常，与膀胱分界不清，增强扫描后不均匀强化，可见斑片状低强化区

【手术所见】 前列腺穿刺活检。

【病理所见】 前列腺肿瘤活检，结合 HE 染色（图 8-6-2）及免疫组化结果诊断为胚胎性横纹肌肉瘤，Desmin（＋），Myogenin（＋），MyoD1（＋），SMA（－），S-100（－），

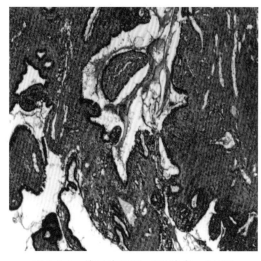

图 8-6-2　前列腺组织，HE 染色，×200

AE1/AE3（−），Vim（＋），CD34（−），Ki-67（30%+）。

【病理诊断】　前列腺胚胎性横纹肌肉瘤。

【影像诊断思路】

1.诊断线索　本病例的特点为 13 岁患儿，以"尿频、尿急、排尿困难 10 余天"就诊，CT 平扫示前列腺增大并形态异常，与膀胱分界不清，局部推压膀胱，腔内见突入其内的软组织肿块（图 8-6-1A），增强扫描后呈不均匀强化，可见斑片状低强化区（图 8-6-1B，图 8-6-1C），轴位最大截面约为 9.86cm×7.53cm。MRI 显示前列腺增大，伴有菜花状长 T_1、长 T_2 异常信号肿块，向前上突向膀胱（图 8-6-1D，图 8-6-1E，图 8-6-1I），脂肪抑制序列显示更清楚（图 8-6-1F，图 8-6-1G），DWI 上呈明显不均匀高信号（图 8-6-1J），增强扫描后不均匀强化（图 8-6-1H，图 8-6-1K，图 8-6-1L），矢状位肿块大小约为 11.92cm×7.36cm，肿块与膀胱及双侧精囊腺分界不清，后方与直肠前壁境界模糊，周围脂肪间隙浑浊，双侧盆壁见肿大并明显强化的淋巴结。

2.读片思路

（1）定位诊断：前列腺紧邻膀胱下缘，呈圆形或横椭圆形软组织密度，边缘光整；精囊腺位于膀胱后方、前列腺上缘，呈"八"字形软组织密度，边缘常呈小分叶状；因此当发现男性盆腔内异常肿块时，首先要根据冠状位、矢状位及邻近组织的边界是否光整等明确肿块与邻近组织的关系，如前列腺周围及直肠周围脂肪层密度增加为肿瘤外侵的表现，膀胱精囊角变窄或闭塞，则提示累及精囊腺，当侵及膀胱时，可见膀胱壁局部不规则增厚，当输尿管梗阻时则为侵及膀胱并累及输尿管膀胱交界的可靠指征；此外在 MRI T_2WI 序列上，可较为清楚地显示前列腺前肌纤维质、中央区、移行区和周围区；本例肿块与膀胱及双侧精囊腺分界不清，后方与直肠前壁境界模糊，周围脂肪间隙浑浊，考虑为受侵表现，双侧盆壁见肿大淋巴结，考虑转移。

（2）定性诊断：前列腺最常见的良性病变为前列腺良性增生，除此之外还有前列腺炎性改变及前列腺囊肿；而前列腺腺癌是前列腺最常见的恶性病变，约占前列腺恶性病变的 95%，除此之外，还有移行细胞癌、鳞癌及肉瘤；年龄是鉴别前列腺肿瘤的重要因素，前列腺增生及前列腺腺癌好发于老年患者，且随年龄增加发病率增高，而前列腺肉瘤则好发于青年人，75% 发生于 40 岁以内；此外，前列腺癌患者血 PSA 可明显升高，而前列腺肉瘤患者血 PSA 并无明显变化。本病例为 13 岁青少年，游离 PSA 为 0.01ng/ml（参考范围 0～2.5ng/ml），总 PSA 为 0.17ng/ml（参考范围 0～4ng/ml），均在正常范围，最终病理结果为胚胎性横纹肌肉瘤。

【诊断要点与鉴别诊断】

1.诊断要点　前列腺肉瘤在临床上罕见，在所有前列腺肿瘤中占 0.1%～0.2%，国内报道为 2.7% ～ 7.5%。根据病理分为三类：①肌源性肉瘤，如平滑肌肉瘤、横纹肌肉瘤；②梭形细胞肉瘤，如纤维肉瘤、梭形细胞肉瘤；③其他肉瘤，如黏液肉瘤、脂肪肉瘤、未分化肉瘤等。其中横纹肌肉瘤最常见（好发于儿童和青少年），占前列腺肉瘤的 42%，平滑肌肉瘤占 25%（好发于成人）。早期临床症状不明显，临床上较易误诊，常表现为与前列腺增生相似的排尿困难，可有血尿、血精、急性肾衰竭、排便困难，晚期出现全身多处转移，转移以肺、肝和骨最常见。直肠指检前列腺增大明显，有囊性或波动感，表面多光滑，结节不明显，与前列腺癌质地不同。血 PSA 的检查敏感性和特异性均不高。以上三类的影像学表现并无明显差别。

前列腺肉瘤的 CT、MRI 表现：①正常前列腺结构消失，中央带与外周带分辨不清，相应区域见软组织肿块，平均径线多为 5 ～ 10cm，多源于前列腺中央带。②病灶多单发，形态可呈圆形、类圆形、分叶状或不规则，但大多数边界较清晰。③肿块中央区密度 / 信号多不均匀，常伴坏死（可能与肿块恶性程度高、生长速度快有关），可伴出血，钙化极少见，未见脂肪成分。CT 平扫多为不均匀密度减低区（与周围肌肉密度相比），其内坏死为液体密度灶。MRI 平扫多为等或稍长 T_1、稍长 T_2 为主的混杂信号，其内坏死为长 T_1、长 T_2 信号，T_2WI 上部分病灶边缘可见完整或不完整的低信号的假包膜。当肿块体积较小时，密度 / 信号常较均匀。DCE 提示肿瘤实性部分血供丰富，呈明显、不均匀强化，以动脉期强化为主，部分病灶内见较粗大的动脉血管，静脉期及延迟期仍有强化，囊变、坏死区无强化。时间 - 信号强度曲线多呈平台型，少部分为流出型。④DWI：表现为弥散受限，ADC 值降低。⑤MRS：正常前列腺组织 MRS 表现为 Cit 峰最高，Cho 峰次之，肌酸（Cre）峰较低。前列腺肉瘤来源于间质组织，肿瘤中膜转换和细胞增殖增加，Cho 峰明显升高，Cho 峰高于 Cit 峰，Cho/Cit 值明显增加。⑥易侵犯邻近、远处组织，35% ～ 51% 的病例在诊断时可见腺体外转移，最常见部位为精囊腺、膀胱、直肠；淋巴转移最常见于盆腔内。横纹肌肉瘤远处转移以肺最多见，其次为骨，平滑肌肉瘤常见于肺和肝脏；骨转移主要表现为溶骨性骨质破坏。

2. 鉴别诊断

（1）前列腺癌：为老年男性常见的恶性肿瘤，主要发生在外周带，大多为腺癌。PSA 值为 15 ～ 20ng/L 时前列腺癌的可能性大。播散途径：①直接蔓延，由于坚实的前列腺会阴筋膜将前列腺后部与直肠前壁分隔，故很少直接侵犯直肠。②淋巴转移，闭孔内淋巴结、腹膜后主动脉旁淋巴结转移常见。③血行转移，前列腺周围有丰富的静脉丛，与椎旁静脉丛相连，血行转移常见，以骨转移占首位。CT 表现为早期局限于包膜内时可无异常表现，或前列腺外形局限性膨隆。肿瘤穿破包膜，表现为前列腺变形，局限性外凸或呈分叶状，密度不均匀。肿瘤累及精囊腺和膀胱时两侧明显不对称，膀胱精囊腺角消失是肿瘤向外侵袭的重要征象，增强扫描病灶中等程度强化，一般低于正常区。MRI 表现为 T_1WI 呈等或稍高信号（图 8-6-3A），T_2WI 上表现为高信号的外周带内出现低信号灶（图 8-6-3B），动态增强曲线呈流出型，癌灶早期明显强化，DWI 序列病变常为高信号（图 8-6-3C），ADC 图上病变常呈低信号（图 8-6-3D）MRS 见 Cho 峰明显高于 Cit 峰；MRI 是前列腺疾病的最佳影像学检查方法。

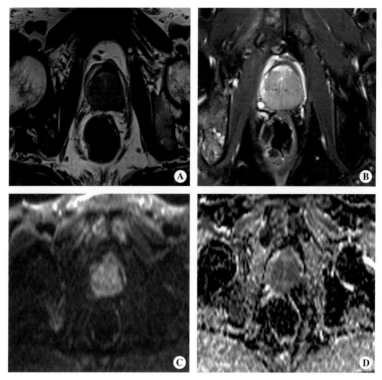

图 8-6-3　肿瘤穿破包膜，表现为前列腺变形、局限性外凸或呈分叶状

（2）前列腺脓肿：好发于 40 岁以上男性，通常认为是急性前列腺炎的一种后遗症，是急性前列腺炎未得到及时治疗或治疗不当，使其隐匿发展，逐渐形成前列腺微小脓肿，最终成为前列腺脓肿。细菌可通过血液、淋巴及直接蔓延三种途径侵入前列腺。前列腺脓肿的致病因素包括全身性疾病、膀胱出口梗阻、尿道器械检查和留置导尿管，糖尿病是最常见的全身性易感因素。临床主要症状为发热、下尿路梗阻、尿频、尿急、尿痛、会阴区疼痛等，部分患者可表现为急性尿潴留、尿道直肠瘘等，严重者可引起败血症，少数患者可表现为阴茎异常勃起；脓肿于尿道部破溃，则可引起尿道产生大量脓性分泌物；直肠指检可表现为前列腺触及饱满，压痛明显，部分患者前列腺可触及波动感，但直肠指检无波动感并不能除外前列腺脓肿。CT 检查平扫呈液性密度，内部可见积气（图 8-6-4A），增强扫描后脓肿壁明显均匀强化，周围脂肪间隙可见浑浊积液，邻近精囊腺可有炎性改变（图 8-6-4B，图 8-6-4C）。前列腺脓肿不同病理时期 MRI 表现也不同，在影像学表现上呈多样性，MRI 表现取决于脓肿腔内结构及脓肿壁结构，典型前列腺脓肿脓腔为坏死液化组织，脓肿壁为纤维肉芽组织，脓肿常呈类圆形，脓腔 T_1WI 呈低信号，T_2WI 呈高信号，脓肿壁 T_1WI 呈等或稍高信号，脓腔内分隔 T_2WI 呈低信号，增强脓肿边界清晰，脓肿壁及分隔明显强化，分隔可不完整，脓肿壁厚薄均匀，边缘光滑，脓腔不强化。脓液内有炎性细胞和纤维素的碎屑时，T_1WI 呈点、斑状高信号，T_2WI 示高信号区有不规则稍低信号。DWI 呈明显高信

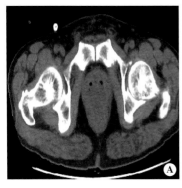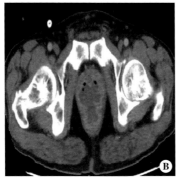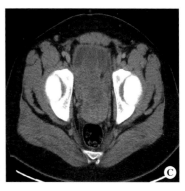

图 8-6-4 平扫呈液性密度，内部可见积气，增强扫描后脓肿壁明显均匀强化

号是其特征性表现，MRS 常在正常范围。

（3）前列腺增生：为良性病变，好发于老年人，病变起源于移行带，尤其是后尿道旁。前列腺体积增大，增生的组织呈结节状，正常前列腺组织受挤压形成假包膜，大的结节可突入膀胱。临床表现为尿频、尿急、排尿困难、尿流变细等，症状呈进行性加重，甚至发展为尿潴留。直肠指诊前列腺体积增大，中央沟变浅或消失。CT 表现为前列腺体积增大，边缘光滑，与邻近组织器官分界清晰，外形可有分叶改变，增大的前列腺压迫尿道并突入膀胱，表现为膀胱内密度均匀或不均匀肿块。前列腺内可见小的囊样低密度区及钙化点，增强扫描增生的前列腺呈明显强化，出现变性时，可表现为前列腺内不均匀低密度。MRI 表现为前列腺体积增大，主要为中央区和移行区体积增大，增生结节边界清晰，似见包膜。前列腺增生结节组织学分型为腺体增生 / 扩张和间质肌纤维增生。增生结节在 T_1WI 上呈均匀低信号（图 8-6-5A），在 T_2WI 上的信号取决于腺体与间质比（图 8-6-5B），高信号结节富含充满分泌液、呈囊样扩张的腺体，混合型或间质较多的结节呈 T_2WI 低信号，难以与前列腺癌相鉴别，间质型增生结节在 T_2WI 上呈低信号，DWI 序列弥散受限（图 8-6-5C），增强扫描后呈早期强化；ADC 可区分前列腺癌与腺体型增生结节（图 8-6-5D），在一定程度上可区分间质型增生结节。

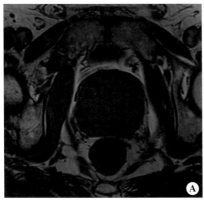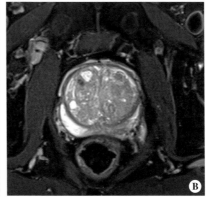

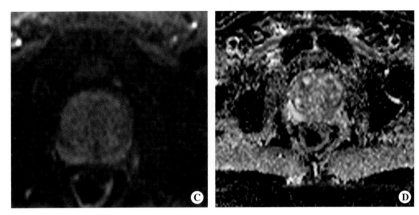

图 8-6-5   前列腺体积增大，边缘光滑，与邻近组织器官分界清晰

（柳俊杰   热娜古力·艾克热木   赵   圆）

参 考 文 献

王微微，陈燕，郭晨光，等，2007. 前列腺肉瘤的 CT 及 MRI 表现（附 4 例报告及文献复习）. 实用放射学杂志，23（12）：
1659-1661.

中华放射学杂志前列腺疾病诊疗工作组，中华放射学杂志编辑委员会，2014. 前列腺癌 MR 检查和诊断共识 . 中华放射学杂志，
48（7）：531-534.

Pirimoglu B，Vining DJ，2015. CT Imaging findings of metastatic spindle cell sarcoma of prostate：a case report and review of the
literature. Eurasian J Med，47（2）：145-150.

第九章 骨肌系统

病 例 9-1

【临床病史】 女性，17 岁。右侧颈部肿痛 20 天，加重 1 天。

【专科查体】 脊柱生理曲度存在，脊柱第 2 颈椎、第 3 颈椎压痛、叩击痛。右侧颈部可触及约 3cm×2cm 包块，边界不清，局部压痛明显，双上肢皮肤感觉对比无明显差异，双侧三角肌肌力对比无明显差异，均为 5 级，双侧肱二头肌肌力对比无明显差异，均为 5 级。

【颈部 MRI 检查】 仰卧位，横断位扫描，包括 T_1WI、T_2WI 及 T_2WI 脂肪抑制序列，扫描范围自小脑至第 3 胸椎椎体，扫描层厚为 3.5mm；辅以冠状位 T_2WI、矢状位 T_2WI 脂肪抑制序列。

【影像图片】 见图 9-1-1。

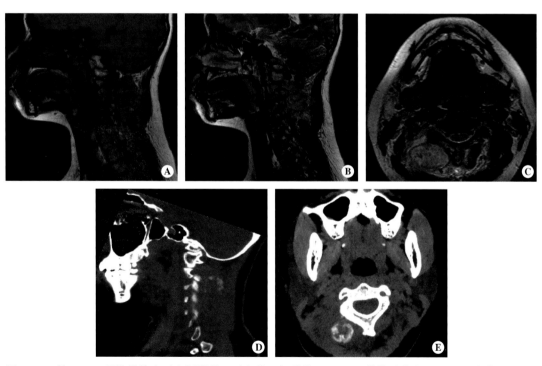

图 9-1-1 第 2～4 颈椎椎体水平右侧附件区后方软组织肿块，T_1WI 以等信号为主、T_2WI 稍高信号为主，病灶周围软组织内可见斑片状长 T_1 长 T_2 信号、脂肪抑制序列呈高信号，脂肪抑制序列第 2 颈椎椎体右侧附件区内斑片状稍高信号，CT 平扫第 2 颈椎椎体右侧缘骨皮质增厚，同水平颈部右侧软组织内可见环状及壳状致密影

【问题】 根据临床资料与 MRI 表现特点，该病例最可能的诊断为下列哪一项？

A. 骨化性肌炎　　　　　　　　B. 截瘫后软组织钙质沉积症

C. 关节、滑膜软骨瘤　　　　　D. 进行性骨化性肌炎

【答案】　A

【手术所见】　右侧颈椎旁病变组织，送病理检查。

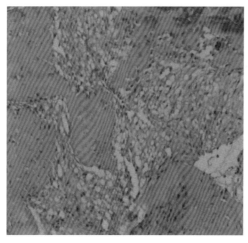

图 9-1-2　右侧颈椎旁组织，HE 染色，×200

【病理所见】　右侧颈椎旁灰白色病变组织，质地硬（图 9-1-2）。

【病理诊断】　骨化性肌炎。

【影像诊断思路】

1. 诊断线索　MRI 平扫可见第 2～4 颈椎椎体水平右侧附件区后方软组织肿块，T_1WI 以等信号为主（图 9-1-1A），T_2WI 以稍高信号为主（图 9-1-1B），病灶周围软组织内可见斑片状长 T_1 长 T_2 信号、T_2WI 像上第 2 颈椎椎体右侧附件区内见斑片状稍高信号（图 9-1-1C）。

CT 平扫见第 2 颈椎椎体右侧缘骨皮质增厚，局部欠连续，同水平颈部右侧软组织内可见混杂密度占位，可见环状及壳状致密影（图 9-1-1D，图 9-1-1E）。右侧鼻腔内可见长柱状软组织密度影，病变密度欠均匀，CT 值为 31～221HU。

2. 读片思路

（1）定位诊断：一是确定病灶位于什么部位；二是明确病灶可能来源于什么组织结构。对于本病例来说，软组织肿块主要位于第 2～4 颈椎椎体水平右侧附件区后方软组织内。

（2）定性诊断：软组织结构多样，病变复杂。常见的病变有软组织钙化、骨化性疾病、进行性骨化性肌炎、肿瘤样钙质沉积症、软组织炎症、软组织损伤、骨外软组织骨肉瘤、骨外软骨肉瘤、皮质旁骨肉瘤等。假如患者自述有明确的外伤，受伤部位短期内出现疼痛性肿块，加之平片或 CT 显示外围性钙化，容易想到骨化性肌炎的诊断。本病例可借助辅助检查诊断，首先本病例为青年女性患者，X 线检查示颈椎生理曲度变直，右侧颈部肿胀，伴有疼痛不适，CT 显示第 2 颈椎椎体右侧缘骨皮质增厚，局部欠连续，同水平颈部右侧软组织混杂密度肿块；MRI 显示第 2～3 颈椎椎体水平右侧附件区软组织内占位并周围软组织水肿，累及第 2 颈椎椎体右侧横突骨质。病理诊断为骨化性肌炎。

【诊断要点与鉴别诊断】

1. 诊断要点　本病例为青年女性患者，右侧颈部肿胀，伴有疼痛不适，CT 显示第 2 颈椎椎体右侧缘骨皮质增厚，局部欠连续，同水平颈部右侧软组织混杂密度肿块，MRI 显示第 2～3 颈椎椎体水平右侧附件区软组织内占位并周围软组织水肿，累及第 2 颈椎椎体右侧横突骨质。病理诊断为骨化性肌炎。

2. 鉴别诊断

（1）关节、滑膜软骨瘤：X 线平片很有价值，如软骨类肿瘤出现环形或弧形钙化有助于定性诊断，且钙化越多、分布越均匀，表明分化越好（图 9-1-3A）。CT 对病变内部细微变化显示更清（图 9-1-3B，图 9-1-3C）。

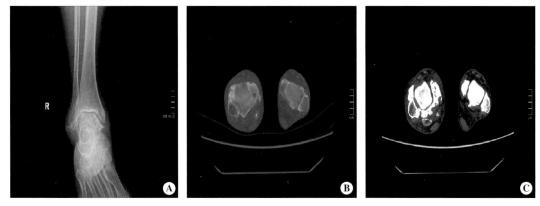

图 9-1-3　右侧踝关节间隙变窄，关节面硬化，胫骨远端可见囊状影，右踝软组织内可见钙化

（2）骨肉瘤：好发于青少年，好发部位为股骨远端、胫骨近端和肱骨近端的干骺端，主要症状为局部疼痛，夜间尤重，肿瘤表面皮温增高，静脉怒张。X 线检查示有骨质破坏，骨膜反应明显，可见 Codman 三角或呈"日光射线"形态（图 9-1-4）。MRI 有良好的软组织分辨率，MRI 示左侧股骨远端骨质破坏，呈混杂长 T_1，混杂长 T_2 信号，脂肪抑制序列呈稍高信号，周围形成软组织肿块，呈混杂稍长 T_1 稍长 T_2 信号，脂肪抑制序列呈稍高信号，周围可见骨膜增生（图 9-1-4A ～图 9-1-4E）

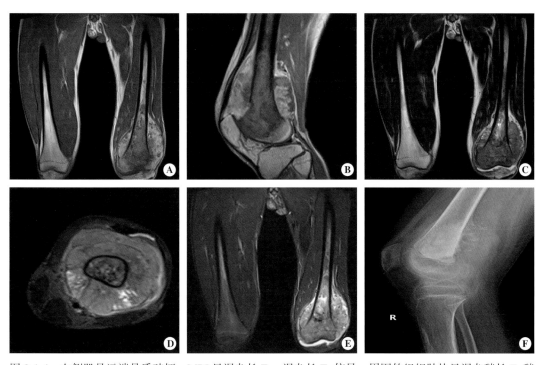

图 9-1-4　左侧股骨远端骨质破坏，MRI 呈混杂长 T_1，混杂长 T_2 信号，周围软组织肿块呈混杂稍长 T_1 稍长 T_2 信号，脂肪抑制序列呈稍高信号，周围骨膜反应明显，X 线检查可见 Codman 三角

（3）肿瘤样钙质沉积症：好发于青壮年，女性多发于男性，X 线检查可见大关节周围的结节状钙化肿块，常融合成巨大菜花状。CT 上肿块内部可呈多囊状，囊腔中心呈低密度，

囊壁可见薄层钙化或呈高密度线样结构，也可表现为高密度实性结节影。MRI 上 T_1WI 呈不均匀低信号结节，T_2WI 呈混杂高信号。

（4）软组织炎症：以软组织脓肿多见，CT 可表现为软组织肿胀，皮下脂肪层模糊及呈网状影，软组织内可见圆形或类圆形、分叶状肿块，中央坏死、液化区呈水样密度，可见气体或气液平面。增强扫描坏死灶周围可出现环状强化。MRI 可清楚显示脓肿轮廓及边缘，脓肿一般呈圆形或类圆形，可有分叶。中央液化、坏死区多呈长 T_1 长 T_2 信号，可见气体或气液平面。

（5）截瘫后软组织钙质沉积症：病史明确，常截瘫或烧伤后 6 个月因长期卧床、血液淤滞导致血管钙化。

（黄志兰　邵　华　贾文霄）

参 考 文 献

刘付滴，蔡厚洪，李春雨，等，2020.神经源性骨化性肌炎的临床诊治分析.智慧健康，10：100-101，104.

罗晓，李文安，毕诗城，2019.肌骨超声、多层螺旋CT应用于肱三头肌肌腱断裂伴骨化性肌炎临床诊断价值.中国CT和 MRI 杂志，17（10）：133-134，152.

马东华，刘康，安宁，2019.青少年重型骨化性肌炎1例.实用医学杂志，35（5）：844.

全肖文，陈伟观，刘苏，等，2020.局限性骨化性肌炎3例报道并文献复习.南通大学学报（医学版），1：97-98.

杨超凡，谢书强，张松健，等，2019.手术治疗左肱骨近端巨大骨化性肌炎一例.中华手外科杂志，1：42-43.

病 例 9-2

【临床病史】　男性，13 岁。右侧大腿疼痛不适 2 个月，加重伴有肿胀半个月。

【专科查体】　皮温稍高，右侧大腿中段压痛明显。

【X 线检查】　右股骨中段骨质破坏并有骨膜反应。

【右侧股骨 MRI 检查】　仰卧位，横断位扫描，包括 T_1WI、T_2WI 及 T_2WI 脂肪抑制序列，扫描范围自骨盆至双膝关节，扫描层厚为 4mm；辅以冠状位 T_1WI、冠状位 T_2WI 脂肪抑制序列，矢状位 T_1WI、T_2WI 平扫后行横断位及冠状位增强扫描。

【影像图片】　见图 9-2-1。

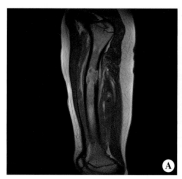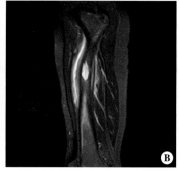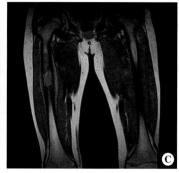

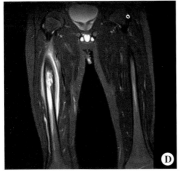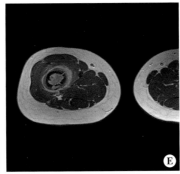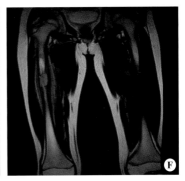

图 9-2-1 右侧股骨中段骨干可见溶骨性骨质破坏影，MRI 示病变

【问题】 根据临床资料与 MRI 表现特点，该病例最可能的诊断为下列哪一项？

A. 尤因肉瘤　　　　　　　　　　　　B. 慢性骨髓炎

C. 朗格汉斯细胞组织细胞增生症

【答案】 C

【手术所见】 右侧股骨中段增生骨膜组织，留取送病理检查。

【病理所见】 右侧股骨中段增生骨膜组织，髓腔内黄褐色病变组织（图 9-2-2）。

【病理诊断】 朗格汉斯细胞组织细胞增生症。

【影像诊断思路】

1. 诊断线索 X 线检查可见右侧股骨中段骨干溶骨性骨质破坏影，边界尚清，其内密度欠均匀，病灶沿着骨干长轴生长，局部侵犯骨皮质。

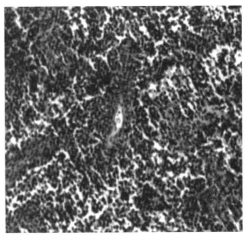

图 9-2-2 右侧股骨中段组织，HE 染色，×200

MRI 平扫可见右侧股骨干中上段骨质内形态欠规则的团块状等 T_1 混杂稍长 T_2 信号（图 9-2-1C，图 9-2-1F），脂肪抑制序列呈高信号（图 9-2-1B，图 9-2-1D），局部骨膜呈层状增生，脂肪抑制序列上邻近肌肉软组织内可见大片状高信号，增强扫描后（图 9-2-1A，图 9-2-1E）上述病灶呈明显不均匀强化。

2. 读片思路

（1）定位诊断：一是确定病灶位于什么部位；二是明确病灶可能来源于什么组织结构。对于本病例，病变部位在右侧股骨中段骨干。

（2）定性诊断：股骨病变种类较多，如急慢性骨髓炎、良性骨肿瘤、恶性骨肿瘤，本病例为青少年男性，专科查体为皮温稍高，右侧大腿中段压痛明显。根据临床特征及各种检查提示本例疾病为朗格汉斯细胞组织细胞增生症。

【诊断要点与鉴别诊断】

1. 诊断要点　本例患者为青少年男性，右侧大腿疼痛不适 2 个月，加重伴有肿胀半个月。专科查体为皮温稍高，右侧大腿中段压痛明显。X 线检查提示右侧股骨中段骨质破坏并有骨膜反应。MRI 平扫可见右侧股骨干中上段骨质内可见形态欠规则的团块状等 T_1 混杂稍长 T_2 信号，脂肪抑制序列呈高信号，局部骨膜呈层状增生，脂肪抑制序列上邻近肌肉软组织内可见大片状高信号，增强扫描后上述病灶呈明显不均匀强化。病理可见右侧股骨中段增生骨膜组织及髓腔内黄褐色病变组织。根据临床特征及各种检查提示本例疾病为朗格汉斯细胞组织细胞增生症。

2. 鉴别诊断

（1）尤因肉瘤：病变范围广泛，表现为边界不清的虫蚀样骨质破坏，不出现小钻孔样骨质破坏；骨膜反应二者均呈葱皮样，并可有 Codman 三角形成，尤因肉瘤的骨膜反应不成熟，密度较低，骨膜反应与骨皮质之间无透亮线（图 9-2-3）。

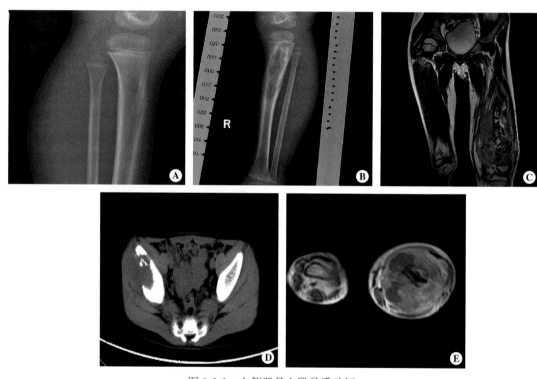

图 9-2-3　左侧股骨上段骨质破坏

（2）急性骨髓炎：有红肿热痛病史，较容易鉴别，慢性骨髓炎有急性发作病史，增生硬化（图 9-2-4）、骨干变性明显，窦道较宽，轮廓不规则，皮肤有脓液流出。

（3）骨肉瘤：好发于青少年，好发部位为股骨远端、胫骨近端和肱骨近端的干骺端，主要症状为局部疼痛，夜间尤重，肿瘤表面皮温增高，静脉怒张。X 线检查显示有骨质破坏，骨膜反应明显，可见 Codman 三角或呈"日光射线"形态（图 9-2-5）。

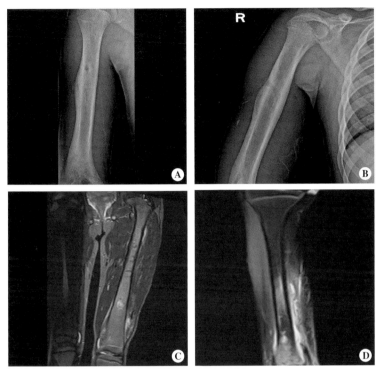

图 9-2-4 右侧肱骨中段骨质硬化，密度欠均匀

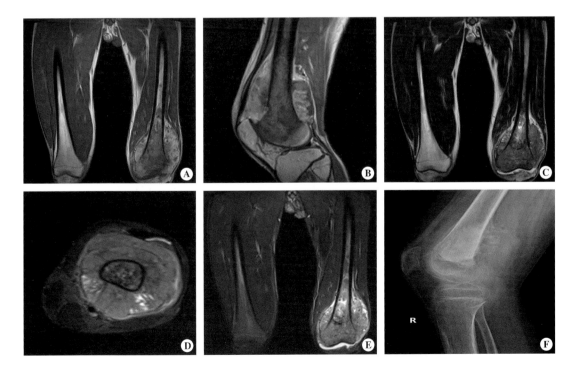

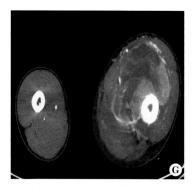

图 9-2-5　左侧股骨远端骨质及周围软组织病变，密度欠均匀

（熊　鑫　邵　华　贾文霄）

参考文献

范枝俏，潘耀柱，刘萍，等，2020.朗格汉斯细胞组织细胞增生症的研究进展.中国实验血液学杂志，28（1）：354-358.

冯育洁，赵俊英，2020.朗格汉斯细胞组织细胞增生症并发多系统受累.临床皮肤科杂志，49（3）：153-156.

黄乐珍，姜王妹，邱乾德，2020.成年人骨骼朗格汉斯细胞组织细胞增生症的影像学表现.中国医师进修杂志，1：61-65.

裴荣荣，张荣辉，孙玲，2020.成人朗格汉斯细胞组织细胞增生症临床特征分析.河南医学研究，29（17）：3094-3097.

Papadopoulou M，Panagopoulou P，Papadopoulou A，et al，2018. The multiple faces of Langerhans cell histiocytosis in childhood：a gentle reminder. Mol Clin Oncol，8：489-492.

病　例　9-3

【临床病史】　　男性，42岁。右侧内踝肿大伴疼痛1年半余，右侧内踝包块切除术后1年。

【专科查体】　　右踝关节疼痛，右踝可见15cm陈旧手术瘢痕，内侧局部压痛阳性，踝关节活动受限，皮温高。膝腱反射左侧（++）、右侧（++）；跟腱反射右侧（++）。

【右侧股骨MRI检查】　　仰卧位，矢状位扫描，包括T_1WI、T_2WI及T_2WI脂肪抑制序列，扫描范围自胫腓骨中段至足底，扫描层厚为3mm；辅以轴位T_2WI，轴位T_2WI脂肪抑制序列，平扫后行矢状位及轴位增强扫描。

【影像图片】　　见图9-3-1。

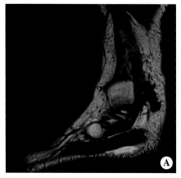 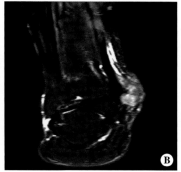 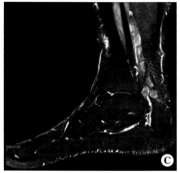

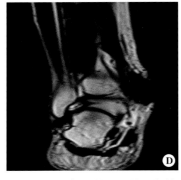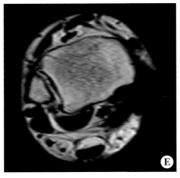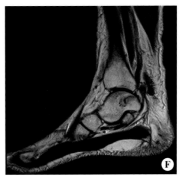

图 9-3-1　右侧跟骨、距骨、胫骨内踝骨质内可见斑片状稍长 T_2 信号，脂肪抑制序列呈稍高信号，右踝关节腔及关节囊内形成积液

【问题】　根据临床资料与 MRI 表现特点，该病例最可能的诊断为下列哪一项？

A. 色素沉着绒毛结节性滑膜炎　　　　B. 结节性筋膜炎

C. 神经鞘瘤　　　　　　　　　　　　D. 腱鞘巨细胞瘤

【答案】　D

【手术所见】　黄白色病变组织，大小约为 5cm×3cm，与周围边界清楚，钝性分离周围组织，将病变组织自基底部完整切除，留取送病检。

【病理所见】　右侧股骨中段有增生骨膜组织，髓腔内有黄褐色病变组织（图 9-3-2）。

【病理诊断】　腱鞘巨细胞瘤。

【影像诊断思路】

1. 诊断线索　MRI 平扫右侧跟骨、距骨、胫骨内踝骨质内可见斑片状稍长 T_2 信号（图 9-3-1A，图 9-3-1D ～图 9-3-1F），脂肪抑制序列呈稍高信号（图 9-3-1B，图 9-3-1C）；右踝关节腔、关节囊内可见长 T_2 液性信号；

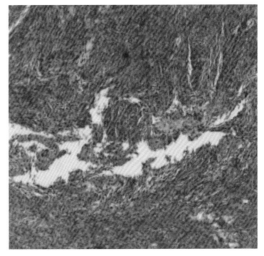

图 9-3-2　右侧股骨中段组织，HE 染色，×200

右侧内踝周围软组织内可见不规则等 T_1 稍长 T_2 信号，脂肪抑制序列呈稍高信号，增强扫描呈明显不均匀强化，边界清晰；右侧小腿软组织及右踝周围皮下软组织脂肪抑制序列可见斑片状稍高信号（图 9-3-1B，图 9-3-1C）。

2. 读片思路

（1）定位诊断：一是确定病灶位于什么部位；二是明确病灶可能来源于什么组织结构。对于本病例来说，病变部位在右侧踝关节。

（2）定性诊断：踝关节病变种类较多。本例患者为中年男性，主诉为右侧内踝肿大伴疼痛 1 年半余，右侧内踝包块切除术后 1 年，专科查体为右踝关节疼痛，右踝可见 15cm 陈旧的手术瘢痕，内侧局部压痛阳性，踝关节活动受限，皮温高。膝腱反射左侧（++）、右侧（++）；跟腱反射右侧（++）。X 线检查提示右侧踝关节骨质疏松，关节周围软组织略肿胀。MRI 提示右侧内踝内侧及后方软组织内异常信号，考虑恶性肿瘤性病变可能性大，右侧跟骨、距骨、胫骨内踝骨髓水肿，右踝关节腔、关节囊积液，右侧小腿软组织及右踝周围皮下软组织水肿。病理可见右侧股骨中段增生骨膜组织及髓腔内黄褐色病变组织。根据临床特征及相关检查结果提示本例疾病诊断为腱鞘巨细胞瘤。

【诊断要点与鉴别诊断】

1. 诊断要点　本病例的特点为中年男性患者，右侧内踝肿大伴疼痛 1 年半余，右侧内踝包块切除术后 1 年，专科查体为右踝关节疼痛，右踝可见 15cm 陈旧的手术瘢痕，内侧局部压痛阳性，踝关节活动受限，皮温高。膝腱反射左侧（++）、右侧（++）；跟腱反射右侧（++）。X 线检查提示右侧踝关节骨质疏松，关节周围软组织略肿胀。MRI 提示右侧内踝内侧及后方软组织内信号异常，考虑恶性肿瘤性病变可能性大，右侧跟骨、距骨、胫骨内踝骨髓水肿，右踝关节腔、关节囊积液，右侧小腿软组织及右踝周围皮下软组织水肿。病理结果可见右侧股骨中段增生骨膜组织及髓腔内黄褐色病变组织。根据临床特征及相关检查结果提示本例疾病诊断为腱鞘巨细胞瘤。

2. 鉴别诊断

（1）色素沉着绒毛结节性滑膜炎：一种来源于关节滑膜、黏液滑囊和腱鞘的良性增生性病变，好发于中青年，30～40 岁为发病高峰，常发生于关节滑膜、腱鞘或滑囊；80% 发生在膝关节，以单关节受累多见，临床表现为受累关节疼痛、肿胀或关节活动受限，并可触及软组织肿块，组织学上可见滑膜增生，并伴有多核巨细胞、含脂质的泡沫细胞、血管增生，滑膜纤维化和含铁血黄素沉积。MRI 表现：滑膜增厚明显，呈"海绵垫样"，结节内见含铁血黄素沉着颗粒，表现为 T_1WI 和 T_2WI 均呈低信号，增生的滑膜组织沿关节间隙浸润，破坏关节软骨面，关节腔内有中量到大量积液，显示为长 T_1 长 T_2 信号（图 9-3-3），手术引流见血性积液，后期易出现钙化。

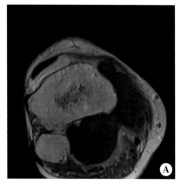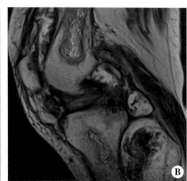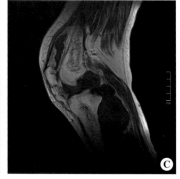

图 9-3-3　滑膜增厚明显，呈"海绵垫样"，结节内见含铁血黄素沉着颗粒，增生的滑膜组织沿关节间隙浸润，破坏关节软骨面，关节腔内可见中量到大量积液

（2）结节性筋膜炎（NF）：为良性、自限性病变，主要发生于深、浅筋膜，为肌纤维细胞、肌成纤维细胞增生性病变，部分可自行消退，多见于 30～40 岁，老年人及儿童较少见，病程较短，体积较小，多在 1～2 周迅速生长，一般少于 3 个月，质硬、活动、与皮肤无粘连，界线不清。一般单发，上臂多见，尤其多见于前臂，病变多为 1～2cm，一般

小于 5cm，分型为皮下型（最多见）、肌肉型、筋膜型。结节性筋膜炎的 MRI 表现与组织病理学分型有一定的相关性，组织学上 NF 由排列紊乱的成纤维细胞组成，细胞间常有黏液样基质、胶原和纤维成分，病灶内还可见丰富的血管和炎性细胞，根据主要组织成分的不同病理 NF 分为黏液型、细胞型和纤维型 3 个亚型。MRI 信号特征及强化方式与病灶内细胞、黏液、胶原、细胞外间隙水分、毛细血管的构成及含量有关。与周围肌肉信号对比，黏液型和细胞型病灶在 T_1WI 上呈等信号，在 T_2WI 上呈显著高信号，增强扫描明显不均匀强化；纤维型病灶在 T_1WI 上呈等信号，在 T_2WI 上呈稍高信号，增强扫描呈轻度均匀强化。

（3）神经鞘瘤：来源于神经鞘，不同年龄、不同性别均可发生，常单发，多无自觉症状，有时可伴疼痛或压痛，肿瘤累及神经组织时，可发生感觉障碍。CT：类圆形或梭形软组织密度肿块影，边缘光滑，其内密度不均匀（图 9-3-4A）。MRI 表现：肿瘤呈类圆形或梭形，有包膜，T_1WI 呈等或低信号，T_2WI 呈混杂高信号（图 9-3-4B），增强扫描后呈明显强化（图 9-3-4C）。

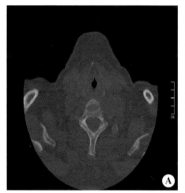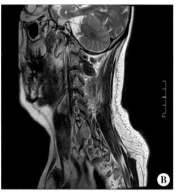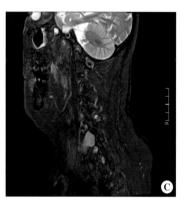

图 9-3-4　颈椎内类圆形或梭形影，边缘光整，境界锐利，有完整的包膜，T_2WI 呈混杂高信号，MRI 增强扫描后呈明显强化

（黄志兰　邵　华　贾文霄）

参 考 文 献

邓小丽，王绍武，高雪，等，2016. 不同病理类型腱鞘巨细胞瘤的 MRI 特点. 中国医学影像技术，32（6）：949-952.
顾东华，孙明，2011. 腱鞘巨细胞瘤的影像学诊断（附 13 例分析）. 放射学实践，26（5）：530-533.
谭源满，吴艳，叶思婷，等，2017. 色素沉着绒毛结节性滑膜炎与腱鞘巨细胞瘤的 MRI 诊断. 医学影像学杂志，27（1）：125-127，157.
张志国，吴文海，李舒琪，等，2015. 腱鞘巨细胞瘤的临床病理学及影像学分析. 中国医疗设备，30（2）：44-48.
Gibbons C L，Khwaja H A，Cole A S，et al，2020. Giant-cell tumor of the tendon sheath in the foot and ankle. J Bone Joint Surg Br，84（7）：1000-1003.

病 例 9-4

【临床病史】　男性，20 岁。发现左侧髂部肿物 3 月余，患者于 3 个月前无明显诱因发现左侧髂部肿物，质韧，局部皮温增高，压痛阳性，左侧下肢活动不受影响，未见皮肤破溃，现肿物逐渐增大，故就诊于笔者所在医院。患者自发病以来，精神好，大小便正常，体重减轻 1kg。

【专科查体】 患者步入病房，脊柱无畸形，棘突无压痛、无叩痛，活动度正常。于左侧髂部可扪及不规则肿块，大小约为 10cm×12cm，质韧，局部皮温略高，局部压痛阴性，感觉较健侧减退，未见静脉曲张和皮肤破溃等，四肢肌力 5 级，肌张力正常，四肢无畸形，关节无红肿、无强直，肌肉无压痛、无萎缩。双下肢直腿抬高试验阴性，双侧"4"字试验阴性，生理反射正常，病理反射未引出。红细胞沉降率为 72mm/h（正常值：0 ～ 15mm/h），C 反应蛋白为 112mg/L（正常值：0 ～ 8mg/L），碱性磷酸酶为 197.98U/L（正常值：45 ～ 125U/L）。

【骨盆正位 X 线检查】 立位，拍摄范围从第 3 腰椎椎体上缘至股骨干中部。

【骨盆 CT 平扫】 仰卧位，包括骨盆轴位的骨窗、软组织窗，扫描范围自第 3 腰椎椎体上缘至股骨上段。

【骶髂关节 MRI 检查】 仰卧位，包括冠状位的 T_1WI、T_2WI、T_2+STIR 脂肪抑制，T_1+FS+ 增强，矢状位的 T_2WI、T_1+ 增强，轴位的 T_2WI、T_1+ 增强。扫描范围自髂前上棘上缘至髋臼上缘，扫描层厚为 5mm，层间隔 2mm。

【影像图片】 见图 9-4-1。

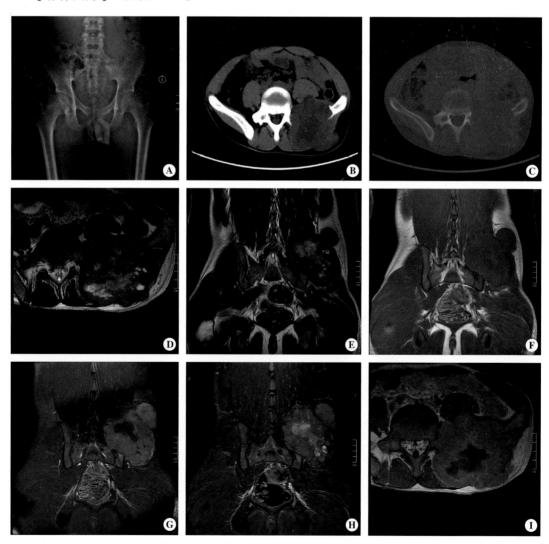

图 9-4-1 左侧髂骨及骶骨左翼溶骨性骨质破坏

【问题】 根据临床资料与影像表现特点，该病例最可能的诊断为下列哪一项？

A. 软骨母细胞瘤　　　　　　　　B. 软骨母细胞瘤

C. 骨肉瘤　　　　　　　　　　　D. 骨巨细胞瘤

【答案】 D

【手术所见】 术中见红白色病变组织，病变范围为左侧髂骨、骶髂关节、第5腰椎椎体及部分骶骨岬。

【病理所见】 肉眼所见（左侧髂骨病变组织）条索样物4条，长0.4～1.5cm，管径0.1cm，呈淡黄色，质中。（左侧髂骨病变组织）不整组织1块，大小为12.5cm×11.5cm×9.5cm，切开见一肿物，大小为12cm×6cm×5cm，呈淡黄色多结节状，质中，与周围界限不清，其余组织大部为骨组织，呈灰红色、灰白色，质硬。（左侧髂骨病变穿刺活检）送检组织4条，长0.4～1.5cm，镜检以散在破骨样巨细胞、泡沫细胞为主，局灶呈黄色瘤样改变，考虑富巨细胞的破骨细胞肿瘤（图9-4-2）。免疫组化结果：CK（-），Vim（+），S-100（-），P63（-），Ki-67（10%+）。

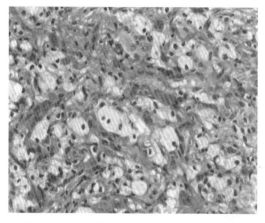

图9-4-2　左侧髂骨组织，HE染色，×200

【病理诊断】 骨巨细胞瘤。

【影像诊断思路】

1. 诊断线索

（1）X线检查：左侧髂骨及骶骨左翼溶骨性骨质破坏，局部可见类圆形肿块影（图9-4-1A）。

（2）CT平扫：左侧髂骨翼见明显溶骨性骨质破坏，局部骨皮质变薄并破坏消失，局部可见较大的不规则软组织肿块，突向盆腔内及臀部皮下脂肪间隙，邻近骶骨左侧亦可见不规则骨质破坏（图9-4-1B，图9-4-1C）。

（3）MRI平扫：左侧髂骨、骶骨偏左侧、第5腰椎椎体左缘及其左侧附件骨质破坏，周围软组织内可见巨大团块状以等T_1（图9-4-1F）稍长T_2信号（图9-4-1D，图9-4-1E）为主的混杂信号占位，脂肪抑制序列呈稍高信号（图9-4-1H），其内可见斑片状稍短T_1信号（图9-4-1F），边界尚清，轴位测其较大层面大小约为8.73cm×7.54cm，增强扫描呈明显不均匀强化，其内可见未强化区（图9-4-1G、图9-4-1I），左侧竖脊肌受推压移位。

2. 读片思路

（1）定位诊断：一是确定病灶位于什么部位；二是明确病灶可能来源于什么组织结构。对于本病例来说，骨质破坏及软组织肿块主要位于左侧髂骨、骶骨左翼及周围软组织。可见溶骨性骨质破坏，说明肿瘤组织很可能来自骨性结构。

（2）定性诊断：骨肿瘤种类很多，其中发生于扁骨的溶骨性骨质破坏的病变且跨关节生长的病变有淋巴瘤、骨肉瘤、骨巨细胞瘤和动脉瘤样骨囊肿等。①淋巴瘤：骨质破坏，界线不清，呈虫蚀样改变，骨质破坏区可见融冰样残留骨，软组织肿块明显。②尤因肉瘤：好发于少年，表现为骨髓腔内溶骨性骨质破坏，界线不清。可见层状或放射状骨膜反应，软组织肿块明显。③骨肉瘤：内可见瘤骨、Codman 三角和（或）日光照射样骨膜新生骨。本病例中左侧髂骨翼见溶骨性骨质破坏，边界清晰，且病灶内无硬化边，也无钙化，首先可以排除淋巴瘤。其次病灶内无瘤骨成分，也无 Codman 三角和（或）日光照射样骨膜新生骨，且骨膜反应、瘤骨、瘤软骨影像表现较明显，因此基本上也可以排除骨肉瘤和尤因肉瘤。动脉瘤样骨囊肿以囊性成分为著，典型病例 MRI 可见到液液平面。综上所述，本病例考虑为骨巨细胞瘤可能性大。

【诊断要点与鉴别诊断】

1. 诊断要点　本病的特点为 21 岁年轻男性患者，左侧髂腰部可扪及不规则肿物，质韧，局部皮温高，局部压痛阳性，感觉较健侧减退。左侧髂骨翼明显溶骨性骨质破坏，并跨关节生长，增强扫描呈明显不均匀强化，其内可见未强化区。

2. 鉴别诊断

（1）骨囊肿：常见的骨肿瘤样病变，好发年龄为 1.5 ～ 72 岁，但最常见于 20 岁以下。好发于长管状骨干骺端，少数在骨干；肱骨及股骨近段占 75% 以上，其他分布于不规则骨和扁骨。影像学表现：地图样中心性骨质破坏，边界清楚，常有硬化边。骨皮质膨胀变薄，不穿越骺板，部分病例呈多房型囊肿，无骨膜反应，无软组织肿块。骨囊肿膨胀程度不如骨巨细胞瘤明显。病理性骨折后约 20% 的病例可见"骨片陷落征"。CT 可清楚地显示骨质破坏病灶边界（图 9-4-3A，图 9-4-3B）。骨囊肿 MRI 表现为 T_1WI 呈低信号，T_2WI 高信号。骨性间隔在 T_1WI 和 T_2WI 上均表现为低信号（图 9-4-3C ～图 9-4-3E）。

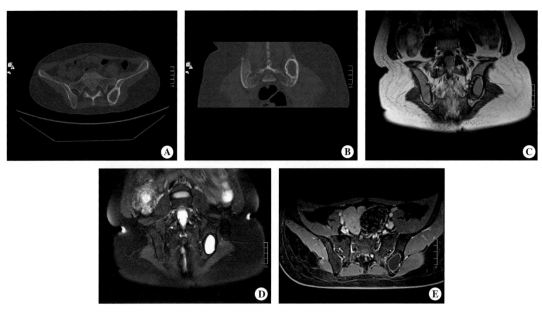

图 9-4-3　左侧髂骨骨质破坏，边界清晰，CT 可见骨质破坏病灶边界，MRI 呈 T_1WI 低信号，T_2WI 高信号，骨性间隔在 T_1WI 和 T_2WI 上呈低信号

（2）骨肉瘤：是最常见的原发恶性骨肿瘤。骨肉瘤预后差，骨盆骨肉瘤的恶性程度最高。骨肉瘤好发年龄平均为 15 岁，好发于长管状骨骨骺端，膝关节周围多见。扁骨骨肉瘤发病年龄偏高，平均为 25 岁。扁骨中以髂骨较多见。典型影像特征：骨质破坏、肿瘤骨、

软组织肿块、骨膜增生和 Codman 三角。CT 和 MRI 可清楚地显示病变范围，可显示软组织肿块和骨髓内侵蚀情况。肿瘤表现为以 T_1WI 低信号、T_2WI 高信号为主的混杂信号影。增强扫描可见病灶实性部分明显不均匀强化（图 9-4-4）。

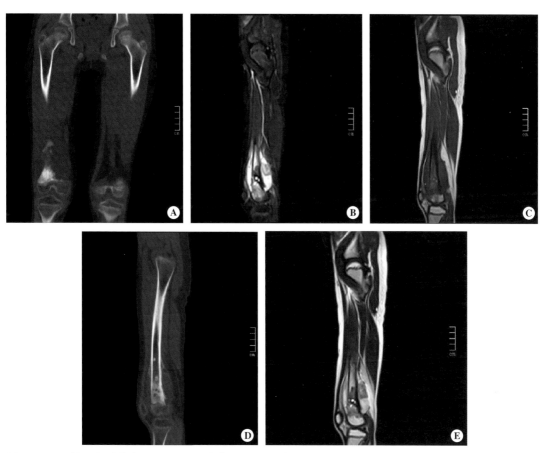

图 9-4-4　股骨下段肿瘤表现为以 T_1WI 低信号、T_2WI 高信号为主的混杂信号影。增强扫描可见病灶实性部分明显不均匀强化

（玉斯甫江·依明江　迪里木拉提·巴吾冬　邵　华）

参 考 文 献

白人驹，徐克，2015. 医学影像学. 第 7 版. 北京：人民卫生出版社.

杜湘珂，朱绍同，2007. 骨与软组织肿瘤影像诊断与鉴别诊断. 北京：北京大学医学出版社.

梁碧林，2006. 骨与关节疾病影像诊断学. 北京：人民卫生出版社.

Chakarun CJ，Forrester DM，Gottsegen CJ，et al，2003. Giant cell tumor of bone：review，mimics，and new developments in treatment. Radiographics，33（1）：197-212.

病　例　9-5

【临床病史】　男性，29 岁。左侧胸痛 2 年加重 2 个月，患者自述 2 年前无明显诱因出现左侧胸痛，未引起重视，近 2 个月左侧胸痛加重，在当地行胸部 CT 检查：左侧多发肋骨病变侵及椎体，建议转上级医院进一步治疗，故患者就诊于笔者所在医院，门诊以"左侧多发肋骨肿瘤"收入院，患者自发病以来无咳嗽、咳痰、咯血、发热、喘憋、无力等症状，饮食、精神、大小便可，体重未见明显变化。

【**专科查体**】 气管居中，胸廓无畸形，在左侧第 9 肋骨水平腋中线可见一长约 6cm 的陈旧性瘢痕，胸部局部无隆起或凹陷，胸骨无压痛、无叩击痛，呼吸运动正常，呼吸节律均匀整齐，呼吸频率正常，肋间隙正常，语颤两侧对称，无胸膜摩擦感，无皮下捻发感，肺下界肩胛下角线：右侧位于第 10 肋间，左侧位于第 10 肋间；移动度：右侧 6cm，左侧 6cm，呼吸音正常，未闻及啰音，未闻及胸膜摩擦音，无呼气相延长，语音传导对称。

【**胸部 CT 平扫检查**】 仰卧位，包括骨盆轴位的骨窗、软组织窗，扫描范围从第 6 颈椎椎体到第 12 胸椎椎体水平。

【**胸椎 MRI 检查**】 仰卧位，包括冠状位的 T_1WI、T_2WI、T_2+STIR 脂肪抑制，T_1+FS 增强，矢状位的 T_2WI、T_1+ 增强，轴位的 T_2WI、T_1+ 增强。扫描范围自第 7 颈椎椎体上缘至第 1 腰椎椎体下缘，扫描层后为 5mm，层间隔 2mm。

【**影像图片**】 见图 9-5-1。

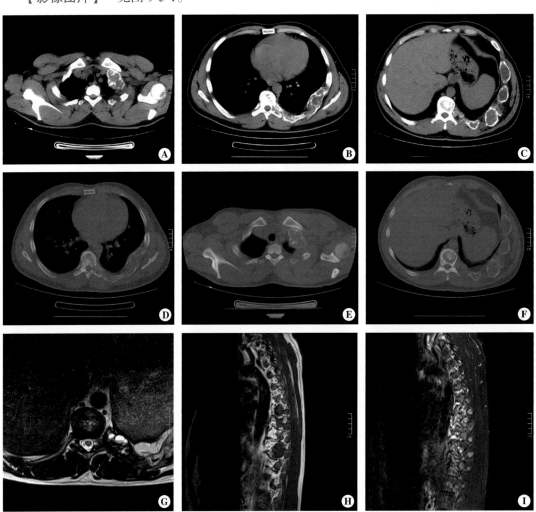

图 9-5-1　第 9 肋骨囊状膨胀性骨破坏，骨壳菲薄，破坏区内一般可见多个含液囊腔，有间隔，病灶边缘清楚

【问题】 根据临床资料与影像表现特点，该病例最可能的诊断为下列哪一项？

A. 骨巨细胞瘤   B. 单纯性骨囊肿

C. 毛细血管扩张型骨肉瘤   D. 动脉瘤样骨囊肿

E. 软骨黏液样纤维瘤

【答案】 D

【手术所见】 取左侧第 9 肋骨水平腋中线切口，长约 6cm。切开皮肤、皮下组织，发现此肋骨明显膨胀性生长，致使上下肋间隙明显狭窄，肿瘤与周围组织关系尚清楚，但侵及壁胸膜，肿瘤质地硬，大小约为 5cm×4cm×3.5cm，仔细游离肋骨肿瘤至前后正常肋骨 1.5cm，使用肋骨剪切断肋骨肿瘤。

【病理所见】 肉眼所见（第 9 肋骨）肋骨组织一条，长 9.5cm，管径 1.5～2cm，骨组织中央见隆起型肿物，大小约为 5cm×4cm×3cm，肿物外壁为骨组织，质硬。中央呈灰红色、灰黄色，质中。骨组织中央见隆起型肿物，大小约为 5cm×4cm×3cm，肿物外壁为骨组织，质硬。中央呈灰红色、灰黄色，质中。免疫组化结果：CD68（组织细胞＋），CK（－），Vim（＋），Ki-67（15%＋），SMA（＋），MSA（血管＋）（图 9-5-2）。

【病理诊断】 （第 9 肋骨）符合动脉瘤样骨囊肿。

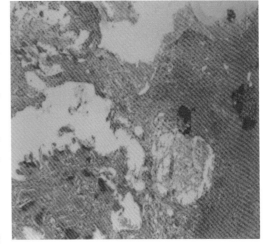

图 9-5-2 左侧第 9 肋骨水平皮下组织，
HE 染色，×200

【影像诊断思路】

1. 诊断线索

（1）X 线检查：为首选的基础检查方法，动脉瘤样骨囊肿好发于长骨干骺端、椎体及附件。平片示病灶呈膨胀性囊状透亮区，与正常骨界面清楚并可有硬化边，也可沿骨的长轴生长，囊内有或粗或细的骨小梁状分隔或骨嵴。

（2）CT 平扫：病变呈囊状膨胀性骨破坏，骨壳菲薄，破坏区内一般可见多个含液囊腔，有间隔，病灶边缘清楚（图 9-5-1A～图 9-5-1F）。

（3）MRI 平扫：一般多呈囊状改变，37%～87.5% 的病例囊内有多个液液平面，在 T_2WI 上液平面上层一般为高信号（图 9-5-1G），脂肪抑制序列病灶呈高低混杂信号（图 9-5-1H，图 9-5-1I）。下层为低信号，但这种液液平面也可见于骨巨细胞瘤、骨囊肿和软骨母细胞瘤。

2. 读片思路

（1）定位诊断：对骨肿瘤及肿瘤样病变的诊断具有重要意义，因为大多数骨肿瘤均有其好发部位，动脉瘤样骨囊肿好发于椎骨和扁骨。本例为 29 岁的年轻男性患者，肿瘤位于胸椎和肋骨，局部疼痛肿胀，表现出功能障碍，符合本病特点。

（2）定性诊断：能引起膨胀性骨质破坏的骨肿瘤种类较多。①骨巨细胞瘤：好发年龄为 20～40 岁，骨质破坏区无硬化缘，病变实性成分多于动脉瘤样骨囊肿。②单纯性骨囊肿。③毛细血管扩张型骨肉瘤：骨质破坏区边缘多模糊，软组织肿块明显，可见侵袭性骨膜反应。④成骨细胞瘤：也好发于椎体的后部附件，呈膨胀性骨质破坏，但病灶以实性为主，其内常有钙化骨化影，通过鉴别诊断，本病例考虑动脉瘤样骨囊肿可能性大。

【诊断要点与鉴别诊断】

1. 诊断要点　动脉瘤样骨囊肿为较常见的骨肿瘤样病变之一。本病的好发年龄为10～20岁，也可见于成人。好发部位为椎骨和扁骨，也可发生于长管状骨。病变表现为膨胀性骨质破坏，骨皮质菲薄，多为偏心性，骨壳多保持完整，内可见纤细的骨嵴。在 T_1WI 及 T_2WI 上病灶内常能见到液液平面。

2. 鉴别诊断

（1）骨巨细胞瘤：多见于20～40岁青壮年，大多在骨骺愈合后，邻近关节面生长，易向骨突部位发展，边缘多无高密度硬化或更模糊，骨性间隔较细，几乎没有骨膜反应和钙化，无成骨现象（图9-5-3）。

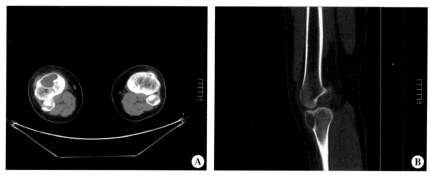

图 9-5-3　右侧胫骨上端可见膨胀性骨质破坏，前缘骨皮质变清，其内可见囊状低密度区

（2）单纯性骨囊肿：简称骨囊肿，最常见于20岁以下的少年、儿童，好发于长管状骨，患者一般无明显症状，它是骨内形成的充满棕黄色液体的囊腔，为原因不明的骨内良性、膨胀性病变。

1）X线检查：骨囊肿最好发于长管状骨干骺端的骨松质或骨干的髓腔内，不跨越骺线，病变大多呈卵圆形，其长径与骨长轴一致，均居于中心，囊肿向外膨胀性生长，骨皮质可变薄，外缘光整，并有硬化边。

2）CT平扫：病灶内可见均匀的液性密度影，其骨壳完整，但也可因发生骨折而失去连续性。

3）MRI平扫：囊内容物在 T_1WI 上呈低信号，在 T_2WI 上呈高信号，如果其内有出血或含胶样物质，在 T_1WI 和 T_2WI 上均呈高信号（图9-5-4）。

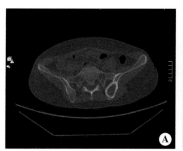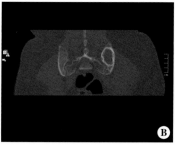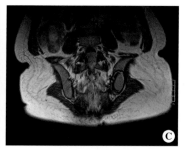

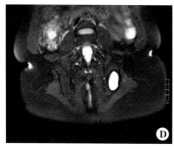
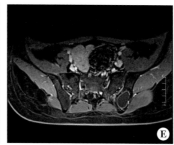

图 9-5-4　左侧髂骨卵圆形病灶，边界清晰，T$_1$WI 呈低信号，T$_2$WI 呈高信号，骨性间隔在 T$_1$WI 和 T$_2$WI 上均呈低信号

（3）毛细血管扩张型骨肉瘤：是一种少见的骨肉瘤亚型，好发于 10 ～ 20 岁的青少年，长骨干骺端如股骨远端为好发部位，其病程短，发展较快。

1）X 线检查：毛细血管扩张型骨肉瘤为溶骨性骨质破坏，无明显的硬化现象，破坏区多数界限显示不清，骨皮质及髓腔均有广泛破坏，病变多为中心性，少数为偏心性。

2）CT 平扫：在判断肿瘤膨胀程度、骨皮质筛孔样破坏、软组织肿块大小及边界、囊变方面较平片有优势。

3）MRI 平扫：较平片与 CT 显示明显，其范围较大，软组织肿块在 T$_1$WI 上呈等信号，在 T$_2$WI 上呈等高信号，以 STIR 序列最明显，肿块局限于骨破坏周围，而肿块周围可见骨髓水肿及软组织肿块，可见液液平面。

（玉斯甫江・依明江　迪里木拉提・巴吾冬　贾文霄）

参考文献

白人驹，徐克，2015. 医学影像学 . 北京：人民卫生出版社 .
杜湘珂，朱绍同，2007. 骨与软组织肿瘤影像诊断与鉴别诊断 . 北京：北京大学医学出版社 .
梁碧林，2006. 骨与关节疾病影像诊断学 . 北京：人民卫生出版社 .

病　例　9-6

【临床病史】　女性，22 岁。左肩关节疼痛活动受限 1 年余。

【专科查体】　左侧肱骨压痛阳性。

【肩关节 MRI 检查】　采用西门子 3.0T 磁共振成像仪器中的四肢关节专用扫描系统，患者仰卧位，上肢处于中立位，将线圈包绕患侧肩关节。采用序列常规包括横轴位、斜冠状位、斜矢状位的脂肪抑制 FSE T$_1$ 加权扫描，同时，所有患者常规补充斜冠状位脂肪抑制 FSE T$_2$ 加权像，FOV 设定为 160mm×160mm，扫描层厚为 3.5 ～ 4mm，扫描矩阵 256×256。在横断位上进行斜冠状位和斜矢状位扫描定位，斜冠状位平行于冈上肌长轴，斜矢状位垂直于冈上肌长轴。

【影像图片】　见图 9-6-1。

【问题】　根据临床资料与 MRI 表现特点，该病例最可能的诊断为下列哪一项？

A. 应力性骨折　　　　　　　　　　　　　　B. 骨样骨瘤

C. 硬化性骨髓炎　　　　　　　　　　D. 骨皮质脓肿

E. 单发性内生软骨瘤

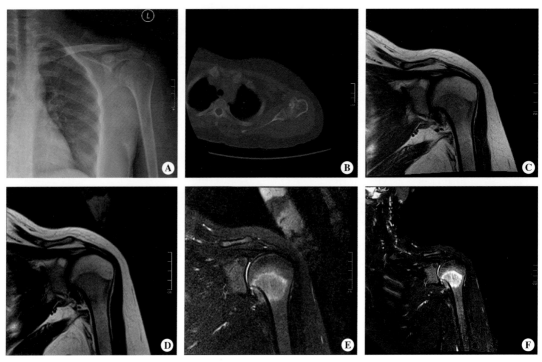

图 9-6-1　左侧肱骨上端病变，MRI 平扫可见斑片状稍长 T_1 稍长 T_2 信号，脂肪抑制序列呈稍高信号

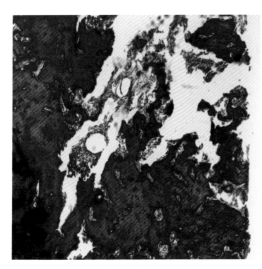

图 9-6-2　左肱骨近端骨组织，HE 染色，×200

【答案】　B

【手术所见】　（左肱骨近端）结节样物一枚，大小为 0.8cm×0.7cm×0.6cm，呈淡粉色，质硬。

【病理所见】　镜检以成熟板层骨为主，骨组织间少许纤维增生、钙化，倾向于骨样骨瘤（图 9-6-2）。

【病理诊断】　骨样骨瘤。

【影像诊断思路】

1. 诊断线索

（1）X 线检查：左侧肱骨头局限性骨质密度减低，边缘欠光整（图 9-6-1A）。

（2）CT 平扫：左侧肱骨上端骨质密度不均，可见点状低密度灶，直径约为 0.44cm，其内侧缘见类圆形致密结节，左侧肱骨上端周围脂肪间隙混浊（图 9-6-1B）。

（3）MRI 平扫：左侧肱骨上端可见斑片状稍长 T_1 稍长 T_2 信号（图 9-6-1C，图 9-6-1D），脂肪抑制序列呈稍高信号（图 9-6-1E），其外侧缘见类圆形长 T_1 短 T_2 信号；在脂肪抑制序列上邻近的肌肉内也可见少许斑片状稍高信号，增强扫描呈明显强化（图 9-6-1F）；左肩关节腔内可见少量积液信号。

2. 读片思路

（1）定位诊断：一是确定病灶位于什么部位；二是明确病灶可能来源于什么组织结构。对于本病例来说，肿块主要位于长骨内，因此可以排除来源于周围软组织的肿瘤性病变。

（2）定性诊断：骨肿瘤病变种类较多，常见的良性肿瘤以骨软骨瘤最常见，其次为骨巨细胞瘤、骨瘤、非骨化性纤维瘤、骨样骨瘤、软骨母细胞瘤、软骨黏液纤维瘤、成骨细胞瘤，还有不常见的恶性肿瘤，如骨肉瘤、软骨肉瘤、骨髓瘤、尤因肉瘤及恶性骨巨细胞瘤。本例病例可采用排除法诊断，首先，本病例的特点为年轻患者且肿瘤伴有钙化，可基本排除恶性肿瘤的诊断；其次，该患者影像学表现可见特征性的瘤巢，可基本确定为骨样骨瘤。

【诊断要点与鉴别诊断】

1. 诊断要点　本病例的特点为年轻患者，左侧肱骨占位性病变，X 线检查示左侧肱骨头局限性骨质密度减低区，边缘欠光整。CT 平扫示左侧肱骨上端骨质密度不均，可见点状低密度灶，其内侧缘见类圆形致密结节，左侧肱骨上端周围脂肪间隙混浊。MRI 示左侧肱骨上端可见斑片状稍长 T_1 稍长 T_2 信号，脂肪抑制序列呈稍高信号，其外侧缘见类圆形长 T_1 短 T_2 信号；在脂肪抑制序列上邻近的肌肉内也可见少许斑片状稍高信号，增强扫描呈明显强化；左肩关节腔内可见少量积液信号。

2. 鉴别诊断

（1）应力性骨折：当骨折处的骨质增生及骨膜反应明显时，需注意与骨样骨瘤相鉴别。应力性骨折有剧烈或长期运动史，关键是骨折线的确定，应力性骨折的骨折线透亮影通常为线状，与骨皮质垂直或成角走行，而骨样骨瘤的低密度区与骨皮质平行。

（2）骨岛：表现为中心高密度，但边缘光滑，其中可见骨小梁（图 9-6-3A），这是与骨样骨瘤的重要区别，MRI 可见短 T_1 信号（图 9-6-3B），脂肪抑制序列呈低信号（图 9-6-3C，图 9-6-3D）。

（3）硬化性骨髓炎：表现为双侧骨皮质广泛对称性增厚硬化，呈不规则状，髓腔变小，一般无脓肿和死骨，亦无透亮瘤巢，疼痛常呈间歇性，服用水杨酸类药物无效。

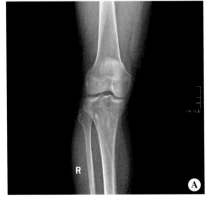
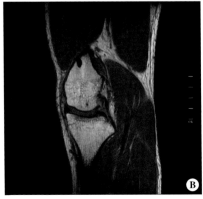

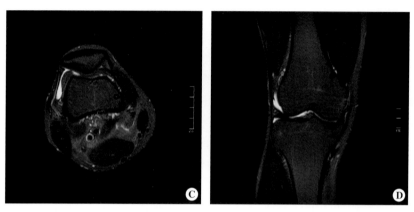

图 9-6-3　股骨下端类圆形短 T_1 信号，脂肪抑制序列呈低信号

（4）骨皮质脓肿：常有红、肿、热、痛等炎性反应症状和反复发作史，无骨样骨瘤的规则性疼痛。骨质破坏区内无钙化或骨化，骨膜新生骨较骨样骨瘤多且范围大，病灶常穿破骨皮质形成软组织肿块。

（5）单发性内生软骨瘤：X 线检查结果为圆形、卵圆形略膨胀的溶骨性破坏区，边界清晰，周围硬化不明显（图 9-6-4A）。MRI 表现：由于较高的含水量而呈分叶状 T_1 低信号和 T_2 高信号（图 9-6-4B ～图 9-6-4F），无骨样骨瘤的特殊性疼痛。

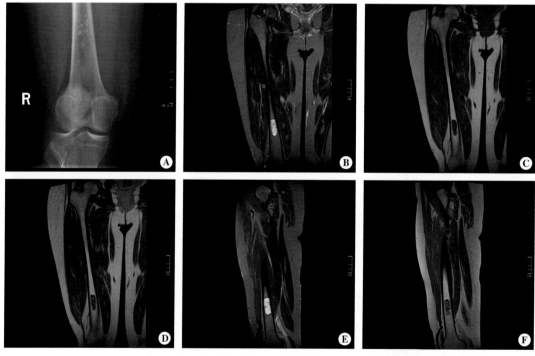

图 9-6-4　股骨下段病变，MRI 示分叶状 T_1 低信号和 T_2 高信号

（董双君　邵　华　贾文霄）

参 考 文 献

杜勇，杨丹，黄依莲，2017.骨样骨瘤的影像学表现（X线、CT与MRI）及误诊分析.现代医用影像学，26（6）：1532-1534，1541.

金渊涵，周光新，2019.骨样骨瘤临床诊疗进展.东南大学学报（医学版），38（1）：199-201.

谢中胜，陈志强，曾道辉，2019.骨样骨瘤的临床影像分析.现代医用影像学，28（6）：1241-1242，1245.

张卫，2018.不同影像学检查在骨样骨瘤诊断中的价值.肿瘤基础与临床，31（3）：252，253.

病 例 9-7

【临床病史】　女性，33岁。左肘关节疼痛3年，肿胀2周。

【专科查体】　患者步行进入病区，左侧肘关节可触及一大小约5cm×6cm肿块，质硬，表面光滑，与周围组织界线差，活动差，有压痛、叩击痛，Tinel征阳性。

【MRI检查】　仰卧位，使用西门子3.0Verio行3T磁共振检查，患者胸式呼吸。扫描参数设定：间距0.5mm，层厚5mm，矩阵384×260，扫描时间110秒，b值分别取150s/mm^2、300s/mm^2。

【影像图片】　见图9-7-1。

【问题】　根据临床资料与MRI表现特点，该病例最可能的诊断为下列哪一项？

A.软骨母细胞瘤　　　　　　　B.骨囊肿

C.动脉瘤样骨囊肿　　　　　　D.骨巨细胞瘤

E.骨结核

【答案】　E

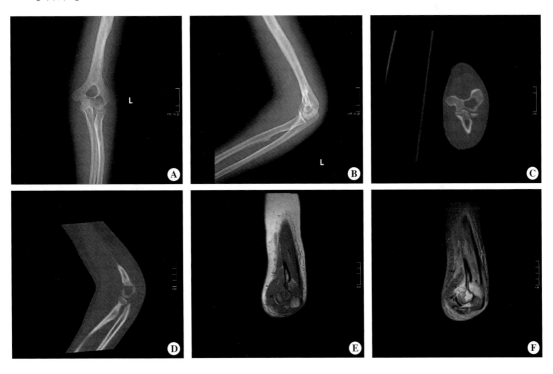

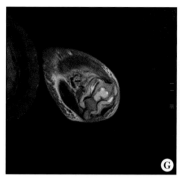
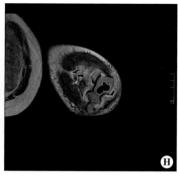
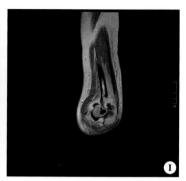

图 9-7-1　左侧肱骨远端可见边界清晰的低密度灶，周围软组织略肿胀，皮下脂肪间隙混浊。MRI 示病灶呈稍长 T_1 信号，脂肪抑制序列呈稍高信号，增强扫描呈环形强化

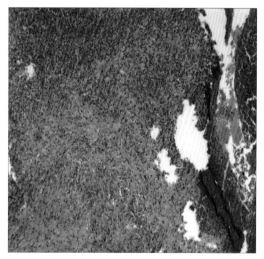

图 9-7-2　左侧肱骨远端病变，HE 染色，×200

【手术所见】　（左侧肱骨远端病变）不整组织一堆，大小为 1.8cm×1cm×0.4cm，呈灰红色、灰白色，质中。

【病理所见】　（左侧肱骨远端病变）纤维结缔组织及少许骨组织内有大量急慢性炎细胞浸润，炎性肉芽组织形成，伴出血，符合炎症病变特征（图 9-7-2）。

【病理诊断】　骨结核。

【影像诊断思路】

1. 诊断线索

（1）X 线检查：左侧肱骨远端可见局限性低密度影（图 9-7-1A，图 9-7-1B）。

（2）CT：左侧肱骨远端可见边界清晰的低密度灶，周围软组织略肿胀，皮下脂肪间隙浑浊（图 9-7-1C，图 9-7-1D）。

（3）MRI：左侧肱骨远端骨质内可见一形态欠规则稍长 T_1 信号（图 9-7-1E），脂肪抑制序列呈稍高信号（图 9-7-1F，图 9-7-1G），增强扫描呈环形强化（图 9-7-1H，图 9-7-1I）。

2. 读片思路

（1）定位诊断：一是确定病灶位于什么部位；二是明确病灶可能来源于什么组织结构。对于本病例来说，软组织肿块主要位于左侧肱骨远端，因此可排除来源于周围软组织的肿瘤。

（2）定性诊断：来源于骨组织的占位性病变种类较多，常见的良性病变有骨软骨瘤、骨瘤、非骨化性纤维瘤、骨样骨瘤等，常见的恶性病变有骨肉瘤、尤因肉瘤、软骨肉瘤、恶性纤维组织细胞瘤等。本例患者为年轻女性，病灶边界较为清晰，可基本排除恶性占位性病变的可能。该患者病程较长，常有不明原因的发热，伴有夜间疼痛，且周围软组织受累，因此首先考虑感染性病变。

【诊断要点与鉴别诊断】

1. 诊断要点　本病例的特点为年轻女性，伴有左上肢疼痛，病程较长，X 线检查示左侧肱骨远端可见局限性低密度影，CT 示左侧肱骨远端可见边界清晰的低密度灶，周围软组织略肿胀，皮下脂肪间隙浑浊；MRI 示左侧肱骨远端骨质内可见一形态欠规则稍长 T_1 信号，脂肪抑制序列呈稍高信号，增强扫描呈明显环形强化。

2. 鉴别诊断

（1）软骨母细胞瘤：骨结核和软骨母细胞瘤均好发于青少年的长骨骨骺或干骺端，以肱骨和股骨最多见，临床症状均轻微或不明显。软骨母细胞瘤 X 线检查表现为圆形或卵圆形局限性骨质破坏区，病灶边界清晰，常有硬化，其内可见斑点状钙化（图 9-7-3A），CT 可显示骨质破坏区内的点状钙化和软组织肿块（图 9-7-3B，图 9-7-3C），MRI 显示肿瘤在 T_1WI 上呈低信号（图 9-7-3D），在 T_2WI 上呈不均质高信号，脂肪抑制序列上软组织炎症及关节积液呈高信号，肿块呈混杂高信号（图 9-7-3E），增强扫描后强化欠均匀（图 9-7-3F），相同点均表现为囊状、多房状瘤样的骨破坏，伴有光滑锐利的硬化边缘，因此两者颇为相似，鉴别主要从以下三点着手。①病灶范围，软骨母细胞瘤一般较大，80% 病例的长度为 1～4cm，病灶内常有棉絮状或小环形钙化，密度较淡。结核病灶一般较小，为 1～3cm，钙化斑点密度较高。②长骨软骨母细胞瘤紧邻骺板软骨发病，多位于骨骺或干骺端的一侧，向四周发展可致骨骼变形或使关节面隆突，但较少累及关节。而骨骺或干骺结核常位于骨的中心，有明显的向关节发展并累及关节的倾向，病灶边缘硬化。③肿瘤早期即出现并随病变进展日趋明显，骨结核灶边缘模糊或仅见局限性骨化，有硬化边者只见于静止期。

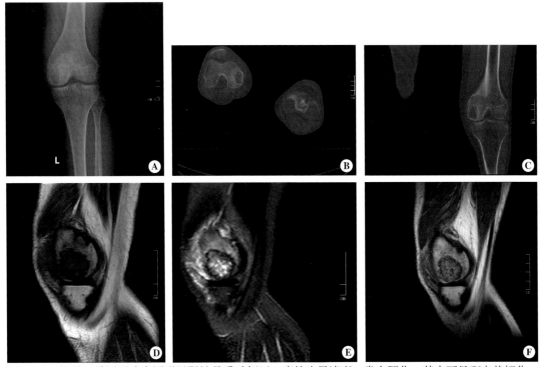

图 9-7-3　股骨下端圆形或卵圆形局限性骨质破坏区，病灶边界清晰，常有硬化，其内可见斑点状钙化。脂肪抑制序列上呈混杂高信号，增强扫描后强化欠均匀

（2）骨囊肿：多位于干骺端，为卵圆形透亮区，边缘清晰锐利（图 9-7-4A，图 9-7-4B），其内无死骨，CT 表现为典型的含液囊性病变，MRI 表现为长 T_1 长 T_2 信号（图 9-7-4C，图 9-7-4D）。病灶常出现病理性骨折，表现为骨皮质断裂，骨折呈冰裂状碎片。囊肿破裂，

骨折碎片可插入囊腔内,即骨片陷落征,此征象对骨囊肿的诊断很有意义。

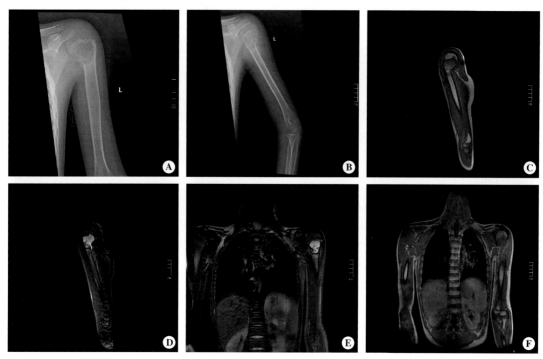

图 9-7-4　左侧肱骨上端卵圆形透亮区,边缘清晰锐利,邻近骨皮质断裂呈现骨片陷落征,MRI 呈长 T_1 长 T_2 信号,脂肪抑制序列上呈高信号

（3）动脉瘤样骨囊肿:偏心生长,长径与骨干平行（图 9-7-5A）;很少累及关节面;膨胀一般较明显,呈"吹气球样",膨胀明显可见骨膜反应,囊间隔可有钙化（图 9-7-5B ～图 9-7-5E）;边缘光整伴硬化;多有外伤史;液液平面是动脉瘤样骨囊肿较为典型的特征（图 9-7-5F）,据文献报道,动脉瘤样骨囊肿大多伴有此征。

（4）骨巨细胞瘤:多发生在 20 ～ 40 岁,四肢长骨干骺愈合后的骨端,尤以股骨远端、胫骨近端及桡骨远端好发,X 线检查表现为膨胀性、多房性、偏心性骨质破坏（图 9-7-6A）,病变可扩张到骨性关节面下,无硬化边,无骨膜反应,骨质破坏区内无钙化与骨化影。CT 表现为肿瘤内密度不均,可见低密度坏死区（图 9-7-6B,图 9-7-6C）,MRI 表现为 T_1WI 呈低或中等信号,T_2WI 呈混杂信号（图 9-7-6D,图 9-7-6E）,可见液液平面,增强扫描后强化不均匀（图 9-7-6F）。

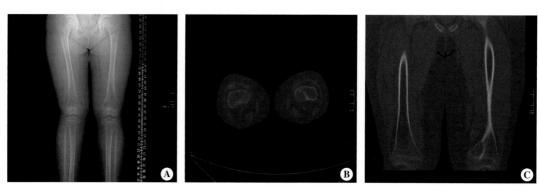

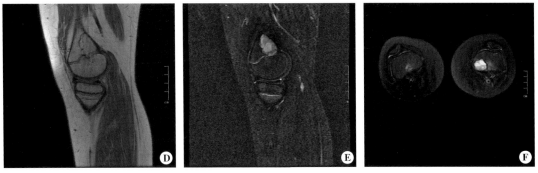

图 9-7-5 股骨下端膨胀明显可见骨膜反应，MRI 见液液平面，长经与骨干平行，未累及关节面

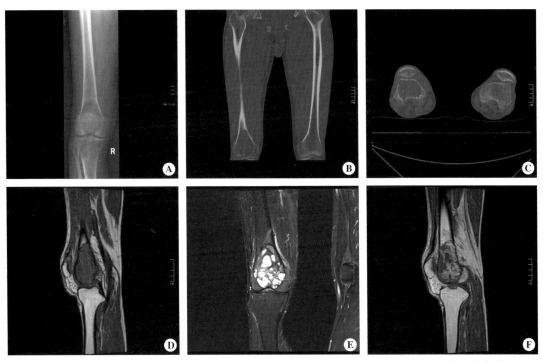

图 9-7-6 股骨下端膨胀性、多房性、偏心性骨质破坏，无钙化及骨化影，MRI 示 T_1 呈低或中等信号，T_2 呈混杂信号，脂肪抑制序列呈混杂高信号，其内可见液液平面，增强扫描后强化不均匀，分隔样强化

（何元林　邵　华　贾文霄）

参考文献

陈海松、柳澄，2019.骨病变良恶性的影像学鉴别诊断.中国中西医结合影像学杂志，17（1）：106-110.

刘馨，2019.磁共振成像在骨结核和骨肿瘤中的诊断分析.世界最新医学信息文摘，19（4）：143，144.

吴振杰，2016.磁共振成像在骨结核和骨肿瘤中的诊断价值.肿瘤基础与临床，29（2）：160，161.

张鼎，陈刚，2017.骨关节结核影像学检查临床对比分析.医学影像学杂志，27（4）：786-788.

病 例 9-8

【临床病史】 男性，17 岁。自诉于 2 个月前不慎摔倒后出现髋部疼痛，未重视。1 个月前走路时再次出现髋部疼痛，为钝痛，呈间歇性，夜间疼痛加重，且左髋部伴有轻微肿胀。

【专科查体】 右侧直腿抬高试验阳性，"4"字试验阴性。

【影像检查】

1. 骨盆正位 X 线检查 立位，拍摄范围自第 3 腰椎椎体上缘至股骨中段水平。

2. 骨盆 CT 平扫 仰卧位，轴位平扫，软组织窗。

3. T 骶髂关节 MRI 检查 仰卧位，包括冠状位 T_1WI，轴位 T_2WI，冠状位 T_1+增强，T_2+STIR 脂肪抑制。

【影像图片】 见图 9-8-1。

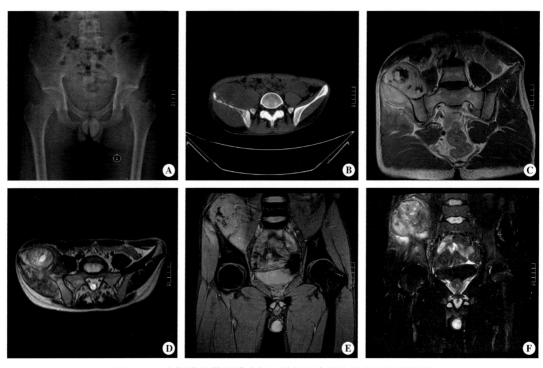

图 9-8-1 右侧髂骨翼骨质破坏，并见巨大团块状软组织密度影

【问题】 根据临床资料及影像表现特点，该病例最可能的诊断为下列哪一项？

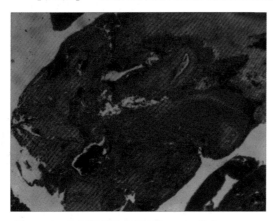

图 9-8-2 左侧髂骨及外周组织，HE 染色，×200

A. 右侧髂骨尤因肉瘤

B. 右侧髂骨外周原始神经外胚层瘤

C. 右侧髂骨骨肉瘤

D. 右侧髂骨淋巴瘤

E. 右侧髂骨软骨肉瘤

【答案】 B

【手术所见】 （右侧骨盆病变）小渣一堆，大小为 1.8cm×0.6cm×0.4cm，呈灰红色，质中。

【病理所见】 （右侧骨盆病变）结合形态学及免疫组化结果，符合外周原始神经外胚层瘤（pPNET）诊断，病变大小为1.8cm×0.6cm×0.4cm。免疫组化结果：CK（−），Vim（＋），CD99（＋），Fli-1（−），Syn（−），NSE（−），NF（−），S-100（−），Des（−），Ki-67（98%＋），MyoD1（−），Myogenin（−），MPO（−），TdT（−）（图9-8-2）。

【病理诊断】   右侧髂骨外周原始神经外胚层瘤。

【影像诊断思路】

1. 诊断线索   X线片上可见右侧髂骨翼骨质形态欠规整，骨质密度不均，其内见不规则骨质破坏（图9-8-1A）；CT平扫示右侧髂翼骨质破坏，并见巨大团块状软组织密度影，上缘达盲肠旁，相邻腹膜不规则增厚并见少量积液，后缘与右侧臀大肌、臀小肌、臀中肌分界不清，下缘达右股骨颈旁，周围脂肪间隙模糊，其内密度不均，可见结节状、片状钙化区（图9-8-1B）；MRI示右侧髂骨骨质及邻近周围软组织内可见团块状等T_1混杂稍长T_2信号（图9-8-1D），其内可见斑片状长T_1长T_2信号，其内亦可见斑片状稍短T_2信号（图9-8-1D），脂肪抑制序列上呈混杂稍高信号，增强扫描明显不均匀强化，右侧髂骨、右侧髋臼骨质内亦可见斑片状稍长T_2信号，脂肪抑制序列上呈稍高信号（图9-8-1E、图9-8-1F），右侧髂肌、臀中肌、臀大肌、臀小肌走行区内可见斑片状稍长T_2信号，脂肪抑制序列上呈稍高信号，增强扫描轻度强化（图9-8-1C）。

2. 读片思路

（1）定位诊断：一是确定病灶位于什么部位；二是明确病灶可能来源于什么组织结构。对于本病例来说，病变位于右侧髂骨翼及其周围软组织，该病变可能是来源于右侧髂骨，也可能是来源于右侧髂骨周围的结构，如肌肉、神经、血管等。

（2）定性诊断：本患者X线片显示右侧髂骨溶骨性骨质破坏，CT及MRI显示骨质破坏和巨大软组织肿块，基本可以确定为恶性肿瘤。

【诊断要点及鉴别诊断】

1. 诊断要点   本病例的特点为男性青少年患者，摔倒后出现髋部疼痛，病变为溶骨性骨质破坏及周围的巨大软组织肿块，增强扫描病灶呈明显不均匀强化，血供较丰富。

2. 鉴别诊断   髂骨是人体最大的富含红骨髓的不规则扁骨，为骨肿瘤的好发部位，转移瘤、骨髓瘤、淋巴瘤、软骨肉瘤、骨肉瘤、尤因肉瘤为髂骨较常见的原发性恶性骨肿瘤。

（1）尤因肉瘤：发病年龄为10～15岁，较PNET发病年龄小，长骨发病以青少年为主，扁骨发病以20岁以上人群为主。四肢骨发病占53%，轴心骨发病占47%，而PNET大部分分布在轴心骨及软组织，且PNET更易表现为侵犯骨骼、远处转移、病理骨折及跨关节生长（图9-8-3）。PNET相对预后较尤因肉瘤差。

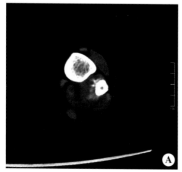
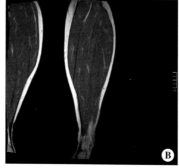
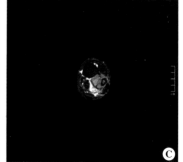

图9-8-3   胫骨下端骨质破坏

（2）骨肉瘤：髂骨骨肉瘤的发病年龄较大，表现为边缘模糊的骨质破坏（图9-8-4），肿瘤骨较多，骨膜反应多呈放射状，软组织肿块也较大。肿瘤骨是髂骨骨肉瘤的最具特征性表现，肿瘤骨表现为絮状、放射状或象牙状，多位于病灶内部，亦可位于软组织肿块内。

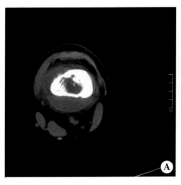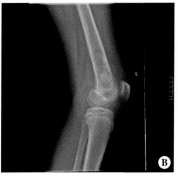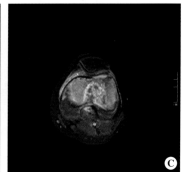

图9-8-4　股骨下端骨质破坏，边缘模糊

（3）淋巴瘤：骨盆恶性淋巴瘤多位于髂骨体和髋臼周围，骨质破坏表现多样，但以溶骨性最多见，常伴有形态不同、范围不等的增生硬化，呈"地图样"改变，同时其具有病变范围广泛而骨质破坏小的特点，常表现为骨质破坏、周围包绕明显肿大的软组织肿块，有时即使骨质破坏范围很小，软组织肿块也可较明显（常大于破坏区），在 T_2WI 上，病变大部分呈等、稍高信号，增强扫描多明显强化，具有一定的特征性。

（4）软骨肉瘤：影像表现为受累骨皮质变薄或增厚，常伴分叶状的软组织肿块，病灶内可见点状、絮状钙化，尤其是特征性环形或半环形钙化，不同部位软骨肉瘤钙化存在差异，位于扁骨及不规则骨的软骨肉瘤的钙化较长骨者少。在 T_1WI 上病灶呈等或低信号，在 T_2WI 上呈明亮高信号，增强扫描病变周边明显强化，病变内可见不均匀弓形、环状或隔膜状强化，具有一定的特征性（图9-8-5）。

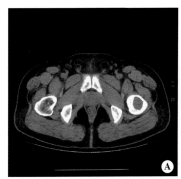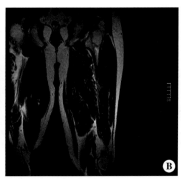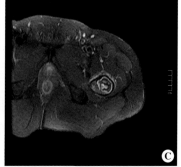

图9-8-5　左侧股骨分叶状的软组织肿块，病灶内可见点状、絮状钙化，增强扫描病变周边明显强化

（张天瑞　熊鑫鑫　邵　华）

参 考 文 献

李振武，李天云，解非，等，2015. 尤因肉瘤的影像学诊断. 现代肿瘤学，23（23）：3474-3477.

刘凯，申艳光，冯莉莉，等，2019. 骨盆软骨肉瘤的 X 线、CT 及 MRI 表现. 医学综述，25（21）：4335-4339.

罗振东，陈卫国，沈新平，等，2016. 骨盆原发性非霍奇金淋巴瘤的临床及影像表现分析. 医学影像学杂志，26（7）：1261-1265.

病 例 9-9

【临床病史】 男性，43岁。左侧大腿疼痛不适1月余，加重15天。

【专科检查】 患者推入病房，脊柱生理弯曲存在，无压痛、叩击痛。于右侧腹股沟区、髋周及会阴区见手术切口被负压封闭引流（VSD）装置覆盖，右侧下肢呈外展、外旋位，右侧膝关节主动活动度为0°～30°，右侧髋关节主动活动无法引出，右侧踝关节背伸及屈曲活动可，右侧踝关节背伸肌肌力、屈曲肌肌力、拇趾背伸肌肌力及拇趾屈曲肌肌力均为4级。左侧下肢各肌肌力未见明显异常，皮肤感觉未见明显异常，生理反射引出，病理反射未引出。

【影像检查】 骨盆DR片；骨盆CT平扫＋增强，包括骨窗、软组织密度窗冠状位重建；骨盆MRI横断位扫描，包括T_1WI、T_2WI及T_2WI脂肪抑制序列。

【影像图片】 见图9-9-1。

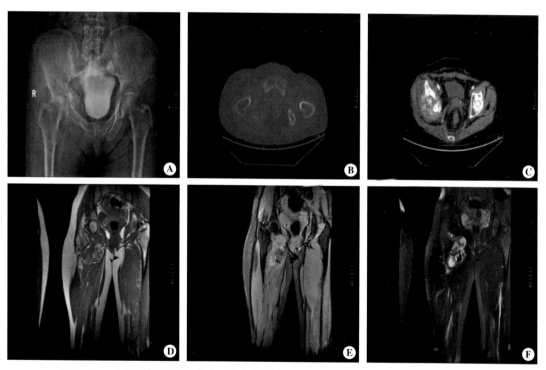

图9-9-1 右侧髋关节骨质密度不均匀性升高，周围软组织肿胀并可见斑片状钙化影

【问题】 根据临床资料与影像学资料，该病例最可能的诊断为下列哪一项？

A. 骨肉瘤
B. 内生性软骨瘤
C. 骨巨细胞瘤
D. 软骨肉瘤

【答案】 D

【病理所见】 病变为软骨源性肿瘤，软骨细胞丰富，生长活跃，局灶伴不典型性，符合不典型软骨肿瘤、软骨肉瘤（图9-9-2）。

【病理诊断】 右侧耻骨软骨肉瘤。

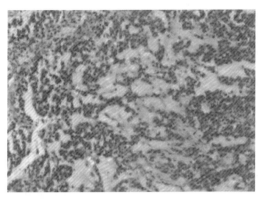

图 9-9-2　右侧耻骨软骨组织，HE 染色，×200

【影像诊断思路】

1. 诊断线索　X 线检查及 CT 表现显示右侧耻骨及坐骨见膨胀性骨质破坏（图 9-9-1A），右侧髋关节骨质密度不均匀性升高，周围软组织肿胀并可见斑片状钙化影（图 9-9-1B，图 9-9-1C）；MRI 显示病变呈不规则等 T_1 长 T_2 混杂信号占位，内部可见不规则稍短 T_1 及稍短 T_2 异常信号，并可见短 T_2 信号的分隔影，增强扫描后病变呈不均匀异常强化，病变内部见大片状未强化区（图 9-9-1D～图 9-9-1F）。

2. 读片思路

（1）定位诊断：软骨肉瘤好发于骨盆、股骨、肋骨、肩胛骨等，根据起源部位将软骨肉瘤分为中央型和外周型，前者发生于髓腔，呈中心性生长，后者发生于骨表面。

（2）定性诊断：软骨肉瘤是起源于软骨或成软骨结缔组织的一种较常见的骨恶性肿瘤，发病率仅次于骨肉瘤。软骨肉瘤多见于男性，男女之比约为 1.8：1。临床上出现纵轴骨骨质破坏、软组织肿块、肿块密度较低、强化不明显且周围相对分界较清的病变。

【诊断要点与鉴别诊断】

1. 诊断要点　原发性软骨肉瘤多见于 30～70 岁，发生于四肢长骨及躯干骨。继发性软骨肉瘤多继发于原有的良性骨肿瘤，病程长，发生恶变则生长迅速，症状重。肿瘤生长迅速，有压痛和关节功能障碍。

（1）X 线检查：膨胀性骨质破坏，瘤内钙化常见，边缘有轻度的骨质硬化，骨皮质受压变薄、中断但骨膜反应少见。骨破坏区和软组织肿块内可见数量不等、分布不均、密度不一的钙化影。

（2）CT：在 CT 片上软骨肉瘤的典型钙化仍呈点状、环形或半环形。肿瘤非钙化部分的密度可不均匀，肿瘤内还可见到坏死、囊变等更低密度影，CT 值为 15～20HU，增强扫描后为 20～30HU。

（3）MRI：T_1WI 上软骨肉瘤表现为等或低信号，恶性度高的信号强度更低；T_2WI 上恶性度低的肿瘤因含透明软骨而呈均匀的高信号，恶性度高的信号强度不均匀。增强扫描后多数病变周围明显强化。病变内可见不均匀环状、弓状强化。国内外研究表明，弓状强化可以见于软骨肉瘤、内生性软骨瘤及软骨瘤，但软骨肉瘤的强化时间早于其他。

2. 鉴别诊断

（1）骨软骨瘤：为附着于干骺端的骨性突起，形态多样，软骨帽盖厚者亦可见肿瘤端部有菜花样钙化阴影（图 9-9-3A，图 9-9-3B）。而继发于骨软骨瘤的软骨肉瘤，软骨帽增厚更明显（图 9-9-3C），并形成软组织肿块，其内可见多量不规则絮状钙化点。

（2）骨肉瘤：易与中央型软骨肉瘤混淆，特别当骨软骨瘤内无钙化时颇与溶骨性骨肉瘤相似，但若骨肉瘤具有特征性肿瘤骨化及骨膜反应显著者可进行区别（图 9-9-4）。

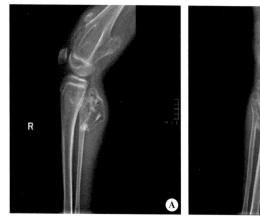
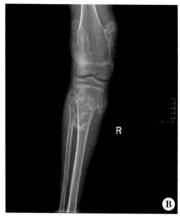
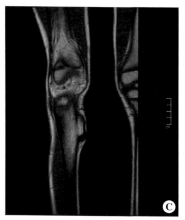

图 9-9-3 右侧腓骨上端肿瘤端部有菜花样钙化阴影

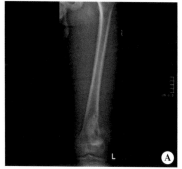
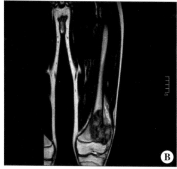
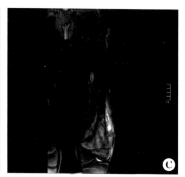

图 9-9-4 左侧股骨下端骨质破坏，可见骨膜反应

（3）内生性软骨瘤：通常位于干骺端中心部位，为含有斑点状弧形和环形软骨钙化基质的地图样病变（图 9-9-5A）。MRI：由于较高的含水量而呈分叶状 T_1 低信号和 T_2 高信号（图 9-9-5B，图 9-9-5C）。

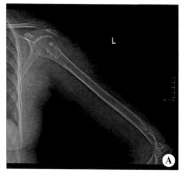
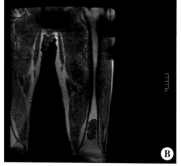
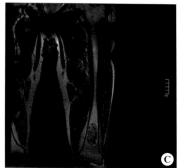

图 9-9-5 左侧股骨下端骨质破坏

（4）骨巨细胞瘤：多见于干骺愈合后的骨端，偏心性生长，多呈囊状或皂泡状改变（图 9-9-6），与正常骨交界处多无骨质增生硬化，病灶内无钙化或骨化。

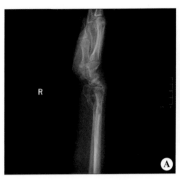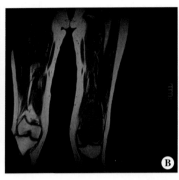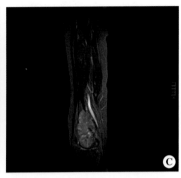

图 9-9-6　股骨下端病灶，偏心性生长，多呈囊状或皂泡状改变

（高文怡　艾尔肯·阿不力孜　邵　华）

参 考 文 献

陈婷婷，张泽坤，张平，等，2019. 软骨肉瘤发病特征与恶性程度关系分析. 四川解剖学杂志，27（3）·8-10
唐军，董江宁，李乃玉，等，2019.CT 和 MR 联合诊断不同级别软骨肉瘤的影像特征对比分析. 中国医学装备，16（5）：43-47.
杨婷婷，黄文涛，张惠箴，等，2018. 去分化软骨肉瘤 40 例临床病理特征与预后分析. 临床与实验病理学杂志，34（3）：278-283.

病 例 9-10

【临床病史】　48 岁，男性，汉族。突发右下肢无力 9 天，左下肢无力 2 天。

【专科查体】　阴性。

【MRI 扫描】　采用西门子 3.0T 磁共振成像仪，高场机上矢状位和冠状位采用 3mm 左右的层厚，0.5mm 左右的层间距；横断位采用 3 ~ 5mm 层厚，1mm 左右的层间距，中心放在第 7、8 胸椎间（一般胸骨角对准第 4 胸椎下缘）。

【影像图片】　见图 9-10-1。

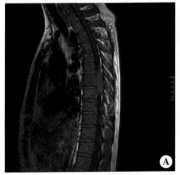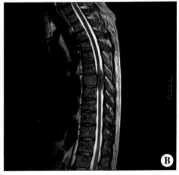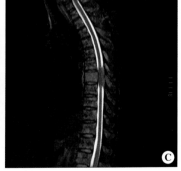

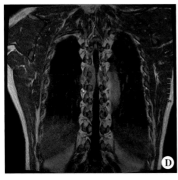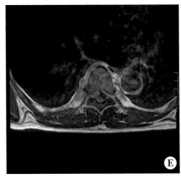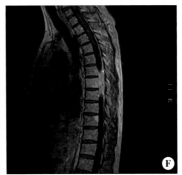

图 9-10-1　第 6 ～ 8 胸椎椎管内见团块状稍长 T_1 稍短 T_2 信号，脂肪抑制序列呈稍高信号，增强扫描后可见强化，同水平脊髓受压

【问题】　根据临床资料与 MRI 表现特点，该病例最可能的诊断为下列哪一项？

A. 浆细胞瘤　　　　　　　　　B. 脊柱转移瘤

C. 脊膜瘤　　　　　　　　　　D. 室管膜瘤

E. 星形细胞瘤

【答案】　A

【手术所见】

（1）（第 6 ～ 8 胸椎椎管内占位背侧）不整组织一堆，大小为 2.5cm×2cm×0.5cm，呈灰白色，质中。

（2）（第 6 ～ 8 胸椎椎管内占位腹侧）不整组织一堆，大小为 2cm×2cm×0.5cm，呈灰白色，质中。

【病理所见】　（第 6 ～ 8 胸椎椎管内占位背侧及腹侧）淋巴造血系统恶性肿瘤（图 9-10-2），结合 HE 染色及免疫表型符合浆细胞瘤，首先考虑为间变性浆细胞瘤，建议查外周血、影像、骨髓，并结合血清免疫球蛋白电泳检查排除多发性骨髓瘤。免疫组化结果：CK（－），CAM5.2（－），Vim（－），S-100（－），CD3（－），CD20（－），PAX5（－），CD30（－），ALK（－），Ki-67（80%+），EBER（原位杂交－），CD43（灶+），MPO（－），

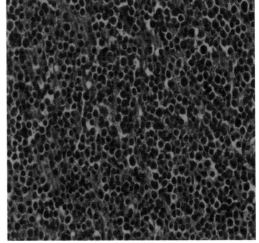

图 9-10-2　第 6 ～ 8 胸椎椎管内占位背侧及腹侧，HE 染色，×200

CD117（－），CD5（－），Bcl-2（+），Bcl-6（－），Mum1（灶+），CD10（－），CD56（－），CD99（－），Syn（－）。补：CD38（－），CD138（+），κ（－），λ（+），Cyclin D1（+）。

【病理诊断】　浆细胞瘤。

【影像诊断思路】

1. 诊断线索　MRI 表现：第 6 ～ 8 胸椎椎管内见团块状稍长 T_1 稍短 T_2 信号（图 9-10-1A，图 9-10-1B），脂肪抑制序列呈稍高信号（图 9-10-1C），增强扫描后可见强化（图 9-10-1D ～

图 9-10-1F），同水平脊髓受压，其内见条片状稍长 T_2 信号。

2. 读片思路

（1）定位诊断：一是确定病灶位于什么部位；二是明确病灶可能来源于什么组织结构。对于本病例来说，软组织肿块主要位于第 6～8 胸椎椎管内合并脊髓受压，因此可排除椎体骨质来源的肿瘤。

（2）定性诊断：椎管内肿瘤较多，常见的髓内肿瘤有星形细胞瘤、室管膜瘤、血管母细胞瘤、表皮样囊肿、脂肪瘤等，常见的髓外硬膜下肿瘤有神经鞘瘤、神经纤维瘤、脊膜瘤等，常见的髓外硬膜外肿瘤有转移瘤、神经源性肿瘤等。本病例 MRI 表现为椎管内占位，同水平脊髓受压，考虑肿瘤位于椎管内硬膜外的可能性大。本病例为椎管内硬膜外孤立性肿块，包膜完整，血供丰富，边界清晰，强化明显。病灶信号均匀，故在病理检查结果出来之前很难鉴别具体属于哪种肿瘤。

【诊断要点与鉴别诊断】

1. 诊断要点　本例患者为中年男性，突发下肢无力为主诉入院，MRI 示第 6～8 胸椎椎管内见团块状稍长 T_1 稍短 T_2 信号，脂肪抑制序列呈稍高信号，增强扫描后可见强化，同水平脊髓受压，其内见条片状稍长 T_2 信号。椎管内硬膜外浆细胞瘤多发生于男性，男女比为 3：1，其临床症状主要为脊髓及神经压迫症状。出现受累神经水平以下平面的感觉及运动障碍。MRI 表现通常无骨质破坏，仅表现为椎管内硬膜外孤立性肿块，包膜完整，血供丰富，边界清晰，强化明显。病灶信号非常均匀，因其细胞排列致密、细胞核大、深染，故在 T_2WI 上信号偏低，一般呈等信号或稍低信号。

2. 鉴别诊断

（1）脊柱转移瘤：转移瘤是成人最常见的脊柱恶性肿瘤，以中老年人最多见，脊柱转移瘤可累及脊柱的任何节段，以胸椎最为常见。脊柱转移瘤病灶可表现为局部骨质破坏、骨质硬化、弥漫性异常高信号和弥漫不均匀异常高信号 4 种征象。多发椎体骨质破坏最为常见，病灶在 T_1WI 上呈低信号，多伴椎弓根及附件受累；T_2WI 呈高信号，脂肪抑制序列病灶轮廓显示更清。受累椎体多呈跳跃式分布，椎管外形变扁并略膨大，椎旁及硬膜外可出现软组织肿块，并压迫脊髓。

（2）脊膜瘤：是椎管内较为常见的良性肿瘤，主要来源于蛛网膜细胞，也可起源于硬脊膜的间质。本病好发于女性患者，以壮年及老年人好发。多见于胸段（图 9-10-3A），其次为颈段，腰骶段少见，肿瘤多为单发，少数为多发，患者最常见的症状为疼痛。绝大多数位于椎管内髓外硬膜下，少数跨硬膜外生长，极少数位于硬膜外。MRI 平扫示病灶边缘光滑清晰，病灶较局限，信号较均匀，在 T_1WI 上呈等信号（图 9-10-3A），少数可低于脊髓信号，在 T_2WI 上肿瘤信号多有轻度升高（图 9-10-3B），增强扫描肿瘤显著强化（图 9-10-3C～图 9-10-3F），与脊髓界线清晰，可见典型的"硬膜尾征"。

（3）室管膜瘤：是起源于脑室壁或脊髓导水管的肿瘤，由肿瘤性室管膜细胞构成。本病好发于儿童和青少年，男性多于女性，MRI 表现为在 T_1WI 上呈均匀的低信号（图 9-10-4A），其信号与邻近脑脊液相似；在 T_2WI 上信号增高（图 9-10-4B），有假包膜，范围广，信号均匀；增强扫描后强化均匀（图 9-10-4C，图 9-10-4D），可见三种囊变：瘤内囊变、肿瘤头端及尾端的囊变。

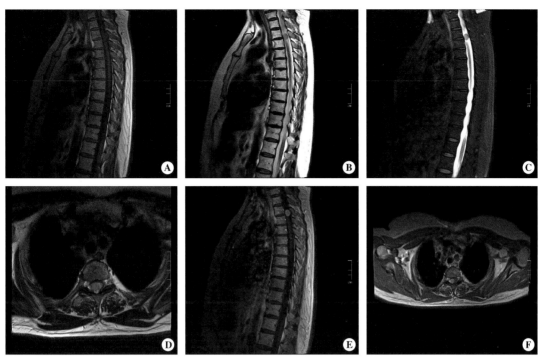

图 9-10-3 椎管内髓外硬膜下病灶，边缘光滑清晰，病灶较局限，信号较均匀，脂肪抑制序列呈稍高信号，增强扫描出现特征性"脊膜尾征"

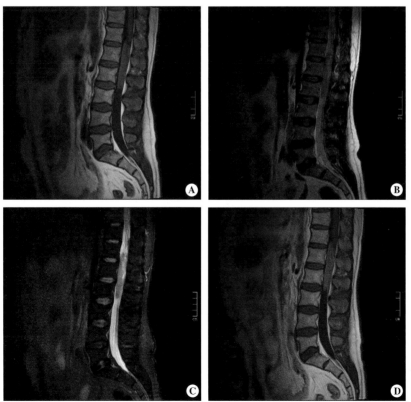

图 9-10-4 MRI 椎管内病灶在 T_1WI 上呈均匀的低信号，其信号与邻近脑脊液相似，在 T_2WI 上信号增高，边缘可见假包膜，其内信号均匀

（4）星形细胞瘤：常累及多个脊髓节段，与正常脊髓分界不清，是儿童最常见的髓内肿瘤，占成人髓内肿瘤第二位，颈段及上胸段好发，囊变率较高，境界欠清晰。

（何元林　董双君　邵　华）

参 考 文 献

方雷，安建平，赵辉，等，2016.脊柱浆细胞肿瘤 MRI 及 PET/CT 显像二例.中华核医学与分子影像杂志，（11）：675-677.
童永秀，张玮，杜瑞宾，等，2016.髓外浆细胞瘤的 CT 与 MRI 表现.中国医学影像学杂志，24（8）：570-572.
王筱璇，马晓文，潘历波，等，2019.单椎体 116 例良恶性骨肿瘤临床及影像学分析.现代肿瘤医学，27（4）：660-664.

病　例　9-11

【临床病史】　男性，75 岁。自诉于 4 个月前无明显诱因出现左下肢麻木、疼痛，休息后不能缓解。给予推拿等治疗后，左下肢麻木及疼痛有所改善，但左侧髋关节出现疼痛，间歇性跛行。

【专科查体】　左侧髋关节疼痛，左膝关节以下胀痛，痛处固定，食欲可，口中味苦。

【影像检查】

1. 骨盆正位 X 线检查　立位，拍摄范围自第 3 腰椎椎体上缘至股骨中段水平。

2. 骨盆 CT 平扫　仰卧位，骨盆轴位，软组织窗。

3. 骶髂关节 MRT 检查　仰卧位，包括轴位 T_1WI、冠状位 T_2WI、T_1+增强、T_2+STIR 脂肪抑制。

【影像图片】　见图 9-11-1。

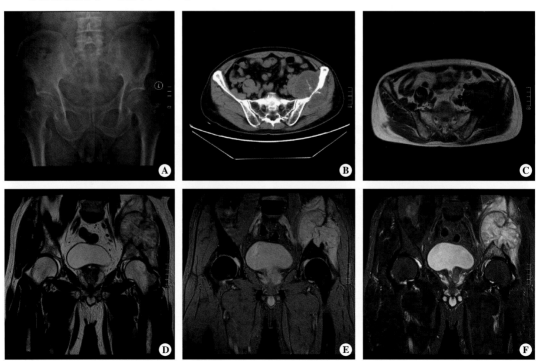

图 9-11-1　左侧髂骨翼团片状骨质密度减低区，边界较清

【问题】 根据临床资料与X线检查表现特点，该病例最可能的诊断为下列哪一项？

A.左髂骨骨肉瘤 B.左髂骨软骨肉瘤

C.左髂骨腺癌转移 D.左髂骨横纹肌肉瘤

【答案】 C

【手术所见】 （左侧髂骨病变）不整组织一堆，大小为1.0cm×1.0cm×0.5cm，呈淡粉色，质中。

【病理所见】 （左侧髂骨病变）横纹肌内见腺癌浸润/转移（图9-11-2）。

【病理诊断】 左髂骨腺癌转移。

【影像诊断思路】

1.诊断线索 X线片可见左侧髂骨翼团片状骨质密度减低区（图9-11-1A），CT平扫见左侧髂骨骨质破坏，周围可见巨大软组织肿块形成，其内密度不均可见索条状高密度区（图9-11-1B）。

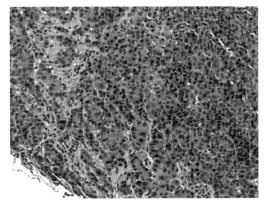

图9-11-2 左侧髂骨组织，HE染色，×200

MRI平扫可见左侧髂骨翼骨质破坏，左侧髂骨翼及邻近软组织可见肿块形成，呈稍长T_1长T_2混杂信号，其内及其周可见线条样短T_2信号（图9-11-1C，图9-11-1D），脂肪抑制序列呈稍高信号（图9-11-1E），增强扫描病变呈明显不均匀强化（图9-11-1F），左侧髂肌、左侧臀中肌、臀大肌走行区内可见斑片状稍高信号。

2.读片思路

（1）定位诊断：一是确定病灶位于什么部位；二是明确病灶可能来源于什么组织结构。对于本病例来说，左侧髂骨翼骨质破坏及周围软组织肿块形成，病变可能是纤维源性、软骨源性、成骨源性，也可能是其他部位的恶性肿瘤转移而来。

（2）定性诊断：本患者X线检查显示左侧髂骨溶骨性骨质破坏，周围软组织未见明确异常。MRI显示有骨质破坏和软组织肿块，基本可以定为恶性肿瘤。

【诊断要点与鉴别诊断】

1.诊断要点 本病例的特点为老年男性患者，无明显诱因左下肢疼痛，病变为溶骨性骨质破坏并周围巨大软组织肿块，增强扫描病灶呈明显不均匀强化，血供较丰富。

2.鉴别诊断

（1）骨肉瘤：好发于20～30岁的成人，男女比为2:1。最典型的好发部位是管状骨（80%），特别是股骨（40%）、胫骨（16%）和肱骨（15%），骨盆骨肉瘤多见于老年人。病理特征是恶性肿瘤细胞直接产生类骨质或未成熟骨，一般情况下血清碱性磷酸酶升高。影像学特征是骨质破坏、瘤骨形成、骨膜增生及软组织肿块。软组织肿块边界常模糊，其内可有瘤骨，巨大软组织肿块内可出现出血、坏死和囊变，呈局限膨突，无瘤骨，但周围有瘤骨包绕（图9-11-3A）。溶骨性病变在T_1WI上呈略低至中等信号（图9-11-3B），在T_2WI上呈略中等偏高信号（图9-11-3C）；成骨性病变在T_1WI和T_2WI上均呈低信号，瘤周水肿在T_2WI上呈高信号。肿瘤在骨髓内浸润表现为与正常骨髓分界清楚的低信号，有跳跃播散倾向。

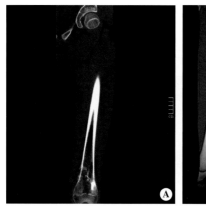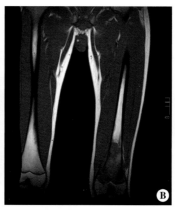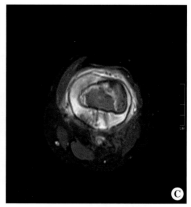

图 9-11-3　股骨下端骨质破坏、瘤骨形成、骨膜增生及软组织肿块

（2）软骨肉瘤：起源于软骨或成软骨结缔组织，其细胞有向软骨分化趋势并形成软骨基质的特点。常见于 30～70 岁，男性多见，好发于四肢长管状骨，其次为骨盆、肩胛骨等。肿瘤常呈半透明、分叶状，实质内可有不规则钙化和骨化，高度恶性的软骨肉瘤钙化不明显，只有发现骨皮质破坏才是诊断软骨肉瘤的可靠依据。肿瘤软骨基质钙化是 X 线检查诊断的重要征象，软骨肉瘤中的肿瘤骨多为高密度象牙质样瘤骨；CT 检查对于软骨肉瘤中的钙化优于 X 线摄影和 MRI，增强扫描可以显示软骨肉瘤分叶状瘤块间血管强化（图 9-11-4A）；T_2WI 对基质钙化和软组织肿块比较敏感，STIR 序列可显示肉瘤中软骨成分信号和去分化组织的信号特点，有一定诊断价值，增强扫描后可表现为局部或广泛强化，小叶间隔和肿瘤边缘强化明显，坏死区呈低信号（图 9-11-4B，图 9-11-4C）。

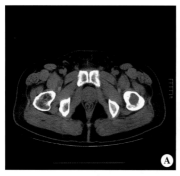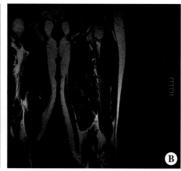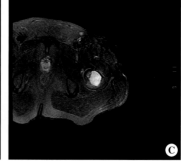

图 9-11-4　股骨下端分叶状瘤块间血管强化

（3）横纹肌肉瘤：是起源于横纹肌细胞或具横纹肌细胞分化潜能的间叶细胞的一种恶性肿瘤，约占儿童软组织肉瘤的 61.5%，分为胚胎型（eRMS）、腺泡型（aRMS）和多形型（pRMS）。aRMS 及 pRMS 更多见于四肢、躯干部。CT 平扫 RMS 多呈略低于肌肉的软组织肿块，主要是富含黏液所致。CT 增强扫描后肿瘤强化等于或低于邻近肌肉组织，部分患者肿瘤的中央区强化不明显，表现为周围环形致密增强，中心轻度或无明显增强。在 T_2WI 上肿块多呈均匀或不均匀信号，T_1WI 呈等信号或高混杂信号，肿瘤成分背景复杂，

不均匀高信号和 CT 低密度信号相符合，主要原因是富含黏液基质，并非囊变坏死，部分学者提出 T_1WI 内高信号为出血，结合 T_2WI 信号及病理基础，分析为黏液成分所致，黏液中富含蛋白成分，在 T_1WI 及 T_2WI 上均呈高信号。肿块多可见分叶征象，以及多结节融合征象，说明病变具备多中心生长的特点，具备较强侵袭性，MRI 呈均匀或不均匀明显增强，各型间无明显差异。

（张天瑞 董双君 贾文霄）

参考文献

曹建江, 陆琳松, 韩雯, 等, 2015. 去分化软骨肉瘤 12 例的临床表现、影像学及病理学分析. 中华临床医师杂志（电子版）, 9（23）：36-38.

邓立维、2016. 体部横纹肌肉瘤的临床特征与 CT 表现（硕士学位论文）. 广州：南方医科大学.

王维青、张升文, 2017. 横纹肌肉瘤的影像表现分析. 中国中西医结合影像学杂志, （1）：75-78.

魏立豪, 蔡煜芳, 张晓辉, 等, 2018. 横纹肌肉瘤的 CT 及 MRI 影像学表现探讨. 功能与分子医学影像学杂志（电子版）, 7（1）：1389-1394.

占雅如、何来昌, 2019. 精索腺泡状横纹肌肉瘤并双肺转移一例. 磁共振成像, 10（11）：847-848.

病 例 9-12

【临床病史】 女性，43 岁，右侧肘关节疼痛 2 年余。

【专科查体】 右侧肘关节可见红肿，有叩击痛、压痛，皮温较高，皮肤完整，患肢未见明显静脉曲张、破溃等，双上肢皮肤感觉无明显差异，右侧肘关节屈曲、伸直旋前活动受限，肱二头肌肌力 4 级，肱三头肌肌力 4 级，余肌肌力未见明确异常。

【影像检查】 右肘关节 DR 正侧位片；右肘关节 CT 轴位平扫，包括骨窗、软组织密度窗及冠矢状位重建；右肘关节 MRI 检查时扫描层厚为 5mm、层间隔 0.5mm，矩阵 512×512；横断位、矢状位及冠状位扫描，包括 T_1WI、T_2WI 及 T_2WI STIR 脂肪抑制序列，平扫后行横断位、冠状位及矢状位的增强扫描。

【影像图片】 见图 9-12-1。

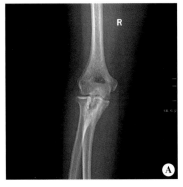 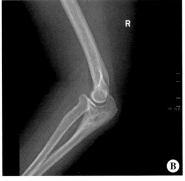 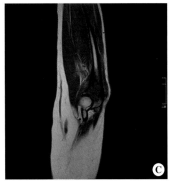

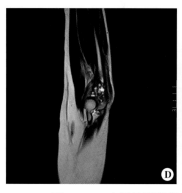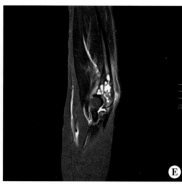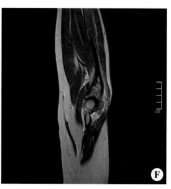

图 9-12-1　右侧尺骨鹰嘴可见低密度骨质破坏区，尺骨鹰嘴皮质增厚，周围见骨膜反应

【问题】　根据临床资料与影像学表现特点，该病例最可能的诊断为下列哪一项？

A. 软骨母细胞瘤

B. 骨巨细胞瘤

C. 软骨黏液纤维瘤

D. 内生软骨瘤

E. 软骨肉瘤

【答案】　A

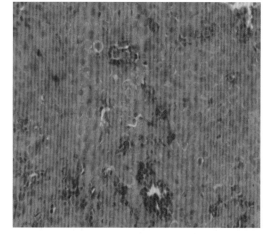

图 9-12-2　右侧肘关节组织，HE 染色，×200 呈明显不均匀强化（图 9-12-1C ～图 9-12-1F）。

【病理所见】　右侧肘关节病变取出物，不整骨组织 1 块，大小为 2.2cm×1.5cm×0.4cm，呈灰白色，质硬（图 9-12-2）。

【病理诊断】　软骨母细胞瘤，属于中间型。

【影像诊断思路】

1. 诊断线索　患者为中年女性，右侧肘关节持续疼痛 2 年而就诊，右侧尺骨鹰嘴可见低密度骨质破坏区，尺骨鹰嘴皮质增厚，周围见骨膜反应（图 9-12-1A，图 9-12-1B），MRI 可见形态欠规则的以等 T_1 长 T_2 信号为主的混杂信号，脂肪抑制序列呈稍高信号，增强扫描

2. 读片思路

（1）定位诊断：意义尤为重要，经过影像学检查，明确病变易位于肱骨近端、膝关节周围、手足骨，椎体和肩胛骨、颅骨罕见。

（2）定性诊断：长管状骨病变种类较多，如软骨母细胞瘤、骨巨细胞瘤、软骨黏液纤维瘤及内生软骨瘤。本病例为中年女性患者，应该结合临床病史、临床表现及影像学征象做出诊断及相关鉴别诊断。软骨母细胞瘤为来源于幼稚软骨细胞的良性肿瘤。由于其好发于二次骨化中心，又称为良性骨骺成软骨细胞瘤。好发年龄为 10 ～ 20 岁，男

性多于女性，男女比为（2～3）：1。最多见的部位为肱骨头、股骨髁、胫骨平台，有时可见于无二次骨化中心的小骨（如距骨）和扁平骨的骨突（如髂骨翼）。其发病原因不明，主要学说为肿瘤起源于胚胎性软骨和原发于生长期的骨骺板残余。病程经过缓慢，症状出现较晚，主要症状为间断性疼痛和邻近关节的肿胀，肌肉乏力，症状可持续数个月至一年，可因创伤或压力增加而引起中度疼痛，小部分病变向邻近关节或软组织浸润，可有关节积液或积血。病变也可穿透骺板进入干骺端。软骨母细胞瘤恶变者罕见。病灶呈边界清楚的骨质破坏区，周围可见硬化边，病灶内可见斑点状及片状钙化，有时可见骨膜反应及软组织肿胀。CT 上可显示 X 线片上不明显的细小斑点状钙化。继发动脉瘤样骨囊肿时出现较明显的膨胀性改变。MRI 表现为边界清楚的异常信号区，T_1WI 以等低信号为主，T_2WI 呈混杂信号，边缘为连续或不连续的长 T_1 短 T_2 信号，内见点状、团片状更低信号钙化或骨峭。病灶周围可见明显的长 T_1 长 T_2 骨髓水肿带，其范围均可超过平片和 CT 显示的骨质硬化区。继发动脉瘤样骨囊肿的病灶内可见多囊状膨胀性长 T_1 长 T_2 信号区及液液平面。骨膜反应表现为平行于骨皮质的线状长 T_1 短 T_2 信号。

【诊断要点与鉴别诊断】

1. 诊断要点 发病年龄为 5～25 岁；好发部位为长骨骨骺、骨突，也可跨越骨骺；溶骨性破坏，硬化边可见；内可有弧形钙化；部分病变周围伴炎症改变。

2. 鉴别诊断

（1）骨巨细胞瘤：好发年龄晚，好发于骨骺线闭合后的骨端；二者发病部位相似，但骨巨细胞瘤病灶一般较软骨母细胞瘤大，骨皮质膨胀显著，局部骨质破坏，呈囊性扩张（图 9-12-3），横径多大于或等于纵径；肿瘤与正常骨分界清楚，无硬化缘；皂泡状阴影，未完全破坏的残骨间隔和皮质交错而成，形成纤细骨性间隔，内无钙斑。

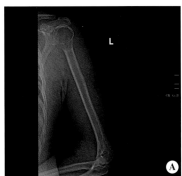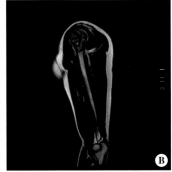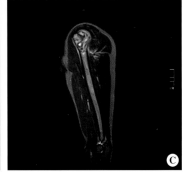

图 9-12-3 左侧肱骨上端骨皮质膨胀显著，局部骨质破坏，呈囊性扩张

（2）内生软骨瘤：多见短管骨，90% 发生在手，长骨少见；位于掌指骨时表现出圆形、椭圆形略膨胀性透光区；瘤区呈云雾状或磨玻璃状改变；发生于长骨者源于骺板，向干骺端及骨干方向发展；点环状钙化或骨化较具特征性（图 9-12-4）。

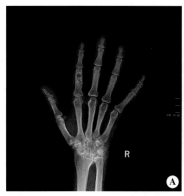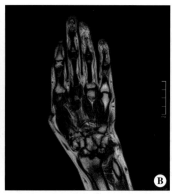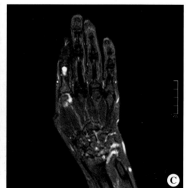

图 9-12-4　掌指骨表现出圆形、椭圆形略膨胀性透光区

（麦菊旦·提黑然　艾尔肯·阿不力孜　邵　华）

参考文献

李继振，相磊，于德新，等，2018.软骨母细胞瘤影像学表现及误诊分析.实用放射学杂志，34（6）：924-927.

周震涛，邵增务，毛唯，2007.软骨母细胞瘤研究进展.国际骨科学杂志，28（1）：7-10.

Laitinen MK，Stevenson JD，Evans S，et al，2019. Chondroblastoma in pelvis and extremities-a single centre study of 177 cases. J Bone Oncol，17：100248.

病　例　9-13

　　【临床病史】　男性，38 岁。右侧腕关节外伤后疼痛 2 月余。

　　【专科查体】　患者右侧腕关节明显肿胀，有明显疼痛和压痛感，伴右侧腕关节活动受限。

　　【影像检查】　右侧腕关节 DR 正侧位；右侧腕关节 CT 扫描，层厚为 3mm，层间隔 3mm；行 CT 矢状位、冠状位及三维重建；右侧腕关节 MRI 扫描，包括 T_1WI、T_2WI 及 T_2WI 脂肪抑制序列，扫描层厚为 5mm，层间隔 5mm；辅以冠状位 T_2WI，矢状位 T_2WI 脂肪抑制序列。

　　【影像所见】　DR 平片上右侧桡骨远端偏心性横向生长、轻度膨胀性骨质破坏，其内可见纤细骨嵴，构成分房状、皂泡样改变，骨壳变薄，其轮廓完整。

　　CT 平扫：CT 矢状位、冠状位及三维重建显示右侧桡骨远端偏心性、多房型、膨胀性骨质破坏，其内可见纤细骨嵴，构成分房状、皂泡样改变，骨壳变薄，其轮廓完整。

　　MRI：T_1WI 冠状位平扫显示病变呈均匀的低信号，其内可见多发等信号分隔影，病灶边缘界线清晰；在 T_2WI 脂肪抑制上表现为明显的高信号，其内可见多发等信号分隔影，边界清晰。

　　【影像图片】　见图 9-13-1。

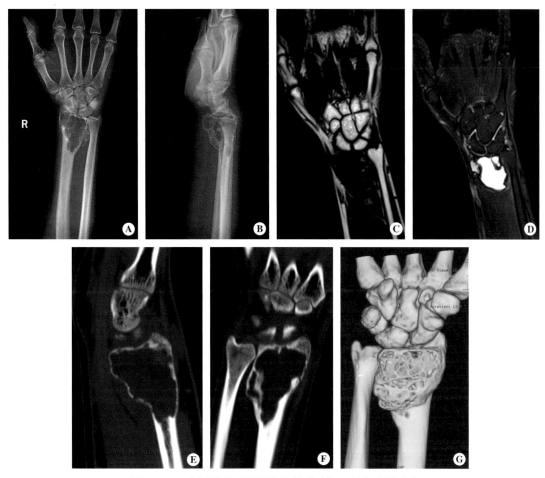

图 9-13-1　右侧桡骨远端膨胀性骨质破坏，呈皂泡样改变

【问题】　根据临床资料与影像学表现特点，该病例最可能的诊断为下列哪一项?

A. 骨肉瘤 　　　　　　　　　　　B. 骨软骨瘤

C. 骨巨细胞瘤 　　　　　　　　　D. 黑色素瘤

E. 骨髓炎

【答案】　C

【手术所见】　逐层切开皮肤、皮下组织及深筋膜后，可见灰白色病变组织，予以切除，并取肿瘤后送快速冰冻病理检查。

【病理所见】　右侧桡骨远端骨质破坏，被灰白色肉芽组织占据（图 9-13-2）。免疫组化结果：CD1a（−），Langer（−），S-100（−），CD68（＋），CK（混−），Ki-67（25%＋），P63（部分＋），CD163（＋）。

【病理诊断】　骨巨细胞瘤。

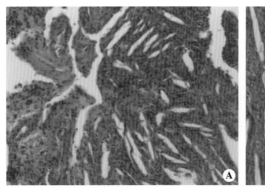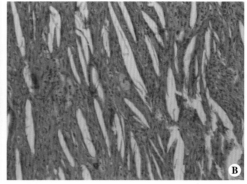

图 9-13-2　右侧桡骨远端骨肿瘤组织，HE 染色，×200

【影像诊断思路】

1. 诊断线索　患者为 38 岁男性，长骨骨端肿物。X 线平片显示右侧桡骨远端偏心性、膨胀性骨质破坏，破坏区内无肿瘤骨形成，部分典型患者病变内可见骨性分隔，骨壳较薄，较完整（图 9-13-1A，图 9-13-1B）。CT 矢状位、冠状位及三维重建显示右侧桡骨远端偏心性、多房型、膨胀性骨质破坏，其内可见纤细骨嵴，构成分房状、皂泡样改变，骨壳变薄，其轮廓完整（图 9-13-1E ～图 9-13-1G）。MRI T₁WI 冠状平扫示均匀的低信号，其内可见多发等信号分隔影，病灶边缘界线清晰；在 T₂WI 脂肪抑制序列上呈明显的高信号，其内可见多发等信号分隔影，边界清晰（图 9-13-1C，图 9-13-1D）。

2. 读片思路

（1）发病年龄：骨巨细胞瘤发病年龄为 20 ～ 40 岁，本患者为 21 岁的青年男性，符合骨巨细胞瘤好发年龄段。

（2）定位诊断：骨巨细胞瘤一般发病部位为长骨骨端、股骨远端及胫骨近端，本病为发生在左侧股骨远端的局限性骨质破坏，基本排除弥漫性病变，如急性骨髓炎，该病的临床表现及影像学表现可大致判断为骨肿瘤，首先考虑骨巨细胞瘤。

（3）定性诊断：发生在左侧股骨远端皂泡样膨胀性、多房型、偏心性骨质破坏，病灶内可见骨性分隔，骨壳完整，未见明显的侵蚀性破坏及骨膜反应，未见周围神经血管受累，因此大致可排除骨肉瘤、软骨肉瘤等恶性骨肿瘤，综上可知，可大致判断为良性骨巨细胞瘤。

【诊断要点与鉴别诊断】

1. 诊断要点　X 线平片上肿瘤好发于干骺愈合后的骨端，多呈膨胀性、多房型、偏心性骨质破坏，其内可见骨性分隔，骨壳完整，典型者呈皂泡样改变。

CT：可清楚显示骨性包壳，包壳内面凹凸不平，呈花边或细线样分层改变，肿瘤内并无真正的骨性间隔，肿瘤内密度不均，可见低密度坏死区，有时合并动脉瘤样骨囊肿可见液液平面。肿瘤与骨松质的交界多清楚，但无骨质增生硬化，增强扫描病灶可有不同程度强化。

MRI 的优势在于可显示肿瘤周围的软组织情况，与周围神经、血管的关系，以及有无关节软骨下骨质穿破，关节腔受累，骨髓的侵犯和复发等。多数肿瘤在 MRI 图像上边界清楚，周围无低信号环，瘤体的信号无特异性，在 T₁WI 上呈均匀的低或中等信号，高信号区提示亚急性、慢性出血。在 T_2WI 上信号不均匀，呈混杂信号。合并动脉瘤样骨囊肿时，MRI 常显示液液平面，比 CT 更清楚。增强扫描病灶可有不同程度强化。

骨巨细胞瘤分为三级：Ⅰ级为良性；Ⅱ级为交界型；Ⅲ级为恶性。良、恶性骨巨细胞瘤在 X 线片上并无明确差异，影像学有以下特点则提示恶性：①有较明显的侵袭性表现，如肿瘤与正常骨交界处模糊，有虫蚀状、筛孔样骨破坏，骨性包壳和骨嵴残缺不全；②骨膜新生骨较显著，可有 Codman 三角；③软组织肿块较大，超出骨性包壳的轮廓；④患者年龄较大，疼痛持续加重，肿瘤突然生长迅速并有恶病质。

2. 鉴别诊断

（1）骨肉瘤（图 9-13-3）：①骨质破坏，多始于干骺端中央或边缘部分，骨松质呈小斑片状骨破坏，皮质边缘示小而密集的虫蚀样破坏区，在皮质内表现为筛孔状破坏。②肿瘤骨，云絮状：密度较低，边缘模糊。斑块状：密度较高，边界清楚，多见于髓腔内或肿瘤中心部。针状：多为细长骨化影，大小不一，呈辐射状。③软组织肿块：多呈圆形或半圆形，境界多不清楚。④骨膜新生骨和 Codman 三角。

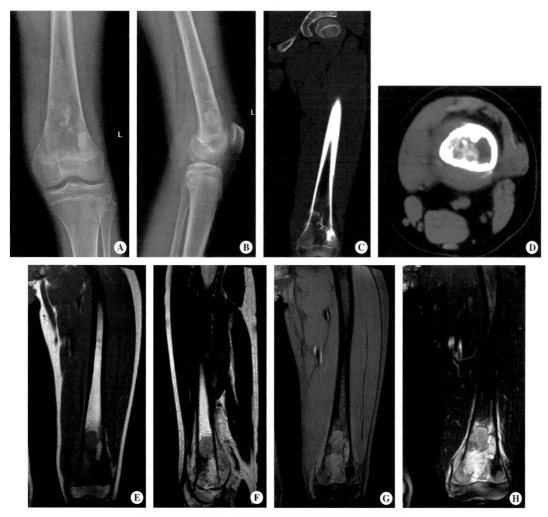

图 9-13-3　左侧股骨远端骨质破坏并伴有软组织肿块

（2）动脉瘤样骨囊肿

1）X线平片：病变呈明显膨胀性囊状透亮区，有时呈气球样表现，与正常骨界面清楚并可有硬化边；病灶可位于骨端或骨干的中央，也可偏心生长；囊内有或粗或细的骨小梁状分隔或骨嵴（图9-13-4A，图9-13-4B）。

2）CT平扫：病变呈明显膨胀性囊状骨质破坏，骨壳菲薄，破坏区可见多个含液囊腔，有的可有液液平面。囊腔间隔呈现软组织密度，并可见钙化或骨化，增强扫描囊内强化可显示更清晰（图9-13-4C～图9-13-4F）。

3）MRI平扫：一般多呈囊状膨胀性改变，囊内有多个液液平面，在 T_2WI 上液液平面上层为高信号，下层为低信号（图9-13-4G～图9-13-4J）。

（3）单纯性骨囊肿：是临床上较为常见的一种良性骨科病变，多发于青少年，该病在发生时一般无临床症状，多数患者因出现病理性骨折，有肿胀、疼痛及功能障碍时才就诊。

1）X线平片：病变位置在长骨干骺端，向上可扩至骨髓，向下可扩至骨干，病损主要是单房性、中心性，椭圆形的边界清晰可见，较正常髓腔密度低，外有薄层骨硬化边缘（图9-13-5）。

2）CT平扫：多呈低密度圆形或卵圆形骨质缺损，病变区局部骨皮质变薄，呈囊性膨胀，囊肿内呈低密度改变。

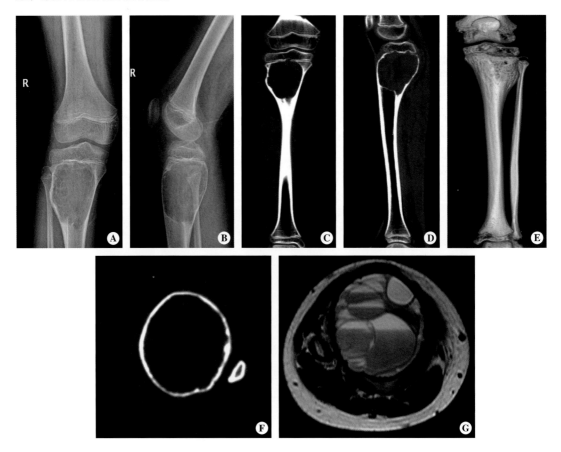

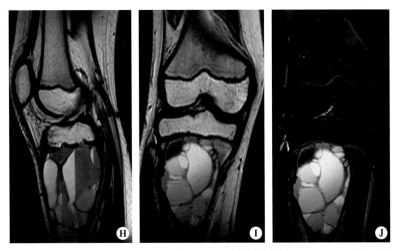

图 9-13-4 右侧胫骨干骺端膨胀性骨质破坏，呈气球样改变，MRI 上显示液液平面

3）MRI 平扫：T_1 加权像呈中等或低信号，T_2 加权像呈均匀高信号，病理性骨折时患者表现为骨折碎片，增强扫描后病灶未得到强化。

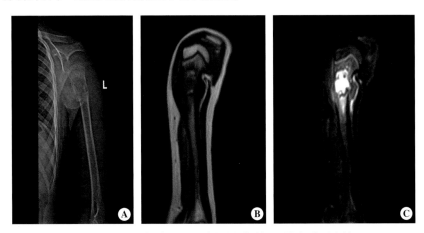

图 9-13-5 左侧肱骨近段囊性骨质破坏，骨皮质不连续

（兰思琴 郭 辉 贾文霄）

参 考 文 献

刘杰，陈勇，凌小莉，等，2016. 骨盆原发尤因肉瘤的临床、病理及影像学特征分析 . 中华医学杂志，96（27）：2169-2172.

刘锦文，黄柏峰，陈镜聪，等，2018. 增强扫描 CT 值在骨巨细胞瘤诊断中的价值 . 实用医学影像杂志，19（5）：390，391.

汤文瑞，张焱，程敬亮，等，2018. DCE-MRI 和 DWI 对骶骨脊索瘤与骨巨细胞瘤的鉴别诊断价值 . 放射学实践，33（3）：280-284.

袁斌斌，胡永成，王臻，等，2014. 膝关节周围骨巨细胞瘤病理性骨折影像学特征研究 . 中华骨科杂志，34（5）：564-571.

病 例 9-14

【临床病史】 女性，8 岁。于 20 天前无明显诱因出现左侧膝关节周围疼痛不适，为钝痛，休息时缓解，活动时加重，以夜间痛为主，膝关节活动稍受限。

【专科查体】 患儿左膝关节周围疼痛不适，活动受限。患处皮温未升高，左侧膝关节周围软组织肿胀，未见化脓及瘘道形成。

【影像检查】 左侧膝关节 DR 正侧位；左侧股骨 CT 扫描，层厚为 3mm，层间隔 3mm，并进行 CT 冠状位重建；右侧股骨 MRI 扫描，包括 T_1WI、T_2WI 及 T_2WI 脂肪抑制序列，扫描层厚为 5mm，层间隔 5mm；辅以冠状位 T_2WI、矢状位 T_2WI 脂肪抑制序列、冠状位增强扫描。

【影像图片】 见图 9-14-1。

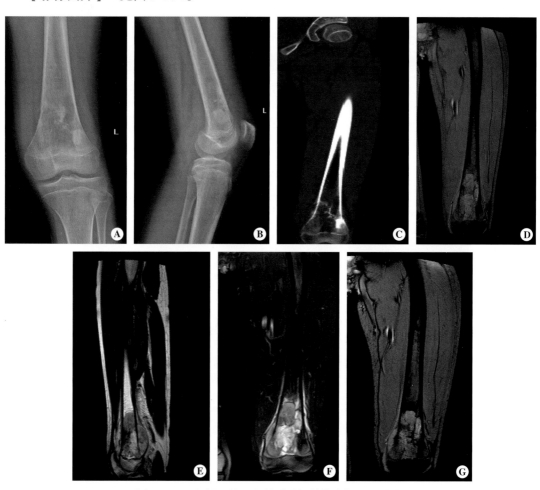

图 9-14-1 左侧股骨远段骨质破坏并伴有软组织肿块

【问题】 根据临床资料与 MRI 表现特点，该病例最可能的诊断为下列哪一项？

A. 尤因肉瘤　　　　　　　　　　　　B. 骨软骨细胞瘤

C. 骨髓炎　　　　　　　　　　　　　D. 淋巴瘤

E. 骨肉瘤

【答案】 E

【手术所见】 逐层切开皮肤、皮下组织及深筋膜后，可见灰红色质硬病变组织，留取标本送检。

【病理所见】 左侧股骨远端病变组织，不整组织一堆，大小为 1.5cm×1.5cm×0.2cm，呈灰红色，质硬，脱钙（图 9-14-2）。

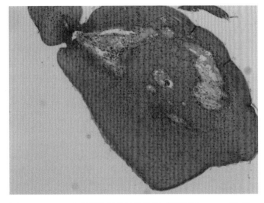

图 9-14-2 左侧股骨远端骨肿瘤组织，HE 染色，×200

【病理诊断】 骨肉瘤。

【影像诊断思路】

1. 诊断线索

（1）X 线片典型征象：①骨质破坏，骨皮质边缘可见虫蚀样骨质破坏区，而骨皮质哈弗斯管内可见筛孔状骨质破坏；②肿瘤骨及软组织肿块，骨质破坏区及软组织肿块影是骨肉瘤的本质表现；③骨膜新生骨和 Codman 三角，是骨肉瘤常见且重要的征象，但并非特异性表现（图 9-14-1A，图 9-14-1B）。

（2）CT：较平片敏感，断层可明确显示病灶内的软组织肿块及骨质破坏特征，以及病灶与周围神经血管的关系。由于骨肉瘤侵蚀性强，病灶常与正常组织分界不清，内部常有坏死囊变区，其在 CT 上呈病灶内的低密度影（图 9-14-1C）。

（3）MRI：对病灶内的钙化和（或）骨化均不如 CT 敏感，但可清晰显示软组织肿块，大多数骨肉瘤在 T_1WI 上表现为形态不规则的不均匀低信号，在 T_2WI 上表现为不均匀的稍高信号，肿瘤外形不规则，边缘多不清楚，增强扫描实性部分明显强化，可增加肿瘤的实性部分与骨化部分的对比度（图 9-14-1D～图 9-14-1G）。

2. 读片思路

（1）发病年龄：本病例中患者为 8 岁幼儿，而骨肉瘤好发于儿童及青少年人群，符合骨肉瘤发病年龄段。

（2）定位诊断：骨肉瘤好发于长骨骨端，该患者病变局限于左侧股骨骨端，暂可排除一些间质组织来源肿瘤，如淋巴瘤等。结合临床及影像表现可大致判断为骨肉瘤。

（3）定性诊断：该患者病灶在影像学上表现为长骨骨端的溶骨性骨质破坏，病灶内可见软组织肿块影，与周围正常组织界线不清，有典型的骨膜新生骨、骨质破坏区及软组织肿块影像表现，综合以上，首先考虑骨肉瘤。

【诊断要点与鉴别诊断】

1. 诊断要点 骨肉瘤好发于儿童及青少年，常见于长骨远段，表现为骨端的溶骨性骨质破坏，侵犯周围软组织（肌肉、血管及神经），典型病例可见骨膜反应及 Codman 三角。

2. 鉴别诊断

（1）软骨肉瘤：①原发性肿瘤多见于青少年，好发于四肢长骨及躯干各骨。继发性软骨肉瘤多继发于原有的良性骨肿瘤，病程长，发生恶变则生长迅速，症状重。多见于男性，男女比为 1.8：1。好发部位为下肢，以胫骨和股骨多见，除骶骨外的骨盆部也是好发部位之一。②肿瘤生长迅速，有压痛和关节功能障碍。③影像学特征及病理检查可确诊。

1）X 线平片：显示软骨肉瘤在骨内呈溶骨性破坏，破坏区边界多不清楚，少数边缘可稍硬化。邻近骨皮质可有不同程度膨胀、变薄，骨皮质或骨性包壳可被破坏并形成大小不等的软组织肿块（图 9-14-3A）。

2）CT 平扫：可见破坏区、软组织肿块和钙化、骨化影。在 CT 片上软骨肉瘤的典型钙化呈点状、环形或半环形。肿瘤非钙化部分的密度可不均匀，肿瘤内可见坏死、囊变等更低密度区。

3）MRI 平扫：T_1WI 上软骨肉瘤表现为等或低信号，恶性度高的信号强度常更低；T_2WI 上恶性度低的肿瘤因含透明软骨而呈均匀的高信号，但恶性度高的软骨肉瘤信号不均匀。钙化和骨化均呈低信号（图 9-14-3B ～图 9-14-3D）。

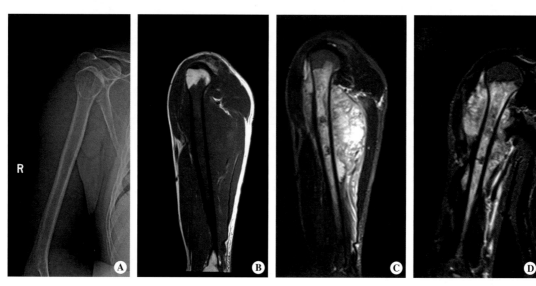

图 9-14-3　右侧肱骨中上段骨质信号异常并伴有软组织肿块

（2）尤因肉瘤：是起源于骨髓间充质结缔组织的高度侵袭性肿瘤。多数患者年龄为 10 ～ 30 岁，在我国青少年中骨肿瘤发病率居第二位，仅次于骨肉瘤。男性多见。肿瘤好发于长骨骨干、肋骨及扁骨。疼痛是最常见及早期临床症状，初发为间歇性疼痛，短期内随肿瘤的快速蔓延变为持续性疼痛。

X 线检查及 CT 典型征象为斑点状或虫蚀状溶骨性骨质破坏，病灶软组织内可见纤细的针状瘤骨。病区新生骨膜可呈葱皮样改变（图 9-14-4A ～图 9-14-4D）。

MRI 平扫：T_1WI 上尤因肉瘤表现为等或低信号，T_2WI 上尤因肉瘤表现为等或稍高信号，脂肪抑制序列呈不均匀高信号，周围软组织呈高信号水肿，并可见不规则骨膜反应（图 9-14-4E ～图 9-14-4H）。

（3）骨巨细胞瘤：临床表现常有关节疼痛、关节肿胀及关节活动受限，当出现肿胀、疼痛与功能障碍时，提示肿瘤位于近关节腔附近。

1）DR 平片：左侧股骨远端膨胀性骨质破坏，其内可见纤维骨嵴，构成分房状，呈皂泡样改变，骨壳变薄，未见明显硬化，其轮廓完整（图 9-14-5A，图 9-14-5B）。

2）CT 平扫：可清楚显示骨性包壳，包壳内面凹凸不平，未见明显骨质增生硬化，肿瘤内可见低密度软组织肿块影，未见明显骨性分隔（图 9-14-5C，图 9-14-5D）。

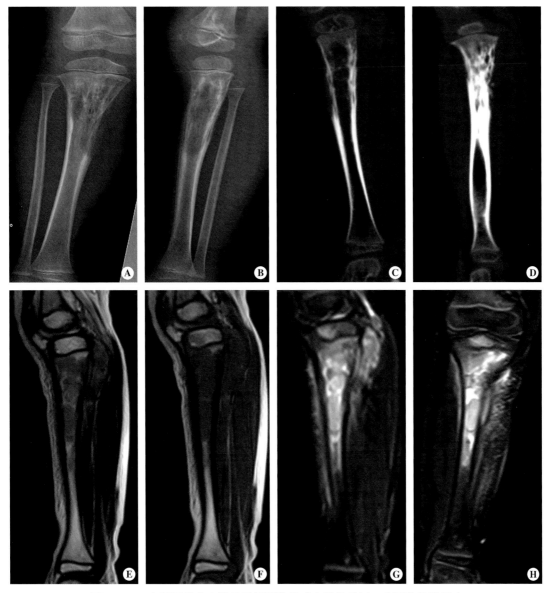

图 9-14-4 右侧胫骨中上段骨质呈筛孔状或虫蚀状破坏，有层状骨膜反应

3）MRI 平扫：T_1WI 呈均匀的低或中等信号，病灶边缘界线清晰，在 T_2WI 上信号不均匀，呈混杂信号；脂肪抑制序列呈不均匀高信号，可见囊泡样改变；增强扫描后软组织肿块影中度强化，可见清楚的肿瘤边界，其内囊性液化未见强化（图 9-14-5E ～图 9-14-5H）。

（4）骨转移瘤：一般发生于中老年人，且患者有原发肿瘤病史，常为多发，主要为溶骨性病灶，软组织肿块较少见，多边界不清、无硬化边，无成骨和钙化（但可有残留骨），一般没有骨膜反应；成骨性病灶（前列腺癌、乳腺癌）；肾癌、甲状腺癌骨转移表现明显，富血供，较少出现骨膜反应及软组织肿块，多表现为骨质破坏（图 9-14-6）。

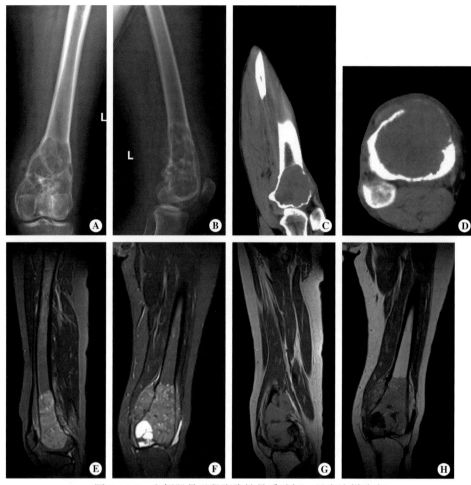

图 9-14-5　左侧股骨远段膨胀性骨质破坏，呈皂泡样改变

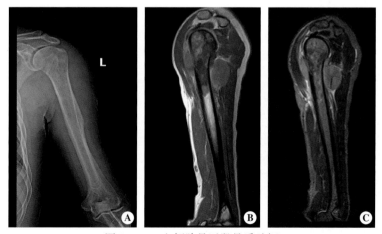

图 9-14-6　左侧肱骨近段骨质破坏

（兰思琴　郭　辉）

参 考 文 献

陈婧，韩星敏，2018. 17 例股骨骨肉瘤患者 CT 与 MRI 影像学特征及诊断价值研究 . 中国 CT 和 MRI 杂志，16（12）：129-132.

龚海荣，李杭，董攀，2019. DR、CT 及 MRI 对骨肉瘤临床征象的诊断价值分析 . 实用癌症杂志，34（10）：1735-1737.
林长平，梁洁，2019. CT 与磁共振成像在骨肉瘤诊断中应用价值及影像学特征对比分析 . 国际医药卫生导报，4：642-644.
娄路馨，白荣杰，于爱红，等，2016. 髂骨原发骨肉瘤和尤因肉瘤的影像学分析 . 中国医学影像技术，32（8）：1255-1259.
饶友鹏，黄蓉，陈学飞，2019. 小儿长管状骨骨髓炎与骨肉瘤影像学对比分析 . 现代医用影像学，28（9）：2047-2048.

病 例 9-15

【临床病史】 女性，14 岁。右侧小腿近端疼痛 1 年余，肿胀 3 个月。

【专科查体】 右侧膝关节下方软组织肿胀，局部皮温较对侧稍高，局部无红肿，无破溃，局部压痛。

【影像检查】 右侧胫腓骨 DR 正侧位；右侧胫腓骨 CT 扫描，层厚为 3mm，层间隔 3mm，行 CT 矢状位、冠状位重建；右侧胫腓骨 MRI 扫描，包括 T_1WI、T_2WI 及 T_2WI 脂肪抑制序列，扫描层厚为 5mm，层间隔 5mm；辅以冠状位 T_2WI，矢状位 T_2WI 脂肪抑制序列。

【影像图片】 见图 9-15-1。

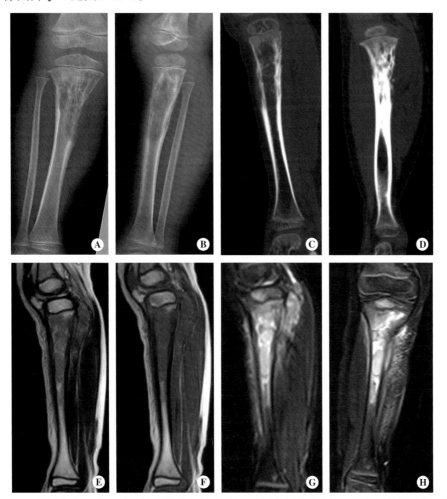

图 9-15-1 右侧胫骨中上段骨质呈筛孔状或虫蚀状破坏，病灶边界不清楚，并有层状骨膜新生骨形成

【问题】 根据临床资料与影像学表现特点，该病例最可能的诊断为下列哪一项?

A. 右侧胫骨中上段骨肉瘤
B. 右侧胫骨中上段尤因肉瘤
C. 右侧胫骨中上段骨巨细胞瘤
D. 右侧胫骨中上段黑色素瘤
E. 右侧胫骨中上段淋巴瘤
F. 右侧胫骨中上段软骨母细胞瘤

【答案】 B

【手术所见】 逐层切开皮肤、皮下组织及深筋膜后，可见灰白色病变组织，留取标本送检。

【病理所见】 小渣组织一堆，呈灰白色，质中。免疫组化结果: MDM2(-)，CDK4(部分+)，AE1/AE3(-)，CD56(少灶+)，CgA(-)，Syn(少灶+)，CD99(+)，Ki-67(30%+)，TTF-1(-)，Vim(+)，Des(-)，Myogenin(-)，SATAB2(-)，S-100(-)(图9-15-2)。

【病理诊断】 尤因肉瘤。

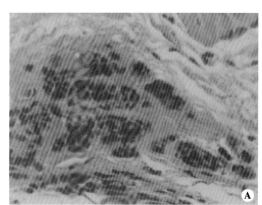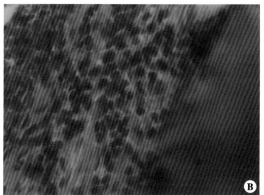

图 9-15-2 右侧胫骨远段骨肿瘤组织，HE 染色，×200

【影像诊断思路】

1.诊断线索 X线检查和CT影像学表现: 病变呈筛孔状或虫蚀状破坏，病灶边界不清楚，但无大的骨块缺损，无膨胀性改变; 骨质破坏区蔓延范围广，以骨皮质及髓腔破坏为主; 有层状骨膜新生骨形成，呈洋葱皮样改变，间断性，有 Codman 三角; 病变区见针状新生骨形成，长短不一，纤细，有特征性，属于肿瘤的间质成骨，与骨膜无直接关系(图9-15-1A～图9-15-1D)。MRI: 能较好地判断肿瘤的范围及侵犯软组织的情况，MRI 可见瘤体处有广泛骨质破坏，呈软组织肿块影; 在 T_1 加权像上呈均匀的长 T_1 信号; 在 T_2 加权像上呈较长 T_2 高信号(图9-15-1E～图9-15-1H)。

2.读片思路

(1)定位诊断: 确定病灶位于什么部位，明确病灶可能来源于什么组织结构，是骨骼来源还是软组织来源。对于本病例来说，病变位于右侧胫骨中上段，为来源于骨骼的病变，病变主要为骨皮质和骨髓腔的破坏，骨质呈虫蚀性破坏，病变部位有层状骨膜新生骨形成，呈洋葱皮样改变，是典型的尤因肉瘤表现，因此首先考虑尤因肉瘤。

(2)定性诊断: 长骨病变种类较多，常见的有骨髓炎、软骨母细胞瘤、骨巨细胞瘤等，常见的恶性肿瘤有骨肉瘤、尤因肉瘤，其他有黑色素瘤、淋巴瘤等。本病例可采用排除法诊断，首先，本病例特点为儿童，尤因肉瘤发生于青少年的多有较明显的骨膜反应，发生于年龄较大者骨膜反应轻，发生于扁骨者骨膜反应不明显；其次，该肿瘤主要位于胫骨中上段，周围未见明确肿大淋巴结，患者年龄较小，可基本排除淋巴瘤的诊断；最后，需要在骨肉瘤和尤因肉瘤之间进行鉴别诊断，骨肉瘤一般有骨质破坏，并伴或不伴有成骨形成、软组织肿块、骨膜反应，而尤因肉瘤有骨质破坏，呈虫蚀状，无成骨，无软组织肿块影。

【诊断要点与鉴别诊断】

1. 诊断要点 虽然尤因肉瘤的影像表现多种多样，不同病变部位、不同病理形态表现出不同影像特征，但是典型尤因肉瘤还是有其特征性。尤因肉瘤的主要征象包括髓腔骨质破坏、骨膜反应等。本病常发生于青少年患者，好发于长骨骨干，骨质破坏呈虫蚀状，骨皮质及骨髓腔均可受累，有明显的骨膜反应，骨膜反应呈葱皮样、放射状、Codman 三角等。

2. 鉴别诊断

（1）急性骨髓炎：是临床常见病，是骨、骨膜和骨髓及软组织受化脓性细菌感染引起的炎症，多侵犯长骨，常见部位依次是胫骨、股骨、肱骨、桡骨干骺端和骨干，持续时间不到 2 周为急性，常有弥漫性软组织肿胀，有明确的急性病史。

X 线检查及 CT 检查：骨髓炎早期髓腔内组织充血、渗出及大量中性粒细胞浸润，导致髓腔压力增高，脓液可沿哈弗斯管流至骨膜下，形成骨膜下脓肿，继而穿透骨膜蔓延至软组织，周围软组织内因各种炎症递质的作用可出现广泛水肿，造成软组织明显肿胀。早期 X 线平片无明显骨质异常改变，随着病变发展，有时可见骨膜反应及骨髓内可见虫蚀性骨质破坏，CT 检查可对骨质破坏的细节及软组织变化有所显示（图 9-15-3A ～图 9-15-3D）。

MRI 平扫：MRI 检查优势明显，MRI 诊断分辨率高，不仅对骨髓病变、关节软骨诊断清晰外，同时由于多参数及多方位成像特点，还对软组织诊断有很好的显示效果。急性骨髓炎患者骨髓腔炎性浸润，导致水肿，黄骨髓减少，水分量增多，因此可见 T_1WI 信号减低，T_2 脂肪抑制序列病变区信号增高。MRI 不仅可以清晰显示骨髓炎的病变部位和范围，还对骨髓炎的相应并发症有很好显示，如病灶周围的脓性肌炎、关节腔积液及骨膜下脓肿等。据报道，MRI 对急性期骨髓炎诊断具有很高的敏感性和特异性（图 9-15-3E ～图 9-15-3G）。

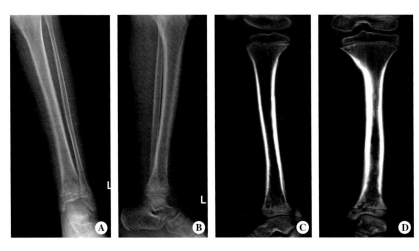

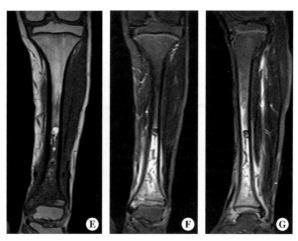

图 9-15-3   左侧胫骨中远段骨质有虫蚀性骨质破坏，MRI 显示软组织水肿广泛

（2）骨肉瘤

1）X 线平片：表现为各种形式的骨破坏和瘤骨形成，不同形式的骨膜新生骨及其破坏，软组织肿块，骨破坏区和软组织肿块中的肿瘤骨形成等（图 9-15-4A，图 9-15-4B）。

2）CT 平扫：骨肉瘤的骨破坏表现为骨松质斑片状缺损，骨皮质内表面的侵蚀或骨皮质全层虫蚀状、斑片状破坏，甚至大片缺损。骨质增生表现为骨松质、骨破坏区和软组织肿块内不规则斑片状高密度影和骨皮质增厚。软组织肿块常偏于病骨一侧或围绕病骨生长，其边缘大多模糊而与周围正常的肌肉、神经和血管分界不清，其内常见大小不等的坏死囊变区（图 9-15-4C，图 9-15-4D）。

3）MRI 平扫：检查骨质破坏、骨质增生、瘤骨和瘤软骨钙化在 T_2WI 上显示较好，均表现为低信号影（图 9-15-4E ～图 9-15-4H）。

（3）软骨肉瘤：①原发性瘤多见于青少年，发生于四肢长骨及躯干各骨。继发性软骨肉瘤多继发于原有的良性骨肿瘤，病程长，发生恶变则生长迅速，症状重。多见于男性，男女比为 1.8 ∶ 1。好发于下肢，以胫骨和股骨多见，其次除骶骨外，骨盆部也是好发部位之一。②肿瘤生长迅速，有压痛及软骨和关节功能障碍。③影像学特征及病理检查可确诊。

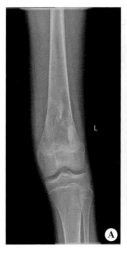
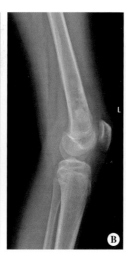
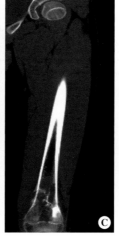
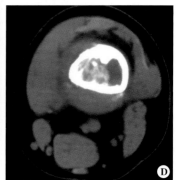

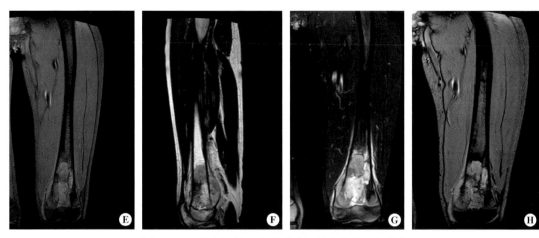

图 9-15-4　左侧股骨远段骨质破坏并伴有软组织肿块

1）X 线平片：显示软骨肉瘤在骨内呈溶骨性破坏，破坏区边界多不清楚，少数边缘可稍硬化。邻近骨皮质可有不同程度膨胀、变薄，骨皮质或骨性包壳可被破坏并形成大小不等的软组织肿块（图 9-15-5A）。

2）CT 平扫：可见破坏区、软组织肿块和钙化、骨化影。在 CT 上软骨肉瘤的典型钙化呈点状、环形或半环形。肿瘤非钙化部分的密度可不均匀，肿瘤内可见坏死、囊变等更低密度影。

3）MRI 平扫：T_1WI 上软骨肉瘤表现为等或低信号，恶性度高的信号强度常更低；T_2WI 上恶性度低的肿瘤因含透明软骨而呈均匀高信号，但恶性度高的软骨肉瘤呈不均匀信号。钙化和骨化均呈低信号（图 9-15-5B ～图 9-15-5D）。

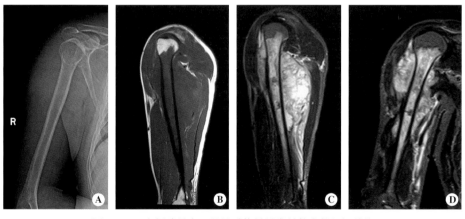

图 9-15-5　右侧肱骨中上段骨质信号异常并伴有软组织肿块

（兰思琴　郭　辉）

参 考 文 献

杜勇，2018.骨尤因肉瘤的影像学表现及误诊分析.内蒙古医学杂志，50（5）：594-596.

梁丽宁，成官迅，张静，等，2008.尤因肉瘤的影像学诊断.南方医科大学学报，8：1402-1404.

孙祥水，楼跃，唐凯，等，2018.儿童髂骨骨质破坏的诊断问题.中华小儿外科杂志，39（8）：608-611.

赵向乾，任静，许霖，等，2015.髂骨和耻坐骨尤因肉瘤的影像学诊断及鉴别诊断.实用放射学杂志，31（1）：121-123，127.